Kompendium angeborene Herzfehler bei Kindern

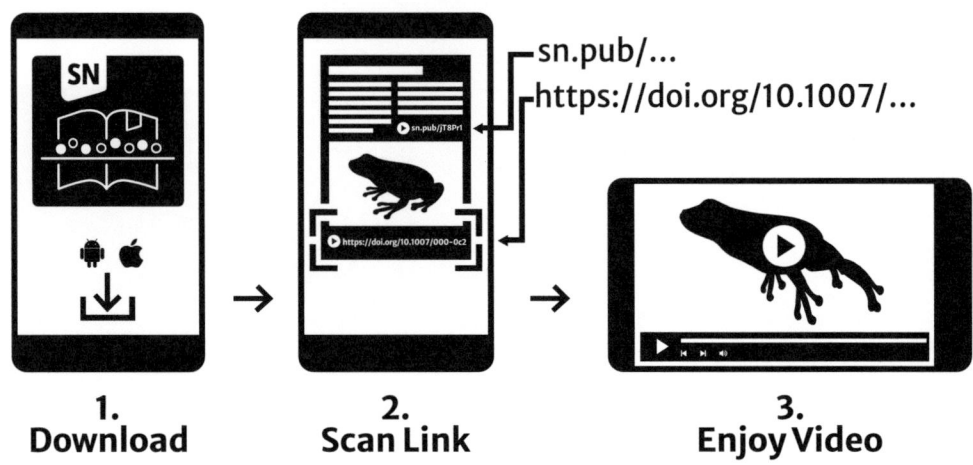

Ulrike Blum · Hans Meyer · Philipp Beerbaum
Matthias Peuster

Kompendium angeborene Herzfehler bei Kindern

Diagnose und Behandlung

2. Auflage

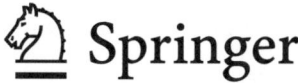

Ulrike Blum
Ronneburg, Deutschland

Hans Meyer
Kleinmachnow, Deutschland

Philipp Beerbaum
Päd. Kardiologie u. Intensivmedizin
Medizinische Hochschule Hannover
Hannover, Deutschland

Matthias Peuster
Jilin Heart Hospital
Changchun, China

Die Online-Version des Buches enthält digitales Zusatzmaterial, das durch ein Play-Symbol gekennzeichnet ist. Die Dateien können von Lesern des gedruckten Buches mittels der kostenlosen Springer Nature „More Media" App angesehen werden. Die App ist in den relevanten App-Stores erhältlich und ermöglicht es, das entsprechend gekennzeichnete Zusatzmaterial mit einem mobilen Endgerät zu öffnen.

ISBN 978-3-662-61288-0   ISBN 978-3-662-61289-7   (eBook)
https://doi.org/10.1007/978-3-662-61289-7

Die Deutsche Nationalbibliothek verzeichnet diese Publikation in der Deutschen Nationalbibliografie; detaillierte bibliografische Daten sind im Internet über http://dnb.d-nb.de abrufbar.

© Springer-Verlag GmbH Deutschland, ein Teil von Springer Nature 2016, 2021
Das Werk einschließlich aller seiner Teile ist urheberrechtlich geschützt. Jede Verwertung, die nicht ausdrücklich vom Urheberrechtsgesetz zugelassen ist, bedarf der vorherigen Zustimmung des Verlags. Das gilt insbesondere für Vervielfältigungen, Bearbeitungen, Übersetzungen, Mikroverfilmungen und die Einspeicherung und Verarbeitung in elektronischen Systemen.
Die Wiedergabe von allgemein beschreibenden Bezeichnungen, Marken, Unternehmensnamen etc. in diesem Werk bedeutet nicht, dass diese frei durch jedermann benutzt werden dürfen. Die Berechtigung zur Benutzung unterliegt, auch ohne gesonderten Hinweis hierzu, den Regeln des Markenrechts. Die Rechte des jeweiligen Zeicheninhabers sind zu beachten.
Der Verlag, die Autoren und die Herausgeber gehen davon aus, dass die Angaben und Informationen in diesem Werk zum Zeitpunkt der Veröffentlichung vollständig und korrekt sind. Weder der Verlag, noch die Autoren oder die Herausgeber übernehmen, ausdrücklich oder implizit, Gewähr für den Inhalt des Werkes, etwaige Fehler oder Äußerungen. Der Verlag bleibt im Hinblick auf geografische Zuordnungen und Gebietsbezeichnungen in veröffentlichten Karten und Institutionsadressen neutral.

Fotonachweis Umschlag: © istock.com/dlinca (Symbolbild mit Fotomodell)
Umschlaggestaltung: deblik Berlin

Lektorat/Planung: Christine Lerche

Springer ist ein Imprint der eingetragenen Gesellschaft Springer-Verlag GmbH, DE und ist ein Teil von Springer Nature.
Die Anschrift der Gesellschaft ist: Heidelberger Platz 3, 14197 Berlin, Germany

Vorwort zur 1. Auflage

Das Kompendium steht für eine neue Idee der Informationsvermittlung an nicht spezialisierte Hausärzte, Studierende der Medizin, junge Ärzte und Fachärzte.

Durch den Mangel an Fachärzten in Deutschland – für kongenitale Herzfehler gibt es relativ wenige Kinderkardiologen und Kinderherzchirurgen, die als ausgebildete Fachspezialisten kompetente Ansprechpartner der Patienten sind – werden Hausärzte zunehmend mit Krankheitsbildern aus hochspezialisierten Fachgebieten konfrontiert, wie z. B. mit Kinderherzfehlern. Von den betreuenden Hausärzten – den Pädiatern oder Allgemeinärzten – wird erwartet, dass sie Wissen auch in solchen Fachgebieten „parat" haben und natürlich „laienverständlich" Fragen beantworten können.

Das Spezialgebiet angeborener Herzfehler ist so komplex, dass es durch die Wissensvermittlung während der pädiatrischen oder allgemeinärztlichen Facharztausbildung nicht abgedeckt wird. Dieses Buch hat sich zur Aufgabe gemacht hier anzusetzen. Es ist gezielt auf den Informationsbedarf von Pädiatern und Hausärzten sowie Studierenden und Assistenzärzten ausgerichtet. Sie werden zwar weder persönlich Diagnostik betreiben noch Operationen oder Interventionen durchführen, sollen und wollen jedoch den Betroffenen als kompetente Gesprächspartner zur Verfügung stehen.

Der jeweils relevante Herzfehler kann mit den übersichtlich dargestellten Basisinformationen nachgesehen werden. Ergänzend werden herzfehlerrelevante Daten und Fakten als Zusatzinformation zusammengestellt, die ggf. durch Internetrecherchen vertieft, erweitert oder aktualisiert werden können.

Interessierten Laien sei für den Einstieg in das Gespräch mit dem Arzt ein anderes Buch von unserem Autorenteam ans Herz gelegt, das im Springer-Verlag parallel erscheint: „Ratgeber angeborene Herzfehler. Diagnose und Behandlung von herzkranken Kindern".

Vorwort zur 2. Auflage

Das Kompendium hat erfreulich große Zustimmung erfahren, die sogar bis zum Interesse an einer Fassung in indonesischer Sprache reicht. Die vorliegende Neuauflage wurde nach einer Umfrage an nicht spezialisierte Kinder- und Jugendärzte, Hausärzte, Studierende der Medizin, junge Ärzte und Fachärzte gründlich überarbeitet. Es steht auch als e-book kapitelweise zur Verfügung, sodass insbesondere das Bildmaterial wunschgemäß verlustfrei vergrößert werden kann.

Durch den Mangel an Fachärzten in Deutschland – für kongenitale Herzfehler gibt es relativ wenige Kinderkardiologen und Kinderherzchirurgen, die als ausgebildete Fachspezialisten kompetente Ansprechpartner der Patienten sind – werden Hausärzte zunehmend mit Krankheitsbildern aus hochspezialisierten Fachgebieten konfrontiert, wie z. B. mit Kinderherzfehlern.

Das Spezialgebiet angeborener Herzfehler ist so komplex, dass es durch die Wissensvermittlung während der pädiatrischen oder allgemeinärztlichen Facharztausbildung nicht abgedeckt wird. Dieses Buch hat sich zur Aufgabe gemacht hier anzusetzen. Es ist gezielt auf den Informationsbedarf von Pädiatern und Hausärzten sowie Studierenden und Assistenzärzten ausgerichtet.

Der jeweils relevante Herzfehler kann mit den übersichtlich dargestellten Basisinformationen nachgesehen werden. Ergänzend werden herzfehlerrelevante Daten und Fakten als Zusatzinformation zusammengestellt, die ggf. durch Internetrecherchen vertieft, erweitert oder aktualisiert werden können. Insbesondere sind ergänzende Magnetresonanz – (MRT) Videosequenzen inkl. hämodynamischer Informationen verlinkt. Interventionsbildfolgen können zu einzelnen Herzfehlern beispielhaft über die Springer More Media App betrachtet werden.

Checklisten für die Diagnostik der häufigsten Herzfehler vor und nach der Behandlung sind in Form eines umfassenden Fragenkatalogs abrufbar.

Prof. Dr. Ulrike Blum
Prof. Dr. Hans Meyer
Prof. Dr. Philipp Beerbaum
Prof. Dr. Matthias Peuster

Danksagung

Unser herzlicher Dank gilt an dieser Stelle all den Menschen, die uns bei der Entstehung des Buches behilflich waren. Inbesondere danken wir Prof. Dr. Dr. F. Beyersdorf, Prof. Dr. M. Bourgeois, Prof. Dr. H.C. Kallfelz, Prof. Dr. Dr. R. Körfer, Prof. Dr. E Krause, Dr. H. Krause-Gins, Prof. Dr. F. W. Mohr, Prof. Dr. Dr. D. Reinhardt, Prof. Dr. D. Schranz sowie Frau M. Hogendoorn für die vielen Anregungen und wertvollen Hinweise zur Verbesserung des Buches. Sie trugen dazu bei, das Buch anschaulich zu machen. Claudia Weißhäupl, Monika Klöß, Heidrun Kruse Krebs danken wir für die Bearbeitung der Texte; Frau Teresa Habild für die besonders gelungenen Grafiken. Frau Dr. Lerche, Frau Claudia Bauer des Springer Verlags und den Lektorinnen Frau Sirka Nitschmann und Frau Stefanie Teichert danken wir für die hervorrragende Zusammenarbeit bei Planung, Lektorat und Druck des Buches.

» Wir widmen dieses Buch Wegbereitern und Pionieren der Kinderherzchirurgie, Professor Dr. med. Peter Satter* 19.07.1930 – †15.06.2015 und Professor Dr. med. Jürgen von der Emde, sowie Prof. Dr. med. Dr. med. h.c. Wolfgang Bircks

Inhaltsverzeichnis

I Diagnostik, Interventionen, Herzoperation

1 Entwicklung des Herzens und Möglichkeiten von Fehlentwicklungen ... 3
1.1 Erstes Gefäßsystem ... 5
1.2 Faltung, Drehung und Position des „Herzschlauchs" ... 6
1.3 Differenzierung des gemeinsamen Vorhofs ... 7
1.4 Differenzierung der gemeinsamen Herzkammer ... 8
1.5 Aufbau der Vorhöfe ... 8
1.6 Teilung des Truncus arteriosus ... 9
1.7 Entstehung des Aortenbogens ... 9
1.8 Bildung des mittleren Pulmonalarterienstamms und beider Seitenäste ... 11
1.9 Bildung der Aorten- und Pulmonalklappe ... 11
1.10 Entstehung der Mitral- und Trikuspidalklappe ... 12
1.11 Entstehung des Vorhofseptums ... 13
1.12 Entstehung des Ventrikelseptums ... 14
1.13 Entwicklung der Lungen und ihrer Gefäßversorgung ... 14
1.14 Entwicklung des Venensystems ... 15
1.15 Entwicklung der myokardialen Blutversorgung ... 16

2 Herzvitien: Ursachen und Häufigkeit ... 17
2.1 Chromosomenanomalien und Syndrome ... 18
2.2 Schädigung des Feten ... 19
2.3 Häufigkeit von Herzvitien ... 19

3 Kardiale Funktion ... 21
3.1 Gesundes Herz ... 22
3.2 Shunt ... 22

4 Diagnostik bei Herzvitien ... 25
4.1 Nichtinvasive Bildgebung ... 26
4.2 Invasive Diagnostik: Herzkatheteruntersuchung ... 34

5 Allgemeine Informationen zu Interventionen ... 37
5.1 Herzkatheterintervention ... 38
5.2 Interventionskatheter ... 38
5.3 Risiken und Strahlenbelastung ... 41

6 Allgemeine Informationen zu Herzoperationen ... 45
6.1 Präoperative Vorbereitung ... 46
6.2 Zugang zum Herzen ... 46
6.3 Extrakorporale Zirkulation und Herz-Lungen-Maschine ... 47
6.4 Behandlungsoptionen bei Herzvitien ... 49

6.5	Postoperative Behandlung	52
6.6	Risiko von Herzoperationen	53
6.7	Ergebnisse von Herzoperationen oder Interventionen	54

II   Septale Defekte und vaskuläre Fehlverbindungen

7	**Vorhofseptumdefekt**	59
7.1	Anatomie	60
7.2	Verlauf	62
7.3	Symptomatik	63
7.4	Diagnostik	64
7.5	Therapie	65
7.6	Weitere Informationen	68
8	**Ventrikelseptumdefekt**	73
8.1	Anatomie	74
8.2	Verlauf	76
8.3	Symtomatik	77
8.4	Diagnostik	78
8.5	Therapie	78
8.6	Weitere Informationen	83
9	**Persistierender Ductus arteriosus Botalli**	85
9.1	Anatomie	86
9.2	Verlauf	87
9.3	Symtomatik	88
9.4	Diagnostik	88
9.5	Therapie	89
9.6	Weitere Informationen	92
10	**Atrioventrikularkanal**	95
10.1	Anatomie	96
10.2	Verlauf	98
10.3	Symptomatik	99
10.4	Diagnostik	99
10.5	Therapie	100
10.6	Weitere Informationen	106
11	**Truncus arteriosus communis**	109
11.1	Anatomie	110
11.2	Verlauf	112
11.3	Symptomatik	113
11.4	Diagnostik	113
11.5	Therapie	113
11.6	Weitere Informationen	119

12	**Aortopulmonales Fenster**	121
12.1	Anatomie	122
12.2	Verlauf	123
12.3	Symptomatik	123
12.4	Diagnostik	124
12.5	Therapie	125
12.6	Weitere Informationen	127

13	**Totale Lungenvenenfehleinmündung**	129
13.1	Anatomie	130
13.2	Verlauf	132
13.3	Symptomatik	133
13.4	Diagnostik	133
13.5	Therapie	135
13.6	Weitere Informationen	139

III Rechtsherzvitien

14	**Pulmonalstenose**	143
14.1	Anatomie	144
14.2	Verlauf	145
14.3	Symptomatik	146
14.4	Diagnostik	147
14.5	Therapie	148
14.6	Weitere Informationen	154

15	**Fallot-Tetralogie**	155
15.1	Anatomie	156
15.2	Verlauf	157
15.3	Symptomatik	158
15.4	Diagnostik	158
15.5	Therapie	160
15.6	Weitere Informationen	166

16	**Pulmonalatresie mit intaktem Ventrikelseptum und kritische Pulmonalstenose**	169
16.1	Anatomie	170
16.2	Verlauf	172
16.3	Symptomatik	173
16.4	Diagnostik	173
16.5	Therapie	174
16.6	Weitere Informationen	182

17	**Pulmonalatresie mit Ventrikelseptumdefekt**	185
17.1	Anatomie	186
17.2	Verlauf	188

17.3	Symptomatik	188
17.4	Diagnostik	188
17.5	Therapie	189
17.6	Weitere Informationen	196

18	**Double Outlet Right Ventricle**	**197**
18.1	Anatomie	198
18.2	Verlauf	201
18.3	Symptomatik	204
18.4	Diagnostik	204
18.5	Therapie	205
18.6	Weitere Informationen	212

19	**Ebstein-Anomalie**	**215**
19.1	Anatomie	216
19.2	Verlauf	217
19.3	Symptomatik	218
19.4	Diagnostik	219
19.5	Therapie	220
19.6	Weitere Informationen	226

20	**Trikuspidalatresie**	**227**
20.1	Anatomie	228
20.2	Verlauf	229
20.3	Symptomatik	231
20.4	Diagnostik	231
20.5	Therapie	232
20.6	Weitere Informationen	240

IV Linksherzvitien

21	**Aortenstenose**	**243**
21.1	Anatomie	244
21.2	Verlauf	247
21.3	Symptomatik	249
21.4	Diagnostik	249
21.5	Therapie	251
21.6	Weitere Informationen	259

22	**Aortenklappeninsuffizienz**	**263**
22.1	Anatomie	264
22.2	Verlauf	264
22.3	Symptomatik	267
22.4	Diagnostik	267
22.5	Therapie	268
22.6	Weitere Informationen	271

23 Unterbrochener Aortenbogen und kritische Aortenisthmusstenose ... 273
- 23.1 Anatomie ... 274
- 23.2 Verlauf ... 275
- 23.3 Symptomatik ... 276
- 23.4 Diagnostik ... 277
- 23.5 Therapie ... 278
- 23.6 Weitere Informationen ... 282

24 Mitralstenose, Cor triatriatum ... 283
- 24.1 Anatomie ... 284
- 24.2 Verlauf ... 285
- 24.3 Symptomatik ... 287
- 24.4 Diagnostik ... 287
- 24.5 Therapie ... 288
- 24.6 Weitere Informationen ... 292

25 Mitralklappeninsuffizienz ... 295
- 25.1 Anatomie ... 296
- 25.2 Verlauf ... 297
- 25.3 Symptomatik ... 298
- 25.4 Diagnostik ... 298
- 25.5 Therapie ... 299
- 25.6 Weitere Informationen ... 303

26 Nicht kritische Aortenisthmusstenose ... 305
- 26.1 Anatomie ... 306
- 26.2 Verlauf ... 307
- 26.3 Symptomatik ... 309
- 26.4 Diagnostik ... 309
- 26.5 Therapie ... 310
- 26.6 Weitere Informationen ... 315

V Komplexe Vitien, Gefäßringe, Koronaranomalien

27 Hypoplastisches Linksherzsyndrom ... 319
- 27.1 Anatomie ... 320
- 27.2 Verlauf ... 321
- 27.3 Symptomatik ... 323
- 27.4 Diagnostik ... 323
- 27.5 Therapie ... 324
- 27.6 Weitere Informationen ... 330

28 Univentrikuläres Herz ... 331
- 28.1 Anatomie ... 332
- 28.2 Verlauf ... 334
- 28.3 Symptomatik ... 336

28.4	Diagnostik	336
28.5	Therapie	336
28.6	Weitere Informationen	345
29	**Transposition der großen Arterien**	**347**
29.1	Anatomie	348
29.2	Verlauf	349
29.3	Symtomatik	352
29.4	Diagnostik	352
29.5	Therapie	352
29.6	Weitere Informationen	362
30	**Angeboren korrigierte Transposition der großen Arterien**	**365**
30.1	Anatomie	366
30.2	Verlauf	367
30.3	Symtomatik	368
30.4	Diagnostik	368
30.5	Therapie	369
30.6	Weitere Informationen	372
31	**Gefäßringe und Gefäßschlingen**	**373**
31.1	Anatomie	374
31.2	Verlauf	374
31.3	Symtomatik	375
31.4	Diagnostik	376
31.5	Therapie	376
31.6	Weitere Informationen	379
32	**Koronarfistel**	**381**
32.1	Anatomie	382
32.2	Verlauf	383
32.3	Symtomatik	384
32.4	Diagnostik	384
32.5	Therapie	385
32.6	Weitere Informationen	389
33	**Bland-White-Garland-Syndrom**	**391**
33.1	Anatomie	392
33.2	Verlauf	393
33.3	Symtomatik	394
33.4	Diagnostik	394
33.5	Therapie	395
33.6	Weitere Informationen	399

Serviceteil

Checklisten für die Diagnostik vor und nach der Behandlung häufiger Herzfehler 402
Anhang 1 434
Anhang 2 436
Literatur 448
Stichwortverzeichnis 451

Über die Autoren

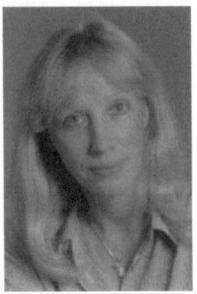

Prof. Dr. med. Ulrike Blum
Thorax- und Kardiovaskularchirurgin mit Spezialisierung in der Kinderherzchirurgie, ehemalige Direktorin des Herzzentrums Coswig. Studium der Medizin in Frankfurt am Main und Würzburg. Promotion 1972. Facharztausbildung in der Chirurgie, Gefäßchirurgie, Thorax- und Kardiovaskularchirurgie in Frankfurt. 1990 Habilitation an der Universität Frankfurt, Professur seit 1996 an der Universität Erlangen/Nürnberg. Schwerpunktmäßige Operation von Kinderherzfehlern an der Universität Erlangen/Nürnberg, im Kinderherzzentrum in St. Augustin, im National Cardiac Center in Jakarta, Indonesien, in der Airlangga-University in Surabaya, Indonesien, und in der Universiti Sains Malaysia in Kota Bharu, Malaysia.

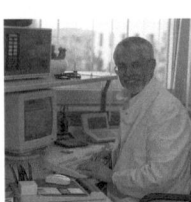

Prof. em. Dr. med. Hans Meyer
Ehemaliger Direktor des Kinderherzzentrums und Instituts für Kernspintomographie des Herz- und Diabeteszentrums NRW, Universitätsklinik der Ruhr-Universität-Bochum. Studium der Medizin in Freiburg und Düsseldorf. Promotion 1972. Ausbildung zum Kinderarzt mit Schwerpunkt Kinderkardiologie in der Universitätskinderklinik Düsseldorf. 1981 Habilitation an der Heinrich Heine Universität. Universitätsprofessor 1991 bis 2006 der Ruhr-Universität Bochum. Klinische und wissenschaftliche Schwerpunkte: Nichtinvasive Diagnostik angeborener Herzfehler, Herzkatheterinterventionen, Magnetresonanz, Nuklearmedizin in der Kernforschungsanlage Jülich, dem Universitätsklinikum Düsseldorf, der Ruhr-Universität Bochum und im Herz- und Diabeteszentrum NRW.

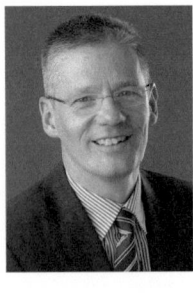

Prof. Dr. med. Philipp Beerbaum
Jahrgang 1962, Univ.-Prof. Dr. med. Nach Medizinstudium, Promotion und Facharztzeit in Köln Ausbildung als Intensivmediziner und Kinderkardiologe im Herz- und Diabeteszentrum NRW (Bad Oeynhausen), dort Oberarzt und Habilitation an der Ruhr-Universität Bochum. Ab 2006 für 5 Jahre in London (UK) als Consultant Paediatric Cardiologist im Evelina Children's Hospital und Senior Lecturer in Paediatric Cardiovascular Sciences im Department of Imaging Sciences & Biomedical Engineering am King's College London; anschließend Radboud Universiteit, Nijmegen. Seit 2012 Direktor der Klinik für Pädiatrische Kardiologie und Intensivmedizin an der Medizinischen Hochschule Hannover.

Über die Autoren

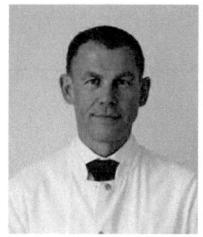

Prof. Dr. med. Matthias Peuster
Nach Studium und Promotion (1996) an der Albert-Ludwigs-Universität Freiburg arbeitete er als Assistenz- und später Oberarzt in Hannover, Göttingen und am Herz- und Diabeteszentrum NRW in Bad Oeynhausen. 2004 habilitierte er sich an der Ruhr-Universität Bochum. Im Jahr 2006 wurde er als Direktor der Abteilung für Pädiatrische Kardiologie und Pädiatrische Intensivmedizin der Universität Rostock berufen. Im Jahr 2010 wurde er Associate Professor of Pediatrics and Medicine an der Biomedical Science Division der University of Chicago. Am Comer Children's Hospital leitete er die Kinderkardiologie und war Direktor des Katheterprogramms für Angeborene Herzfehler. Im Jahr 2013 gründete er die Abteilung für Pädiatrische Kardiologie am Jilin Heart Hospital in Changchun, Jilin Provinz, China und ist seit 2018 Professor und Lehrstuhlinhaber an der Yanbian University, Jilin, China.

Abkürzungen

A	Arteria
ALCAPA	Anomalous origin of the left coronary artery from the pulmonary artery (Bland White Garland Syndrom)
AHF	Angeborene Herzfehler
AI	Aorteninsuffizienz
AoI	Aorteninsuffizienz
AoS	Aortenstenose
AoVS	Valvuläre Aortenstenose
a.p	anterior posterior
AS	Aortenstenose
APSD	Aortopulmonaler Septumdefekt
APF	Aortopulmonales Fenster
ASD I	Atriumseptumdefekt vom ostium primum Typ
ASDII	Atriumseptumdefekt vom ostium secundum Typ
ASO	Arterielle Switch Operation
ATIII	Antithrombin III
AV	arteriovenös, atrioventrikulär
AV-Block	Atrioventrikulärer Block
AV-Kanal	Atrioventricularkanal
AV-Klappe	Atrioventrikularklappe
AV-Knoten	Atrioventrikular Knoten
AVSD	Atrioventrikulärer Septumdefekt
BCPS	Bidirektionaler cavopulmonaler Shunt
BWG	Bland White Garland Syndrom
ccTGA	Congenital corrected transposition of the great arteries (angeboren korrigierte Transposition der großen Arterien)
CHARGE	(C)Kolobom Auge, Herzfehler, Atresie der Choanen, retardiertes Längenwachstum, Genitalfehlbildung, (E) Ohrfehlbildung
CoA	Coarctation der Aorta (Aortenisthmusstenose)
CO2	Kohlendioxyd
CT	Computertomographie
CTR	Cardio Thoracic Ratio (Herz-Thorax Quotient)
CW Doppler	Continous-wave Doppler-Echokardiographie
DCRV	Double chambered right ventricle (zweigeteilter rechter Ventrikel)
DFSS	Discrete fibromuscular subaortic stenosis
DIV	Double inlet ventricle (univentrikuläres Herz)

Abkürzungen

DILV	Double inlet left ventricle (univentrikuläres Herz vom linksventrikulären Typ)
DIRV	Double inlet right ventricle (univentrikuläres Herz vom rechtsventrikulären Typ)
DKS	Damus-Kaye-Stansel-Operation
DMSS	Discrete fixed membranous subaortic stenosis
DORV	Double outlet right ventricle
DRK	Deutsches Rotes Kreuz
d-TGA	Transposition der großen Arterien
EEG	Elektroenzephalographie
EF	Ejektionsfraktion
EKG	Elektrokardiographie
EKZ	Extrakorporale Zirkulation
EMAH	Erwachsene mit angeborenem Herzfehler
HCM	Hypertroph obstruktive Kardiomyopathie
HIV	Humanes Immundefekt Virus (AIDS)
HKT	Hämatokrit
HLHS	Hypoplastisches Linksherzsyndrom
HLM	Herzlungenmaschine
HOCM	Hypertroph-obstruktive Kardiomyopathie
HZV	Herzzeitvolumen
IAA	Interrupted aortic arch (unterbrochener Aortenbogen)
IHSS	Idiopathische hypertrophische Subaortenstenose
INR	International normierte Relativzeit (Meßwert der Blutgerinnung)
KG	Körpergewicht
KHK	Koronare Herzkrankheit
KOF	Körperoberfläche
LPA	Linke Pulmonalarterie
L-TGA	Angeboren korrigierte Transposition der großen Arterien
LV	Linker Ventrikel
LVAD	Left ventricular assist device
LVEDD	Linksventrikulärer enddiastolischer Durchmesser
LVESD	Linksventrikulärer endsystolischer Durchmesser
M	Morbus
MAPCA	Major aortopulmonary collateral arteries
MCT-Kost	Medium chain triglycerides (mittelkettige Triglyceride – Kost)
MI	Mitralinsuffizienz
MRT	Magnetresonanztomographie, Kernspintomographie
MS	Mitralstenose

mSv	milli-Sievert
N	Nervus
NEC	Nekrotisierende Enterokolitis
NO	Stickstoffmonoxid
NYHA	New York Heart Association
O2	Sauerstoff
p	Pulmonalkreislauf
PA	Pulmonalatresie
PAH	Pulmonalarterielle Hypertonie
PA-IVS	Pulmonalatresie mit intaktem Ventrikelseptum
PA **VS**	Valvuläre Pulmonalstenose
PA-VSD	Pulmonalatresie mit Ventrikelseptumdefekt
PDA	Persistierender Ductus arteriosus
PFC-Syndrom	Persistence of the fetal circulation
PFO	Persistierendes foramen ovale
PI	Pulmonalinsuffizienz
PS	Pulmonalstenose
PVO	Pulmonary venous obstruction (Pulmonalvenenstenose)
Qp	Blutfluss durch den Pulmonalkreislauf
Qs	Blutfluss durch den Systemkreislauf
R	Resistance (Widerstand)
RC	Right coronary artery (rechtes Koronargefäß)
RCX	Ramus circumflexus (der linken Koronararterie)
REV-Prozedur	Réparation à létage ventriculaire
RIVA	Ramus interventrikularis (der linken Koronararterie)
Rö	Röntgen
Rp	Pulmonary resistance (Widerstand im Pulmonalkreislauf)
RPA	Rechte Pulmonalarterie
Rs	Systemic resistance (Widerstand im Systemkreislauf)
RV	Rechter Ventrikel
S	Systemkreislauf
SAS	Subvalvuläre Aortenstenose
SSW	Schwangerschaftswoche(n)
SV	Singulärer Ventrikel
SVAS	Supravalvuläre Aortenstenose
TAC	Truncus arteriosus communis
TAPVC	Total anomalous pulmonary venous connection (totale Lungenvenenfehleinmündung)
TCPC	Total cavopulmonary connection (Fontan-Operation)

Abkürzungen

TGA	Transposition der großen Arterien
TI	Tricuspidalinsuffizienz
TOF	Tetralogy of Fallot
TrA	Tricuspidalatresie
UVH	Univentrikuläres Herz
V	Vena
VACTERL	Fehlbildungen: Vertebral, anal, cardiac defects, tracheoösophageal, esophagus, renal, limb
VSD	Ventrikelseptumdefekt
WE	Wood Einheiten
WPW Syndrom	Wolff-Parkinson-White Syndrom

Diagnostik, Interventionen, Herzoperation

Inhaltsverzeichnis

Kapitel 1 Entwicklung des Herzens und Möglichkeiten von Fehlentwicklungen – 3

Kapitel 2 Herzvitien: Ursachen und Häufigkeit – 17

Kapitel 3 Kardiale Funktion – 21

Kapitel 4 Diagnostik bei Herzvitien – 25

Kapitel 5 Allgemeine Informationen zu Interventionen – 37

Kapitel 6 Allgemeine Informationen zu Herzoperationen – 45

Entwicklung des Herzens und Möglichkeiten von Fehlentwicklungen

Inhaltsverzeichnis

1.1 Erstes Gefäßsystem – 5

1.2 Faltung, Drehung und Position des „Herzschlauchs" – 6

1.3 Differenzierung des gemeinsamen Vorhofs – 7

1.4 Differenzierung der gemeinsamen Herzkammer – 8

1.5 Aufbau der Vorhöfe – 8

1.6 Teilung des Truncus arteriosus – 9

1.7 Entstehung des Aortenbogens – 9

1.8 Bildung des mittleren Pulmonalarterienstamms und beider Seitenäste – 11

1.9 Bildung der Aorten- und Pulmonalklappe – 11

1.10 Entstehung der Mitral- und Trikuspidalklappe – 12

1.11 Entstehung des Vorhofseptums – 13

1.12 Entstehung des Ventrikelseptums – 14

© Springer-Verlag GmbH Deutschland, ein Teil von Springer Nature 2021
U. Blum et al., *Kompendium angeborene Herzfehler bei Kindern*,
https://doi.org/10.1007/978-3-662-61289-7_1

1.13	Entwicklung der Lungen und ihrer Gefäßversorgung – 14
1.14	Entwicklung des Venensystems – 15
1.15	Entwicklung der myokardialen Blutversorgung – 16

1.1 Erstes Gefäßsystem

Das Herz (Abb. 1.1) entsteht in vielen komplizierten Schritten durch Aufbau einzelner Bezirke, anschließenden Umbau oder Abbau und nachfolgende Neuanlage (Tab. 1.1). Abweichungen vom ursprünglichen „Bauplan" führen zu Fehlentwicklungen.

1.1 Erstes Gefäßsystem

Die ersten Zellen des Embryos liegen in unmittelbarer Nähe der plazentaren Blutgefäße und werden durch Diffusion oxygeniert und ernährt. Mit dem Größenwachstum des Embryos können entfernt liegenden Zellen nicht mehr erreicht werden, sodass bereits zwischen dem 13. und 15. Schwangerschaftstag der Aufbau zusätzlicher Transportwege für das Blut im Körper des Embryos beginnt. Die Blutströme und der Aufbau der Blutgefäße folgen einem vorgegebenen Bauplan. Auf die Größe der Arterien und Venen sowie der durchströmten Herzhöhlen nimmt die Stärke des jeweiligen Blutstroms Einfluss. Um einen geringen Blutstrom herum entwickelt sich ein kleinlumiges Gefäß und umgekehrt. Kommt der laut „Bauplan" vorgesehene Blutstrom nicht zustande, z. B. weil er auf ein Hindernis trifft, bleiben Gefäße oder Herzhöhle hypoplastisch.

- **Fehlentwicklungen durch geringen oder fehlenden Blutstrom**

Hypoplastische Pulmonalarterien, HLHS, Aortenbogenhypoplasie bei der präduktalen CoA, kritische AS, hypoplastischer rechter Ventrikel bei der PA-IVS oder der TrA.

Exkurs
Die Kenntnis über die Bedeutung der Blutströme macht man sich zu Nutze, indem man nach der Geburt des Kindes zu klein geratene Gefäße oder Herzbezirke durch künstliche Verstärkung des Blutstroms oder Herstellung eines Blutflusses zum Wachstum stimuliert, z. B. Wachstumsstimulation hypoplastischer Pulmonalarterien durch Anlage eines Shunts bei der TOF, Wachstumsstimulation eines hypoplastischen rechten Ventrikels durch Öffnung der Pulmonalklappe bei der PA-IVS.

Am 18. Schwangerschaftstag liegt ein doppelseitig angelegtes symmetrisches Blutgefäßsystem vor (Abb. 1.2a). Parallel zum Arteriensystem entsteht ein durchgehendes Venensystem. Das Blutgefäßsystem verliert nach kurzer Zeit seine Symmetrie. Zwei Gefäße im Bauch-Kopf-Bereich schließen sich zu einem großlumigen „Blutschlauch" zusammen, dem späteren Herzen (Abb. 1.2b). Um die Schlauchwand herum wächst eine Muskelschicht. Ab dem 22. Schwangerschaftstag erkennt man, wie sich die Wand des Schlauchs durch Zusammenziehen der Muskulatur rhythmisch bewegt. Die beiden dorsalen Aorten vereinigen sich zu einer Arterie, die links neben der Wirbelsäulenanlage durch den Brustkorb zieht (Abb. 1.2c).

- **Fehlentwicklung**

Anstelle der rechten dorsalen Aorta bildet sich die linke zurück (rechte Aorta descendens, Vorkommen bei verschiedenen Vitien).

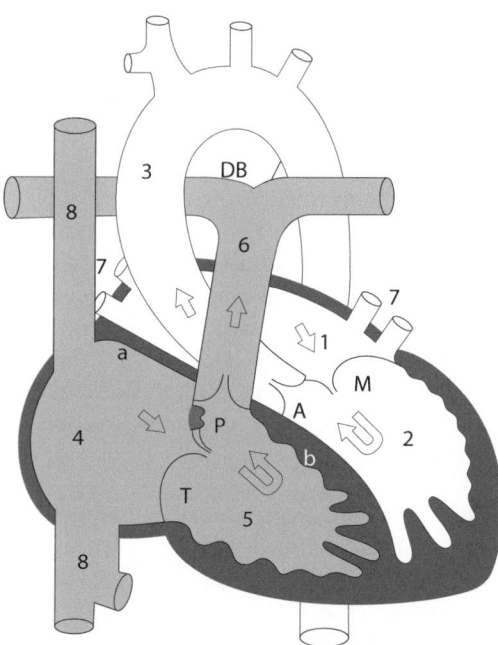

Abb. 1.1 Schematische Darstellung des ausgewachsenen Herzens und der Blutströme. *1* linker Vorhof, *2* linker Ventrikel, *3* Aorta, *4* rechter Vorhof, *5* rechter Ventrikel, *6* Pulmonalarterie, *7* Lungenvenen, *8* V. cava superior und inferior; *weiß* O_2-reiches Blut, *grau* O_2-armes Blut

Tab. 1.1 Kardialer Entwicklungsprozess während der Embryonalzeit

Alter des Embryos (Tag)	Normaler Entwicklungsprozess
20–21	Anlage eines symmetrischen doppelseitigen Gefäßsystems
22–23	Ausbildung des gemeinsamen Herzschlauches
23–26	Rechtsdrehung des Herzschlauchs
26–29	Der Einlassteil in die Herzkammern dreht sich nach rechts Entwicklung des Ventrikelseptums Einwachsen von Gewebe zwischen Atrien und Ventrikeln (Endokardkissen) Wachstum von separierendem Gewebe im Truncus arteriosus, Das Septum primum beginnt den Vorhof zu teilen Eine gemeinsame Lungenvene schließt an den linken Vorhof an
30–32	Zusammenschluss des Gewebes zwischen Vorhöfen und Ventrikeln Zusammenschluss der Trennwände zwischen Pulmonalarterie, Aorta und Truncus arteriosus Ausbildung von Aorten- und Pulmonalklappe
33–36	Die Ventrikeltrennwand wächst mit der Bulbustrennwand zusammen Die Bulbustrennwand wächst mit der Truncustrennwand zusammen Die zweite Wandschicht des Vorhofseptums bildet sich aus
37–42	Das Gewebe zwischen Vorhöfen und Herzkammern wächst mit der Trennwand des Bulbus und der Ventrikel zusammen Die Mitral- und Trikuspidalklappe bilden sich weiter aus Der doppelt angelegte Aortenbogen bildet sich zurück Die Lungenvenenanlage im linken Vorhof wird abgeschlossen

> Eine rechts descendierende Aorta mit rechtem Aortenbogen hat an sich keine Krankheitsbedeutung. Sie ist im a.p.-Röntgenbild des Thorax gut zu erkennen und Hinweis auf ein möglicherweise assoziiertes Herzvitium.

1.2 Faltung, Drehung und Position des „Herzschlauchs"

Im Herzschlauch entstehen verschiedene Funktions- und Arbeitsbereiche, erkennbar an „Einschnürungen" des Schlauchs. Von kaudal nach kranial entstehen:
- Ein Veneneinlass (Sinus venosus), in den das körpereigene paarige Venensystem des Embryos mündet, zusammen mit den Dottersackvenen und der Nabelschnurvene (arterielles Blut),
- ein gemeinsamer Vorhof,
- eine gemeinsame Herzkammer und
- ein Auslassbezirk aus der Herzkammer (Bulbus), aus dem eine großlumige Arterie (Truncus arteriosus communis) herauskommt. Die Arterie geht in 2 Aortenbögen über, die sich zur linken Rückenaorta (Aorta descendens) zusammen schließen (◘ Abb. 1.2c).

Das Herz wird gedreht, zusammengefaltet und mehrfach im Brustkorb verschoben. Endzustand ist eine kompakte kleine Pumpe, die etwas links der Thoraxmitte liegt (◘ Abb. 1.1).

Exkurs
Der Herzschlauch wächst aus dem mittleren Keimblatt so schnell, dass er Platznot zwischen dem inneren und äußeren Keimblatt bekommt. Er wird deshalb zusammengefaltet. Die Faltstelle liegt in der Mitte des gemeinsamen Ventrikels. Der kaudale Teil

1.3 · Differenzierung des gemeinsamen Vorhofs

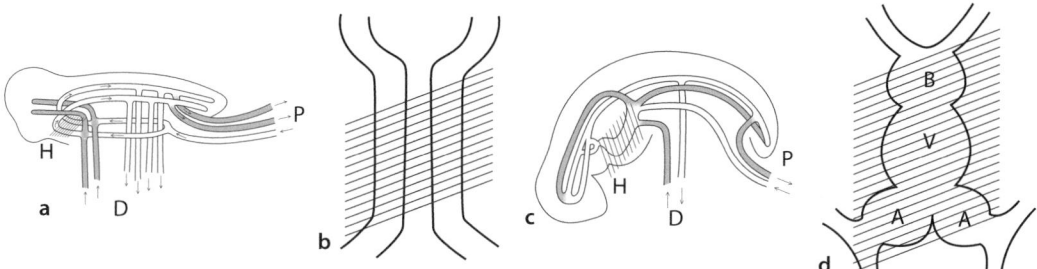

Abb. 1.2 Kreislaufsystem ab dem 20. Schwangerschaftstag. Die *Pfeile* geben die Richtung der Blutströme an, *weiß* O_2-reiches Mischblut, *grau* O_2-armes Mischblut, *schraffiert* (*H*) spätere Herzanlage, *D* Dottersack, *P* Plazenta. **a** Blutfluss von der Plazenta zum Embryo: Durch die Nabelschnurvene fließt arterielles Blut aus der Plazenta in das Arteriensystem des Embryos, zwei große Rückenarterien (Aorten) leiten es nach Perfusion des embryonalen Körpers zur Plazenta zurück. Ein eigenes Venensystem des embryonalen Körpers steht nahe der späteren Herzanlage mit dem embryonalen Arteriensystem in Verbindung. Das venöse Blut des Embryos mischt sich kaudal der Herzanlage mit dem arteriellen plazentaren Blut. Durch das gesamte Arteriensystem des Embryos fließt vermischtes arterielles und venöses Blut. **b** Zwei Blutgefäße im Kopf-Bauch-Bereich des Embryos (schraffierten Bezirk in **a**) vereinigen sich zum Herzschlauch. In das kaudale Ende des Schlauchs ziehen die Venen hinein, kranial kommen die Verbindungsstücke (Aortenbögen) für die beiden Rückenaorten heraus. **c** Herz-Kreislauf-System am ca. 26. Schwangerschaftstag. Die Rückenaorten vereinigen sich zu einer einzigen Ader (Aorta descendens), die bis zur Cauda des Embryos zieht. Parallel verläuft das Venensystem (*grau*). Der Herzschlauch (*schraffiert*) beginnt sich zu falten. Sein kranial gelegener Teil geht in eine Arterie über (Truncus arteriosus communis), die durch bogenförmige Arterien mit den beiden oberen Rückenaorten in Verbindung steht. **d** Einschnürungen im Herzschlauch (*schraffiert*): Aus dem Bereich *A* entsteht das gemeinsame Atrium. In ihn münden die verschiedenen Venen ein. Aus dem Bereich *V* entsteht der gemeinsame Ventrikel, aus dem Bereich *B* der Bulbus. Der Bulbus geht in den Truncus arteriosus über, der sich in 2 Verbindungsstücke zu den beiden Rückenaorten aufzweigt

des Herzschlauchs wird nach dorsal und kranial geklappt. Die Knickstelle wird zum untersten Punkt des Herzens (der Herzspitze). Dann wird der Ventrikel um seine Längsachse nach rechts gedreht, der Vorhofabschnitt wird eingestaucht und das ganze Herz wird gekippt. Zuletzt liegt die Herzspitze links kaudal im Brustkorb und der Vorhofabschnitt dorsal bis rechtslateral und kranial der Ventrikel. Für einige Zeit wird das ganze Herz in den rechten Thorax verlagert (irgendwann hat jeder sein Herz „auf dem rechten Fleck"), und bewegt sich dann in seine Ausgangsposition zurück.

- **Fehlentwicklungen**
- Dextrokardie: Die Herzspitze weist nach rechts, weil das Herz in die falsche Richtung gedreht wurde (bei verschiedenen Herzvitien), das Herz liegt im rechten Thorax (z. B. beim Scimitar-Syndrom) oder wurde spiegelbildlich zum normalen Herzen aufgebaut (Situs inversus bei verschiedenen Herzvitien).
- Criss-cross-Herz: Die Herzkammern liegen nicht hintereinander, sondern über- und untereinander (bei verschiedenen Herzvitien).
- Mesokardie: Das Herz liegt zu weit in der Mitte des Thorax (bei verschiedenen Herzvitien).

Reine Lageanomalien des Herzens haben keine Krankheitsbedeutung.

> Sie sind ein Hinweis auf mögliche assoziierte Herzfehlbildungen und die Korrektur der Fehlbildungen ist häufig durch die Lageanomalien des Herzens erschwert.

1.3 Differenzierung des gemeinsamen Vorhofs

Makroskopisch unterscheiden sich rechter und linker Vorhofbereich durch die Form ihrer „Herzohren". In den „rechten" Vorhof münden die beiden Hohlvenen und der Sinus coronarius ein, in den „linken" Vorhof die 4 Lungenvenen.

- **Fehlentwicklungen**

Es können zwei gleiche Vorhöfe entstehen (Heterotaxie). Gleiche Vorhöfe haben an sich keine Krankheitsbedeutung. Es kommt jedoch relativ häufig zu einem Anschluss der Venen des Systemkreislaufs oder der Lungenvenen an den falschen Vorhof (z. B. Anschluss einer Hohlvene an den linken Vorhof oder eine partielle oder totale Lungenvenenfehleinmündung). Die Heterotaxie ist mit verschiedenen Herzvitien assoziiert.

Exkurs
Weitere Fehlbildungen bei einer Heterotaxie betreffen die Lungen und Organe des Bauchraums. „Doppelte Linksseitigkeit" bezeichnet 2 linke Vorhöfe, ein Bronchialsystem der linken Lunge in beiden Lungenflügeln und im Bauchraum eine Polysplenie. „Doppelte Rechtsseitigkeit" bezeichnet 2 rechte Vorhöfe, ein Bronchialsystem der rechten Lunge in beiden Lungenflügeln und im Bauchraum Asplenie.

1.4 Differenzierung der gemeinsamen Herzkammer

Der linke Ventrikel hat eine kompaktere Wandmuskulatur und ein besser belastbares Einlassventil als der rechte Ventrikel.

Im Innenraum der rechten Herzkammer und auch an der rechten Seite des Ventrikelseptums finden sich ausgedehnte grobe Trabekel (Muskelbündel nach Auflösung einer kompakten Muskelwand), das Einlassventil (Trikuspidalklappe) hat 3 Klappensegel und ist für eine Belastung mit einem Druck von 20–25 mmHg angelegt.

Im Innenraum der linken Herzkammer finden sich weniger Trabekel, die Wand des Ventrikelseptums ist weitgehend kompakt und glatt. Das Einlassventil (Mitralklappe) hat 2 Klappensegel und ist für eine Belastung mit dem systolischen Druck des Systemkreislaufs angelegt.

- **Fehlentwicklungen**

Beim undifferenzierten Typ des UVH kann die Ventrikelmuskulatur weder der linken noch der rechten Kammer zugeordnet werden. Bei der cc-TGA liegt eine Vertauschung der beiden Ventrikel und der Einlassventile vor.

1.5 Aufbau der Vorhöfe

In die Wand des rechten Vorhofs wird das rechte Sinushorn des Sinus venosus inkorporiert. In das rechte Sinushorn münden postnatal nur noch unpaare Venen des Kindes, die V. cava superior und inferior. Das linke Sinushorn des Sinus venosus wird nicht in die Wand des linken Vorhofs inkorporiert und verliert seinen Kontakt zu allen Venen des Systemkreislaufs außer zu den Venen der Herzmuskulatur. Es entwickelt sich zu einem kleinlumigen Gang an der Hinterwand des linken Vorhofs (Sinus coronarius) und mündet separat in den rechten Vorhof ein. Aus der Hinterwand des linken Vorhofs wächst ein Blutgefäß heraus, das sich mit 4 Lungenvenen verbindet. Das Gefäß wird in die Breite gezogen und nimmt am Aufbau der linken Vorhofhinterwand teil (◘ Abb. 1.3b, c).

Exkurs
Der Sinus venosus mit den beiden Sinushörnern nimmt primär das O_2-arme Blut des Embryos aus dem paarig angelegten Venensystem auf, zusätzlich das Blut aus den Dottersackvenen und arterielles Blut aus der Nabelschnurvene. Das Venensystem im Körper des Embryos wird mehrfach umgestaltet, zuletzt in ein unpaares System, wobei die rechte obere und untere Hohlvene Kontakt zum rechten Sinushorn behalten und die linken Venen mit den rechten kurzgeschlossen werden (die linke obere Hohlvene) schließt sich über die V. anonyma an die rechte V. cava superior an, das Venensystem der linken unteren Körperhälfte erreicht die rechte V. cava inferior.

- **Fehlentwicklungen**

Die linksseitigen Venen des Systemkreislaufs behalten Kontakt zum linken Sinushorn (eine linke V. cava superior mündet in den Sinus coronarius: Assoziation bei verschiedenen Herzvitien). Das linke Sinushorn wird in den linken Vorhof eingebaut („unroofed coronary sinus"), der Aufbau der Hinterwand des linken Vorhofs verläuft fehlerhaft (Cor triatriatum), die Lungenvenen finden keinen Kontakt zum linken Vorhof,

1.7 · Entstehung des Aortenbogens

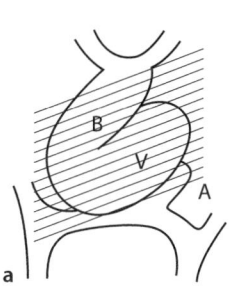 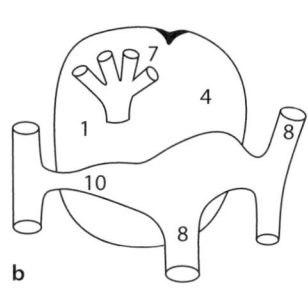 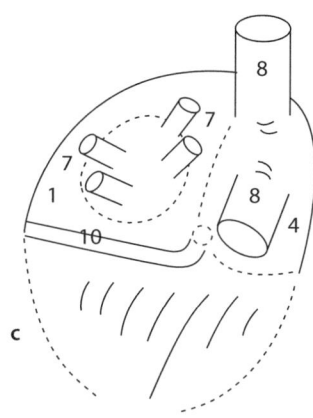

Abb. 1.3 Herz ab dem 20. Schwangerschaftstag. a Das Herz wird zusammengefaltet und gedreht. Der gemeinsame Vorhof *A* mit dem Sinus venosus und den zuführenden Venen wird hinter das Herz und nach oben verlagert, die gemeinsame Herzkammer *V* wird gedreht und gefaltet, der Bulbus *B* wird nach unten verlagert. Der Bulbus geht in den Truncus arteriosus communis über, der sich in 2 Verbindungsstücke zu den beiden Rückenaorten aufzweigt. **b** Blick von hinten auf den gemeinsamen Vorhof. Der Vorhof hat einen rechten Anteil *4* und einen linken *1*. In den Vorhof mündet rechts der Sinus venosus hinein mit dem rechten und linken *10* sog. Sinushorn. An die Sinushörner schließen die Venen an, rechts die spätere obere und untere Hohlvene *8*. Das rechte Sinushorn ist bereits größer als das linke. Aus dem linken Vorhofanteil wächst ein Blutgefäß heraus, an das sich 4 Lungenvenen *7* anschließen. **c** Das rechte Sinushorn ist in die Wand des rechten Vorhofs *4* eingebaut worden, die beiden Hohlvenen *8* münden in den rechten Vorhof. Das linke Sinushorn ist klein geworden (Sinus coronarius *10*), hat im Wesentlichen seinen Kontakt zum Venensystem verloren und leitet nur noch Venenblut aus der Herzmuskulatur in den rechten Vorhof hinein. Das Blutgefäß des linken Vorhofs hat die Hinterwand des Vorhofs mit aufgebaut. Die 4 Lungenvenen *7* münden separat in den linken Vorhof

schließen sich an das Venensystsem des Systemkreislaufs oder den rechten Vorhof an oder an das linke Sinushorn (TAPVC, partielle Lungenvenenfehleinmündung.)

1.6 Teilung des Truncus arteriosus

Der Truncus arteriosus wird durch eine spiralig verlaufende Wand in die Aorta ascendens und den Anfangsteil des Pulmonalarterienstammes septiert (Abb. 1.4a). Wenn die Trennwand fertig gestellt ist, weichen die beiden Blutgefäße auseinander. Entsprechend dem spiraligen Verlauf der Trennwand winden sie sich spiralig umeinander (Abb. 1.4b) Die Aorta schließt an den Auslass des linken Ventrikels und die Pulmonalarterie an den Auslass des rechten Ventrikels an.

Als Beispiel zum besseren Verständnis kann man sich eine Wendeltreppe in einem Leuchtturm vorstellen. Die Aorta kommt dorsal aus dem linken Ventrikel heraus und zieht nach ventral, die Pulmonalarterie kommt ventral aus dem rechten Ventrikel heraus und zieht nach dorsal.

■ Fehlentwicklungen

Die Teilung kann ausbleiben (TAC, anatomische Varianten der PA-VSD), inkomplett sein (APSD), asymmetrisch ausfallen (HLHS, kritische AS, TOF) oder so verlaufen, dass die Arterien aus den falschen Herzkammern heraus kommen (TGA), verlagert sind und nicht vollständig über den richtigen Herzkammern ansetzen (TOF, DORV) oder beide aus einer einzigen Herzkammer heraus kommen (DORV).

1.7 Entstehung des Aortenbogens

Oberhalb des Septierungsbereichs bildet der Truncus arteriosus symmetrisch 6 rechte und

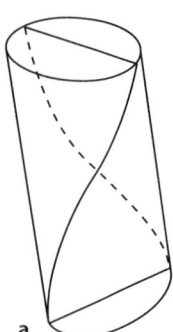 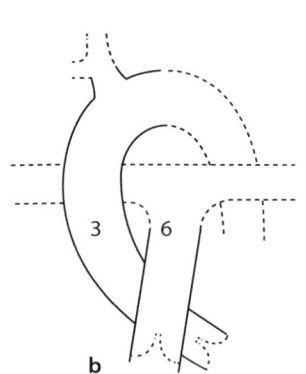 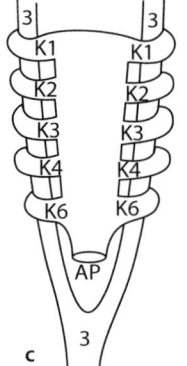 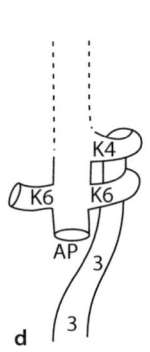

Abb. 1.4 Schematische Darstellung. a Spiralige Trennwand in einem Rohr wie in dem Truncus arteriosus. **b** Schematische Darstellung der umeinander gewundenen Aorta *3* und Pulmonalarterie *6* nach vollendeter Teilung des Truncus arteriosus. Die durchgehenden Linien beschreiben den Teil der Blutgefäße, die nach der Teilung des Truncus arteriosus entstehen. **c** Verbindung des Truncus arteriosus durch Kiemenbogenarterien *K* mit dem rechten und linken Teil der Rückenaorta *3*. Stamm von Aorta und Pulmonalarterie *AP*. Es werden 6 Kiemenbogenarterien (*K1–K6*) zur rechten und linken Aorta *3* angelegt. Die 5. Kiemenbogenarterie wird oft nicht angelegt oder bildet sich sofort wieder zurück. Die beiden Aorten vereinigen sich zur Aorta descendens. **d** Die linke 4. (*K4*) und linke 6. (*K6*) Kiemenbogenarterie behalten ihren Kontakt zur linken Rückenaorta *3*. Die rechte 6. Kiemenbogenarterie löst sich von der rechten Aorta ab. Aus der vorderen Aorta *A*, der 4. Kiemenbogenarterie (*K4*) und der linken Aorta *3* entstehen anschließend die Aorta ascendens, der Aortenbogen und die Aorta descendens, Abb. 1.5a

6 linke bogenförmige Verbindungsgefäße zu beiden Rückenaorten aus (Kiemenbogenarterien). Die Rückenaorten schließen sich distal der Kiemenbogenanlage zur Aorta descendens zusammen (Abb. 1.4c, d) Die Kiemenbogenarterien wachsen um die zentral liegende Trachea und den Ösophagus herum. Sie werden nachfolgend ab- und umgebaut (Abb. 1.4d und 1.5a, b) zur definitiven Verbindung mit der Aorta descendens (4. linke Kiemenbogenarterie), zu Hals- und Armarterien und zur Pulmonalarterie. Die endgültige Gefäßanlage ist asymmetrisch und verläuft ventral und lateral von Trachea und Ösophagus.

Exkurs
Nachdem die Herzentwicklung sich ursprünglich im Wasser bei den Fischen – mit einer Herzkammer – vollzog, mussten die beidseitigen Kiemen als Eingangspforten für Sauerstoff gut durchblutet werden. Erst als die ersten Lebewesen an Land gingen, entstand unser menschliches Herz, notwendigerweise mit 2 Herzkammern und statt der Kiemen mit einer Landlunge. Der Mensch brauchte keine Kiemenbogenarterien, und sie werden deshalb z. T. wieder abgebaut oder zum Teil in Arm- und Halsarterien umgebaut. 2 Kiemenbogenarterien bleiben als Verbindungsstücke zwischen dem septierten Truncus arteriosus und der Rückenaorta übrig: Die 4. linke Kiemenbogenarterie stellt die Verbindung zwischen der Aorta ascendens und der Rückenaorta her. Aus der 6. linken Kiemenbogenarterie entstehen das Mittelstück der Pulmonalarterie und der Ductus arteriosus Botalli als embryonale Verbindung der Pulmonalarterie zur Rückenaorta. Die rechte hintere Aorta löst sich von der gemeinsamen Aorta descendens ab und bildet die rechte Armarterie. Das ausgewachsene arterielle Kreislaufsystem besteht aus einer ventral verlaufenden Aorta ascendens, einem links an Ösophagus und Trachea vorbeiziehendem Aortenbogen und einer links neben der Wirbelsäule entlang laufenden Aorta descendens.

- **Fehlentwicklungen**

Es können bei dem Aufbau der Aorta Engstellen entstehen (CoA, supravalvuläre AS), die Aorta kann durch falsche Ablösungsvorgänge unterbrochen sein (IAA), doppelt angelegt werden (Gefäßringe)oder rechts anstatt links an Ösophagus und Trachea vorbei ziehen, die rechte Armarterie kann durch

1.9 Bildung der Aorten- und Pulmonalklappe

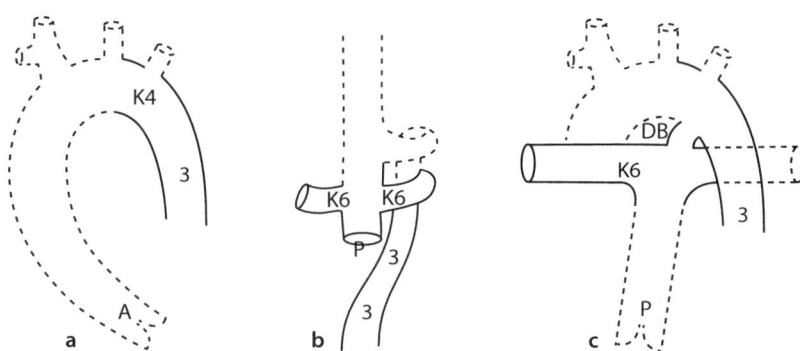

Abb. 1.5 Schematische Darstellung: a der Aorta beim ausgewachsenen Herzen. Die durchgezogene Linie entspricht dem Teilstück der Aorta, das aus der 4. linken Kiemenbogenarterie *K4*, linkem Aortenbogen und Aorta descendens *3* entsteht. b der Kiemenbogenarterien und der Entwicklung der Pulmonalarterie. Die linke 6. Kiemenbogenarterie *K6* behält ihren Kontakt zur linken Rückenaorta *3*. Die rechte 6. Kiemenbogenarterie löst sich von der rechten Aorta ab. Aus der vorderen Pulmonalarterie *P*, und der linken 6. Kiemenbogenarterien *K6* entstehen die zentrale Pulmonalarterie mit dem linken Hauptast und der Ductus arteriosus Botalli *DB*. Der rechte Hauptast der Pulmonalarterie verbindet sich mit dem Pulmonalisstamm. c der Pulmonalarterie beim ausgewachsenen Herzen. Die durchgezogene Linie entspricht dem Teilstück der Pulmonalarterie und Aorta, das aus den 6. linken und rechten Kiemenbogenarterien und der Rückenaorta entsteht

falsche Ablösung an die Aorta descendens angeschlossen sein.

1.8 Bildung des mittleren Pulmonalarterienstamms und beider Seitenäste

Die 6. linke Kiemenbogenarterie bildet den zentralen Teil der Pulmonalarterie (distaler Stamm und linker Hauptseitenast) und die Gefäßverbindung zur Aorta descendens (Ductus arteriosus Botalli). Die rechte 6. Kiemenbogenarterie löst sich von der rechten Rückenaorta ab und bildet den rechten Hauptseitenast der Pulmonalarterie (◘ Abb. 1.5b, c).

- **Fehlentwicklungen**

Stamm und Seitenäste der Pulmonalarterie können fehlen (anatomische Variationen des TAC oder der PA-VSD) oder Seitenäste setzen an der Aorta ascendens an (PA-VSD, APSD), der rechte Seitenast kann an den linken anschließen und eine Schlinge um die Trachea bilden (Gefäßschlingen), der Ductus arteriosus Botalli kann an falscher Stelle oder doppelt angelegt sein (bei verschiedenen Herzvitien).

1.9 Bildung der Aorten- und Pulmonalklappe

Am Übergang der Ventrikel in Aorta und Pulmonalarterie wachsen Endokardkissen von der Wand in das Zentrum der beiden Arterien vor. Durch anschließende Gewebsauflösung (Apoptose) entstehen in beiden Adern jeweils 3 kräftige Membranen, deren Form an offene Taschen oder Schüsseln erinnert (Taschenklappen). Ihre Form verleiht ihnen Stabilität, so ähnlich wie bei der Wellpappe einfache Papierschichten durch ihre bogenförmige Gestaltung verstärkt werden. Die Membranen sind zu ca. einem Drittel an der Wand ihrer zugehörigen Arterie angewachsen, am „Klappenring", zwei Drittel ragen frei in das Zentrum der Arterie vor. Die Aortenklappe und die Pulmonalklappe sind identisch aufgebaut. Unterhalb der Herzklappen formt der Bulbus cordis den Muskelauslass der Herzkammern (◘ Abb. 1.6a)

- **Fehlbildungen**

Es kann eine gemeinsame Herzklappe entstehen (TAC), eine der Herzklappen kann zu klein ausfallen (AS, HLHS, PS, TOF), nur 2 Klappensegel haben (bikuspide Klappen, die ohne Öffnungsschwierigkeiten oder Schließprobleme keine Krankheitsbedeutung haben), schlecht öffnen (AS, PS, UVH, TRA), schlecht schließen (AI, Pulmonalinsuffizienz) oder nach der Geburt verschlossen sein (HLHS, PA-IVS, PA-VSD). Eine Herzklappe kann vollständig fehlen, sodass die zugehörige Herzkammer keinen Ausgang hat (DORV, PA). Der Muskelauslass der Herzkammmern kann fehlerhaft angelegt werden und unterhalb der Ventile können Engstellen entstehen (subaortale oder subpulmonale Stenosen bei verschiedenen Herzvitien, u. a. TOF, DORV, AS, PS).

1.10 Entstehung der Mitral- und Trikuspidalklappe

Am Übergang der Vorhöfe zu den Ventrikeln wachsen Gewebswülste (Endokardkissen; ◘ Abb. 1.6) in das Zentrum des Herzschlauchs vor. Durch gezielte Wiederauflösung des Gewebes entsteht über dem Einlass der linken und rechten Herzkammer jeweils ein Rückschlagventil mit kräftigen Membranen. Ein Teil der Membranzirkumferenzen ist an der Wand der entsprechenden Herzkammer angewachsen (in einem „Klappenring" aus fibrösem Gewebe am Einlass in die Herzkammer). Ein Teil der Zirkumferenzen ragt frei in das Zentrum der Ventile vor. Das Rückschlagventil über der linken Herzkammer (Mitralklappe) hat 2 Membranen, das rechte (Trikuspidalklappe) hat 3. Diese Herzklappen sind größer als die Aorten- und Pulmonalklappe (beim Erwachsenen ca. 3–3,5 cm Durchmesser).

Sie können durch Eigenstabilität ihrer gebogenen Klappensegel nicht geschlossen gehalten werden. Mit Hilfe weiterer Gewebsauflösung in der Muskelwand der Herzkammern wird ein Halteapparat für die Klappensegel gebildet, bestehend aus dünnen kräftigen Fäden (Sehnenfäden), die an den freien Rändern der Klappensegel ansetzen und selbst an Muskelzapfen (Papillarmuskeln) im Innern der Herzkammern befestigt sind. Sie halten beim Schließen der Klappen die gebogenen Ränder der Membranen in gleichem Niveau und sorgen dafür, dass die Ränder der entfalteten Segel während der Kontraktionsphase der Ventrikel aneinander gepresst werden (◘ Abb. 1.6 und 1.7).

▪ Fehlentwicklungen

Es kann eine gemeinsame Herzklappe entstehen (AVSD), die Herzklappen können zu viele Klappensegel haben (ASD I), zu klein ausfallen (MS, HLHS), schlecht öffnen (MS), schlecht schließen (MI, Trikuspidalinsuffizienz, Ebstein-Anomalie), nach der Geburt verschlossen sein (TrA, HLHS), der Halteapparat kann fehlerhaft angelegt sein (MS, AVSD), eine Herzklappe kann vollständig fehlen (TrA, Mitralaplasie) oder eine Herzklappe kann an falscher Stelle mitten in der Herzkammer liegen (Ebstein-Anomalie).

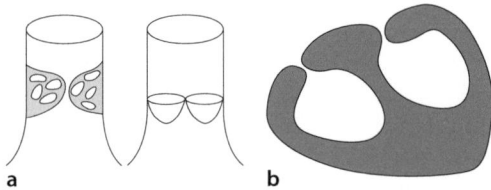
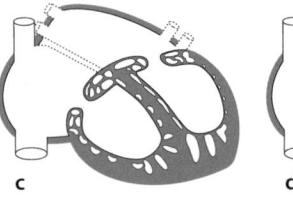
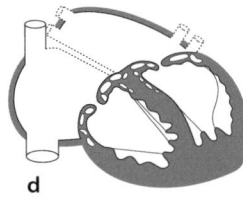

a b c d

◘ **Abb. 1.6 Klappenentwicklung. a** Entwicklung der Aorten-/Pulmonalklappe. Endokardkissen sind in das Zentrum einer Arterie vorgewachsen. Eine gezielte Gewebsauflösung setzt ein (*links*). Aus den Endokardkissen sind Taschenklappen entstanden (*rechts*). **b** Entwicklung von Mitral- und Trikuspidalklappe mit ihrem Halteapparat. Die Ventrikel haben eine kompakte Wand. Von den Seiten und von der Trennwand in ihrer Mitte aus sind Endokardkissen in das Kammerzentrum vorgewachsen. **c** Es beginnt eine gezielte Auflösung von Gewebe in den Endokardkissen und den Kammerwänden (Apoptose). **d** Die Sehnenfäden und Papillarmuskeln werden sichtbar

1.11 · Entstehung des Vorhofseptums

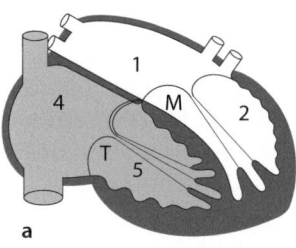 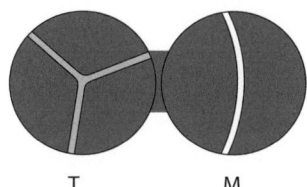 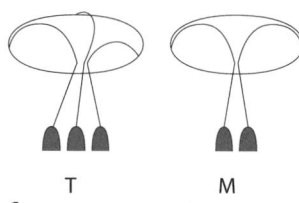

Abb. 1.7 Ausgewachsenes Herz. a Aus den Endokardkissen sind dünne Membranen (Klappensegel) entstanden. *T* Trikuspidalklappe, *M* Mitralklappe. Die stehen gebliebenen Gewebsstrukturen in den Innenräumen der Herzkammern formen Sehnenfäden (Chordae tendineae) und Muskelzapfen. (Papillarmuskeln) des Klappenhalteapparates. *1* linker Vorhof, *2* linker Ventrikel, *4* rechter Vorhof, *5* rechter Ventrikel. *T* Tricuspidalklappe, *M* Mitralklappe. **b** Aufsicht auf die Einlassventile in die Herzkammern von den Vorhöfen aus. Die Trikuspidalklappe hat 3 und die Mitralklappe hat 2 Klappensegel. **c** Seitliche Darstellung der Einlassventile mit dem Klappenring und der zentralen Segelaufhängung: Die Trikuspidalklappe hat 3 Klappensegel und 3 Halteapparate, die Mitralklappe hat 2

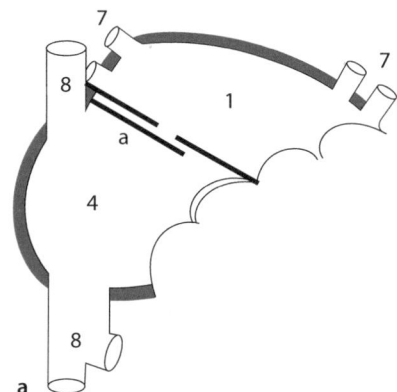 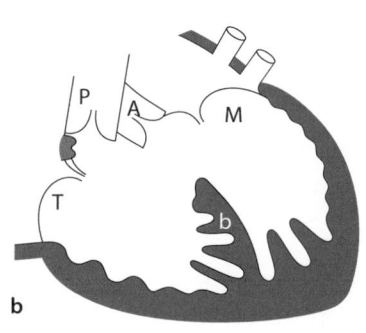

Abb. 1.8 Anlage der Septen. a Das Vorhofseptums *a* entsteht zwischen dem linken Vorhof *1* und dem rechten Vorhof *4*. Die auf der Seite des linken Vorhofs gelegene Wand (Septum primum) hat im Zentrum einen Wanddefekt (Foramen secundum), das von der zweiten Wand (Septum secundum) überdeckt wird. **b** Wachstum des Ventrikelseptums: In der Mitte zwischen den beiden Herzkammern wächst das Ventrikelseptum *b* von der Herzspitze aus auf die Ventilebene der Kammern zu. Es wird zwischen den Einlassventilen (Mitralklappe *M* und Trikuspidalklappe *T*) und den Auslassventilen (Aortenklappe *A* und Pulmonalklappe *P*) ansetzen

1.11 Entstehung des Vorhofseptums

Beim Embryo wird O_2-reiches Blut aus der Plazenta in den rechten Herzvorhof eingespeist und muss auf die linke Seite des Herzens fließen, um die obere Körperhälfte zu erreichen. Die Situation ändert sich nach der Geburt. Die Anlage des Vorhofseptums berücksichtigt dies, gibt während der Embryonalzeit einen Blutstrom in den linken Vorhof frei und bildet postnatal eine geschlossene Wand. Es werden 2 Trennwände gebildet, die lose übereinander liegen und beim Embryo durch erhöhten Blutdruck im rechten Vorhof auseinandergespreizt werden können. Postnatal ist der Blutdruck im linken Vorhof höher als im rechten, die Septen werden aneinander gepresst und die Trennwand dichtet ab (Abb. 1.8).

Exkurs
Die erste Trennwand wächst von der kranialen, dorsalen Vorhofwand aus auf die Einlassventile der Herzkammern zu (Septum primum). Sie verbindet sich mit

dem Gewebe zwischen Mitral- und Trikuspidalklappe. Die letzte Öffnung vor den Herzklappen wird Foramen primum genannt. Bevor sich das Foramen primum schließt, wird Gewebe in der Mitte des Septums aufgelöst und es entsteht ein zentraler Defekt. Eine zweite Trennwand, das Septum secundum, wächst von der kranialen, ventralen Vorhofwand auf die V. cava inferior zu und bedeckt den zentralen Defekt.

- **Fehlentwicklungen**

Die Septen wachsen nach der Geburt nicht zusammen (PFO), das Wachstum des Septum primum beginnt nicht komplett an der Vorhofhinterwand, sondern es bleibt ein Kommunikation mit dem linken Vorhof offen (ASD vom Sinus-venosus-Typ), es wächst nicht zwischen den Einlassventilen an und läßt das Foramen primum offen (ASD I). Das Septum secundum bedeckt nicht den zentralen Defekt im Septum primum (ASD II) oder es wird so viel Gewebe im Septum primum aufgelöst, dass die Wand wie ein Sieb aussieht (cribriformes Septum). Es wächst gar keine Trennwand (common atrium).

1.12 Entstehung des Ventrikelseptums

Von der Herzspitze aus wächst eine Muskelwand durch die Mitte der gemeinsamen Herzkammer bis zur Herzbasis (◐ Abb. 1.8b). Sie vereinigt sich mit dem Gewebe zwischen den Einlassventilen (Mitral- und Trikuspidalklappe) und mit dem Gewebe zwischen den Auslassventilen (Aorten- und Pulmonalklappe). In der Nähe der Aortenklappe und Trikuspidalklappe bleibt zunächst noch ein Bezirk offen (Foramen interventriculare), durch den Blut aus der rechten Herzkammer nach links fließen kann. Der Bezirk verschließt sich relativ spät durch eine Membran. Das Ventrikelseptum beteiligt sich an der Ausbildung des Halteapparats des rechten Einlassventils. Hierzu wird Gewebe in der Muskelwand aufgelöst (◐ Abb. 1.6c, d).

- **Fehlentwicklungen**

Die Muskelwand wächst asymmetrisch durch die gemeinsame Herzkammer (anatomische Varianten des AVSD, TrA, HLHS) oder gar nicht (UVH), das Foramen interventrikluare verschließt sich nicht (perimembranöser VSD), das Septum wächst nicht zwischen den Einlass- oder Auslassventilen an (Inlet-VSD, doubly committed VSD, TAC, TOF) oder es wird zu viel Gewebe aufgelöst und in seiner Wand entstehen Löcher (muskulärer VSD).

Exkurs
Findet das Ventrikelseptum an der Herzbasis keine Andockstelle, weil die Auslassventile nicht an richtiger Stelle liegen, bezeichnet man dies als Malalignement-VSD.

1.13 Entwicklung der Lungen und ihrer Gefäßversorgung

Im rechten und linken Thorax wächst jeweils ein Lungenflügel ohne Beziehung zum Herzen heran. Die nutritive, arterielle Blutversorgung erfolgt aus der Aorta descendens mittels vieler kleiner Gefäße, der venöse Abfluss erfolgt in das embryonale Venensystem des Bauchraums.

In nächsten Entwicklungsschritt bildet sich ein zweites arterielles System aus, das sich an die beiden Hauptäste der Pulmonalarterie anschließt. Die Arterien aus der Rückenaorta bilden sich zurück. 4 Lungenvenen schließen sich an ein Gefäß an der Rückwand des linken Vorhofs an und verlieren ihre Verbindung zu Venen des Systemkreislaufs.

Exkurs
Die Lungenvenen haben zuerst Verbindung zum Plexus splanchnicus im Abdomen, der auch mit den Kardinalvenen und der Umbilicalvene in Verbindung steht. Aus dem linken Vorhof wächst ein Blutgefäßansatz (primärer Lungenvenensammelsinus) heraus, der Verbindung mit dem Plexus splanchnicus aufnimmt. Der Plexus splanchnicus bildet sich in 4 Lungenvenen um, verliert den Kontakt zu den Kardinalvenen und den Umbilicalvenen und die 4 Lungenvenen verbinden sich mit dem primären Lungenvenensammelsinus. Der Sinus wird in die Hinterwand des linken Vorhofs inkorporiert, sodass

am Ende die 4 Lungenvenen getrennt in die Hinterwand des Vorhofs einmünden.

- **Fehlentwicklungen**

Pulmonalarterien werden nicht angelegt oder es gibt eine Doppelversorgung von Lungenabschnitten aus der Aorta descendens und durch zentrale Arterien (PA-IVS, TOF, PS). Pulmonalarterien entwickeln an den Verbindungsstellen zu den zentralen Gefäßen Engstellen (PS, PS bei der supravalvulären AS). Die Lungenvenen finden keinen Kontakt zum linken Vorhof und Verbindungen zum Körpervenensystem bleiben bestehen (partielle Lungenvenenfehleinmündung, TAPVC) oder sie entwickeln beim Zusammenschluss mit dem Vorhofgefäß Stenosen (Lungenvenenstenosen).

1.14 Entwicklung des Venensystems

Das Venensystem beim Menschen wird zunächst symmetrisch paarig angelegt. Es gibt 4 Sammelvenen (Kardinalvenen). 2 Sammelvenen nehmen das Blut aus der oberen und 2 aus der unteren Körperhälfte auf. Die Sammelvenen fließen in den Sinus venosus hinein, der in den gemeinsamen Vorhof einmündet. Der rechte und linke Schenkel des Sinus venosus (rechtes und linkes Sinushorn) ist aufgeweitet.

Das System verliert dann seine Symmetrie. Das Venenblut der linken oberen Körperhälfte wird mit dem der rechten kurzgeschlossen und verliert seine Verbindung zum linken Sinushorn (die linke obere Hohlvene) schließt sich über die V. anonyma an die rechte V. cava superior an. In das rechte Sinushorn, das in den rechten Vorhof inkorporiert wird, schließt nur die rechte obere und die untere Hohlvene an. Es werden zwei Rückschlagventile (Venenklappen) an der Mündung der V. cava inferior und der Mündung des Sinus coronarius in den rechten Vorhof ausgebildet. Das zum Sinus coronarius verkleinerte linke Sinushorn verliert den Kontakt zu den Venen des Systemkreislaufs und leitet nur noch Venenblut aus der Herzmuskulatur in den rechten Vorhof hinein.

Das Venensystem der unteren Körperhälfte entwickelt sich aus verschiedenen Subsystemen (subkardinale Venen, hepatische Venen, Vv. renales). Es bestehen zunächst viele Querverbindungen, u. a. auch Verbindungen zu den oberen Kardinalvenen über eine V. azygos rechts und V. hemiazygos links. Das Venensystem bildet sich dann mehrfach um, die unteren Kardinalvenen bilden sich zurück. Aus Segmenten der verschiedenen Venensysteme entsteht zuletzt eine V. cava inferior, die in den rechten Vorhof einmündet. Der vor dem Herzen gelegene Abschnitt dieser Vene besteht aus einem Lebervenensegment, in das auch die Vv. hepaticae einmünden, peripher kommt ein prärenales Segment, dann ein renales und ein subrenales Segment. Verbindung zwischen dem Venensystem der unteren Körperhälfte und der V. cava superior bleibt die rechtsseitige V. azygos, an die sich die linke V. hemiazygos anschließt.

- **Fehlentwicklungen**

Häufig behält die linke obere Hohlvene ihre Verbindung zum linken Sinushorn und drainiert durch den Sinus coronarius in den rechten Vorhof (linke obere Hohlvene, ohne Krankheitsbedeutung). Seltener sind separate Einmündungen von Lebervenen in den rechten Vorhof oder Drainagen von Venen der unteren Körperhälfte in die V. cava superior (ohne Krankheitsbedeutung).

Exkurs

Anstelle der linken Kardinalvene kann sich die rechte zurückbilden. Das Venensystem der unteren Körperhälfte kann unterbrochen sein und die Unterbrechungen werden durch Querverbindungen überbrückt. Das Venenblut der unteren Körperhälfte wird dann entweder über die V. azygos in die rechte V. cava superior geleitet, bei linker V. cava superior über die V. hemiazygos nach links (V.-azygos-Konnektion, V.-hemiazygos-Konnektion). Störungen bei der Venenklappenanlage im rechten Vorhof werden als ursächlich für Störungen der Trikuspidalklappenanlage (liegt benachbart) mit der Folge des hypoplastischen rechten Ventrikels bei einer Pulmonalatresie mit intaktem Ventrikelseptum angesehen.

1.15 Entwicklung der myokardialen Blutversorgung

Die Blutversorgung der Herzwandmuskulatur erfolgt zunächst vom Innenraum der Herzkammern aus. Blut strömt in Hohlräume (Sinusoide) hinein, die wiederum mit einem Gefäßnetz im Innern der Muskulatur in Verbindung stehen.

Später entstehen auf der Oberfläche des Herzens die Koronararterien, die mit dem Gefäßnetz in Verbindung treten. Die Koronararterien werden zentral in 2 Hauptgefäßen gebündelt. Aus der Aorta ascendens (und wahrscheinlich auch aus dem Stamm der Pulmonalarterie) wachsen mehrere Blutgefäßanlagen heraus. Mit 2 der aortalen Gefäßanlagen verbinden sich die beiden zentralen Herzkranzgefäße. Die restlichen Blutgefäßanlagen an Aorta und Pulmonalarterie bilden sich zurück. Die Verbindungen des innermuskulären Gefäßnetzes zu den Sinusoiden im Innenraum der Herzkammern verschließen sich.

■ **Fehlentwicklungen**

Verbindungen zwischen Koronararterien und den Herzinnenräumen können bestehen bleiben (Koronarfisteln, Myokardsinusoide mit Koronarfisteln bei dem HLHS, der PA-IVS), die Koronararterien können an falscher Stelle an der Aorta angeschlossen sein (TGA, DORV), können an der Pulmonalarterie angeschlossen sein (BWG) oder können anomal über die Herzwand ziehen (TOF, DORV).

Herzvitien: Ursachen und Häufigkeit

Inhaltsverzeichnis

2.1 Chromosomenanomalien und Syndrome – 18

2.2 Schädigung des Feten – 19

2.3 Häufigkeit von Herzvitien – 19

2.1 Chromosomenanomalien und Syndrome

Bei mehr als 5 % von Herzkindern werden Chromosomenanomalien oder Syndrome gefunden.

Das kindliche Risiko, mit einer Chromosomenanomalie oder einem Syndrom auf die Welt zu kommen (das ein Herzvitium einschliesst) nimmt mit dem Alter der Schwangeren zu. So beträgt z. B. das Risiko einer Schwangeren <38 Jahre ein Kind mit einer Trisomie 21 (Morbus Down) zu bekommen ca. 1 %, bei einer Schwangeren im Alter von 49 Jahren 20 %; wobei die Herzfehlerassoziation beim M. Down ca. 40 % beträgt.

— **VSD:** Trisomie 13, Trisomie 18, Trisomie 21, Cat-eye-Syndrom, Klinefelter-Syndrom, 8p-Deletion-Syndrom, Ellis-van Crefeld-Syndrom, Cri-du-chat-Syndrom, Wolf-Hirschhorn-Syndrom, DiGeorge-Syndrom, Alagille-Syndrom, Penta-X, Holt-Oram-Syndrom, Townes-Brocks-Syndrom, Apert-Syndrom, Beals-Syndrom, Meckel-Gruber-Syndrom, Neu-Laxova-Syndrom, Baller-Gerold-Syndrom, Carpenter-Syndrom, Smith-Lemli-Opitz-Syndrom, Coffin-Siris-Syndrom, Kartagener-Syndrom, Noonan-Syndrom, Williams-Beuren-Syndrom, VACTERL-Assoziation, CHARGE-Assoziation, Goldenhar-Syndrom, Cornelia de Lange-Syndrom, Beckwith-Wiedemann-Syndrom, Rubinstein-Taybi-Syndrom
— **PS:** Trisomie 13, Trisomie 18, Apert-Syndrom, Meckel-Gruber-Syndrom, Carpenter-Syndrom, Noonan-Syndrom, Wiliams-Beuren-Syndrom, Leopard-Syndrom, Alagille-Syndrom, Lissenzephalie-Syndrom, Neurofibromatose I, Pallister-Hall-Syndrom
— **ASD:** Trisomie 13, Trisomie 18, Trisomie 21, Trisomie 22, Cri-du-chat-Syndrom, 8p-Deletion-Syndrom, Wolf-Hirschhorn-Syndrom, Holt-Oram-Syndrom, Townes-Brocks-Syndrom, Smith-Lemli-Opitz-Syndrom, Robinow-Syndrom, Beals-Syndrom, Meckel-Gruber-Syndrom, Neu-Laxova-Syndrom, Schinzel-Giedion-Syndrom, Thrombozytopenie-Radius-Aplasie-Syndrom, Ellis-van-Creveld-Syndrom, Antley-Bixler-Syndrom, Carpenter-Syndrom, Roberts-Syndrom, Kartagener-Syndrom, Coffin-Siris-Syndrom, Noonan-Syndrom, Williams-Beuren-Syndrom, VACTERL-Assoziation, CHARGE-Assoziation, Beckwith-Wiedemann-Syndrom, Lissenzephalie-Syndrom, Pallister-Hall-Syndrom
— **AVSD:** Trisomie 21, Heterotaxie-Syndrom, Ellis-van-Crefeld-Syndrom, Short-Rib-Polydactyly-Syndrom, Smith-Lemli-Opitz-Syndrom, CHARGE-Assoziation
— **TOF:** Trisomie 13, Trisomie 21, DiGeorge-Syndrom, Cat-eye-Syndrom, Klinefelter-Syndrom, Alagille-Syndrom, Thrombozytopenie-Radius-Aplasie-Syndrom, VACTERL-Assoziation, DiGeorge-Syndrom (Pulmonalklappenaplasie), Apert-Syndrom, Carpenter-Syndrom, Coffin-Siris-Syndrom, CHARGE-Assoziation, Goldenhar-Syndrom, Beckwith-Wiedemann-Syndrom, Nager-Syndrom
— **TGA:** Trisomie 18, DiGeorge-Syndrom, Neu-Laxova-Syndrom, Short-Rib-Polydactyly-Syndrom, Carpernter-Syndrom, Heterotaxie-Syndrom
— **CoA:** Turner-Syndrom, Meckel-Gruber-Syndrom, Smith-Lemli-Opitz-Syndrom, Goldenhar-Syndrom
— **HLHS:** Turner-Syndrom, Ellis-van-Crefeld-Syndrom, Noonan-Syndrom, Potter-Syndrom, DiGeorge-Syndrom, Trisomie 13, Beals-Syndrom, Beckwith-Wiedemann-Syndrom
— **Mitralatresie:** Ellis-van-Crefeld-Syndrom
— **AS:** Trisomie 13, Trisomie 18, Turner-Syndrom, Beals-Syndrom, Baller-Gerold-Syn-

drom (Subaortenstenose), Smith-Lemli-Opitz-Syndrom, Williams-Beuren-Syndrom (supravalvuläre Stenose), Beckwith-Wiedemann-Syndrom, Noonan-Syndrom (hypertrophische obstruktive Kardiomyopathie)
- **PDA:** Trisomie 13, Trisomie 18, Trisomie 21, Trisomie 22, Cri-du-chat-Syndrom, Wolf-Hirschhorn-Syndrom, DiGeorge-Syndrom, PentaX, XXXY, XXXXY, Klinefelter-Syndrom, Townes-Brocks-Syndrom, Meckel-Gruber-Syndrom, Neu-Laxova-Syndrom, Carpernter-Syndrom, VACTERL-Assoziation, Smith-Lemli-Opitz-Syndrom, Coffin-Siris-Syndrom, Noonan-Syndrom, Goldenhar-Syndrom, CHARGE-Assoziation, Beckwith-Wiedemann-Syndrom, Rubinstein-Taybi-Syndrom
- **AI:** Marfan-Syndrom, Osteogenesis imperfecta, Wegener-Granulomatose, Ehlers-Danlos-Syndrom
- **IAA:** DiGeorge-Syndrom (IAA Typ B)
- **TAC:** Trisomie 18, DiGeorge-Syndrom, Cat-eye-Syndrom
- **TAPVC:** Heterotaxie-Syndrom, Trisomie 13, Smith-Lemli-Opitz-Syndrom, Cat-eye-Syndrom, Holt-Oram-Syndrom
- **PA-IVS:** Short-Rib-Polydactyly-Syndrom
- **PA-VSD:** Heterotaxie-Syndrom, Alagille-Syndrom, DiGeorge-Syndrom
- **Ebstein-Anomalie:** Ebstein-Skelett-Anomalie
- Eine familiäre Häufung von Herzfehlern wird beobachtet bei den Vitien: ASD, VSD, AVSD, PDA, PS, TOF, AS, CoA, IAA, TAC, TGA, HLHS.

2.2 Schädigung des Feten

Die mütterliche Einnahme bestimmter Medikamente oder Genussmittel, akute mütterliche Infektionen oder chronische Erkrankungen sind mit einem statistisch erhöhten Herzfehlerrisiko des Kindes verbunden (◘ Tab. 2.1). Man schätzt, dass bei ca. 3 % der Vitien ein solcher Zusammenhang besteht.

2.3 Häufigkeit von Herzvitien

Die Herzfehlerinzidenz beträgt ca. 1 % bei lebendgeborenen Kindern.
- Über 60 % der Herzvitien können als einfache Fehlbildungen eingestuft werden (z. B. VSD und ASD),
- weniger als 15 % sind schwere, komplexe Herzvitien.
- Fehlbildungen an Herzklappen werden <15 % geschätzt.

Es ist aus verschiedenen Gründen (z. B. unterschiedliche Statistikansätze, Statistiken bei unterschiedlichen Rassen, länderbezogene und kontinentbezogene Statistiken) schwierig, eine weltweit verbindliche Häufigkeitsangabe für angeborene Herzvitien zu erhalten. Man kann jedoch aus der großen Menge von Mitteilungen Zahlenangaben mitteln, um einen allgemeinen Eindruck von der Häufigkeit und damit auch von der Relevanz der Krankheitsbilder zu gewinnen (◘ Tab. 2.2).

Tab. 2.1 Fetale Schädigung

Herzvitium	Genussmittel oder Amphetamine	Medikamente	Erkrankungen
VSD	Alkohol, Amphetamine	Va, Hy, Ph, Tri	Phe, Diab
PS		Hy	Rö
ASD	Alkohol, Amphetamine	Va, Hy, Di	Phe
TOF	Alkohol	Tri, Iso	Phe
TGA		Tri, Iso	Diab
CoA	Alkohol	Va	Phe, Diab
HLHS		Va, Tri	
Mitralatresie		Tri	
AS		Va, Hy	Diab (HOCM)
PDA		Va, Hy, Tri	Phe, Rö
IAA		Va, Iso (IAA Typ B)	
Truncus arteriosus		Iso	
PA-VSD		Va	
Ebstein		Li	
DORV		Iso	

Hy Hydanoin, *Iso* Isoretinoin, *Ph* Phenytoin, *Tri* Trimethadion, *Va* Valproate, *Diab* Diabetes, *Phe* Phenylketonurie, *Rö* Röteln

Tab. 2.2 Häufigkeitsverteilung nach Angaben des Kompetenznetzes Angeborene Herzfehler (AHF)

Einteilung	Herzfehler	Häufigkeit
Septumdefekte mit vermehrter Lungendurchblutung ohne Zyanose	VSD, ASD, persistierender Ductus arteriosus Botalli	45–65 %
Zyanotische Herzfehler, verminderte bzw. vermehrte Lungendurchblutung	Fallot-Tetralogie, Transposition der großen Arterien	5–10 %
Klappenfehler	Pulmonalstenose/-insuffizienz (PS/PI), Aortenstenose/-insuffizienz (AoS/AoI), Mitralstenose/-insuffizienz (MS/MI)	15 %
Aortenfehler	Aortenisthmusstenose (CoA)	5–8 %
Komplexe Herzfehler, vermehrte bzw. verminderte Lungendurchblutung	Hypoplastisches Linksherzsyndrom, Trikuspidalatresie, TAC ua.	10 %

Zu den 10 häufigsten Herzvitien weltweit gehören: VSD, ASD, PS, AVSD, TOF, TGA, CoA, HLHS, AS (Klappenstenose), PDA.

Kardiale Funktion

Inhaltsverzeichnis

3.1   Gesundes Herz – 22

3.2   Shunt – 22
3.2.1   Links-Rechts-Shunt – 23
3.2.2   Rechts-Links-Shunt – 23

© Springer-Verlag GmbH Deutschland, ein Teil von Springer Nature 2021
U. Blum et al., *Kompendium angeborene Herzfehler bei Kindern*,
https://doi.org/10.1007/978-3-662-61289-7_3

3.1 Gesundes Herz

Die Vorhöfe und Herzkammern pumpen zeitlich versetzt mit unterschiedlichem Druck. Der Pumpdruck entspricht dem systolischen Druck in den Herzhöhlen. Die Druckwerte variieren in den einzelnen Herzhöhlen (Beispiele):
- Linker Ventrikel: 120 mmHg,
- rechter Ventrikel: 20 mmHg,
- linker Vorhof: 7 mmHg,
- rechter Vorhof: 5 mmHg.

Der Systemkreislauf (s) und der Pulmonalkreislauf (p) setzen den Pumpkammern einen unterschiedlichen Widerstand (R) entgegen. Beim Säugling betragen diese Widerstandswerte z. B.: Rp = 1–3 E × m² KOF, (Rs = 10–20 E × m² KOF). E bezeichnet die Wood-Einheit in mmHg/min/l bzw. in mmHg/min/m².

Exkurs
Postnatal ist der Widerstand im System- und Pulmonalkreislauf vergleichbar hoch (Rs = Rp), nachfolgend fällt der Widerstand im Pulmonalkreislauf (Rp) auf normale Werte ab.

Das Pumpen der Herzkammern gegen einen unphysiologisch hohen Widerstand (Druckbelastung) führt zu einer Hypertrophie ihres Myokards und u. U. zu einer Minderdurchblutung des Myokards. Die Herzkammer kann bei erhöhtem O_2-Bedarf des Körpers ihre Leistung nicht adäquat steigern und verschleißt vorzeitig. Dies passiert z. B. bei AS, PS, CoA, Eisenmenger-Reaktion. Bei Anschluss des Pulmonalgefäßsystems an den linken Ventrikel verliert die linke Kammer ihre Pumpkraft, z. B. bei TGA und ccTGA.

Blut wird vom Herzen durch zwei sequenziell geschaltete Kreisläufe gepumpt. Der Blutfluss durch den Pulmonalkreislauf (Qp) entspricht beim gesunden Herzen dem Blutfluss durch den Systemkreislauf (Qs): (Qp = Qs; ◘ Abb. 3.1). Vorhöfe und Ventrikel haben im gesunden Herzen gleiches Fassungsvermögen.

Wenn der Blutfluss durch einen der Kreisläufe hämodynamisch wirksam behindert wird, z. B. kritische AS, hochgradige MS, kritische PS, Eisenmenger-Reaktion, wird der Blutfluss in beiden Kreisläufen reduziert. Dadurch sinkt das Herz-Zeit-Volumen.

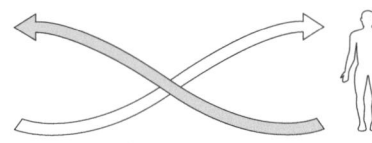

◘ **Abb. 3.1 Kreislaufschema:** Arterielles Blut (*weißer Pfeil*) fließt von der Lunge via Herz (*Kreuzung der Pfeile*) zum Systemkreislauf (*Mensch*), venöses Blut fließt vom Systemkreislauf via Herz zur Lunge. Der Blutfluss zur Lunge (Q_p) und der zum Systemkreislauf (Q_s) sind gleich groß (*dargestellt durch Stärke der Pfeile und Größe von Lunge/Mensch*). Zyanose: *grauer Mensch*, keine Zyanose: *weißer Mensch*

Exkurs
Blutvolumen des Menschen: 80 ml/kgKG.
Organdurchblutung unter Ruhebedingungen: Das Herz-Zeit-Volumen verteilt sich unter Ruhebedingungen im Systemkreislauf auf Gehirn 15 %, Herz 5 %, Niere 20 %, Verdauungstrakt 23 %, Muskulatur 15 %, Leber 7 %, Haut 6 %, Rest 9 %.
Herzmuskeldurchblutung in Ruhe: 80 ml/min/100 g Organgewicht, wobei das Herzgewicht beim Erwachsenen ca. 300 g beträgt. Die O_2-Ausschöpfung aus dem Blut liegt bei 65 % und ist damit relativ hoch. Eine Steigerung der O_2-Zufuhr geschieht überwiegend über die Blutflusssteigerung in den Koronararterien und ist um das 4- bis 5-fache möglich.
Hirndurchblutung: 50 ml/min/100 g Organgewicht, wobei das Hirngewicht beim Erwachsenen ca. 1500 g beträgt. Das Hirn verbraucht ca. 20 % des Sauerstoffs im Körper. Den größten Teil des Sauerstoffs verbraucht die graue Hirnsubstanz und dürfte damit auch als besonders empfindlich für O_2-Mangel eingestuft werden. Bei Denkleistungen (Rechenaufgaben, Schachspiel) steigt der O_2-Bedarf der grauen Hirnsubstanz an. Der größte O_2-Bedarf besteht bei einem Krampfanfall!

Die Schließunfähigkeit von Herzklappen bedeutet Mehrarbeit und Volumenbelastung für den betroffenen Ventrikel.

3.2 Shunt

Eine ungleiche Durchblutung der Kreisläufe kommt durch einen Übertritt von Blut aus dem einen in den anderen Kreislauf zustande, einem sog. Shunt. Ein Shunt kann bei kongenitalen Vitien intrakardial, auf Ebene der „großen Arterien" oder auf Ebene der herznahen Venen zustande kommen.

Der Übertritt von arteriellem, sauerstoffreichem Blut in den Pulmonalkreislauf wird als Links-Rechts-Shunt bezeichnet (Qp>Qs).

▶ **Beispiel**
Ein Qp/Qs = 1,5/1 bedeutet, dass 30 % des arteriellen Blutes aus dem Systemkreislauf in den Pulmonalkreislauf übertritt. ◀

3.2.1 Links-Rechts-Shunt

Ein Links-Rechts-Shunt führt zur Volumenbelastung von Herzhöhlen und zu ihrer Dilatation (z. B. Herzfehler in Sektion II). Die Volumenbelastung des linken Ventrikels durch vermehrtes Rückflussblut aus der Lunge verursacht eine Linksherzinsuffizienz, z. B. bei VSD, PDA, TAC, APSD. Die Dilatation der Vorhöfe disponiert für Herzrhythmusstörungen. Das Herz muss bei einem Links-Rechts-Shunt Mehrarbeit leisten, um das Blutdefizit im Systemkreislauf auszugleichen.

Ein übermäßiger Blutfluss durch den Pulmonalkreislauf bei Vitien mit Links-Rechts-Shunt führt zu einer Dehnungstörung der Lunge mit einer Be- und Entlüftungsstörung. Folge ist eine Einschränkung des Schleimtransports in den Bronchien. Auch die Schleimproduktion ist gestört. Hieraus resultiert eine erhöhte Infektanfälligkeit von Bronchien und Lunge. Wird mit zu hohem Druck Blut in die Pulmonalarterien gepumpt, so versucht die muskuläre Schicht der Arterien, dem entgegen zu wirken. Die Wandstruktur verdickt und verhärtet sich. Als Folge wird das Lumen eingeengt. Dies führt zu einer pulmonalen Hypertonie, sodass der rechte Ventrikel kontinuierlich gegen einen erhöhten Widerstand pumpen muss. Das Wachstum des Kindes erfordert einen wachsenden Gefäßquerschnitt für die natürlich ansteigende Blutmenge durch die Lunge, der aber nicht in gleichem und notwendigem Maße erfolgt. Das Endstadium der Erkrankung ist der Eisenmenger-Komplex, eine irreversible Lungengefäßverengung mit zu kleinem Gefäßquerschnitt aller Arterien für Alter und Gewicht mit schließlich massiv erhöhtem Gefäßwiderstand. Der Patient verstirbt durch ein Versagen der rechten Herzkammer, die gegen den Widerstand anpumpen muss.

3.2.2 Rechts-Links-Shunt

Ein Übertritt von venösem sauerstoffarmem Blut in den Systemkreislauf wird als Rechts-Links-Shunt bezeichnet (Qp<Qs). Durch Beimengung von venösem Blut in den Systemkreislauf entsteht eine zentrale Zyanose. Im Rahmen der Zyanose kann die Muskulatur des Herzens durch eine schlechte Oxygenierung geschädigt werden. Dies führt zur Pumpschwäche bis zu Zellnekrosen. Das Herz wird mit Mehrarbeit belastet, um das O_2-Defizit im Systemkreislauf zu kompensieren. Eine zentrale Zyanose stimuliert die Produktion von Erythropoetin und die Neubildung von Erythrozyten. Folgen sind Polyglobulie, Zunahme der Blutviskosität (starke Zunahme ab HKT ≥65 %) und Disposition zur Thrombenbildung.

Durch den Rechts-Links-Shunt besteht die Möglichkeit einer Embolisation von Thromben aus dem Venensystem in den Systemkreislauf, z. B. Hirninfarkte bei der TOF, nach Infektion der Infarktbezirke oder bei Embolisation infizierter Thromben kann es zu Hirnabszessen kommen. Es entsteht eine Eisenmangelanämie mit Bildung funktionsuntüchtiger Erythrozyten. Kritische Grenze der zyanosebedingten Polyglobulie ist ein Hämatokritwert (HKT) von >75 % und eine O_2-Sättigung <65 %. Im Rahmen einer chronischen Zyanose kommt es einer Auftreibung der kindlichen Finger- und Zehenendglieder (Trommelschlegelfinger), zu einer Verformung der Nägel (Uhrglasnägel) und zu einem überschießenden Wachstum des Zahnfleischs. Die Kinder spielen instinktiv gerne in Hockstellung, um durch Reduktion des Blutflusses in die Beine den Blutfluss zum Pulmonalgefäßsystem zu steigern.

Diagnostik bei Herzvitien

Inhaltsverzeichnis

4.1 **Nichtinvasive Bildgebung – 26**
4.1.1 Echokardiographie – 26
4.1.2 Herz-MRT (Magnetresonanztomographie) – 27
4.1.3 Aussagekraft zusätzlicher Diagnostik – 31

4.2 **Invasive Diagnostik: Herzkatheteruntersuchung – 34**

Ergänzende Information Die elektronische Version dieses Kapitels enthält Zusatzmaterial, auf das über folgenden Link zugegriffen werden kann https://doi.org/10.1007/978-3-662-61289-7_4. Die Videos lassen sich durch Anklicken des DOI Links in der Legende einer entsprechenden Abbildung abspielen, oder indem Sie diesen Link mit der SN More Media App scannen.

© Springer-Verlag GmbH Deutschland, ein Teil von Springer Nature 2021
U. Blum et al., *Kompendium angeborene Herzfehler bei Kindern*,
https://doi.org/10.1007/978-3-662-61289-7_4

4.1 Nichtinvasive Bildgebung

4.1.1 Echokardiographie

Mit Ultraschallwellen kann das Herz anatomisch und funktionell beurteilt werden. Herzhöhlen und Herzklappen werden **während der Herzaktionen** mit hoher Auflösung in „Echtzeit" dargestellt (◘ Abb. 4.1). Blutflussgeschwindigkeiten lassen sich analysieren, um so den Schweregrad eines Herzvitiums abschätzen zu können. Auch die Herzkammerfunktion lässt sich vermessen und als Zahlengrößen reproduzierbar für Verlaufskontrollen ausdrücken.

Die Untersuchung ist schmerz- und nebenwirkungsfrei und kann jederzeit wiederholt werden, ohne dass ein schwer kranker Patient dazu transportiert werden müsste.

Die Genauigkeit der Herzdarstellung ist allerdings abhängig von der Erfahrung des Untersuchers. Auch sind die Sichtmöglichkeiten oft sehr begrenzt, weil die Ultraschallwellen Knochen und lufthaltiges Lungengewebe nicht durchdringen können. Dies bereitet bei älteren und voroperierten Patienten nicht selten Probleme.

Man erhält durch die Echokardiographie nahezu alle Informationen über ein Herzvitium, die zur Behandlung benötigt werden. Sie hat sich in den letzten 2 Jahrzehnten zur zentralen Bildgebungsmethode der Herzfehlermedizin entwickelt – auch für die intrauterine Entwicklung. Insbesondere bei jungen Kindern und Fehlern, die auf das Herz und herznahe Gefäße beschränkt sind, reicht ein Ultraschall oft zur Planung der Eingriffe aus.

Was nicht immer berechnet werden kann, ist der Blutdruck in der Pulmonalarterie. Ebenso erhält der Untersucher keine Information über den Widerstand im Pulmonalgefäßsystem und ob Lungengefäße durch das Herzvitium irreparabel geschädigt sind. Diese Information benötigt man bei Herzvitien mit pulmonaler Hypertonie um einzuschätzen, ob eine Operation noch etwas verbessern kann.

- **Echokardiographische Methoden**

M-Mode Echokardiographie

Eindimensionale Darstellung bewegter Strukturen des Herzens. Der Empfänger der Echosignale errechnet aus der Laufzeit zwischen Schallaussendung und Echo die Dis-

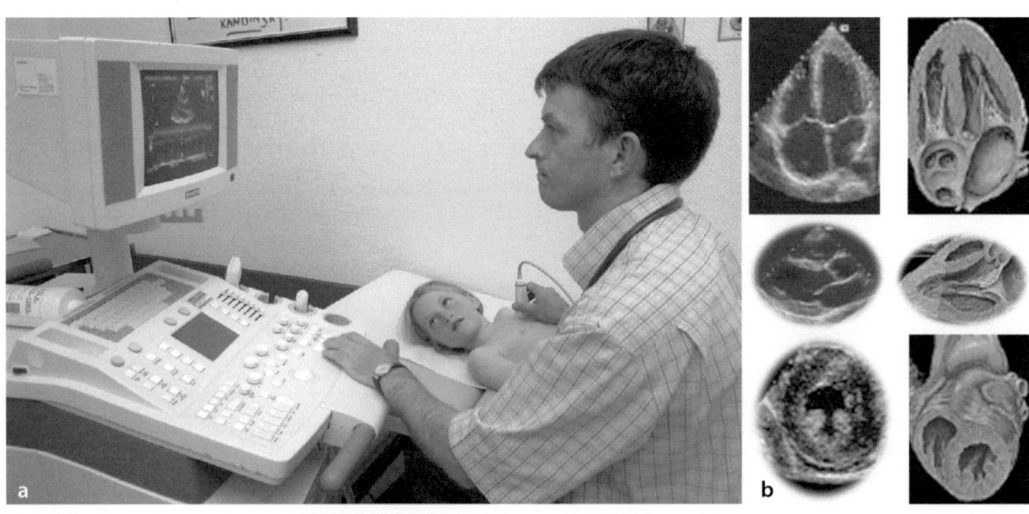

◘ Abb. 4.1 Echokardiographische Darstellung des Herzens (links), daneben ein aufgeschnittenes Herz (rechts). Mit freundlicher Genehmigung von Klaus Rose/PicScout

tanz der reflektierenden Struktur zum Schallkopf. Geeignet z. B. zur Darstellung von Herzklappen und Größenmessung der Ventrikel in der Systole und Diastole zur Bestimmung der Ejektionsfraktion.

- **Zweidimensionale Echokardiographie**

Durch automatisches schnelles Hin- und Herkippen der Senderelemente entsteht ein zweidimensionales Schnittbild des Herzens. Darstellungsmöglichkeit der Anatomie verschiedener Herzabschnitte.

- **pw-Doppler, „pulse wave" Doppler, gepulster Doppler**

Alternierend Aussendung und Empfang von Ultraschallwellen. Geeignet zur Darstellung von Blutflüssen, ungeeignet zur Darstellung hoher Flußgeschwindigkeiten. Der pw-Doppler wird eingesetzt, um bestimmte Stellen im Herz auszumachen, an denen die Geschwindigkeitsmessung des Blutflusses erfolgen soll, z. B. die Herzklappen.

- **cw-Doppler, „continuous wave" Doppler, kontinuierlicher Doppler**

Kontinuierlich Aussendung und Empfang von Ultraschallwellen. Geeignet zur exakten Messung von Blutflussgeschwindigkeiten, ungeeignet zur Lokalisation des Messortes. Der cw-Doppler wird eingesetzt, um an zuvor ausgedeuteten Stellen im Herz die Strömungsgeschwindigkeit des Bluts zu messen und hieraus Stenosen und den Stenosegrad zu ermitteln, z. B. Stenosegrad einer Aortenklappe.

- **Farbdoppler**

Anhand der Geschwindigkeit reflektierter Ultraschallwellen wird unterschieden, ob sich der Blutstrom auf den Schallkopf hin- oder weg bewegt. Bekanntes Beispiel ist die Tonhöhenänderung des Martinshorns eines Krankenwagens. Solange sich das Fahrzeug nähert, ist der wahrgenommene Ton höher, wenn es sich entfernt, wird er tiefer. Die Geschwindigkeiten werden mit Farbe codiert, ebenso Turbulenzen. Geeignet, um die Richtung von Blutströmen im Herzen und in den herznahen Blutgefäßen darzustellen, z. B. Blutstrom im Ductus arteriosus oder den Blutfluss durch einen Ventrikelseptumdefekt.

- **Ösophagusechokardiographie**

Die Ultraschalluntersuchung wird mittels eines Schallkopfes durchgeführt, der in die Speiseröhre eingeführt wird. Die Untersuchung ist unter lokaler Anästhesie des Rachenraums oder Narkose möglich. Für Säuglinge stehen entsprechend kleine Schallköpfe zur Verfügung. Die Methode ist besonders zur Darstellung des linken Vorhofs geeignet. Sie ist erforderlich, wenn eine transthorakale Herzdarstellung erschwert ist, z. B. weil vor dem Herzen Lungengewebe liegt und kein adäquates „Schallfenster" vorhanden ist. Sie findet auch Verwendung bei Interventionen mit dem Herzkatheter oder Herzoperationen, um das Ergebnis zu kontrollieren.

4.1.2 Herz-MRT (Magnetresonanztomographie)

Man kann das Herz darstellen, indem Hochfrequenzanregungen in einem starken konstanten externen Magnetfeld örtlich und zeitlich ausgelesen werden. Damit lassen sich exzellente Darstellungen des Herzmuskels, der Herzklappen und insbesondere der größeren herzfernen Gefäße realisieren. Auch erlaubt die Herz-MRT als einzige Methode die exakte Bestimmung von Kreislaufvolumina und damit die Messung (statt nur Schätzung) des Herzfehlerschweregrads.

Damit ist die Herz-MRT die perfekte Ergänzung der Echokardiografie. Je älter der Patient, je ungünstiger die „Schallfenster" für die Echokardiographie und je wichtiger die quantitativen Aussagen zur Herzfehlerschwere für das Management, desto attraktiver wird die Herz-MRT für den Patienten.

Häufige Fragestellungen an eine MRT-Untersuchung sind:

- Liegt eine Lungenvenenfehleinmündung vor?
- Wo münden die Lungenvenen?
- Wie groß ist ein Rechts-Links-Shunt oder ein Links-Rechts-Shunt?
- Welche Anatomie haben Aortenbogen und Aorta descendens bei einer Aortenisthmusstenose?
- Liegen pulmonale Gefäßanomalien (systempulmonale Kollateralen) bei der Fallot-Tetralogie vor?
- Ziehen bei der Fallot-Tetralogie Koronargefäße über den Ausflußtrakt der rechten Herzkammer?
- Welches Verteilungsmuster haben die Koronararterien beim Bland-White-Garland Syndrom?
- Ist das Myokard vital?

- **Funktion des MRT**

Das Magnetfeld dreht die Protonen aller Atomkerne in die gleiche Richtung. Mit Radiowellen geraten sie ins „Taumeln", nach Ausschaltung der Radiowellen nehmen sie auf Grund des eigenen Drehimpulses (Spin) wieder ihre ursprüngliche Richtung ein. Die Atomkerne der Gewebe senden bei diesem Vorgang schwache magnetische Signale aus, unterschiedlich stark je nach Gewebe. Diese Signale werden gemessen.

Zur Darstellung der Blutströme wird das Kontrastmittel Gadolinum verwandt, das kein Jod enthält. Das Kontrastmittel wird durch die Niere ausgeschieden. Nierenschädigungen werden extrem selten beobachtet, permanente Ablagerungen im Gehirn sind möglich ohne bekannte Schäden.

Die Untersuchung ist schmerzfrei. Die Hochfrequenzanregungen und das Magnetfeld an sich sind nebenwirkungsfrei. Der Patient darf sich in bei der Messung nicht bewegen und muss für einige Momente auch gezielt den Atem anhalten. Aus diesem Grund erfolgt die Herz-MRT bei kleinen Kindern meistens in Narkose. Die *nachfolgenden Abbildungen und Videos zeigen beispielhaft die Darstellung diagnostischer MRT-Möglichkeiten, die ergänzend zur Echokardiographie belastender Herzkatheteruntersuchungen bei unterschiedlichen Fehlbildungen und Krankheitsbildern überflüssig machen.*

- **Vorhofseptumdefekt**

In ◘ Abb. 4.2 ((Standbild 1 MRT-Vorhofseptumdefekt)) wird ein typisches MRT-Bild eines Vorhofseptumdefekts gezeigt.

Der typischerweise beim Vorhofseptumdefekt auftretende Links-Rechts- (LR)-Shunt ist in ◘ Abb. 4.3 dargestellt.

In ◘ Abb. 4.4 ((atypischer Vorhofseptumdefekt)) werden MRT-Darstellungen von atypisch gelegenen Vorhofseptumdefekten gezeigt.

Auch das Shuntvolumen lässt sich mittels MRT darstellen (◘ Abb. 4.5).

Fallot-Tetralogie

Nicht nur einfache Fehlbildungen, wie der Vorhofseptumdefekt sondern auch komplexe Fehlbildungen, wie z. B. die Fallot-Tetralogie, lassen sich mittels MRT gut darstellen (◘ Abb. 4.6, 4.7).

Mittels MRT lässt sich das „circumferential strain" (CS), die myokardiale Verformung des linken Ventrikels in der senkrecht

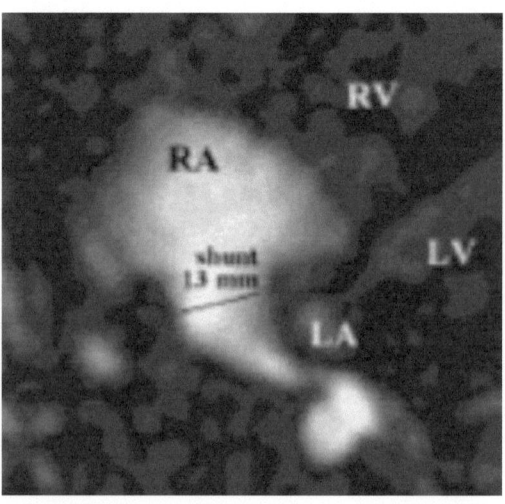

◘ **Abb. 4.2** MRT-Standbild eines Vorhofseptumdefekts, Messung zur Bestimmung des LR-Shunts: *RV* rechter Ventrikel, *RA* rechter Vorhof, *LV* linker Ventrikel, *LA* linker Vorhof

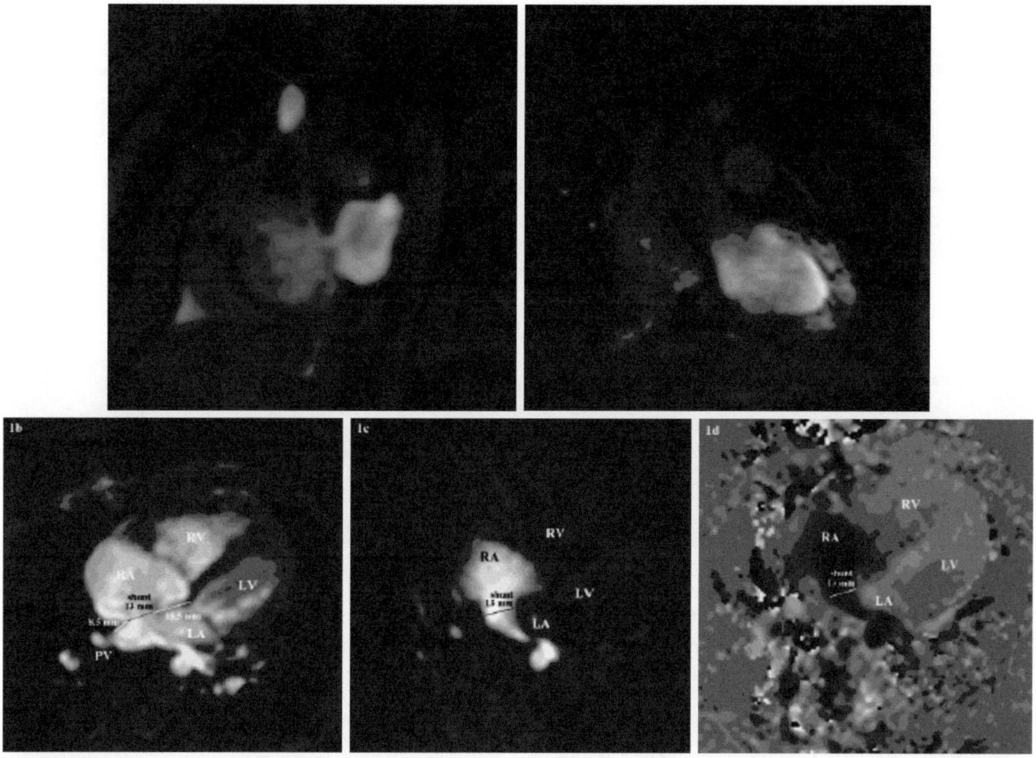

4.1 · Nichtinvasive Bildgebung

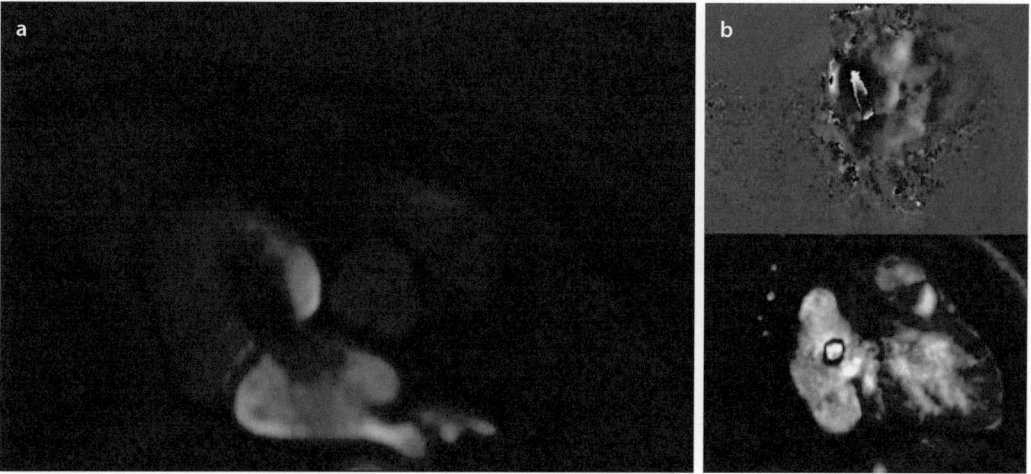

◘ **Abb. 4.3 a–e.** MRT-Standbilder eines Vorhofseptumdefekts mit Darstellung und Vermessung des LR-Shunts – verschiedene Blickpositionen. *RV* rechter Ventrikel, *RA* rechter Vorhof, *LV* linker Ventrikel, *LA* linker Vorhof

◘ **Abb. 4.4 a**, **b** MRT-Darstellung atypisch gelegener Vorhofseptumdefekte

zur longitudinalen Achse liegende Ebene (entspricht der Änderung des Durchmessers des linken Ventrikels), messen. Diese Messung ist in der ◘ Abb. 4.8 dargestellt.

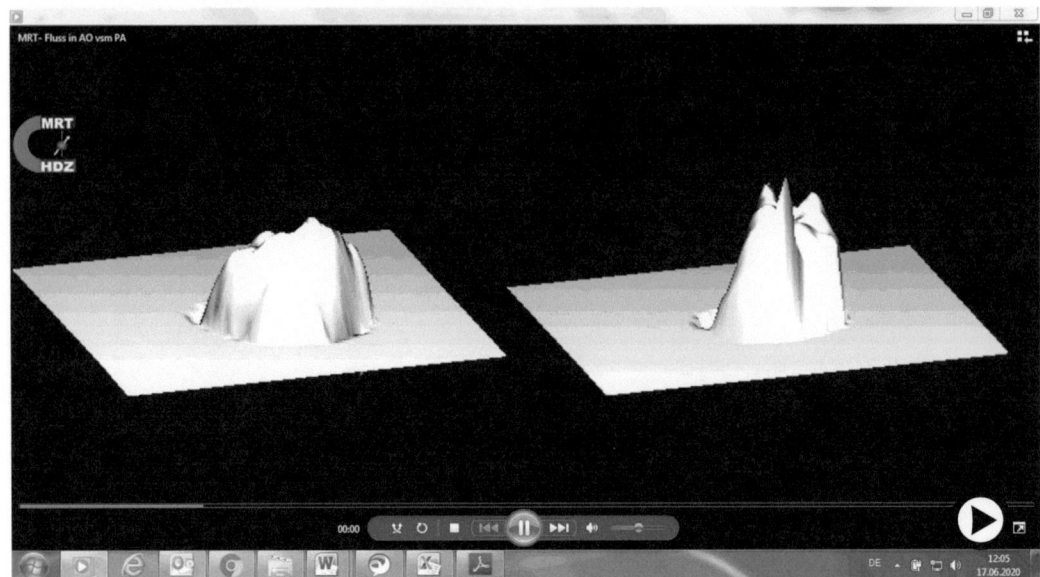

Abb. 4.5 Stelle der Aorten- und Pulmonaldurchflussmessung während der MRT-Untersuchung, Vergleich von Qp und Qs und Berechnung des Shunts. **a** MRT-Standbild, **b** grafische Darstellung des Verhältnisses von Lunge- zu Aortenfluss, **c** Video der Flussmessung im MRT (▶ https://doi.org/10.1007/000-30m)

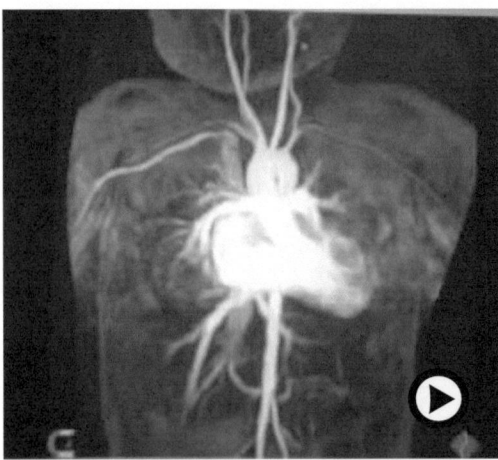

Abb. 4.6 Darstellung einer Fallot-Tetralogie mittels MRT-Angiographie (▶ https://doi.org/10.1007/000-30h)

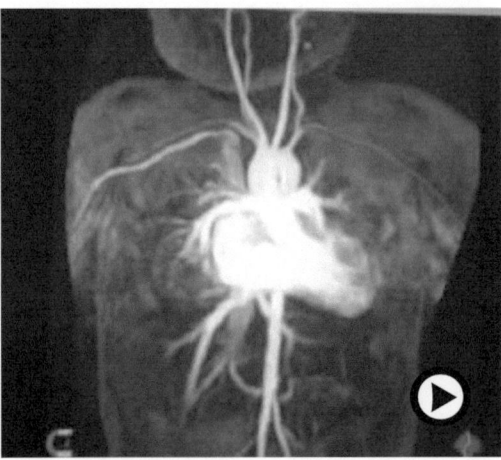

Abb. 4.7 Darstellung der Fallot-Tetralogie mittels MRT-Angiographie (s. auch ▶ Kap. 15) (▶ https://doi.org/10.1007/000-30j)

Aorteninsthmusstenose

Eine Aortenisthmusstenose lässt sich im MRT gut darstellen, dies zeigt auch das Video sowie die Abbildung, in der der Druckgradient vergleichend bei direkter Messung mittels Herzkatheter und im Kardio-MRT dargestellt wurde (◘ Abb. 4.9).

Kawasaki-Syndrom

Auch die im Rahmen eines Kawasaki-Syndroms auftretenden kardialen Veränderungen an den Koronarien lassen sich mittels MRT darstellen (◘ Abb. 4.10 Koronardiagnostik – Kawasaki-Syndrom a-d).

4.1 · Nichtinvasive Bildgebung

▪▪ Darstellung von Lungengefäßen

Neben der Koronardiagnostik lassen sich im Kardio-MRT auch die Gefäße der Lunge darstellen (◘ Abb. 4.11, 4.12 und 4.13) Lungenvenendarstellung a–c.

▪▪ Perikarderguss

Bei einem Verdacht auf einen Perikarderguss ist ebenfalls ein Kardio-MRT indiziert. Das Ergussvolumen lässt sich mittels MRT-Volumetrie bestimmen (◘ Abb. 4.14).

Vorteil der Herz-MRT ist eine geringere Untersucherabhängigkeit als bei der Echokardiographie. Das Radiologieassistenzpersonal vermisst das Herz nach festgelegten Protokollen und das Ärzteteam wertet hinterher gemeinsam aus. Zusammen mit der Echokardiographie lassen sich in den allermeisten Fällen rein diagnostische Untersuchungen mit dem Herzkatheter (▶ Abschn. 4.2) vermeiden. Sie hat eine sehr hohe Treffsicherheit bei der Erkennung und der Beurteilung von Herzvitien und ersetzt heute einen großen Teil der Herzkatheteruntersuchungen, die im Vergleich ein höheres Risiko haben.

Nachteil ist, dass die Untersuchung technisch nicht immer möglich ist, z. B bei Herzschrittmachern, Ohrimplantaten, Tätowierungen mit metallischen Farbstoffen u. a. Negative gesundheitliche Auswirkungen durch das Magnetfeld, Stärke bis zu 3 Tesla, sind nicht bekannt.

4.1.3 Aussagekraft zusätzlicher Diagnostik

▪ Auskultation

Die Qualität des 2. Herztons gibt einen Hinweis auf eine pulmonale Hypertonie und ihren Schweregrad, Herztöne und Herzgeräusch sind bei einigen Vitien fehlbildungs-

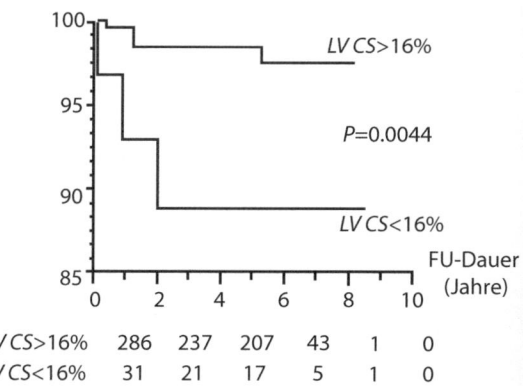

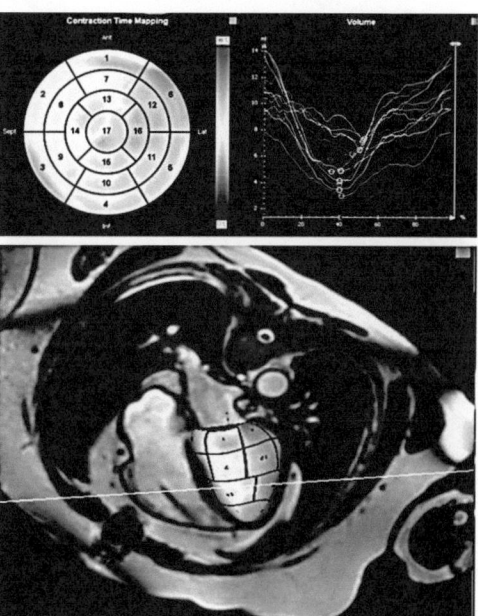

◘ Abb. 4.8 Fallot-Tetralogie. a Die Abbildung zeigt das Outcome von Patienten mit Fallot-Tetralogie in Abhängigkeit vom „circumferential strain" (CS), b Darstellung der postoperativen Regurgitation der Pulmonalklappe nach Korrektur der Fallot-Tetralogie im MRT

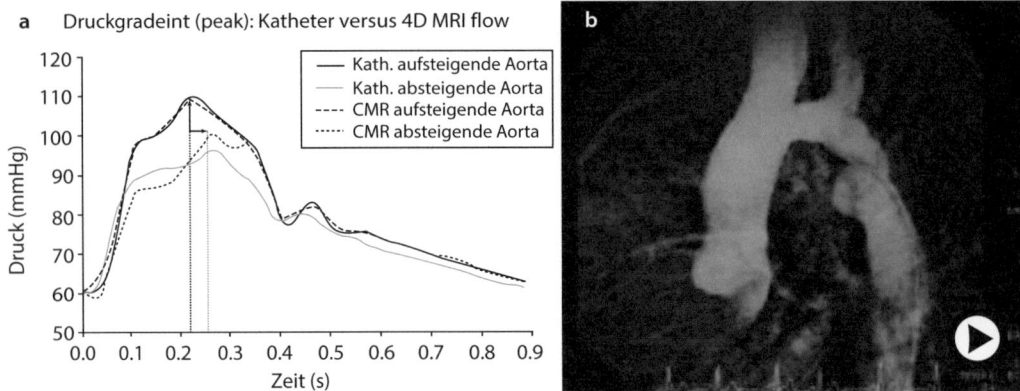

Abb. 4.9 Aortenisthmusstenose. **a** Druckgradient in der Aorta vergleichend bei direkter Messung mittels Herzkatheter und im Kardio-MRT, **b** Darstellung einer Aortenisthmusstenose (▶ https://doi.org/10.1007/000-30k)

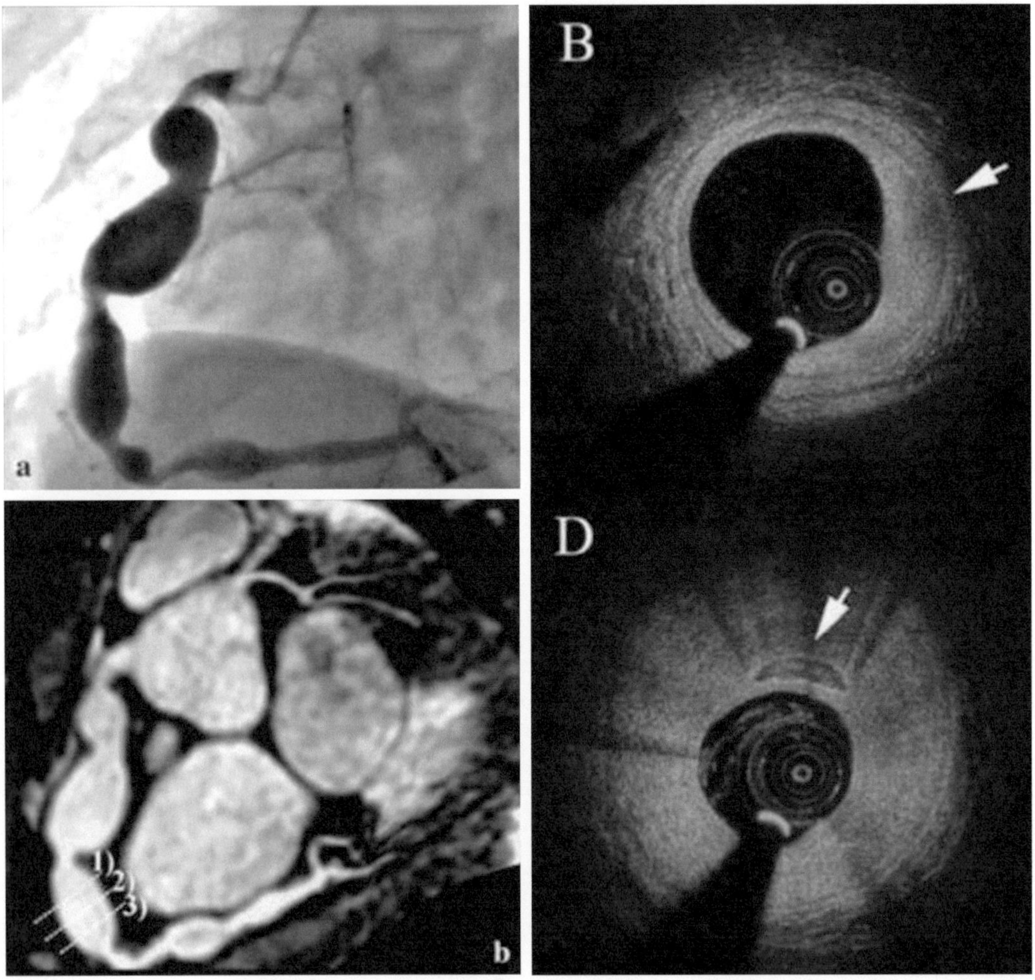

Abb. 4.10 Kawasaki-Syndrom. a, b: Darstellung der aneurysmatisch erweiterten rechten Koronararterie. c, d: angioskopische Darstellung der Gefäßveränderungen

4.1 · Nichtinvasive Bildgebung

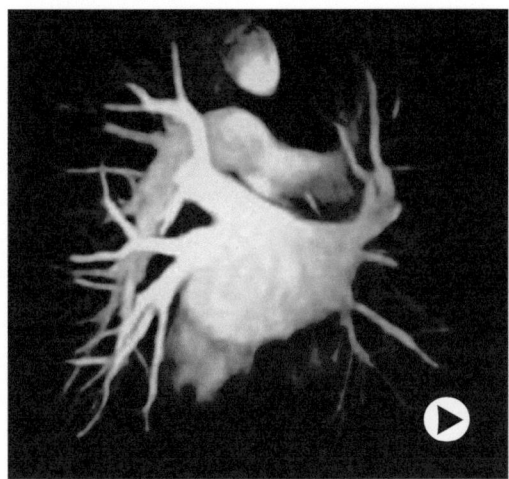

Abb. 4.11 Darstellung von venösen und arteriellen Pulmonalgefäßen im MRT: **a** linker Vorhof mit Lungenvenen, Lungengefäße, **b** Lungenvenen, **c** aortopulmonale Kollateralen bei der Fallot-Tetralogie (▶ https://doi.org/10.1007/000-30g)

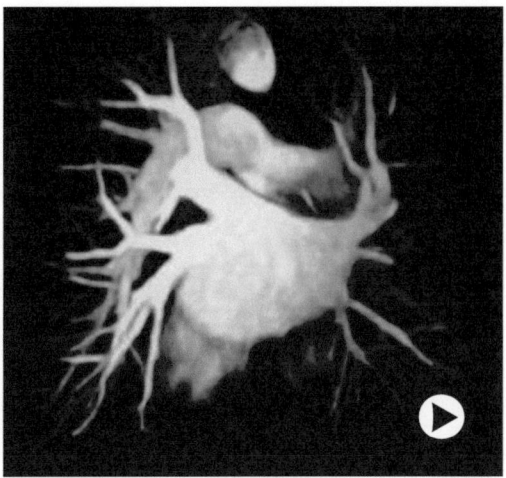

Abb. 4.13 Darstellung von venösen und arteriellen Pulmonalgefäßen im MRT: **a** linker Vorhof mit Lungenvenen, Lungengefäße, **b** Lungenvenen, **c** aortopulmonale Kollateralen bei der Fallot-Tetralogie (▶ https://doi.org/10.1007/000-30p)

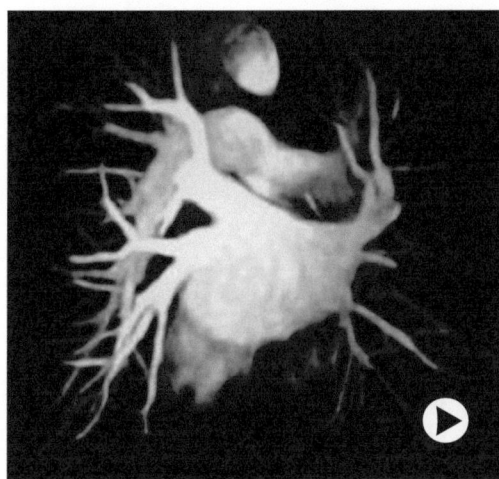

Abb. 4.12 Darstellung von venösen und arteriellen Pulmonalgefäßen im MRT: **a** linker Vorhof mit Lungenvenen, Lungengefäße, **b** Lungenvenen, **c** aortopulmonale Kollateralen bei der Fallot-Tetralogie (▶ https://doi.org/10.1007/000-30n)

typisch. z. B. bei ASD, AS, MI, PDA, CoA, Koronarfistel.

- **EKG**

Detektion von Herzrhythmusstörungen, Hinweis auf bestimmte Herzfehler (ASD I, AVSD, ccTGA), Hinweis auf myokardiale Schädigungen.

- **Thoraxröntgenaufnahme**

Infektion der Lungen, Über- oder Unterperfusion des Pulmonalkreislaufs, Hinweis auf eine Herzinsuffizienz (CTR >0,5), bei einigen Vitien fehlbildungstypische Herzsilhouetten (TOF, TGA, TAPVC, Ebstein-Anomalie), Lageanomalien der Aorta descendens oder des Herzens als Hinweis auf assoziierte Herzfehler, Lageanomalie des Magens als Hinweis auf assoziierte Herzfehler, Nachweis einer Heterotaxie

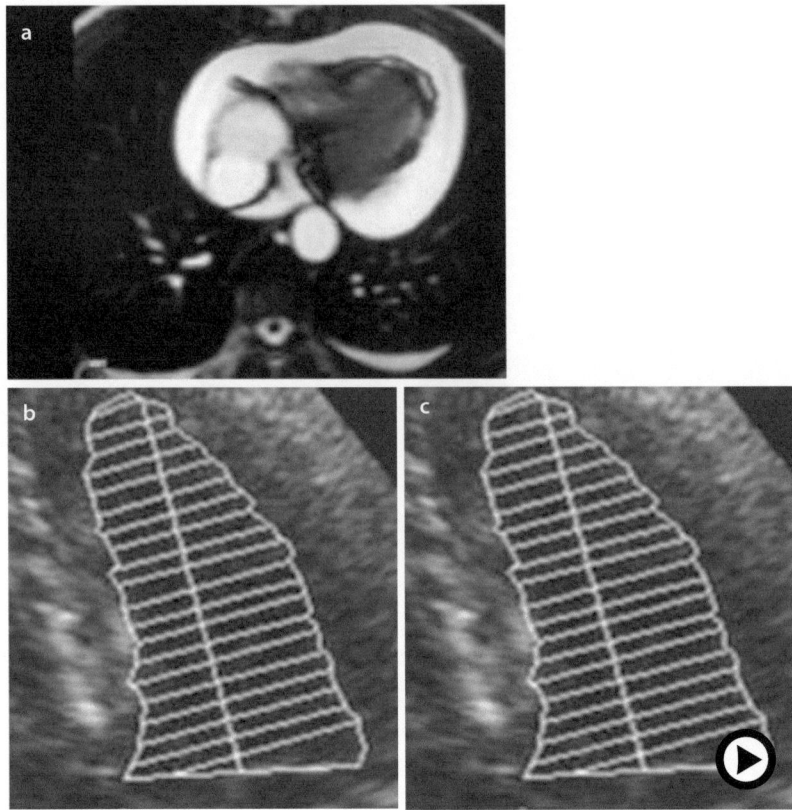

Abb. 4.14 Darstellung eines Perikardergusses mittels MRT und einer Ventrikelvolumetrie (▶ https://doi.org/10.1007/000-30q)

anhand der anatomischen Variation der Hauptbronchien, Begleitfehlbildungen am knöchernen Thorax, Rippenusuren bei der nicht kritischen CoA.

- **sO_2-Messung (O_2-Sättigungsmessung)**

Hinweis auf Rechts-Links-Shunt, Schweregradbestimmung der Zyanose.

- **Angio-CT**

Darstellung von Herzwänden, Herzinnenräumen, Anschlussgefäßen des Herzens und der Lungen. Die Strahlenbelastung beträgt ca. 4,3 mSv Knochenmarksdosis pro Aufnahme. Neuere Kombinationsgeräte aus Herzkatheter und Computertomograph arbeiten mit einer mäßiggradigen Strahlenbelastung. Die Indikation zu dieser Untersuchung besteht, wenn Echokardiographie und Herzkatheter Fragen offen lassen und eine MRT nicht möglich ist.

4.2 Invasive Diagnostik: Herzkatheteruntersuchung

Für eine Herzkatheteruntersuchung wird nach lokaler Betäubung, Punktion und Schleuseneinlage meist in der Leiste, alternativ in der Ellenbeuge (möglicher Zugang auch über die Nabelschnur), ein Katheter über einen Draht in die Innenräume des Herzens vorgeschoben (◘ Abb. 4.15), über den Blutproben entnommen, Blutdrücke an verschiedenen Stellen gemessen und die Herzinnenräume mit Kontrastmittel geröntgt werden können (◘ Abb. 4.16).

4.2 · Invasive Diagnostik: Herzkatheteruntersuchung

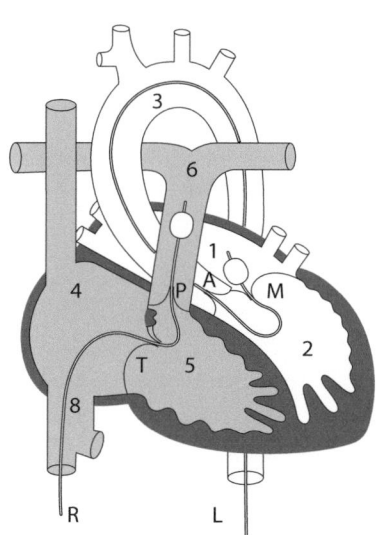 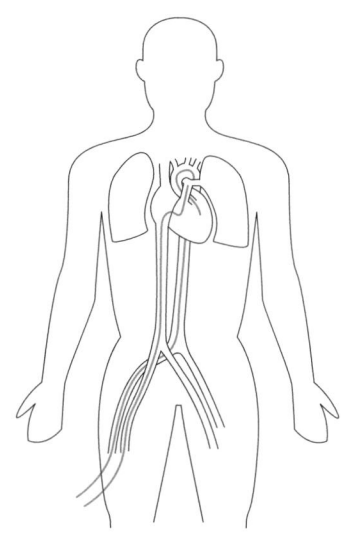

Abb. 4.15 Wege des Herzkatheters im Herzen. Der Herzkatheter kann vom Venensystem aus mit dem Blutstrom in den rechten Herzbereich und die Pulmonalarterie geschoben werden, oder vom Arteriensystem aus gegen den Blutstrom über Aorta bis in den linken Herzbereich (V. cava inferior *8*, rechter Vorhof *4*, Tricuspidalklappe *T*, rechter Ventrikel *5*, Pulmonalklappe *P*, Pulmonalarterie *6*, Aorta *3*, Aortenklappe *A*, linker Ventrikel *2*, Mitralklappe *M*, linker Vorhof *1*)

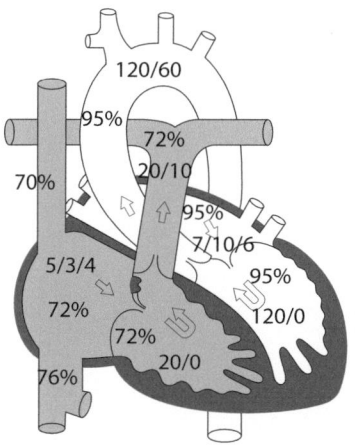

Abb. 4.16 Sauerstoffsättigungswerte (%) und Blutdruckwerte (mm Hg) in einem gesunden Herzen

> Bei der Röntgenuntersuchung wird ein jodhaltiges Mittel gespritzt. Patienten mit einer Jodallergie oder mit einer Schilddrüsenüberfunktion müssen vor der Untersuchung besonders vorbehandelt werden. Auch eine Nierenschädigung ist in seltenen Fällen möglich.

Durch die Untersuchung erhält man nahezu alle Informationen, die man für die Behandlung eines Herzvitiums benötigt. Auch Interventionen sind bei einer Herzkatheteruntersuchung möglich (▶ Kap. 5).

Meist erfolgt die Herzkatheteruntersuchung in Analgosedierung.

Risiken der Herzkatheteruntersuchung sind: Gefäßverletzungen, Herzrhythmusstörungen – je nach Patientenzustand auch tödliche. Zudem ist die Strahlenbelastung zu beachten (▶ Kap. 5).

Exkurs
Die Strahlenbelastung ist abhängig von verschiedensten Faktoren. Überschlägig kann man angeben, dass bei der Herzkatheteruntersuchung eines 1-jährigen Kindes mit einem Gewicht von 9,26 kg die Strahlendosis ca. 7 mSv betragen würde. Zum Vergleich: Die natürliche jährliche Strahlendosis, der ein Mensch ausgesetzt ist, liegt bei 4,1 mSv

Allgemeine Informationen zu Interventionen

Inhaltsverzeichnis

5.1 Herzkatheterintervention – 38
5.1.1 Hybrideingriffe – 38

5.2 Interventionskatheter – 38
5.2.1 Einbringen der Interventionskatheter – 38
5.2.2 Unterschiedliche Interventionskatheter – 39
5.2.3 Interventionsmaterialien – 39
5.2.4 Vorbereitung – 40
5.2.5 Postinterventionelle Betreuung – 40

5.3 Risiken und Strahlenbelastung – 41

Ergänzende Information Die elektronische Version dieses Kapitels enthält Zusatzmaterial, auf das über folgenden Link zugegriffen werden kann https://doi.org/10.1007/978-3-662-61289-7_5. Die Videos lassen sich durch Anklicken des DOI Links in der Legende einer entsprechenden Abbildung abspielen, oder indem Sie diesen Link mit der SN More Media App scannen.

© Springer-Verlag GmbH Deutschland, ein Teil von Springer Nature 2021
U. Blum et al., *Kompendium angeborene Herzfehler bei Kindern*,
https://doi.org/10.1007/978-3-662-61289-7_5

5.1 Herzkatheterintervention

Interventionelle kardiale Eingriffe mit dem Herzkatheter sind „minimal-invasive" Operationen im Herzen oder an den großen herznahen Gefäßen, ohne dass man dafür den Thorax öffnen muss. Die Technik der Intervention ist vergleichbar mit der einer Herzkatheteruntersuchung, wobei zusätzlich Interventionsmaterialen eingebracht werden.

Der Herzkatheter ersetzt oder ergänzt operative Eingriffe. Mit ihm können
— Septumdefekte mit Occludern (Verschlusschirmchen) verschlossen werden oder
— fehlende Querverbindungen durch Öffnung des Vorhofseptums (Atrioseptostomie) geschaffen werden.
— Es können Stenosen intrakardial, in Gefäßen und Ausflussbahnen mit Ballonkathetern geweitet werden und dauerhaft durch Stents offengehalten werden („Ballonangioplastie", „Stent-Angioplastie").
— Nicht gewünschte Gefäße können verschlossen werden.
— Verklebte Segel fehlgebildeter Herzklappen können auseinandergesprengt werden und verschlossene Herzklappen können mit Laser oder Hochfrequenzstrom wiedereröffnet und anschließend mit dem Ballon und ggf. Stents aufgeweitet werden.
— Die Pulmonalklappe kann ersetzt werden und
— überzählige Bahnen oder konkurrierende Zentren der Erregungsleitung lassen sich gezielt unterbrechen (Katheterablation).

5.1.1 Hybrideingriffe

Eine besondere Entwicklung stellen Hybridoperationen dar. Diese kombinieren den Einsatz von Intervention und Operation. Die Kombination der beiden Methoden eröffnet völlig neue Zugänge zu komplexen Herzvitien. Zudem lässt sich durch Hybrideingriffe das Operationsrisiko senken.

5.2 Interventionskatheter

5.2.1 Einbringen der Interventionskatheter

Der Interventionskatheter wird intravaskulär bis in das Herz hineingeschoben. Besonders geeignet sind Leistengefäße, weil sie einen ausreichend großen Durchmesser für den Interventionskatheter haben. Bei Neugeborenen kann auch ein Nabelschnurgefäß verwandt werden. Der Katheter wird über eine dünne Schleuse von ca. 1,5–3 mm Durchmesser in das jeweilige Gefäß eingeführt. Über die Schleuse können verschiedene Katheter und Drähte gefäßschonend ein- und ausgeführt werden, ohne dass Blut austritt (Ventilmechanismus). Zum Ende der Prozedur wird die Schleuse entfernt und die Punktionsstelle so lange komprimiert, bis vollständige Blutstillung erreicht ist.

■ **Komplikationen**

Postinterventionell wird für einige Stunden ein Kompressionsverband auf der Punktionsstelle platziert. Zur Verhinderung von Thromben innerhalb der punktierten Gefäße müssen gerinnungshemmende Medikamente (meist Heparin) gegeben werden, da es sonst zu akuten Gefäßverschlüssen kommen kann. Kommt es dennoch zur Bildung eines Thrombus, muss dieser unverzüglich durch Fibrinolytika oder eine Thrombektomie entfernt werden.

Selten kann es zu stärkeren Nachblutungen aus den punktierten Gefäßen kommen, meist können diese durch erneute Kompression therapiert werden. Verdeckte „innere" Nachblutungen, die sich von den Leistengefäßen aus in Muskellogen ausbreiten, können zu lebensbedrohlichen Kreislaufproblemen führen.

> Deshalb bleibt das Kind 24 Stunden postinterventionell am Monitor, um die Vitalparameter kontinuierlich überwachen zu können.

5.2.2 Unterschiedliche Interventionskatheter

Interventionskatheter gibt es aus unterschiedlichsten Kunststoffmaterialien, die leicht biegsam aber knickfest sind. Meist sind sie ca. 1–2 mm dick und haben eine Länge von 80–150 cm. Sie sind innen hohl, weil sie über Drähte an die Zielposition geführt werden. Die Spitze kann gebogen sein, damit dem Katheter im Herzen problemlos die Richtung vorgeben werden kann und gezielte Manipulationen möglich sind. An der Katheterspitze kann ein aufblasbarer Ballon sitzen (◘ Abb. 5.1) oder Material für eine Operation lässt sich befestigen. So kann z. B. auf einem zusammengefalteten Ballon ein Stent montiert sein. Es gibt Katheter, deren Spitze man erhitzen kann, um verschlossene Membranen zu durchstoßen oder fehlerhaft funktionierende Bezirke des Erregungsleitungssystems auszuschalten. Dies erlaubt z. B. die Behandlung bestimmter Herzrhythmusstörungen (sog. Katheterablation).

5.2.3 Interventionsmaterialien

Typische Interventionsmaterialien sind:
- **Doppelschirm**: Zum Verschluss von Löchern in den Trennwänden zwischen rechter und linker Herzseite oder von größeren unerwünschten Blutgefäßen (◘ Abb. 5.2).
- **Coil**: Zum Verschluss kleinerer unerwünschter Blutgefäße oder Verbindungen von Gefäßen zu Herzhöhlen (◘ Abb. 5.3).
- **Stent**: Entfaltbares Innenröhrchen aus Drahtgeflecht zum Offenhalten von mittles Ballon aufgeweiteter Engstellen im Herzen oder in Gefäßen.
- **Herzklappe**: Zum Ersatz einer defekten Pulmonalklappe.

Prinzipiell kann gesagt werden, dass die Entwicklung der Interventionen eine neue Strategie bei der Korrektur von Herzfehlern erforderlich macht. Für die häufigsten Herzvitien wie z. B. Vorhofseptum- und Ventrikelseptumdefekte sowie einige Klappenvitien sollten zunächst die Erfolgsaussichten der Intervention geprüft werden, bevor eine aufwändigere und risikoreichere Operation stattfindet. Interventionelle Möglichkeiten,

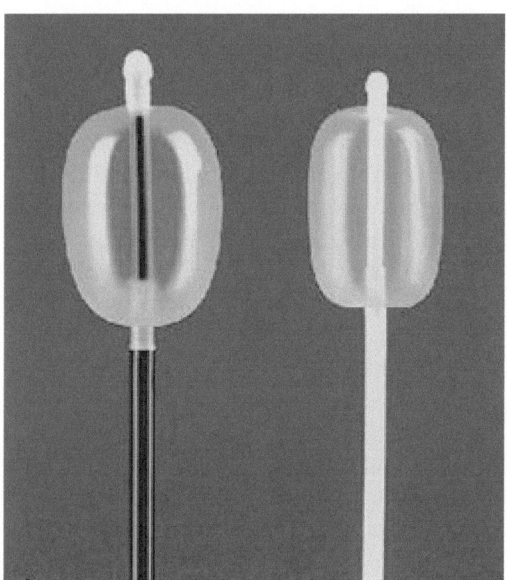

◘ **Abb. 5.1 Ballonkatheter.** An der Spitze des Herzkatheters sitzt ein aufblasbarer Ballon

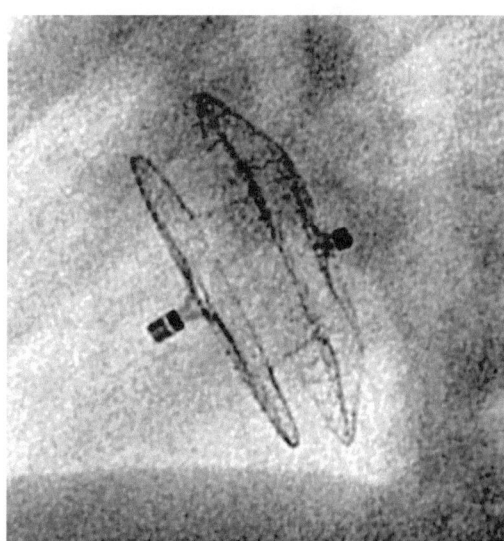

◘ **Abb. 5.2** Doppelschirm

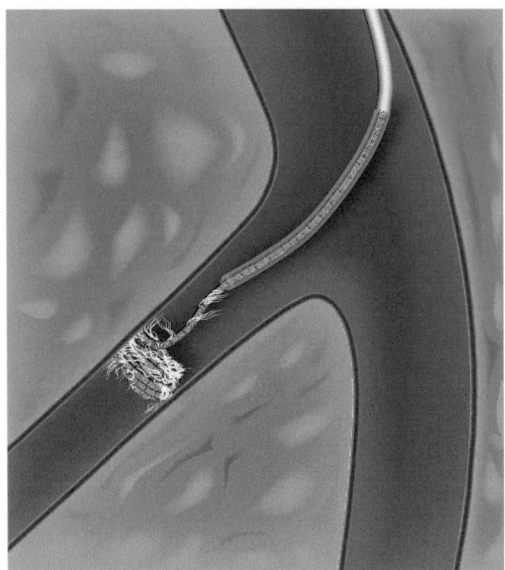

Abb. 5.3 **Coils** mit gerinnungsfördernden Härchen besetzt, die über einen Herzkatheter in unerwünschte Blutgefäße eingebracht werden

die operative Eingriffe einsparen können sind nachfolgend beispielhaft dargestellt.

Ein Vorhofseptumdefekt lässt sich beispielsweise mittels Occluder unter echokardiographischer Kontrolle interventionell verschließen (Abb. 5.4).

Bei einer Pulmonalstenose kann diese mit Hilfe eines Ballons gesprengt werden (Abb. 5.5) bzw. bei peripher gelegener Stenose kann interventionell ein Stent implantiert werden (Abb. 5.6).

Koronarfisteln lassen sich häufig durch Coiling interventionell verschließen (Abb. 5.7) und dann ist eine Operation vermeidbar.

5.2.4 Vorbereitung

Das Kind sollte frei von akuten Infektionen sein und wenn Kunststoffmaterial eingesetzt wird, sollten chronische Infektionen ausgeheilt sein. Eine Laborkontrolle (Hb, Gerinnung und Nierenfunktionsparameter: Kontrastmittel!) sollte präinterventionell erfolgen. Blutkonserven werden zur Sicherheit gekreuzt, auch wenn die Gabe von Fremdblut normalerweise nicht erforderlich ist.

Die Eingriffe mit dem Herzkatheter werden je nach Komplexität und Zustand des Kindes mit oder ohne Allgemeinnarkose durchgeführt. Oft reicht es auch, dem Kind eine Analgosedierung zu verabreichen.

> EMLA-Pflaster auf den Punktionsstellen analgesieren die Haut.

Die Patienten haben an den Eingriff nur geringe Erinnerung und empfinden ihn nicht als beängstigend oder belastend – nachgefragt bei älteren Kindern und Erwachsenen.

5.2.5 Postinterventionelle Betreuung

Die postinterventionelle Überwachung erfolgt entweder auf der Intensivstation oder auf der Normalstation. Dies ist abhängig von
- der Komplexität der Herzkatheterintervention,
- dem Alter und Zustand des Kindes,
- der Notwendigkeit einer Vollnarkose.

Überwacht werden üblicherweise das Aufwachen des Kindes, die Atmung und O_2-Sättigung und Herz-Kreislauf-Parameter wie Herzrhythmus, Blutdruck. Wichtig ist natürlich auch die regelmäßige Kontrolle der Durchblutung des Beins, an dem die Schleuse platziert war, und der Qualität des Kompressionsverbands.

Die Eltern können meist unmittelbar nach dem Eingriff ihr Kind besuchen und Kontakt aufnehmen. Sobald das Kind wieder wach und koordiniert ist, darf es trinken und bald auch wieder Nahrung zu sich nehmen. Es muss jedoch für einige Stunden Bettruhe gehalten werden, um keine Nachblutung in Punktionsbereich zu riskieren.

5.3 · Risiken und Strahlenbelastung

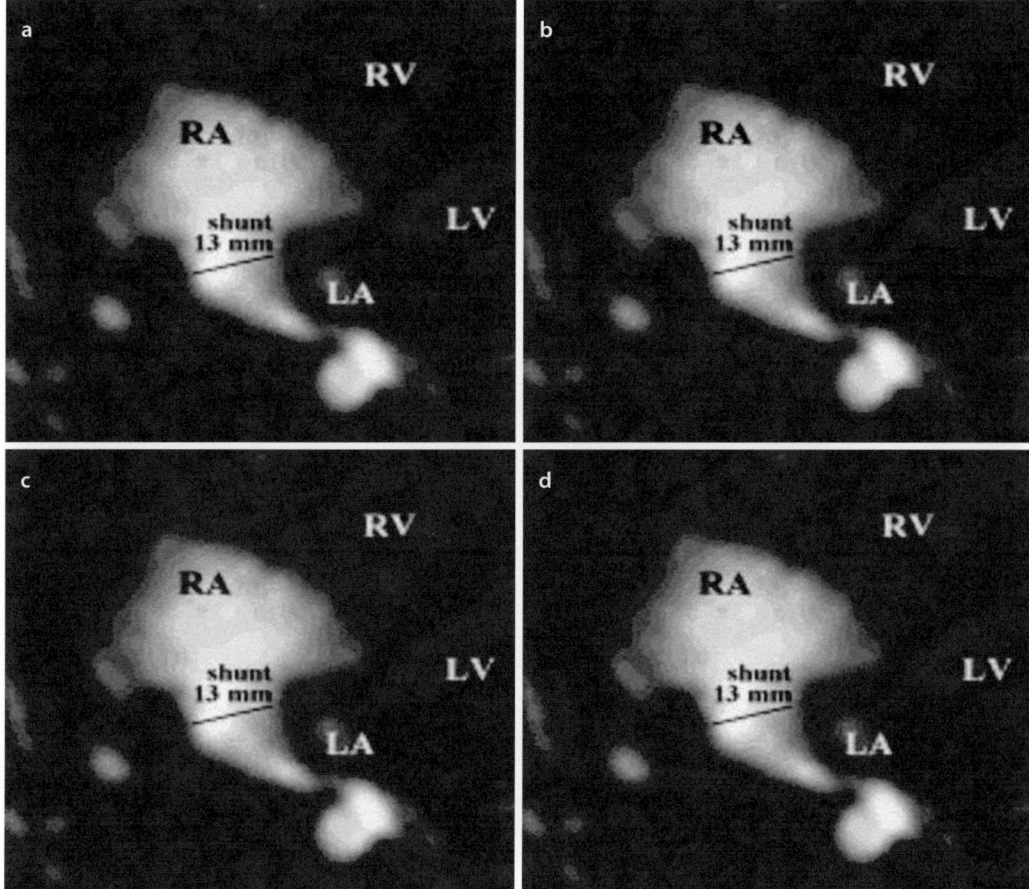

◘ **Abb. 5.4** Darstellung eines ASD, der mittels Occluder verschlossen werden kann

Die Entlassung erfolgt bei kleineren Eingriffen meist bereits am Folgetag oder bei größeren Interventionen über die Arterie nach zwei Tagen.

Die weitere Mobilisation und Belastbarkeit richtet sich nach Alter, Herzvitium und Art des Eingriffs und wird individuell von dem behandelnden Kardiologen mitgeteilt.

5.3 Risiken und Strahlenbelastung

Die Letalität nach den meisten Herzkathetereingriffen liegt <1%. Sie hängt von der Art und dem Aufwand des Eingriffs ab.

Risiken der Herzkathetereingriffe
- Infektionen bzw. Endokarditis trotz sterilen Arbeitens
- Gefäßverschlüsse
- Herzrhythmusstörungen, evtl. AV Block
- Perforation durch zu großes Implantat
- Allergie, Luftembolie, Thrombembolie
- Nachblutung, Hämatom
- Dislokation des Implantats, die eine Bergung mit dem Herzkatheter (oder selten durch Operation) erforderlich macht (Risiko <5%)
- Speiseröhrenverletzung bei einer transösophagealen Echokardiographie

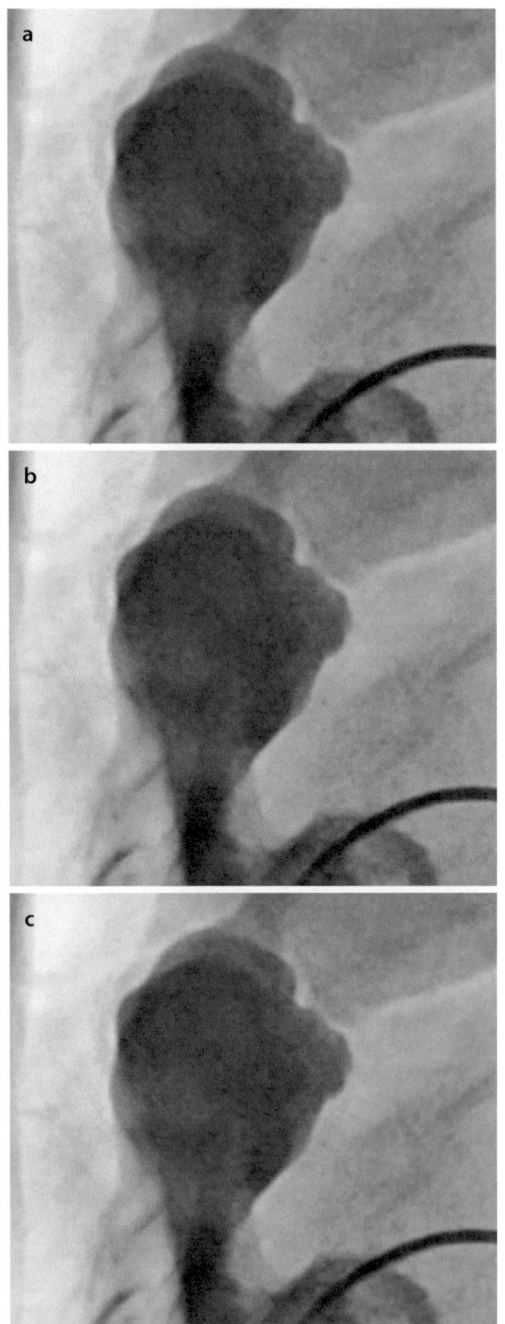

Abb. 5.5 Darstellung einer Pulmonalstenose, die dilatiert wird

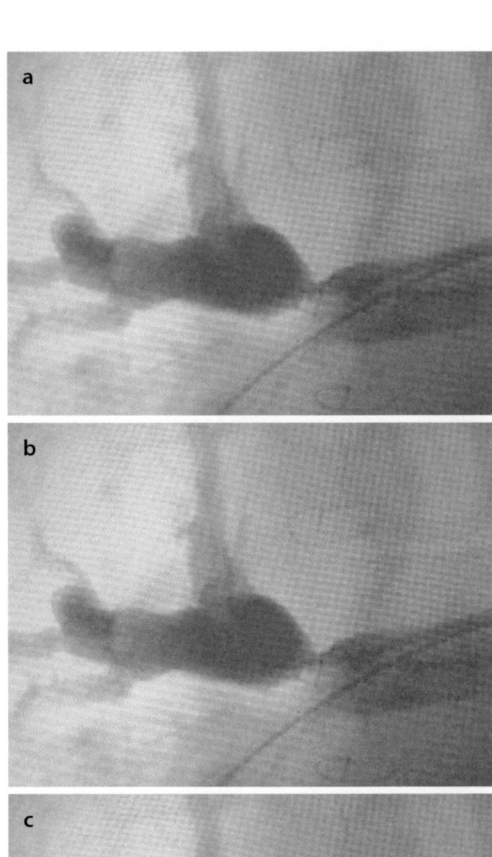

Abb. 5.6 Darstellung einer peripheren Pulmonalstenose, die dilatiert wird

5.3 · Risiken und Strahlenbelastung

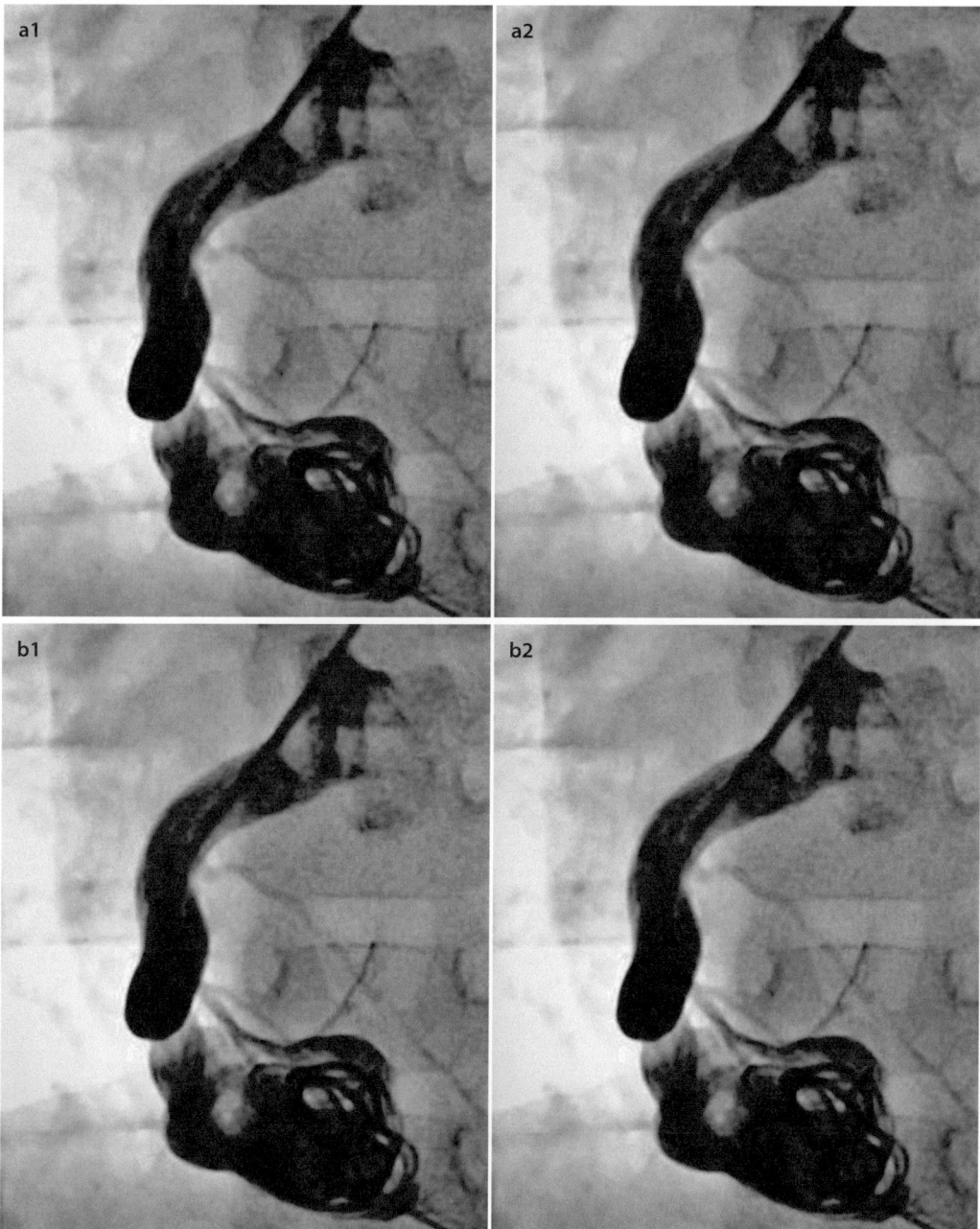

Abb. 5.7 Darstellung einer Koronarfistel, die verschlossen wird

Einige Komplikationen erfordern Notoperationen. Ein Herzchirurgenteam steht deshalb bei „Risikoeingriffen" bereit, um notfalls sofort eingreifen zu können.

Die Strahlenbelastung ist von verschiedenen Faktoren abhängig. Mittlere Schätzungen gehen von 11 mSv pro Eingriff aus. Schlüsselt man die Strahlenbelastung nach der Art und der Kompliziertheit der Eingriffe auf, so ergeben sich in etwa die in folgenden Strahlendosen:

- Verschluss der Vorhofseptumdefektes: 3,88 mSv
- Verschluss des offenen Foramen ovale: 2,16 mSv
- Verschluss des offenen Ductus: 3,21 mSv
- Verschluss des Ventrikelseptumdefekts: 12,10 mSv
- Embolisation von Gefäßen (Koronarfisteln, systempulmonale Kollateralen): 4,58 mSv
- Ballondilatation von Pulmonalstenosen oder des pulmonalen Ausflusstrakts, der Aortenisthmusstenose: 4,40 mSv
- Atrioseptostomie: 3,62 mSv

Nach Interventionen und Operationen ist bei einigen Herzvitien mit Wiederholungsuntersuchungen oder Interventionen zu rechnen. Man rechnet mit einer Strahlendosis innerhalb von 10 Jahren von:

- Fallot-Tetralogie: 23,0 mSv,
- Aortenisthmusstenose: 9,5 mSv,
- Transposition der großen Arterien: 14,5 mSv,
- Truncus arteriosus communis: 33,0 mSv,
- Double outlet right ventricle: 17,5 mSv,
- Hypoplastisches Linksherzsyndrom: 18,0 mSv.

Allgemeine Informationen zu Herzoperationen

Inhaltsverzeichnis

6.1 Präoperative Vorbereitung – 46

6.2 Zugang zum Herzen – 46

6.3 Extrakorporale Zirkulation und Herz-Lungen-Maschine – 47

6.4 Behandlungsoptionen bei Herzvitien – 49
6.4.1 Anatomische Korrekturen – 49
6.4.2 Vorbereitende Eingriffe vor den Korrekturoperationen – 49
6.4.3 Physiologische Korrektur (Fontan-Kreislauf) – 51
6.4.4 Hybridoperation – 52

6.5 Postoperative Behandlung – 52

6.6 Risiko von Herzoperationen – 53

6.7 Ergebnisse von Herzoperationen oder Interventionen – 54
6.7.1 Bewertung von Korrekturmaßnahmen – 54
6.7.2 Berufswahl nach Herzoperation – 54
6.7.3 Sport nach Herzoperationen – 55
6.7.4 Schwangerschaft nach Herzoperationen – 56

© Springer-Verlag GmbH Deutschland, ein Teil von Springer Nature 2021
U. Blum et al., *Kompendium angeborene Herzfehler bei Kindern*,
https://doi.org/10.1007/978-3-662-61289-7_6

6.1 Präoperative Vorbereitung

Eingriffe mit der extrakorporalen Zirkulation (EKZ) schwächen die Abwehrkraft des Patienten. Außerdem besteht nach Insertion von Kunststoffmaterial im Herzen bzw. in Gefäßen ein hohes Endokarditisrisiko. Vor entsprechenden Herzoperationen sollte Infektfreiheit – akut und chronisch – bestehen.

Stabile Kreislaufverhältnisse vor der Operation senken das Operationsrisiko.

> Intrazerebrale Blutungen müssen vor Eingriffen mit EKZ ausgeschlossen sein, da die Antikoagulation während der EKZ die Gefahr einer intrazerebralen Massenblutung birgt.

Wichtige Organe des Körpers, wie Niere, Leber, Darm, sollten funktionieren. Es sollte keine Anämie vorliegen, die Serumelektrolyte und die Blutgerinnung sollte normal sein (ausreichende Serumspiegel von AT III). Es müssen gekreuzte Blutkonserven, Blutprodukte und gerinnungshemmende wie -fördernde Medikamente bereitstehen.

> Bei Patienten mit DiGeorge-Syndrom müssen bestrahlte Blutkonserven angefordert werden.

Bevor das Kind in den OP-Saal gebracht wird, wird es sediert, damit die Trennung von den Eltern in entspannter Atmosphäre stattfinden kann. Meist wird die Narkose mit einem geruchlosen Narkosegas über die Atemmaske eingeleitet. Dann erst erfolgen Intubation und Anlegen der verschiedenen venösen und arteriellen Zugänge beim tief schlafenden Kind. Kommt das Kind mit bereits liegendem Zugang in den OP, kann die Narkose alternativ i. v. eingeleitet werden.

6.2 Zugang zum Herzen

- **Sternotomie**

Die meisten Herzoperationen erfordern eine Sternotomie, wobei das Sternum in Längsrichtung mit einer oszillierenden Säge gespalten und auseinandergespreizt wird. Der Hautschnitt erfolgt in Längsrichtung über dem Sternum.

Osteosynthese nach der Korrektur des Herzfehlers: Adaptation der Sternumhälften mit Drähten oder Nahtmaterial (resorbierbar oder nicht resorbierbar).

Heilungsdauer: 4–6 Wochen. Mehrfache Sternotomien sind möglich. Drähte oder nicht resorbierbares Nahtmaterial können, wenn sie stören, später in Kurznarkose entfernt werden.

Die Haut wird nach der Herzoperation meist durch eine Intrakutannaht mit resorbierbarem Nahtmaterial verschlossen. Intrakutane Fäden müssen nicht gezogen werden.

Das Kind kann sich postoperativ ohne Gips o. ä. frei bewegen, ohne dass die Knochenheilung gestört würde, Bewegungen sind schmerzfrei. Vermieden werden sollten in den ersten drei Monaten Schläge gegen die Brust (beim Spielen oder beim Sport) oder starke Bewegungen im Schulterbereich. Auch das Hochheben kleiner Kinder durch einen festen Griff um die Brust bzw. unter den Achseln sollte unterbleiben.

- **Laterale Thorakotomie**

Einige Fehlbildungen werden am besten durch eine laterale Thorakotomie erreicht (CoA, IAA Typ A, PDA, Zugänge für arteriopulmonale Shunts, Zugang für die Bändelung der Pulmonalarterie). Es werden Brustwand- und Rückenmuskulatur durchtrennt und anschließend wieder mit resorbierbaren Fäden adaptiert. Die Rippen werden auseinander gespreizt und nicht entfernt. Der Heilungsprozess dauert ca. 3 Wochen.

Das Kind kann sich zwar postoperativ ungehindert bewegen, die Elevation des Arms an der operierten Seite kann jedoch in der Anfangszeit schmerzhaft sein. Gymnastische Übungen sollten während der Heilungsphase der Muskulatur nicht durchgeführt werden. Meistens wird die Haut intrakutan mit resorbierbarem Nahtmaterial verschlossen.

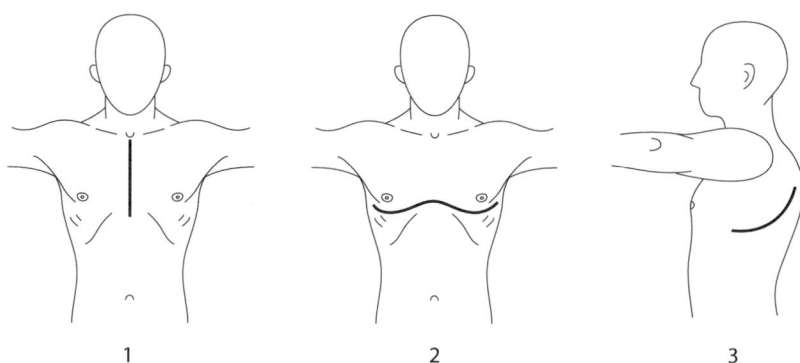

◘ **Abb. 6.1 Schnittführungen zum Öffnen des Brustkorbs.** *1* Schnittführung bei der Sternotomie, *2* kosmetischer Schnitt unter der weiblichen Brust, *3* Laterale Thorakotomie

Eingriffe im Brustkorb, z. B zum Verschluss eines PDAs sind bereits bei Frühgeborenen mit einem Körpergewicht von ca. 500 g möglich.

Der Zugang zu den meisten Vitien erfordert eine Öffnung des Herzens oder der großen Arterien. Bevorzugt werden Bezirke geöffnet, die nicht oder gering an der Pumparbeit des Herzens beteiligt sind, da akontraktile Narben entstehen. Bevorzugt wird die Öffnung von Vorhöfen, von den „großen Arterien", evtl. vom rechten Ventrikel und wenn unvermeidbar vom linken Ventrikel.

Die Inzisionen (◘ Abb. 6.1) werden mit nichtresorbierbarem Nahtmaterial verschlossen. Die Fäden im Herzen spürt man nicht, sie heilen vollständig ein und werden nicht abgestoßen. Schläge auf den Brustkorb führen nicht zu Nahtausrissen am Herzen. Mehrfache Inzisionen des Herzens sind möglich.

6.3 Extrakorporale Zirkulation und Herz-Lungen-Maschine

Extrakorporale Zirkulation (EKZ) bedeutet: venöses Blut wird aus dem Systemkreislauf herausgeleitet, außerhalb des Körpers in der Herz-Lungen-Maschine (HLM) oxygeniert und in den Systemkreislauf zurückgepumpt (◘ Abb. 6.2). Während die HLM arbeitet, braucht das Herz nicht zu pumpen und die Lunge muss nicht beatmet werden.

- **Technische Details**
Oxygenator der HLM

In den Behälter mit feinen semipermeablen Membranen (dicht für Flüssigkeit und Blutzellen, durchlässig für O_2 und CO_2) fließt an der einen Seite der Membranen das Blut des Patienten entlang, an der anderen Seite befindet sich eingeleitete Luft, die beliebig stark mit Sauerstoff angereichert werden kann. Beim Vorbeifließen nehmen die Erythrozyten O_2 auf und geben CO_2 ab.

- **Rollerpumpe**

Über den blutführenden Schlauch gleiten Rollen und drücken seinen Inhalt vorwärts Je schneller die Rollen über den Schlauch gleiten, desto so schneller wird das Blut bewegt und desto so kräftiger wird es in das Arteriensystem des Patienten zurück gepresst. Das Blut kommt mit der Pumpe nicht in Berührung.

- **Blutfluss durch den Systemkreislauf des Patienten während der EKZ – Flow**

Der erforderliche Blutfluss durch den Systemkreislauf (Flow) während der EKZ orientiert sich am Cardiac Index (ca. 2,2–2,6 l/min/m² KOF). Um einen adäquaten Flow zu gewährleisten, müssen die Schläuche der EKZ an großlumige Blutgefäße angeschlossen werden. Bei kleinen Kindern erfolgt der Anschluss an die Aorta ascendens und die Hohlvenen bzw. den rechten Vorhof. Bei

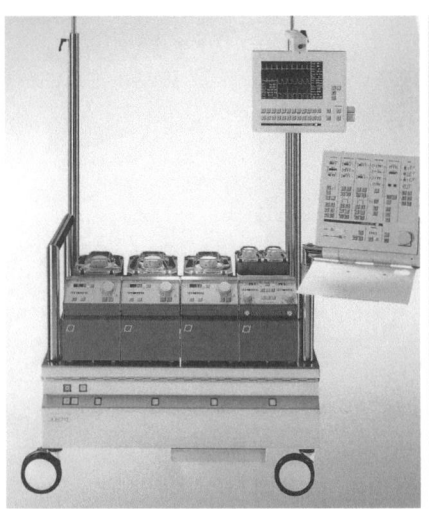 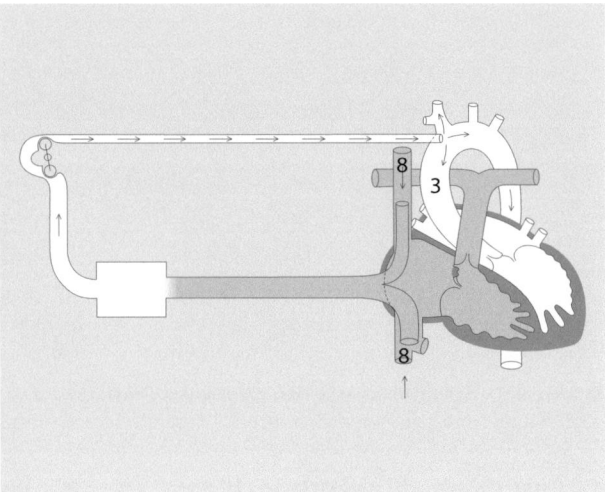

Abb. 6.2 Herzlungenmaschine und schematische Darstellung der EKZ. Venöses Blut (*grau*) fließt aus den beiden Hohlvenen *8* in den Oxygenator der HLM, wird oxygeniert und CO_2 wird entzogen. Arterielles Blut (*weiß*) fließt zu einer Rollerpumpe und wird in die Aorta ascendens *3* zurückgepumpt

großen Kindern können die Gefäße in der Leiste verwendet werden. Herzoperationen mit EKZ können bereits bei Neugeborenen durchgeführt werden.

- **Füllung der HLM „Prime" und Fremdblut**

Die Füllung der HLM (Prime) vermischt sich mit dem kindlichen Blut (eigenes Blut: 80 ml/kgKG) und eine übermäßige Hämodilution durch ein kristalloides Prime wird nicht vertragen. Kleine Kinder (<15 kgKG) benötigen bei einer Operation mit HLM daher meist Fremdblut. Der Blutbedarf wird vor der Operation berechnet. Zu einem signifikanten Blutverlust nach Öffnung des Herzens kommt es während der EKZ nicht, weil das aus dem Herzen austretende Blut in die HLM zurückgeführt und in den Kreislauf zurückgepumpt wird. Infektionsrisiko durch eine Blutkonserve (Deutschland): (HIV <1:3 Mio). Das aktuelle Übertragungsrisiko weiterer Krankheiten wie Hepatitis ist auf der Website des Blutspendedienstes des DRK einsehbar.

- **Hypothermie**

Der O_2-Bedarf der Organe wird durch die Narkose bereits reduziert und kann durch Hypothermie weiter reduziert werden. Die Abkühlung und Aufwärmung des Körpers erfolgt durch kaltes bzw. warmes Blut, das in den Systemkreislauf gepumpt wird. Der Wärmeaustausch des Patientenbluts erfolgt im Oxygenator.

- **Herzstillstand**

Bei vielen Herzoperationen muss die Blutzufuhr zum Herzen unterbrochen werden. Zum Schutz des Myokards vor Ischämie wird z. B. eine kaliumhaltige, kalte Lösung in die Koronararterien infundiert (Kardioplegie), die einen Herzstillstand auslöst und zusätzlich durch Kühlung den O_2-Bedarf des Myokards reduziert. Wenn das Myokard mit warmem, normokaliämem Blut perfundiert wird, setzen die Herzaktionen spontan wieder ein. Ungeordnete Herzaktionen werden mit einem Defibrillator synchronisiert.

- **Kreislaufstillstand**

Die Abkühlung des Körpers auf 20 °C reduziert den O_2-Bedarf des Gehirns so stark, dass eine Kreislaufunterbrechung bis 45 Minuten ohne Gewebsschäden möglich wird.

Antikoagulation

Der Blutkontakt mit den Fremdoberflächen der HLM stimuliert die Blutgerinnung. Die Gerinnungskaskade wird vor dem Start der EKZ mit Heparin weitgehend außer Kraft gesetzt, da Heparin die Wirkung von AT III verstärkt. Nach Beendigung der EKZ wird die Heparinwirkung mit Protamin antagonisiert.

Reaktion des Körpers auf die EKZ

Neben der Gerinnungskaskade werden die Abwehrmechanismen des Bluts auf Fremdkörper aktiviert mit den Folgen: Fieber, Leukozytose, erhöhte Zellpermeabilität, Thrombolyse mit Blutungsneigung. Die Reaktionen bilden sich spontan zurück.

6.4 Behandlungsoptionen bei Herzvitien

6.4.1 Anatomische Korrekturen

Vitien können so rekonstruiert werden, dass die Blutflüsse im Herzen und in den beiden Kreisläufen normalen Verhältnissen entsprechen und das Herz anatomisch einem gesunden Herzen ähnelt (anatomische Korrektur, biventrikuläre Korrektur).

Korrekturmöglichkeiten sind:
— Verschluss von Wanddefekten,
— Implantation, Umtransplantation und Verschluss von Gefäßen,
— Implantation oder Umsetzen von Septen,
— Umleitung oder Verstärkung von Blutströmen,
— Korrektur, Umtransplantation und Ersatz von Herzklappen sowie
— Regulierung des Herzrhythmus durch Herzschrittmacher/Defibrillatoren.

Die Eingriffe sind mit körpereigenem Material oder mit Fremdmaterial möglich (◘ Abb. 6.3).

Kunststoffgefäße werden endothelialisiert und in das Herz-Kreislauf-System „eingebaut". Eine Abstoßungsreaktion findet nicht statt.

Mechanische Herzklappen werden nicht endothelialisiert, ihre Fremdoberflächen sind dauerhaft thrombogen. Daher bedürfen sie einer permanenten Antikoagulation. Sie degenerieren nicht. Herzklappen, deren Segel aus biologischem Material bestehen (Heterografts) sind ca. 3 Monate lang thrombogen (Klappenring), und bedürfen in diesem Zeitraum einer Antikoagulation. Das biologische Material von Heterografts und Homografts wird vom Körper angegriffen und degeneriert.

Antikoagulation mit Cumarinen
Monitoring

Wenn eine Antikoagulation mit Cumarin erfolgt, ist ein regelmäßiges Monitoring der Gerinnung (INR) erforderlich, wobei eine Selbstkontrolle der INR möglich ist.

Schwangerschaft

Da Cumarin teratogen ist, muss es während der Schwangerschaft, meist gegen Heparin, ausgetauscht werden. Dieser Austausch bedarf einer ärztlichen Betreuung und ist u. U. mit einem Krankenhausaufenthalt verbunden.

6.4.2 Vorbereitende Eingriffe vor den Korrekturoperationen

Nur ein kleiner Teil der angeborenen Herzfehler kann unmittelbar nach der Geburt korrigiert werden. Um den Zeitraum bis zur Korrekturoperation zu überbrücken und zu verhindern, dass bestimmte Fehlbildungen irreparable Schäden während der „Wartezeit" verursachen, werden sog. vorbereitende Operationen durchgeführt. Sie korrigieren nicht die Fehlbildung, mildern aber ihre negativen Auswirkungen oder sie schaffen günstigere Voraussetzungen, um den jeweiligen Herzfehler mit besseren Erfolgsaussichten korrigieren zu können.

Der Aufwand der einzelnen Eingriffe wird im Anhang dargestellt.

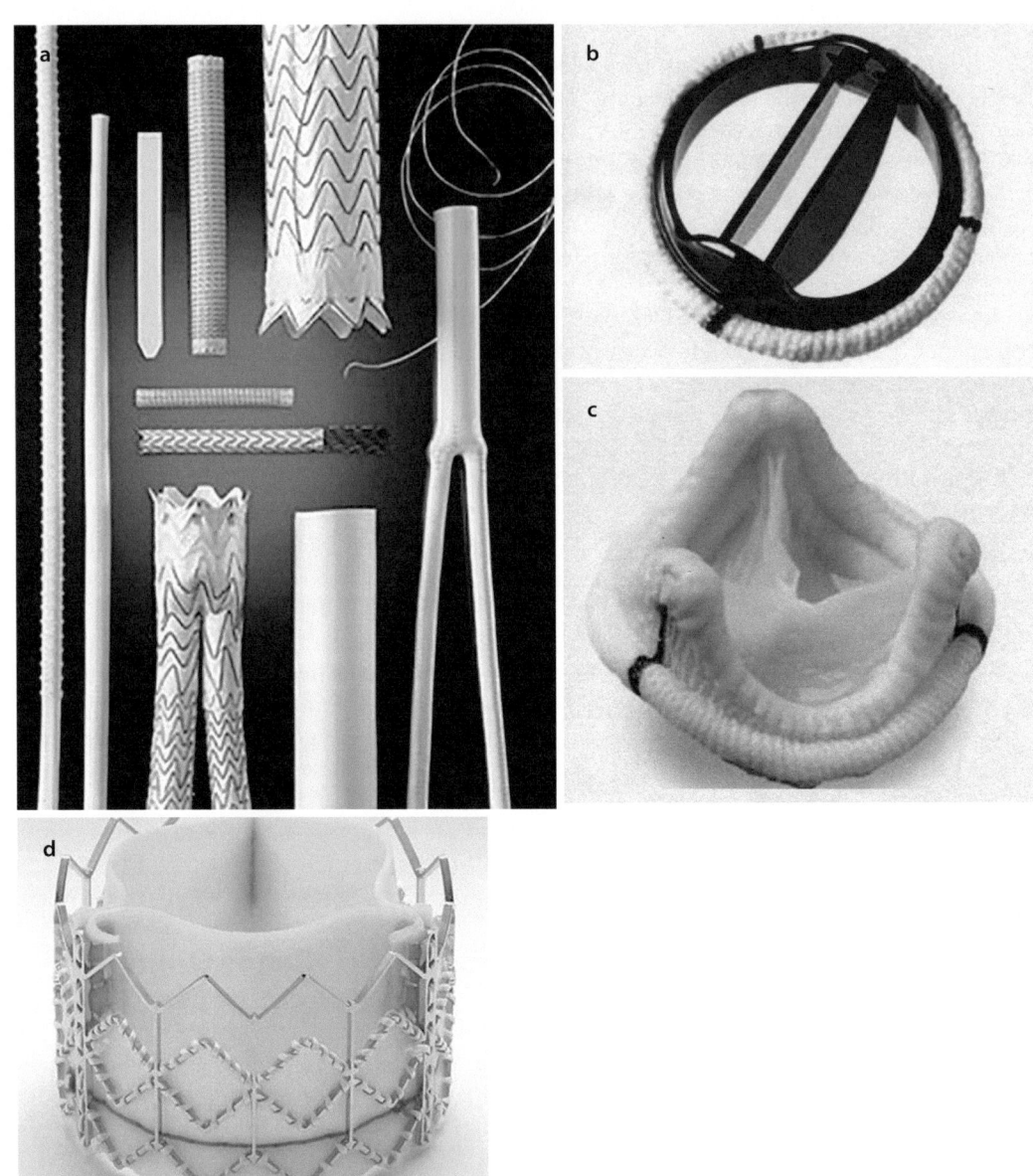

Abb. 6.3 Implantate. a Gefäßprothesen. Mit freundlicher Genehmigung von Dr. med. Burkhard Paetz, Rotes Kreuz Krankenhaus Bremen gGmbH **b** Mechanische Herzklappe, **c** Biologische Herzklappe. Mit freundlicher Genehmigung von Abbott Medical. **d** Biologische Herzklappe, die für Herzkathetertechniken geeignet ist. Mit freundlicher Genehmigung von Medtronic

- **Arteriopulmonaler Shunt**

Erforderlich

Öffnung des Brustkorbs, selten HLM. Es wird eine Gefäßprothese zwischen der Aorta oder A. subclavia und dem Stamm bzw. einem Hauptseitenast der Pulmonalarterie eingezogen, durch die Blut aus dem Systemkreislauf in den Pulmonalkreislauf hinein fließt.

- **Voraussetzung**

Infektfreiheit.

6.4 · Behandlungsoptionen bei Herzvitien

■ **Risiken**
Die Letalität ist abhängig von dem zugrundeliegenden Herzfehler. Einige Kunststoffgefäßprothesen sind für Flüssigkeit durchlässig und es kann zu einem langdauernden Flüssigkeitsaustritt in den Brustkorb kommen. Hier ist eine Drainage und schlimmstenfalls der operative Austausch der Gefäßprothese notwendig. Nerven im Brustkorb (N. phrenicus *1*, N. laryngeus *2*, N. vagus *3*) oder der Ductus thoracicus *4* können verletzt werden, Narbenbildung kann die Pulmonalarterie verziehen *5*, der Shunt kann durch Thromben okkludieren *6*. Behandlungsoptionen der o. g. Schäden sind die operative Zwerchfellraffung *1*, Sprachtraining *2*, medikamentöse Behandlung *3*, Behandlung durch spezielle Diät oder Operation *4*, plastische Erweiterung der Pulmonalarterie *5* und Thrombolyse oder Austausch des Shunts *6*.

■ **Banding der Pulmonalarterie**
Erforderlich
Öffnung des Brustkorbs. Der Stamm der Pulmonalarterie wird mit einem Band eingeengt.

■ **Voraussetzungen**
Keine bedeutsame Widerstandserhöhung im Pulmonalkreislauf.

■ **Risiken**
Die Letalität ist abhängig von dem zugrundeliegenden Herzfehler. Weitere Risiken sind die Verletzung des N. phrenicus (Therapie: operative Zwerchfellraffung) und die narbige Verziehung der Pulmonalarterie (Therapie: plastische Pulmonalarterienerweiterung).

6.4.3 Physiologische Korrektur (Fontan-Kreislauf)

Wenn Herzfehler nicht anatomiegerecht mit akzeptablem Operationsrisiko verbessert werden können, besteht die Möglichkeit einer „physiologischen Korrektur". Die Operation entlastet das Herz und beseitigt die Zyanose. Der Eingriff wird einzeitig oder in zwei Teilschritten durchgeführt:
— Ab einem Alter von 6 Monaten wird die V. cava superior an den rechten Seitenast der Pulmonalarterie angeschlossen (bidirektionaler cavopulmonaler Shunt, BCPS),
— später wird die V. cava inferior an das Pulmonalgefäß angeschlossen (totale cavopulmonale Anastomose, TCPC, Fontan-Operation).

■ **Operationstechnik**
Operationszugang ist eine Sternotomie, optional ist die HLM. Die V. cava superior und V. cava inferior werden an den rechten Seitenast der Pulmonalarterie angeschlossen, der Stamm der Pulmonalarterie wird okkludiert (▶ Kap. 10, 11, 16, 18, 27, und 28).

■ **Voraussetzungen**
Infektfreiheit, Alter bei der einzeitigen Fontanoperation: >18 Monate (>10 kgKG). Ein günstiges Operationsalter liegt zwischen dem 3. und 4. Lebensjahr. Für die BCPS sollte das Kind älter als 6 Monate sein, Pulmonalarteriendruck <15 mmHg, pulmonalarterieller Widerstand <4 E×m² KOF (besser 2- bis 3 E×m² KOF), Ejektionsfraktion (EF) normal, schließfähige Atrioventrikularklappen, keine Blutflussbehinderung zwischen dem Herz und dem Systemkreislauf, ausreichend großes Pulmonalgefäßbett (McGoon-Ratio >2, Nakata-Index >300 mm²/m²), keine Atmungsbehinderung (z. B. durch Skoliose oder Zwerchfelllähmung). Günstig sind: ein Sinusrhythmus, eine normale Größe des rechten Vorhofs und eine normale Einmündung der Hohlvenen.

Exkurs
Der Blutfluss durch den Pulmonalkreislauf wird von der Atmung stark beeinflusst, wobei eine thorakale Atmung beim bereits krabbelnden Kind der Bauchatmung des Säuglings überlegen ist. Atmungsbehinderungen wie ein Zwerchhochstand oder eine Skoliose wirken sich negativ aus.

Ein „zu früh" angelegter Kurzschluss zwischen V. cava superior und rechter Pulmonalarterie, der den Blutfluss zur Lunge verringert, kann ein vermindertes Wachstum der Pulmonalgefäße induzieren.

- **Probleme der Fontan-Operation**

Die Fontan-Operation ist in verschiedener Hinsicht problematisch: Wenn durch die Lunge zu wenig Blut fließt, kann auch kein Blut durch den Systemkreislauf fließen, da Lungen- und Systemkreislauf sequenziell geschaltet sind. In diesen Fällen nimmt das Herz-Zeit-Volumen (HZV) ab und der Körper wird grenzwertig durchblutet. Bei grenzwertigem HZV muss die Fontan-Operation rückgängig gemacht werden. Eine Steigerung physischer Leistungen ist nur in geringen Grenzen möglich (50–60 % der Leistung gesunder Personen sind möglich), weil das Herz seine eigene Pumpkraft zur Erhöhung der O_2-Versorgung des Körpers nur bedingt nutzen kann. Begrenzend für die Leistungssteigerung des Herzens ist die passive Blutflussgeschwindigkeit durch die Lunge, die kaum beinflussbar ist. Die eingeschränkte körperliche Belastbarkeit limitiert berufliche und sportliche Aktivitäten. Eine Schwangerschaft birgt ein hohes Risiko für Mutter und Kind, da die erhöhten Anforderungen an das Herz der Mutter im Fontan-Kreislauf nicht sicher bedient werden können. Es besteht ein hohes Thromboserisiko (>20 %) mit dem Risiko für Lungenembolien und Schlaganfälle (ca. 7 %). Eine Antikoagulation ist nach dem Eingriff erforderlich.

- **Risiko der Fontan-Operation**

Letalität 3–5 %, in Deutschland <2 %.

Nach einer Fontan-Operation können Komplikationen auftreten und die Lebensqualität der Patienten erheblich beeinträchtigen: Langdauernde rechtsseitige Pleuraergüsse nach Operation(in fast 90 %), Chylothorax. Die Fontan-Operation wird besser vertragen, wenn man eine kleine Verbindung zwischen dem venösen Kreislauf und dem Herzen belässt (Buffle-Leck). Diese Verbindung kann dann nach einiger Zeit, wenn sich der Patient an den neuen Kreislauf adaptiert hat, chirurgisch oder vom Kardiologen mittels Herzkatheterintervention verschlossen werden. Weitere Komplikation sind: Anastomosenstenosen, Herzrhythmusstörungen, Leberfunktionsstörungen, Leberfibrose, selten plastische Bronchitis, aortopulmonale Kollateralen und die Enteropathie mit Eiweißverlustsyndrom. Diese Komplikation kann so gravierend sein, dass der Fontan-Kreislauf rückgängig gemacht werden muss. Die 5-Jahres-Lebenserwartung bei Enteropathie beträgt ca. 40 %.

- **Risiko nach der BCPS**

V.-cava-superior-Syndrom: Das Blut der oberen Körperhälfte fließt nicht ausreichend in den Pulmonalkreislauf ab und es kommt zu einem Blutstau im Bereich von Kopf, Hals und Armen. In einigen Fällen muss der Eingriff rückgängig gemacht werden.

6.4.4 Hybridoperation

Chirurgische und kardiologische Korrekturtechniken werden am gleichen Patienten eingesetzt und ergänzen sich.

> ▶ **Beispiel**
>
> Zentrale Stenosen am Pulmonalarterienstamm können relativ einfach vom Chirurgen plastisch erweitert werden. Periphere Stenosen sind chirurgisch kaum zugänglich, jedoch vom Kinderkardiologen interventionell durch eine Ballondilatation aufdehnbar. ◀

6.5 Postoperative Behandlung

Nach einer Herzoperation ist in der Regel eine intensivmedizinische Betreuung und Nachbeatmung erforderlich, wobei die Dauer der intensivmedizinischen Behandlung von der Art der Fehlbildung und des Eingriffs abhängig ist. Sie kann wenige Stunden bis mehr als 1 Woche dauern. Das Kind hat keine oder nur geringe Schmerzen. Es ist, wenn es nicht postoperativ noch einige Zeit narkotisiert wird, ansprechbar, kann sich im Bett bewegen und kann sofort nach der Operation von Angehörigen besucht werden. Orale Flüssigkeits- und erste Nahrungsaufnahme sind nach Beendigung der Beatmung möglich. Die Ernährung wird mit wieder einsetzender Verdauung vorsichtig aufgebaut. Nach Entfernung von Drainagen (meist nach 2–3 Tagen) wird das Kind mobilisiert.

Die Dauer des Krankenhausaufenthalts richtet sich nach der Art der Operation und dem Krankheitsverlauf nach dem Eingriff. Nach einfacheren Herzoperationen wie z. B. dem Verschluss eines Vorhofseptumdefekts ist mit 5–10 Tagen Krankenhausaufenthalt zu rechnen. Etwa 4–6 Wochen nach einer Herzoperation ist das Kind körperlich voll belastbar – mit großen individuellen Abweichungen.

6.6 Risiko von Herzoperationen

Das durchschnittliche Sterberisiko für Kinderherzoperationen liegt in Deutschland in dem heterogenen Krankengut bei ca. 2,5 %. Es variiert bei einfachen und komplizierten Eingriffen zwischen 0 und ca. 15 %.

Weitere Risiken sind: Nachblutungen, herzschrittmacherpflichtige Herzrhythmusstörungen, selten Hirnschädigung, passageres Pumpversagen des Herzens, dialysepflichtige Niereninsuffizienz, Multiorganversagen. Postoperativ kann eine Deformität des Sternums entstehen, die Narbe kann als Keloid verbreitert sein (meist bei asiatischen und dunkelhäutigen Patienten).

Typische Risiken bei Korrektur bestimmter Herzfehler sind nachfolgend aufgeführt.

- **Perikarderguss (nach ASD-Verschluss in ca. 25 %)**
- Symptomatik: Schwindel, Übelkeit, Erbrechen, gestaute Halsvenen, Blutdruckabfall, Tachykardie, Nierenversagen.
- Nachweis mittels Echokardiographie: Kompression des rechten Vorhofs und Einstrombehinderung des venösen Bluts in das Herz.
- Behandlung u. U. notfallmäßig: Kleine Ergüsse werden mit Kortikoiden behandelt. Hämodynamisch wirksame Ergüsse werden punktiert, drainiert (Lokalanästhesie) oder in Narkose operativ in den Bauchraum abgeleitet.

- **Pleuraerguss (häufig nach Fontan-Operation oder Operation der TOF)**
- Symptomatik: Dyspnoe.
- Nachweis: Röntgenuntersuchung des Thorax oder Ultraschalluntersuchung.
- Behandlung: Punktion oder Drainage.

- **Chylothorax (nach Fontan-Operation oder Eingriffen im linken Thorax)**
Ein hoher Druck im Venensystem oder Verletzungen des Ductus thoracicus führen zum Austritt von Lymphe in den Pleuraraum.
- Symptomatik: Dyspnoe.
- Nachweis: Röntgenuntersuchung des Thorax oder Ultraschalluntersuchung, Punktion.
- Behandlung: Drainage, MCT-Kost, Nahrungskarenz, ggf. Operation.

- **Paradoxe Hypertonie (nach Operation der CoA, des IAA Typ A)**
- Symptomatik: Krisenhafter Anstieg des Blutdrucks, Kopfschmerzen, Bauchschmerzen, blutige Stühle, Ileus, Fieber.
- Behandlung: Antihypertensive Behandlung, Bettruhe, Nahrungskarenz. Nach 4–5 Tagen normalisiert sich der Blutdruck.

- **Pulmonal hypertensive Krisen (häufig nach Operation des AVSD und anderen Vitien mit Links-Rechts-Shunt)**
Die Pulmonalarterien kontrahieren sich spastisch und der rechte Ventrikel muss un-

vorbereitet gegen einen Widerstand anpumpen. Hierdurch kann es zum akuten Rechtsherzversagen kommen.
- Auslöser: Schmerzreize, Aufregung des Kindes, akustische Reize, Absaugen von Schleim aus den Bronchien.
- Nachweis: Blutdruckmessung in der Pulmonalarterie z. B. durch intraoperativ eingelegten Druckmesskatheter.
- Behandlung: Medikamentöse Senkung des pulmonalarteriellen Drucks, Narkose, Muskelrelaxation, Gabe von Stickstoffmonoxyd (NO). Nach ca. 4–5 Tagen treten in der Regel keine Krisen mehr auf und die Behandlung kann beendet werden.

6.7 Ergebnisse von Herzoperationen oder Interventionen

6.7.1 Bewertung von Korrekturmaßnahmen

Das Herz wird durch die Korrektureingriffe verbessert. Aber wie leistungsfähig letztendlich das Herz wird, hängt davon ab, was defekt war und was man korrigieren konnte. Wenn man sich zu einer allgemeinen Bewertung von Korrektureingriffen entschließt, sollten in die Bewertung eingehen: Die postoperative Leistungsfähigkeit des Herzens, potenzielle postoperative Verschlechterungen des Operationsergebnisses, die Wahrscheinlichkeit von Reoperationen oder Reinterventionen, die Notwendigkeit einer dauerhaften Medikamenteneinnahme, die Tendenz zu Herzrhythmusstörungen, die postoperative Lebensqualität und die Lebenserwartung.

- **Eigene Bewertungsskala:**
- Ausgezeichnet: Die Korrektur schafft ein Herz, das mit einem gesunden Herz verglichen werden kann. Lebenserwartung und Leistungsfähigkeit werden weitgehend normalisiert.
- Gut: Die meisten Fehlbildungen wurden beseitigt, kleinere Fehler bleiben zurück. Es ist mit Folgeeingriffen oder Komplikationen im Verlauf zu rechnen. Lebenserwartung und Leistungsfähigkeit reichen nicht an die des gesunden Kindes heran.
- Befriedigend: Lebenserwartung und Leistungsfähigkeit werden verbessert, bleiben jedoch deutlich hinter der eines gesunden Kindes zurück. Es ist mit Folgeeingriffen oder Komplikationen im Verlauf zu rechnen.
- Ausreichend: Lebenserwartung und Lebensqualität werden verbessert. Die Leistungsfähigkeit bleibt stark eingeschränkt. Es ist mit Folgeeingriffen oder Komplikationen im Verlauf zu rechnen.

6.7.2 Berufswahl nach Herzoperation

Bei der Berufsberatung sollten berücksichtigt werden (Übersicht): Die physische Belastbarkeit nach Operation, Gefahren durch eine potenzielle Überforderung des korrigierten Herzens, Gefahren aufgrund einer Antikoagulation, Gefahren nach der Implantation von Herzschrittmachern/Defibrillatoren. Bei einigen Herzfehlern ist im Verlauf mit einer Verschlechterung des Befunds zu rechnen, mit einer Abnahme der körperlichen Leistungsfähigkeit, mit Nachoperationen. Wenn Herzrhythmusstörungen vorliegen oder erwartet werden, kann eine Einschränkung für Berufe bestehen, in denen permanente Aufmerksamkeit und Konzentration gefordert wird oder Verantwortung für die Sicherheit und das Leben anderer Personen übernommen wird. Eine individuelle Beratung (z. B. in EMAH-Zentren; Kontakt Anhang) sollte eingeholt werden. Auf Erfahrungswerte zur postoperativen körperlichen Belastbarkeit wird in den speziellen Herzfehlerkapiteln eingegangen.

6.7 · Ergebnisse von Herzoperationen oder Interventionen

Erfahrungswerte
- Keine Einschränkungen bei der Berufswahl:
  - ASD II, VSD, PDA, PS (Restgradient <20 mmHg)
- Voraussichtliche Einschränkung für Berufe mit mittelschwerer physischer Belastung:
  - TOF, TGA (nach ASO), AI, AS (Restgradient <40 mmHg), CoA
- Voraussichtliche Einschränkung für Berufe mit Verletzungsgefahr (Gefahr von Blutungen nach Antikoagulation, verletzungsgefährdete Implantate):
  - Mechanische Herzklappen, Fontan-Operation, Herzschrittmacher, Defibrillator
- Voraussichtliche Einschränkung für Berufe mit leichter physischer Belastung:
  - AS (Restgradient >40 mmHg), Zustand nach Fontan-Operation
- Erhöhtes Risiko für gravierende postoperative Probleme innerhalb von 10 Jahren:
  - Subaortenstenose, ASD I, TOF, AVSD, TGA (nach Vorhofumkehroperation), AS, Fontan-Operation
- Verschlechterung im Langzeitverlauf:
  - Supravalvuläre AS, Subaortenstenose, AI, VSD mit AV-Block, MI, MS

6.7.3 Sport nach Herzoperationen

Nach Herzfehlerbehandlung erfolgt in der Regel eine Beratung, ob bestimmte Sportarten möglich sein werden (◘ Tab. 6.1 und 6.2). Unterschieden wird nach dynamischer und statischer Belastung durch die Sportart. Um einen allgemeinen Eindruck über sportliche Aktivitäten nach Herzoperationen zu vermitteln, wurde folgende Klassifikation eingeführt:
I. Alle Sportarten,

◘ **Tab. 6.1** Sportmöglichkeiten bei optimalem Korrekturergebnis, normalem EKG, gesunden Pulmonalgefäßen

Sportklasse	Fehlbildung
I	ASD II, VSD, PDA, PS
II	TOF, AS, TGA (nach ASO), AVSD
III	CoA, TGA (nach Vorhofumkehr)
IV	Nach Fontan-Operation

◘ **Tab. 6.2** Gefährlicher Sport

Sportart	Operation bzw. spezifische Einschränkungen
Tauchen (wegen eingeschränktem HZV)	Fontan-Operation
Sportarten mit Verletzungsrisiko (wegen der Blutungsgefahr)	Antikoagulation nach unterschiedlichen Eingriffen
Sportarten mit Verletzungsrisiko (wegen potenzieller Schädigung des subkutanen Aggregats)	Herzschrittmacher, Defibrillator
Klettern, Radrennen, Schwimmen (wegen Unfallgefahr)	Synkopen nach Operation
Turmspringen (wegen Druckerhöhung)	Restaorteninsuffizienz
Turmspringen (Gefahr einer Aortendissektion oder Aortenruptur)	CoA
Sportarten mit schwerer statischer Belastung	Arterielle Hypertonie

◘ Tab. 6.3	Beispiele für Schwangerschaftsrisiko
Geringes Risiko	ASD, VSD, PDA
Mittleres Risiko	AVSD, TOF, TGA, Aortenklappenersatz, Mitralklappenersatz
Hohes Risiko	Fontan-Operation

◘ Tab. 6.4	Potenzielle Komplikationen während der Schwangerschaft
AS, AI, MI, PS	Endokarditis, Thromboembolien nach Herzklappenersatz
ASD, VSD	Herzrhythmusstörungen
CoA mit persistierender Hypertonie	Aortendissektion, Ruptur eines zerebralen Aneurysmas
TOF	Herzrhythmusstörungen, Rechtsherzinsuffizienz
TGA (Vorhofumkehroperation)	Herzrhythmusstörungen, Behinderung des Bluteinflusses in den Vorhof, Schwäche des rechten Systemventrikels
Fontan-Operation	Inadäquates HZV, Herzrhythmusstörungen, Thromboembolien

II. Sportarten mit mittelschwerer körperlicher Belastung,
III. Sportarten mit leichter körperlicher Belastung,
IV. Sportarten ohne körperliche Belastung.

Die Ermittlung der individuellen Belastbarkeit ist z. B. durch die Bestimmung der anaeroben Schwelle unter kontrollierter Belastung sowie durch die Spiroergometrie möglich. Die ermittelte Leistung kann mit dem Normkollektiv aus der Belastbarkeitsstudie des Kompetenznetzes AHF verglichen werden, um ein evtl. Leistungsdefizit abzuschätzen. Es wird auf Spezialliteratur verwiesen.

6.7.4 Schwangerschaft nach Herzoperationen

Schwangerschaft und Entbindung bedürfen eines gut funktionierenden und adaptationsfähigen Herz-Kreislauf-Systems der Mutter. Wenn nach der Behandlung „einfacher Herzfehler" das mütterliche Herz gut belastbar ist, so ist ein problemloser Schwangerschaftsverlauf zu erwarten (◘ Tab. 6.3). Andererseits besteht z. B. eine vitale Gefährdung für Mutter und Kind nach einer Fontan-Operation. Es wird deshalb vor der Schwangerschaftsplanung eine individuelle Beratung empfohlen (◘ Tab. 6.4). Unsere Einteilung in „geringes, mittleres und hohes Risiko" soll einen allgemeinen Eindruck zum Schwangerschaftsrisiko vermitteln.

Exkurs
Die Fehlgeburtsrate von Müttern mit behandelten Herzfehlern liegt bei 10–20 %. Etwa 40 % aller Neugeborenen kommen zu früh oder als Mangelgeborene auf die Welt. Sterberisiko der Mutter im NYHA-Stadium I und II: 0,4 %, im NYHA-Stadium III und IV 6,8 %. Das Sterberisiko der Mutter reicht bis 70 % bei schwerer pulmonaler Hypertonie, Eisenmenger-Reaktion und schwerer Reststenose der Aorten- oder Pulmonalklappe. Eine Sectio caesarea wird nach ausgetragenen Schwangerschaften in einem mütterlichen NYHA-Stadium III und IV, bei einer höhergradigen Restaortenstenose, Restpulmonalstenose, Reaortenisthmusstenose empfohlen.

Septale Defekte und vaskuläre Fehlverbindungen

Inhaltsverzeichnis

Kapitel 7   Vorhofseptumdefekt – 59

Kapitel 8   Ventrikelseptumdefekt – 73

Kapitel 9   Persistierender Ductus arteriosus Botalli – 85

Kapitel 10   Atrioventrikularkanal – 95

Kapitel 11   Truncus arteriosus communis – 109

Kapitel 12   Aortopulmonales Fenster – 121

Kapitel 13   Totale Lungenvenenfehleinmündung – 129

Vorhofseptumdefekt

Atriumseptumdefekt, ASD

Inhaltsverzeichnis

7.1	**Anatomie – 60**	
7.2	**Verlauf – 62**	
7.3	**Symptomatik – 63**	
7.4	**Diagnostik – 64**	
7.5	**Therapie – 65**	
7.5.1	Üblicher Behandlungszeitpunkt – 65	
7.5.2	Therapeutisches Vorgehen – 65	
7.5.3	Behandlung von Zusatzfehlbildungen – 67	
7.5.4	Behandlungsergebnis – 67	
7.5.5	Risiko der Eingriffe – 67	
7.5.6	Verlauf nach ASD-Verschluss – 68	
7.6	**Weitere Informationen – 68**	

© Springer-Verlag GmbH Deutschland, ein Teil von Springer Nature 2021
U. Blum et al., *Kompendium angeborene Herzfehler bei Kindern*,
https://doi.org/10.1007/978-3-662-61289-7_7

7.1 Anatomie

■ Gesundes Herz

Aus dem linken Vorhof fließt arterielles Blut in den linken Ventrikel und wird in den Systemkreislauf gepumpt, aus dem rechten Vorhof fließt venöses Blut in den rechten Ventrikel und wird in den Pulmonalkreislauf gepumpt. Die Vorhöfe sind durch das „Vorhofseptum" voneinander getrennt. Vorhöfe und Ventrikel haben gleiche Größe (◘ Abb. 7.1a). Der Blutfluss durch den Pulmonalkreislauf (Q_p) entspricht dem Fluss durch den Systemkreislauf (Q_s).

$$\frac{Q_p}{Q_s} = 1$$

■ Herz mit Vorhofseptumdefekt

Der ASD ist ein Wanddefekt im Vorhofseptum, die Vorhöfe kommunizieren miteinander. Der linke Vorhof gibt nur einen Teil des arteriellen Bluts in den linken Ventrikel ab. Auf Grund des Druckgefälles zwischen den

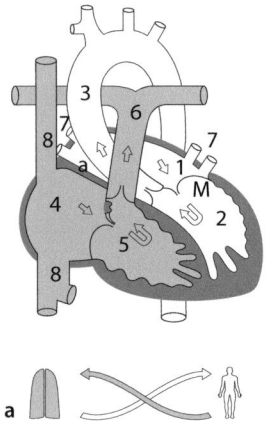
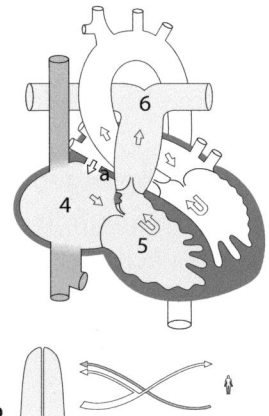
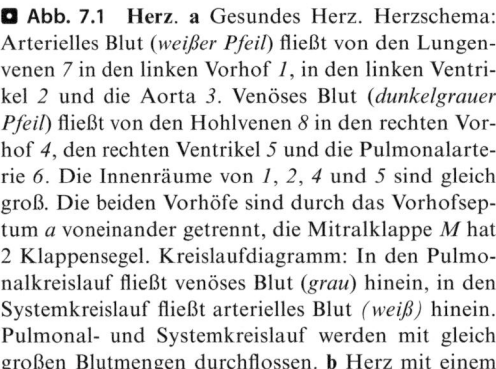

◘ **Abb. 7.1 Herz. a** Gesundes Herz. Herzschema: Arterielles Blut (*weißer Pfeil*) fließt von den Lungenvenen 7 in den linken Vorhof *1*, in den linken Ventrikel *2* und die Aorta *3*. Venöses Blut (*dunkelgrauer Pfeil*) fließt von den Hohlvenen *8* in den rechten Vorhof *4*, den rechten Ventrikel *5* und die Pulmonalarterie *6*. Die Innenräume von *1*, *2*, *4* und *5* sind gleich groß. Die beiden Vorhöfe sind durch das Vorhofseptum *a* voneinander getrennt, die Mitralklappe *M* hat 2 Klappensegel. Kreislaufdiagramm: In den Pulmonalkreislauf fließt venöses Blut (*grau*) hinein, in den Systemkreislauf fließt arterielles Blut *(weiß)* hinein. Pulmonal- und Systemkreislauf werden mit gleich großen Blutmengen durchflossen. **b** Herz mit einem Vorhofseptumdefekt Typ ASD II. Herzschema: Im Vergleich mit dem Schema des gesunden Herzens sind 3 Veränderungen erkennbar. Das Vorhofseptum *a* hat einen Wanddefekt und ein Teil des arteriellen Blutes fließt vom linken Vorhof in den rechten. In *4*, *5* und *6* (*hellgrau*) befindet sich eine Mischung aus O_2-reichem und O_2-armem Blut. *4*, *5* und *6* sind durch die Aufnahme des Zusatzbluts vergrößert. Kreislaufdiagramm: In den Pulmonalkreislauf fließt venöses (*grau*) und arterielles (*weiß*) Blut hinein und arterielles kommt heraus, in den Systemkreislauf fließt arterielles Blut hinein und venöses kommt heraus. Der Pulmonalkreislauf wird mit größeren Blutmengen durchflossen, als der Systemkreislauf

7.1 · Anatomie

Vorhöfen tritt arterielles Blut in den rechten Vorhof, den rechten Ventrikel und die Pulmonalarterie über (Links-Rechts-Shunt). Das arterielle Shunt-Blut passiert ein weiteres Mal (zusammen mit dem venösen Blut) den Pulmonalkreislauf. Das Zusatzblut belastet den rechten Vorhof und rechten Ventrikel mit Volumen und der Innenraum beider Herzhöhlen vergrößert sich (◘ Abb. 7.1b). Im Pulmonalkreislauf fließt zu viel Blut, im Systemkreislauf fehlt Blut.

$$\frac{Q_p}{Q_s} => 1$$

Ein Q_p-Q_s-Quotient von z. B. 1,5 bedeutet, dass $1/3$ des arteriellen Bluts in den Pulmonalkreislauf übertritt.

- **Klassifikation der ASD anhand ihrer Lage im Vorhofseptum**

Die Klassifikation ist für Verlauf und Behandlung der Herzfehler wichtig.
- Ostium-secundum-Defekt (ASD II): Ca. 70 % aller Defekte, Position in der Mitte des Septums, kann sich spontan verschließen, ist meistens interventionell verschließbar (◘ Abb. 7.1b).
- Ostium-primum-Defekt (ASD I): Ca. 20 % der Defekte, Position am Rand des Septums zwischen den Einlassventilen in die Ventrikel, meist kombiniert mit einer Anomalie der Mitralklappe (◘ Abb. 7.2), die evtl. mitoperiert werden muss, erhöhtes Risiko einer Schädigung des Erregungsleitungssystems beim Verschluss (durch verlagerten AV-Knoten).
- Sinus-venosus-Defekt: Ca. 10 % aller Defekte, Position am Rand des Septums in der Nähe der Hohlvenen, meist kombiniert mit einer Lungenvenenfehleinmündung, bei Korrektur erhöhtes Risiko einer Schädigung des Erregungsleitungssystems (Lage des Sinusknotens im Operationsgebiet (◘ Abb. 7.3a)).

- **Weitere ASD-Formen**

Persistierendes Foramen ovale (offenes Foramen ovale, PFO)

Es liegt zwar kein Wanddefekt im Vorhofseptum vor, aber die beiden Wandanteile des Septums sind nicht zusammen gewachsen (◘ Abb. 7.3b). Es kommt zu keinem Links-Rechts-Shunt, stattdessen jedoch zu Rechts-Links-Shunt bei Druckerhöhung im

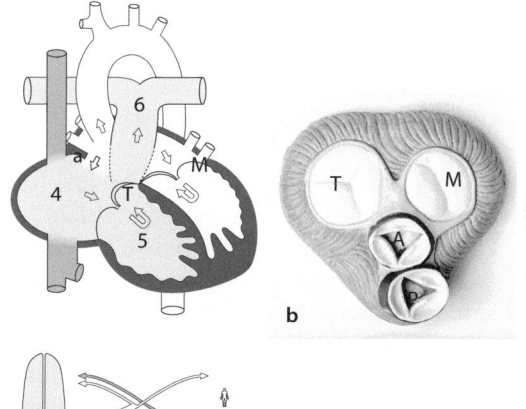

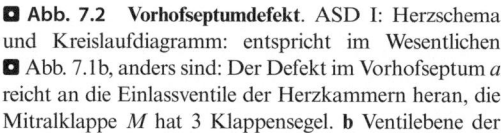

◘ **Abb. 7.2 Vorhofseptumdefekt.** ASD I: Herzschema und Kreislaufdiagramm: entspricht im Wesentlichen ◘ Abb. 7.1b, anders sind: Der Defekt im Vorhofseptum *a* reicht an die Einlassventile der Herzkammern heran, die Mitralklappe *M* hat 3 Klappensegel. **b** Ventilebene der gesunden Herzkammern: Die Trikuspidalklappe *T* hat 3 Klappensegel, die Mitralklappe hat 2. Aortenklappe *A*, Pulonalklappe *P*. **c** Schematische Darstellung der gesunden Einlassventile. **d** Konfiguration der Klappensegel beim ASD I. Beide Einlassventile haben 3 Klappensegel

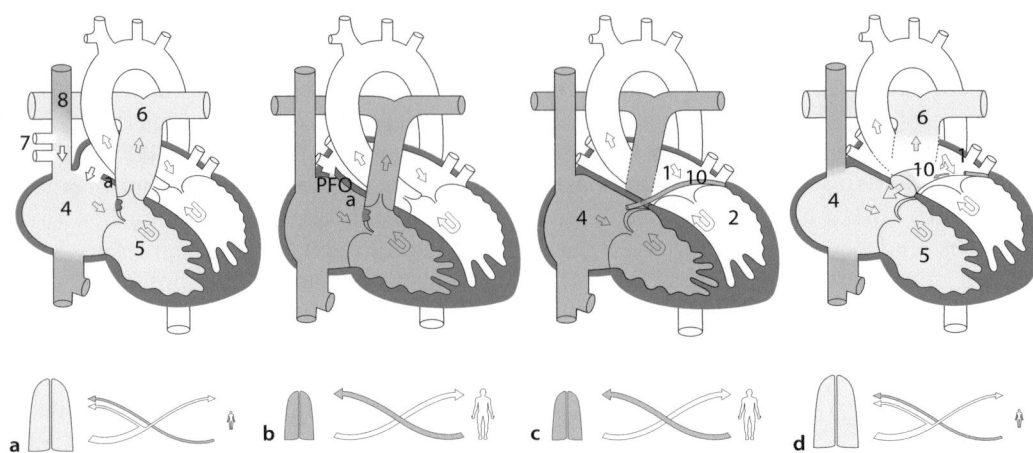

Abb. 7.3 Vorhofseptumdefekt. a Sinus-venosus-ASD, Herzschema und Kreislaufdiagramm: entspricht im Wesentlichen ◘ Abb. 7.1b, anders sind: Der Defekt im Vorhofseptum *a* liegt in der Nähe der oberen Hohlvene *8*, die rechten Lungenvenen *7* münden in die obere Hohlvene ein. **b** PFO, Herzschema und Kreislaufdiagramm: entspricht im Wesentlichen ◘ Abb. 7.1a, anders sind: Offener Schlitz im Vorhofseptum *a*. **c** Herzschema mit eingezeichnetem Sinus coronarius: Linker Vorhof *1*, linke Herzkammer *2*, rechter Vorhof *4*, Sinus coronarius *10* an der Hinterwand des linken Vorhofs mit Mündung in den rechten Vorhof. **d** Herzschema mit einem „unroofed coronary sinus": Arterielles Blut (*weiß*) aus dem linken Vorhof *1* fließt durch den Gang *10* in den rechten Vorhof *4*. Die kardialen Veränderungen entsprechen denen eines ASD in ◘ Abb. 7.1b

rechten Vorhof, ▶ Abschn. 7.6. Vorkommen bei ca. 25 % aller Erwachsenen, ist b. B. interventionell verschließbar.

- **Koronarsinusdefekt („unroofed coronary sinus")**

Ca. 1 % unter ASD's. Verbindung zwischen dem Koronarsinus (leitet venöses Blut des Myokards in den rechten Vorhof ab) und dem linken Vorhof. Arterielles Blut aus dem linken Vorhof fließt durch den Gang in den rechten Vorhof hinein (◘ Abb. 7.3c, d).

- **Cribriformes Septum**

Das Septum hat viele Löcher und sieht aus wie ein Sieb.

- **Gemeinsamer Vorhof**

Es gibt kein Vorhofseptum.

- **ASD mit Vorhofseptumaneurysma**

Prolaps des zentralen Septumanteils in den rechten Vorhof.

7.2 Verlauf

- **Dringlichkeit der Behandlung**

In der Regel planbare Behandlung an einem für Kind und Eltern günstigem Termin. In ca. 5–10 % erfordern Beschwerden in der Säuglingsperiode eine dringliche Behandlung.

- **Hämodynamik, Schäden durch den ASD**

Herz

Das Herz leistet chronisch Mehrarbeit, um das Blutdefizit im Systemkreislauf zu kompensieren, kann bei erhöhtem O_2-Bedarf des Körpers seine Auswurfleistung nicht adäquat steigern, die Volumenbelastung des rechten Ventrikels führt zu einer Pumpschwäche, das Erregungsleitungssystem wird durch die Dilatation des rechten Vorhofs geschädigt. Folgen sind eine verkürzte Lebenserwartung, Einschränkung der körperlichen Belastbarkeit, bei großem Shunt Herzinsuffizienz sowie Neigung zu Herzrhythmusstörungen.

Lunge

Der verstärkte Blutfluss im Pulmonalkreislauf regt die Schleimproduktion an. Bei einigen Patienten kommt es zu einem irreversiblen Umbau der Pulmonalarterien. Folgen sind rezidivierende bronchopulmonale Infekte und Eisenmenger-Reaktion.

Ein Verschluss des ASDs verbessert bei einer manifesten Eisenmenger-Reaktion nicht die Situation im Gegenteil, er verschlechtert sie. Die rechte Herzkammer kann in dieser Situation nicht alles Blut durch den Lungenkreislauf pumpen, der rechte Vorhof kann sich nicht vollständig in den Ventrikel entleeren und gibt einen Teil des O_2-armen Blutes zur Entlastung in den linken Vorhof ab. Wenn der Defekt verschlossen wird, nimmt man dem rechten Vorhof den „Überlauf". Nur eine Lungentransplantation könnte die Situation verbessern. Ab einer Widerstandserhöhung im Pulmonalkreislauf von >10 E×m^2KOF wird von einem Verschluss des ASDs abgeraten. Durch verschiedene Tests kann geprüft werden, ob die Schädigung der Pulmonalarterien irreparabel ist.

Körper

Die körperliche Entwicklung ist normal, die Kinder sind oft auffallend schlank. Eine Herzinsuffizienz des Säuglings führt zur Gedeihstörung mit Gewichtsstagnation.

Natürlicher Verlauf

Entscheidend für den Verlauf ist das Ausmaß des Links-Rechts-Shunts:
- Links-Rechts-Shunt <30 %: Keine hämodynamische Wirksamkeit.
- Links-Rechts-Shunt >30 % (Q_p-Q_s-Quotient >1,5): Verkürzte Lebenserwartung, bei einem Teil der Kinder ist die körperliche Belastbarkeit herabgesetzt, es treten vermehrt Herzrhythmusstörungen auf, es treten rezidivierend bronchopulmonale Infekte auf, es kommt es zur irreparablen Schädigung der Pulmonalarterien. In bis zu 10 % kommt es in der Säuglingszeit zu einer Herzinsuffizienz.

Mittlere Lebenserwartung: 54 Jahre (alte Statistiken), Eisenmenger-Reaktion: ca. 4 % vor 18. Lebensjahr, 18 % zwischen dem 20.–40. Lebensjahr, 40 % nach 40. Lebensjahr.

Spontanheilung

Innerhalb der ersten 4 Lebensjahre verkleinern oder verschließen sich 80 % der zentral im Septum liegen Defekte (Durchmesser <5 mm). Keine Chance auf Verkleinerung oder einen spontanen Verschluss haben Defekte mit einem Durchmesser größer 6–8 mm und Defekte, die an den Rändern der Trennwand liegen.

> Da der Herzfehler in den ersten Lebensjahren in der Regel keine bleibenden Schäden an Herz oder Lunge verursacht, wartet man beim ASD II den Verlauf in den ersten Lebensjahren ab. Ausnahme ist eine Herzinsuffizienz im Säuglingsalter.

Indikation zum Verschluss

Links-Rechts-Shunt >30 %, erkennbare Volumenbelastung des rechten Herzens.

7.3 Symptomatik

Ein Teil der Kinder ist asymptomatisch. Beschwerden treten meist erst nach dem 3. Lebensjahr auf, unabhängig von der Defektgröße: Schlanke, blasse Kinder, Luftnot und frühe Ermüdung nach körperlicher Anstrengung, Herzstolpern, rezidivierende bronchopulmonale Infekte. Gelegentlich verformt sich der ventrale Thorax im Kindesalter.

Herzinsuffizienz des Säuglings äußert sich durch Luftnot nach dem Schreien, Schwitzen am Kopf beim Trinken, Trinkschwäche und Gewichtsstagnation, Hepatomegalie, zusätzlich gehäufte bronchopulmonale Infekte.

Nach der Geburt ist der Lungengefäßwiderstand (R_p) hoch, sodass auch bei sehr großen Defekten in der Vorhofwand in der Regel kein bedeutsamer Shunt zustande kommt. Nach der Säuglingsperiode ändert sich die linksventrikuläre Compliance und zusammen mit einem Abfall des Lungengefäßwiderstandes nimmt der Links-Rechts-Shunt zu. Das Shuntvolumen wird dann hämodynamisch signifikant. In 5–10 % kommt es – vermutlich durch einen vorzeitigen raschen Abfall des Lungengefäßwiderstandes – in der Säuglingsperiode zu einem großen Links-Rechts-Shunt. Man findet dann doppelt so häufig den ASD I vor dem ASD II, gefolgt vom Sinus-venosus-Defekt.

7.4 Diagnostik

- **Echokardiographie**

Basisuntersuchung ist die Echokardiographie, in Ausnahmefällen wenn Fragen offen bleiben, die Magnetresonanztomographie (Kardio-MRT). Beispielhaft zeigt die ◘ Abb. 7.4 das typische MRT-Bild eines Vorhofseptumdefekts.

Fragestellung: Fließt mehr als $^1/_3$ des Blutes in die falsche Richtung? Ist der rechte Ventrikel vergrößert? Ist der rechte Vorhof vergrößert? Wo im Septum liegt der Defekt? Wenn er im Zentrum liegt, wie groß ist er und hat er einen Gewebsrand, in dem man interventionell einen Doppelschirm verankern kann? Münden die 4 Lungenvenen in den linken Vorhof? Gibt es eine linke obere Hohlvene? Gibt es weitere Begleitfehlbildungen? Insbesondere kann ein komplexer Herzfehler, der auf einen Vorhofseptumdefekt angewiesen wäre, ausgeschlossen werden? Ist die Mitralklappe fehlgebildet? Kann eine Mitralstenose ausgeschlossen werden? Wie hoch ist der Blutdruck in der Pulmonalarterie?

Die **Herzkathetheruntersuchung** beantwortet alle Fragen zu diesem Vitium, wird jedoch wegen der Strahlenbelastung zurückhaltend eingesetzt. Besondere Indikationen sind Druckmessung in der Pulmonalarterie, Messung des pulmonalen Widerstands (R_p) bei Verdacht auf irreparable Schädigung der Pulmonalgefäße. Die Herzkatheteruntersuchung ist sinnvoll, wenn ein interventioneller Verschluss des ASDs möglich erscheint, dann erfolgen Untersuchung und Behandlung in einem Arbeitsgang.

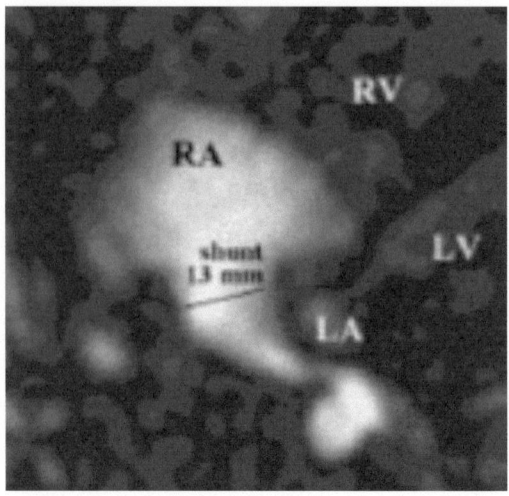

◘ **Abb. 7.4** Vorhofseptumdefekt im MRT

Der systolische Blutdruck im rechten Ventrikel kann etwas höher sein als in der Pulmonalarterie, bedingt durch die starke Füllung der rechten Kammer (relative Pulmonalstenose). Bei einer pulmonalen Hypertonie und einem R_p >10 WE muss von einer Eisenmenger-Reaktion ausgegangen werden und der ASD darf nicht mehr verschlossen werden. Die Reversibilität des R_p kann während einer Herzkatheteruntersuchung durch verschiedene Tests überprüft werden (pharmakologisch, Inhalation von NO, Probeverschluss).

- **EKG**

Nachweis von Herzrhythmusstörungen. Ein überdrehter Lagetyp ist typisch für einen ASD I.

- **O_2-Sättigungsmessung**

Aufspüren einer Blutflussumkehr zwischen den Vorhöfen (Rechts-Links-Shunt) als Zeichen einer Behinderung des Blutflusses durch den Lungenkreislauf.

- **Stethoskop**

Systolikum über der Pulmonalklappe und fixiert gespaltener 2. Herzton – zeitversetzter Schluss von Aorten- und Pulmonalklappe durch verstärkte Füllung des rechten Ventrikels – sind herzfehlertypisch, Hinweis auf pulmonale Hypertonie (lauter 2. Herzton).

- **Röntgenbild des Thorax**

Hinweis auf verstärkten Blutfluss durch den Lungenkreislauf, Diagnose von pulmonalen Infektionen.

- **Assoziierte Herzfehler**

Bei jedem 5. Patienten ist mit weiteren Fehlbildungen am Herzen zu rechnen: Fehleinmündung der Lungenvenen in den rechten Vorhof oder die Hohlvenen beim ASD vom Sinus-venosus-Typ und ASD II. Dreisegelige Mitralklappe (auch als Spalt bzw. „Cleft" im anterioren Klappensegel bezeichnet) beim ASD I. Diese Herzklappe neigt erfahrungsgemäß im Laufe der Zeit zur Undichtigkeit. Weitere Fehlbildungen sind MS, Mitralklappenprolaps, PS, PDA, Systemvenenanomalien.

Der ASD kann überlebensnotwendiger Bestandteil komplexer Fehlbildungen sein, z. B. bei TrA oder TGA.

7.5 Therapie

7.5.1 Üblicher Behandlungszeitpunkt

Üblicher Behandlungszeitpunkt bei Shuntvolumen >30 %: ◘ Tab. 7.1.

7.5.2 Therapeutisches Vorgehen

- **Therapieziel**

Herstellung normaler Flussverhältnisse im Herzen durch den Verschluss des Vorhofseptumdefekts.

7.5.2.1 Interventioneller Verschluss

Erforderlich ist eine Lokalanästhesie im Leistenbereich und die Akzeptanz von Röntgenstrahlen: Mit dem Herzkatheter werden durch die Femoralgefäße die Operationswerkzeuge und das Verschlussmaterial in das Herz eingeführt. Zum Verschluss benutzt man 2 schirm-

◘ **Tab. 7.1** Behandlungszeitpunkt bei Shuntvolumen >30 %

Asymptomatische und symptomatische Kinder	Vorschulalter
Herzinsuffizienz in der Säuglingsperiode	Zeitnah
Beschwerden bei Erwachsenen, keine Eisenmenger-Reaktion	Jederzeit, der Verschluss ist auch bei Ü-50-jährigen noch sinnvoll

ähnliche Scheiben, die zusammengefaltet in das Herz eingeführt und über dem Defekt in Position gebracht werden. Sie werden rechts und links der Trennwand aufgespannt und überdecken dann den Defekt von beiden Seiten (◘ Abb. 7.5a).

Der interventionelle ASD-Verschluss wird als Therapieoption bevorzugt und ist bei dem ASD II, dem PFO und dem Septumaneurysma ohne cribrifome Ausbildung der Septumwand meist möglich.

- **Voraussetzungen für den interventionellen Verschluss**

Keine akute Infektion, keine Eisenmenger-Reaktion. Passender Gewebsrand um den Defekt, in dem die Schirmchen verankert werden können. Der Defekt sollte nicht übergroß sein.

> Faustregel: Durchmesser des ASD's in mm <Körpergewicht in kg.

Mindestgröße des Kindes (ca. 8 kg KG), damit der Gefäßdurchmesser in der Leiste ein Vorschieben des Operationsmaterials erlaubt. Ein Vorhofseptumdefekt lässt sich beispielsweise mittels Occluder unter echokardiographischer Kontrolle interventionell verschließen (◘ Abb. 7.6 (Video)).

- **Aufwand**

Anhang.

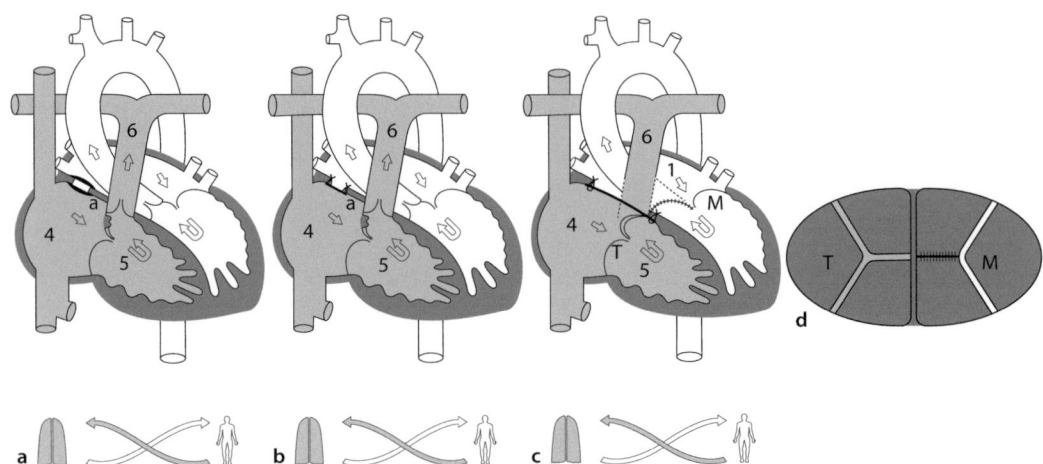

Abb. 7.5 Korrekturtechniken beim ASDII und ASDI.
a Interventioneller ASD-Verschluss, Herzschema: Der ASD II wird von 2 Seiten überdeckt und das Vorhofseptum *a* ist geschlossen. Die Vergrößerungen des rechten Vorhofs *4* und rechten Ventrikels *5* haben sich zurückgebildet. Kreislaufdiagramm: Die Blutflüsse sind normalisiert, in den Pulmonalkreislauf fließt venöses Blut, in den Systemkreislauf arterielles Blut. $Q_p = Q_s$. **b** Patch-Verschluss des ASD II: In das Vorhofseptum *a* wird ein Perikardpatch eingenäht, der den ASD verschließt. **c** Korrektur des ASD I und Bikuspidalisierung der Mitralklappe, Herzschema: Der fehlende untere Teil des Septums wird durch einen Perikardpatch ersetzt und 2 der 3 Klappensegel der Mitralklappe *M* werden durch Nähte adaptiert. **d** Bikuspidalisierung der Mitralklappe *M* beim ASD I: Aufsicht auf die Herzklappen von den Vorhöfen aus. Aus der 3-segeligen Mitralklappe *M* ist eine 2-segelige Klappe konstruiert worden. *T* Trikuspidalklappe

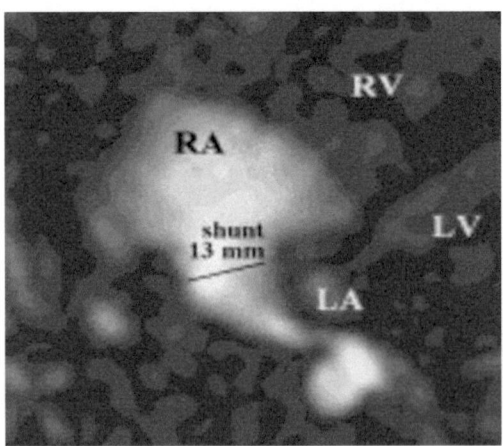

Abb. 7.6 Darstellung eines Vorhofseptumdefekts, der interventionell unter Echokardiographiekontrolle mit einem Occluder verschlossen wird (siehe Seite 40/41 **Abb. 5.4)

7.5.2.2 Chirurgischer Verschluss

Erforderlich ist die Öffnung des Brustkorbs, Herz-Lungen-Maschine sowie Öffnung des Herzens.

Der ASD wird entweder durch direkte Naht des dehnbaren Vorhofseptums verschlossen (7.7a) oder durch einen Patch aus körpereigenem Perikard, der am Rand des Defekts mit Nähten fixiert wird (**Abb. 7.5b**). Bei einem ASD-I-Verschluss wird von den meisten Kardiochirurgen die fehlgebildete Mitralklappe bikuspidalisiert (**Abb. 7.5c, d**).

Zum Verschluss des Sinus-venosus-Defekt mit Lungenvenenfehleinmündung in die obere Hohlvene leitet man das arterielle Lungenvenenblut mit Hilfe einer „tunnelartigen" zweiten Trennwand im rechten Vorhof aus den Lungenvenen durch den rechten Vorhof und den ASD in den linken Vorhof hinein. Der Tunnel separiert arterielles Blut von venösem Blut, d. h. die Vorhöfe kommunizieren nicht mehr (**Abb. 7.7b**). Eine Alternative ist die Warden-Operation (dieser seltene Eingriff wird nicht weiter erörtert; Spezialliteratur).

Korrekturoperation des „unroofed coronary sinus": Die Mündung des Sinus coro-

7.5 · Therapie

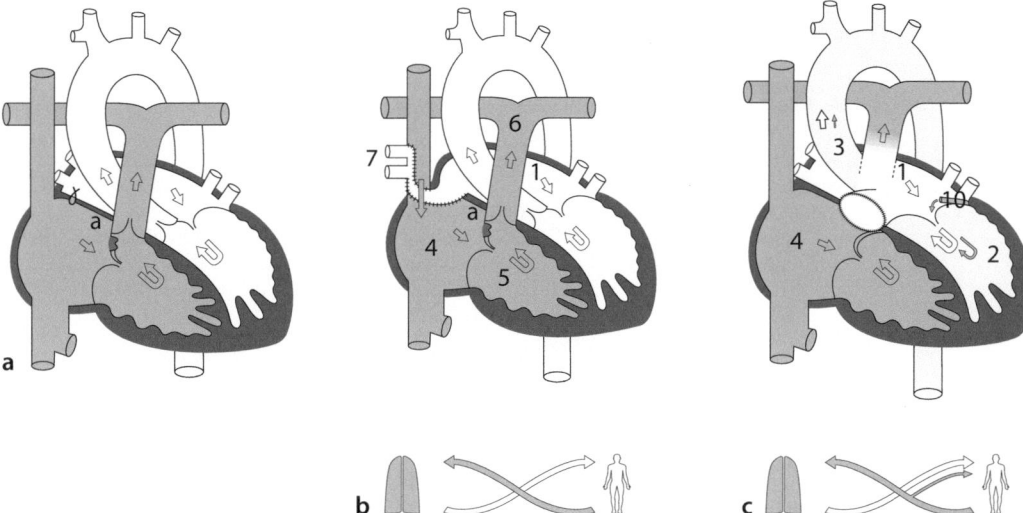

Abb. 7.7 Korrekturtechniken. a Direkte Naht eines ASDs, Verschluss des PFO's im Septum *a*. **b** Korrektur des Sinus-venosus-Defekts mit partieller Lungenvenenfehleinmündung: Umleitung des arteriellen Blutes (*weiß*) aus den Lungenvenen *7* durch einen Perikardtunnel in den linken Vorhof *1*. **c** Korrektur eines „unroofed coronary sinus", Herzschema: Die Öffnung des Sinus coronarius im rechten Vorhof *4* wird verschlossen. Normale Blutflüsse im rechten Herzen, normale Größenverhältnisse der Herzhöhlen. Beimischung von O_2-armem Blut (*grauer Pfeil*) aus dem Sinus coronarius *10* in den linken Vorhof *1*, die linke Herzkammer *2* und die Aorta *3*

narius wird verschlossen. Hierdurch wird der arterielle Blutsfluss durch den Gang aus dem linken Vorhof in den rechten unterbrochen (Abb. 7.7c). Das venöse Blut des Myokards fließt dann allerdings falsch in den linken Vorhof. Die Blutmenge ist aber so gering, dass kein Schaden entsteht und in der Regel auch keine Zyanose sichtbar wird.

- **Aufwand**
Anhang.

7.5.3 Behandlung von Zusatzfehlbildungen

Die Behandlungsschritte werden individuell geplant. Simultankorrekturen sind möglich bzw. werden bevorzugt bei einem PDA, einer behandlungsbedürftigen PS, einer hämodynamisch wirksamen MS oder MI. Ein Mitralklappenprolaps kann sich nach dem ASD-Verschluss spontan bessern (ohne ASD-Verschluss meist Verschlechterung) und wird deshalb, wenn keine hämodynamisch relevante MI vorliegt nicht simultan korrigiert.

7.5.4 Behandlungsergebnis

Die Hämodynamik wird normalisiert und alle Folgeschäden des Vitiums werden verhindert.

Wenn irreparable Schäden an Herz oder Pulmonalarterien bestanden, können die körperliche Belastbarkeit und Lebenserwartung vermindert bleiben. Herzrhythmusstörungen bilden postoperativ bei Erwachsenen oft nicht zurück.

7.5.5 Risiko der Eingriffe

Das Eingriffsrisiko ist in Tab. 7.2 dargestellt.

Die Letalität geht beim chirurgischen Verschluss gegen 0, wenn in der Säuglingsperiode oder vor dem 18. Lebensjahr operiert wird,

Tab. 7.2 Eingriffsrisiko

Eingriff	Letalität	Eingriffstypische Komplikationen
Interventioneller ASD-Verschluss	<1 %	Occluderembolisationen, Perforationen, Thromboembolien, Luftembolien, Herzrhythmusstörungen, Restdefekt
Chirurgischer ASD-Verschluss	<1 % (Jahresstatistiken aus Deutschland)	Herzrhythmusstörungen, AV-Block, Herzschrittmacherpflichtigkeit <1 %. Selten: Restdefekt. Bei Tunneloperationen selten Abflussbehinderung des arteriellen Blutes in den linken Vorhof oder des venösen Blutes aus der Hohlvene in den rechten Vorhof

später Risikoanstieg auf ca. 1,5 %, weiterer Risikoanstieg bei pulmonaler Hypertonie.

- **Weitere perioperative Probleme**

Interventioneller Verschluss
Besondere Komplikationen sind nicht zu erwarten.

- **Chirurgischer Verschluss**

Perikarderguss ca. 1 Woche nach Operation (bei ca. 25 % der Patienten), Ursache unbekannt. Kleine Ergüsse können medikamentös behandelt werden. Große Ergüsse stellen eine vitale Bedrohung dar und müssen notfallmäßig drainiert werden.

7.5.6 Verlauf nach ASD-Verschluss

Nach rechtzeitigem Verschluss des ASD II und des „unroofed coronary sinus" sind Lebenserwartung und körperliche Belastbarkeit normal, es gibt meist keine Einschränkungen bei der Berufswahl oder beim Sport. Schwangerschaften sind risikoarm. Probleme können Herzrhythmusstörungen bereiten, die evtl. die Wahrnehmung bestimmter Berufe nicht erlauben. Etwas ungünstiger kann der Verlauf nach Korrektur des ASD I mit Bikuspidalisierung der Mitralklappe sein und beim ASD vom Sinus-venosus-Typ. Beim ASD-Verschluss nach dem 24. Lebensjahr scheint die Lebenserwartung leicht reduziert zu sein. Einschränkungen der körperlichen Belastbarkeit – Einschränkungen bei Hochleistungssport – sind möglich.

Bei jedem 4. Patienten treten trotz Verschluss eines Vorhofseptumdefekts im Alter Herzrhythmusstörungen auf, häufiger als bei herzgesunden Menschen. Bei ca. 2 % der Patienten muss im Spätverlauf ein Herzschrittmacher implantiert werden. Nach Herzkatheterverschluss des Defekts werden Herzrhythmusstörungen seltener gesehen als nach chirurgischer Operation, wobei die Beobachtungszeiten kürzer sind. Wenn ein Holt-Oram-Syndrom assoziiert ist, persistieren Herzrhythmusstörungen.

- **Postoperative Medikamente, Nachuntersuchungen, Folgeeingriffe**

Die postoperativen Maßnahmen sind in ◘ Tab. 7.3 dargestellt.

- **Beurteilung der Behandlungsergebnisse**

ASD-II-Verschluss und Korrektur des „unroofed coronary sinus" im Kindesalter: Ausgezeichnet.

ASD-I-Verschluss und Korrektur des ASD von Sinus-venosus-Typ, ASD-II-Verschluss nach dem 24. Lebensjahr: gut.

7.6 Weitere Informationen

- **Inzidenz**

Häufiges kongenitales Herzvitium mit 5–10 % aller angeborenen Herzfehler. Es sind mehr Mädchen als Jungen betroffen.

Tab. 7.3 Postoperative Maßnahmen

Eingriff	Medikamente	Nachkontrollen	Fragestellung bei den Nachkontrollen	Folgeeingriffe
Interventioneller Verschluss	Acethylsalizylsäure 6 Monate lang	EKG + Echokardiographie in 2- bis 3-jährigen Abständen	Herzrhythmusstörungen? Probleme an den Implantaten?	Verschluss von Restdefekten
Chirurgischer Verschluss		EKG + Echokardiographie in der frühen postoperativen Phase, später EKG-Kontrollen	Herzrhythmusstörungen, Perikarderguss, Restdefekte	Herzschrittmacher, Drainage eines Perikardergusses, Verschluss von Restdefekten, Behandlung von Stenosen im rechten Vorhof

Ein Teil der Defekte verschließt sich spontan und muss nicht operiert werden. Viele sind Teil komplexer Herzfehler (Sektion V) und werden während der Gesamtkorrektur dieser Fehlbildungen verschlossen. Es werden ca. 600 isolierte ASD pro Jahr in Deutschland chirurgisch verschlossen, weit mehr Verschlüsse erfolgen interventionell.

- **Ursachenforschung**

Erhöhte Inzidenz bei Alkoholkonsum der Mutter, bei Einnahme bestimmter Antikonvulsiva und bei einer Phenylketonurie. Kommt familiär gehäuft vor (▶ Abschn. 2.1 und 2.2)

- **Assoziation mit körperlichen Fehlbildungen**

Eine Häufung zusätzlicher körperlicher Fehlbildungen wird nicht beobachtet. Verschiedene z. T. vererbbare Erkrankungskomplexe mit entsprechenden körperlichen Fehlbildungen können mit einem ASD kombiniert sein (▶ Abschn. 2.1). Das Holt-Oram-Syndrom (einseitige Unterarmfehlbildung, Herzrhythmusstörungen) ist z. B. in ca. 60 % mit einem ASD vergesellschaftet.

- **Paradoxe Embolie**

Durch kleine, hämodynamisch nicht wirksame Vorhofseptumdefekte oder ein offenes Foramen ovale können bei Druckerhöhung im rechten Vorhof Thromben sowohl in den Pulmonalkreislauf als auch in den linken Vorhof embolisieren und in den Systemkreislauf gepumpt werden (Abb. 7.8a). Dies wird u. a. als Ursache für Hirnischämien diskutiert. Neben der kausalen Thrombosebehandlung gibt es die Möglichkeit eines interventionellen oder chirurgischen Verschlusses, um Embolien in den Systemkreislauf zu verhindern. Lungenembolien werden durch die Eingriffe nicht verhindert (Abb. 7.8b).

- **Lutembacher-Syndrom**

Durch eine Mitralstenose wird der Fluss des arteriellen Blutes aus dem linken Vorhof in den linken Ventrikel behindert. Der ASD dient als Überlauf und kann erst nach Korrektur der Mitralklappe verschlossen werden. Ca. 6 % von ASD's sind mit einer Mitralstenose kombiniert.

- **Scimitar-Syndrom**

Der ASD ist kombiniert mit einer Lungenvenenfehleinmündung in die untere Hohlvene,

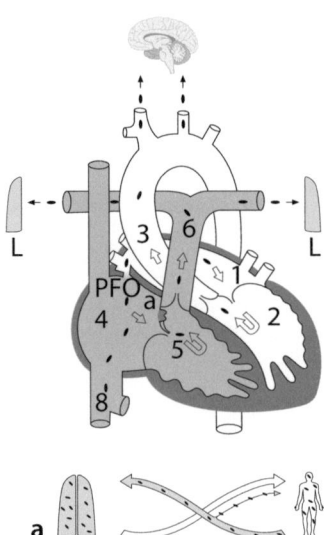 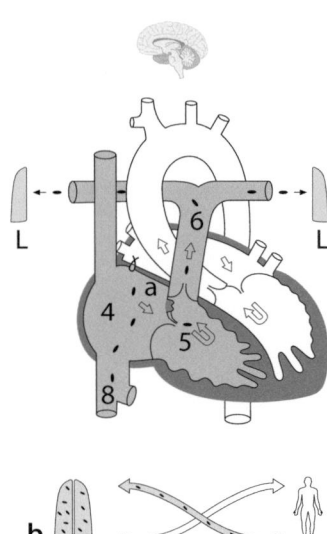

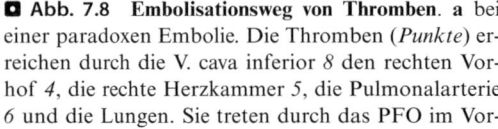

Abb. 7.8 Embolisationsweg von Thromben. a bei einer paradoxen Embolie. Die Thromben (*Punkte*) erreichen durch die V. cava inferior *8* den rechten Vorhof *4*, die rechte Herzkammer *5*, die Pulmonalarterie *6* und die Lungen. Sie treten durch das PFO im Vorhofseptum *a* in den linken Vorhof *1* über, in den linken Ventrikel *2*, die Aorta *3* und in hirnversorgende Arterien. **b** Nach Verschluss des PFO: Das Vorhofseptum *a* ist geschlossen und Thromben embolisieren ausschließlich in die Lunge

mit einer Hypoplasie der rechten Lunge und Verlagerung des Herzens in den rechten Brustkorb. In ca. 30 % gibt es Assoziationen mit weiteren komplexen Herz- und Gefäßfehlbildungen. Die Behandlung besteht in der Korrektur der kardialen Fehlbildungen. Nicht behebbar ist die Hypoplasie der Lunge, die Ursache für spätere Probleme wird, und Hauptgrund für die geringe Lebenserwartung nach Operation zu sein scheint (◘ Abb. 7.9).

Der Herzfehler ist sehr selten. Größere Studien fassen Patientenzahlen von 40–70 Fälle zusammen. Das Operationsrisiko wird bei Korrektur dieser Fehlbildung im Jugendlichenalter mit ca. 10 % angegeben.

Wenn in der Säuglingszeit (infantile Form) eingegriffen werden muss, scheint die Letalität bis auf das 4-Fache anzusteigen. Ein großer Teil der Patienten hat nach der Behandlung noch Beschwerden. Wenn nach der Geburt eine pulmonale Hypertonie persistiert, stirbt die Mehrzahl der Patienten trotz Behandlung frühzeitig.

- **Empfehlungen zur Endokarditisprophylaxe**
- Unbehandelter ASD: Nach abgelaufener Endokarditis.
- Interventionell verschlossener ASD oder chirurgischer Verschluss mit einem Patch: 6 Monate lang postoperativ.

7.6 · Weitere Informationen

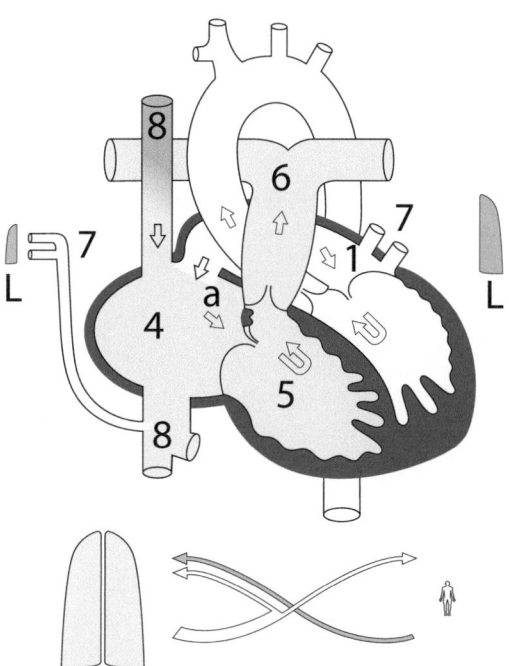

Abb. 7.9 Scimitarsyndrom. Herzschema: Die rechten Lungenvenen *7* münden in die untere Hohlvene *8*, die rechte Lunge *L* ist hypoplastisch. ASD im Vorhofseptum *a* mit Blutübertritt vom linken Vorhof *1* in den rechten *4*. Veränderungen des Herzens wie in Abb. 7.9b

Ventrikelseptumdefekt

Inhaltsverzeichnis

8.1	Anatomie	– 74
8.2	Verlauf	– 76
8.3	Symtomatik	– 77
8.4	Diagnostik	– 78
8.5	Therapie	– 78
8.5.1	Üblicher Behandlungszeitpunkt	– 78
8.5.2	Therapeutisches Vorgehen	– 78
8.5.3	Behandlung von Zusatzfehlbildungen	– 81
8.5.4	Behandlungsergebnis	– 81
8.5.5	Risiko der Eingriffe	– 82
8.5.6	Verlauf nach VSD-Verschluss	– 82
8.6	Weitere Informationen	– 83

© Springer-Verlag GmbH Deutschland, ein Teil von Springer Nature 2021
U. Blum et al., *Kompendium angeborene Herzfehler bei Kindern*,
https://doi.org/10.1007/978-3-662-61289-7_8

8.1 Anatomie

■ Gesundes Herz
Der rechte Ventrikel pumpt venöses Blut in den Pulmonalkreislauf, der linke arterielles Blut in den Systemkreislauf. Die Ventrikel sind durch eine Muskelwand (Ventrikelseptum) voneinander getrennt. Vorhöfe und Ventrikel haben gleiche Größe (�‌ Abb. 8.1a). Der Blutfluss durch den Pulmonalkreislauf (Q_p) entspricht dem Fluss durch den Systemkreislauf (Q_s).

$$\frac{Q_p}{Q_s} = 1$$

■ Herz mit Ventrikelseptumdefekt
Der VSD ist ein Wanddefekt im Ventrikelseptum, die Ventrikel kommunizieren miteinander. Der linke Ventrikel pumpt nur einen Teil des arteriellen Bluts in den Systemkreislauf. Aufgrund des Druckgefälles zwischen den Herzkammern tritt arterielles Blut in den rechten Ventrikel und die Pulmonalarterie über (Links-Rechts-Shunt). Das arterielle Shunt-Blut passiert ein weiteres Mal, zusammen mit dem venösen Blut des rechten Ventrikels, den Pulmonalkreislauf. Das Zusatzblut aus dem Pulmonalkreislauf belastet den linken Vorhof und linken Ventrikel mit Volumen und der Innenraum beider Herzhöhlen vergrößert sich. Druck- und

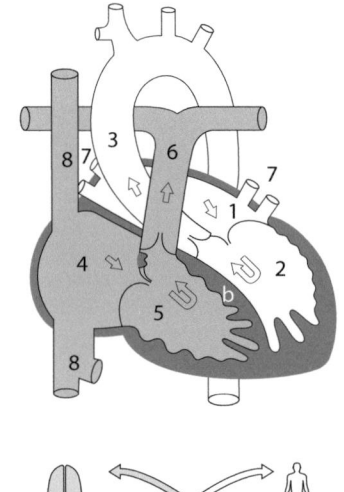
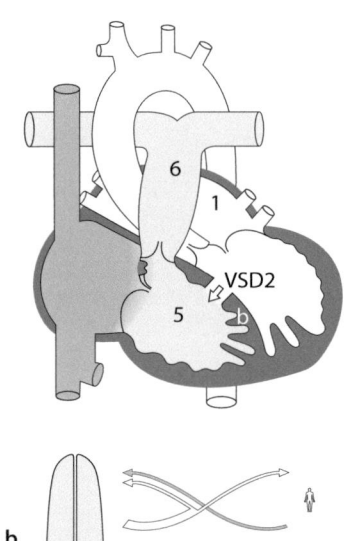

◌ **Abb. 8.1** Herz. a Gesundes Herz, Herzschema: Arterielles Blut (*weißer Pfeil*) fließt von den Lungenvenen 7 in den linken Vorhof 1, in den linken Ventrikel 2 und die Aorta 3. Venöses Blut (*dunkelgrauer Pfeil*) fließt von den Hohlvenen 8 in den rechten Vorhof 4, den rechten Ventrikel 5 und die Pulmonalarterie 6. Die Innenräume von 1, 2, 4 und 5 sind gleich groß. Die beiden Kammern sind durch das Ventrikelseptum b voneinander getrennt. Kreislaufdiagramm: In den Pulmonalkreislauf fließt venöses Blut (*grau*) hinein, in den Systemkreislauf fließt arterielles Blut (weiß) hinein. Pulmonal- und Systemkreislauf werden mit gleich großen Blutmengen durchflossen. b Herz mit einem Ventrikelseptumdefekt, Herzschema: Im Vergleich mit dem gesunden Herz sind 3 Änderungen erkennbar: Das Ventrikelseptum b hat ein Loch VSD und ein Teil des arteriellen Bluts (*weißer Pfeil*) fließt vom linken Ventrikel in den rechten Ventrikel. In 5 und 6 fließt eine Mischung aus O_2-reichem und O_2-armem Blut (*hellgrau*). 1, 2, 5 und 6 sind durch die Aufnahme des Zusatzbluts vergrößert. Kreislaufdiagramm: In den Pulmonalkreislauf fließt venöses (*grau*) und arterielles (*weiß*) Blut hinein und arterielles kommt heraus, in den Systemkreislauf fließt arterielles Blut hinein und venöses kommt heraus. Der Pulmonalkreislauf wird mit größeren Blutmengen durchflossen, als der Systemkreislauf

8.1 · Anatomie

u. U. volumenbelastet wird darüber hinaus der rechte Ventrikel (◘ Abb. 8.1b). Im Pulmonalkreislauf fließt zu viel Blut, im Systemkreislauf fehlt Blut.

$$\frac{Q_p}{Q_s} => 1$$

Ein Qp-Qs-Quotient von 1,5 bedeutet, dass $1/3$ des arteriellen Bluts in den Pulmonalkreislauf fließt.

■ **Klassifikation der VSD anhand ihrer Lage im Ventrikelseptum**

Die Klassifikation ist für Verlauf und Behandlung der Herzfehler wichtig.

— Perimembranöser VSD (membranöser VSD, infrakristaler VSD): Ca. 70 % der Defekte, Position 2 in ◘ Abb. 8.2c, d, kann sich spontan verschließen, ist in geeigneten Fällen interventionell verschließbar, kleine Defekte können die Aortenklappe schädigen.
— Inlet-VSD (Sinuseptaldefekt, AV-Kanal-VSD): Ca. 8 % der Defekte, Position 3 in ◘ Abb. 8.2c, d, Spontanverschluss unwahrscheinlich. Erhöhtes Risiko einer Verletzung des Erregungsleitungssystems bei der Operation.
— Doubly committed subarterial defect (infundibulärer VSD, Bulbus-septal-Defekt, suprakristaler VSD): Ca. 8 % der Defekte, Position 1 in ◘ Abb. 8.2c, d, verschließt sich nicht spontan, kann von der Pulmonalarterie aus operiert werden, erste Fallberichte über interventionelle Verschlüsse liegen vor.
— Muskulärer VSD: Ca. 14 % der Defekte, Position 4 in ◘ Abb. 8.2d, Spontanverschluss häufig, kann in günstigen Fällen interventionell verschlossen werden, gelegentlich kommen Hybridtechniken zum Einsatz. Oft ist bei chirurgischem Verschluss die Identifikation des Defekts vom rechten Vorhof oder der rechten Herzkammer aus schwierig.

■ **Weitere VSD-Formen**
Malalignement-VSD

Defektposition 2 in ◘ Abb. 8.2c, d. Besonderheit: Die großen Arterien sind gegenüber dem Ausflusstrakt der Ventrikel verschoben und das Ventrikelseptum findet nicht den Anschluss an das Gewebe zwischen den Arterien.

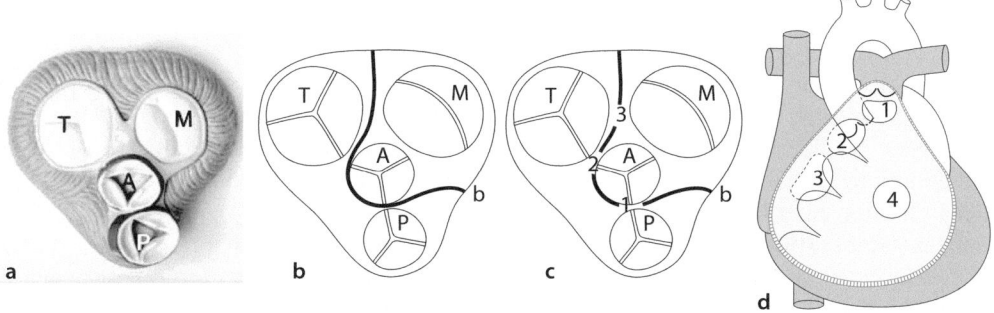

◘ **Abb. 8.2 Herz. a** Herzbasis T Trikuspidalklappe, M Mitralklappe, A Aortenklappe, P Pulmonalklappe. **b** Schematische Darstellung der Herzbasis und Verlauf des Ventrikelseptums b. **c** Schematische Darstellung der Herzbasis und Position der Ventrikelseptumdefekte 1–3 nahe der Ansatzstelle des Ventrikelseptums an der Herzbasis. **d** Blick auf das Herz von ventral: Die Außenwand des rechten Ventrikels ist entfernt und man sieht auf das Ventrikelseptum. Die Defekte 1–3 sind dort eingezeichnet, wo das Ventrikelseptum an der Herzbasis zwischen den Ein- und Auslassventilen der Herzkammern angewachsen sein sollte, der Defekt 4 liegt in der Mitte des Septums

- **Swiss-Cheese VSD (Schweizer Käse VSD, multiple VSDs)**

Das Ventrikelseptum hat viele Löcher, zumeist in Position 4 (◐ Abb. 8.2d).

8.2 Verlauf

- **Dringlichkeit der Behandlung**

In der Regel planbare Behandlung an einem für Kind und Eltern günstigem Termin. Bei großen Defekten kann eine konservativ nicht beherrschbare Herzinsuffizienz in der Säuglingsperiode eine dringliche Behandlung erfordern.

- **Hämodynamik, Schäden durch den VSD Herz**

Das Herz leistet Mehrarbeit, um das Blutdefizit im Systemkreislauf zu kompensieren, kann bei erhöhtem O_2-Bedarf des Körpers seine Auswurfleistung nicht adäquat steigern, eine starke Volumenbelastung des linken Ventrikels führt zur Linksherzinsuffizienz, das Myokard des rechten wird alteriert, das in der Wand der Vorhöfe verlaufende Erregungsleitungssystem wird durch die Dilatation des linken Vorhofs geschädigt. Folgen sind eine verkürzte Lebenserwartung, Einschränkung der körperlichen Belastbarkeit, Herzinsuffizienz, Herzrhythmusstörungen sowie ein leicht erhöhtes Endokarditisrisiko.

Auch kleine, hämodynamisch nicht wirksame VSDs können bei ungünstigem Sitz intrakardiale Schäden verursachen: z. B. Schließunfähigkeit der Aortenklappe (AI) oder Induktion einer linksventrikulären Ausflusstraktstenose (bis zu 20 %), Induktion einer rechtsventrikulären Ausflusstraktstenose (bis zu 11 %) oder Ausbildung eines Septum-aneurysmas mit erhöhtem Endokarditisrisiko.

- **Lunge**

Der übermäßige Blutfluss im Pulmonalkreislauf regt die Schleimproduktion an, durch die unphysiologische Druckbelastung kommt es zu einem Umbau der Pulmonalarterien. Folgen sind rezidivierende bronchopulmonale Infekte, eine progrediente Lungengefäßerkrankung mit zunächst reversibler, dann irreversibler Widerstandserhöhung im Pulmonalkreislauf und Eisenmenger-Reaktion.

Ein Verschluss des VSDs verbessert bei einer manifesten Eisenmenger-Reaktion nicht die Situation, im Gegenteil, er verschlechtert sie. Der rechte Ventrikel kann bei einer Eisenmenger-Reaktion keine ausreichenden Blutmengen durch den Lungenkreislauf pumpen und gibt einen Teil des venösen Bluts zur Entlastung an den linken Ventrikel ab. Wenn der VSD verschlossen wird, nimmt man der rechten Herzkammer den „Überlauf", was zum Rechtsherzversagen führt. Nur eine Lungentransplantation könnte bei einer Eisenmenger-Reaktion die Situation verbessern.

> Ab einem Widerstand (R_p) >7–8 E × m^2KOF wird von einem Verschluss des VSDs abgeraten.

Liegt ein großer VSD vor, kann durch chronische Druckschädigung der Pulmonalarterien in den ersten zwei bis drei Lebensjahren (auch ohne bereits nachweisbare Eisenmenger-Reaktion), eine progrediente Lungengefäßerkrankung induziert werden, die durch den Verschluss des VSDs nicht mehr aufgehalten wird.

- **Körper**

Die körperliche Entwicklung ist normal, die Kinder sind oft auffallend schlank. Eine Herzinsuffizienz des Säuglings führt zur Gedeihstörung mit Gewichtsstagnation.

- **Natürlicher Verlauf**

Entscheidend für den Verlauf ist neben der Position die Größe des VSD's, die mit dem Ausmaß des Links-Rechts-Shunts korreliert. Die VSD's werden in groß, mittelgroß, klein differenziert.

Weitere übliche Bezeichnungen sind drucktrennender VSD (Blutdruckunterschied zwischen linkem und rechtem Ventrikel) und nicht drucktrennender VSD (identischer Blutdruck in den Ventrikeln).

> Die Größe der Defekte (z. B. echokardiographisch ausgemessen) schätzt man anhand eines Vergleichs mit der Größe der Aortenklappe ein. Der Durchmesser großer VSD's entspricht dem der Aortenklappe, der Durchmesser kleiner Defekte ist geringer als der halbe Klappendurchmesser.

- **Kleiner VSD**

Links-Rechts-Shunt <30 %. Keine hämodynamische Wirksamkeit. Keine zwingende Indikation zum Verschluss. Ausnahme: Intrakardiale Schäden durch ungünstigen Sitz.

- **Mittelgroßer und großer VSD**

Links-Rechts-Shunt >30 % (Qp-Qs-Quotient >1,5): Lebenserwartung verkürzt, eingeschränkte Leistungsfähigkeit, Herzrhythmusstörungen, Herzinsuffizienz in der Säuglingsperiode (bei großem VSD), intrakardiale Schäden durch ungünstigem Sitz, rezidivierende bronchopulmonale Infekte sowie nach einiger Zeit irreparable Schädigung der Pulmonalarterien.

Bei einem mittelgroßen VSD tritt bei jedem 4. Patienten eine Eisenmenger-Reaktion vor dem 2. Lebensjahr auf, in 6–11 % entwickelt sich eine Engstelle im rechten Ausflusstrakt. Bei einem großen VSD beträgt die durchschnittliche Lebenserwartung ca. 40 Jahre, 5–9 % unbehandelter Kinder versterben in der Säuglingsperiode an einer Herzinsuffizienz oder bronchopulmonalen Infekten. Ab dem 2. Lebenshalbjahr kann eine Eisenmenger-Reaktion auftreten.

- **Spontanheilung**

In den ersten 3 Lebensjahren verkleinern sich ca. 30 % der VSD's, 15 % verschließen sich. Nach dem 3. Lebensjahr liegt die Verschlussrate bei ca. 10 %, im Erwachsenenalter bei ca. 4 %.

- **Indikation zum Verschluss**
  - Kleiner VSD: Intrakardiale Schäden durch ungünstigen Sitz. Abgelaufene Endokarditis: VSD-Verschluss anstelle einer lebenslangen Endokarditisprophylaxe. Eine Indikation zum Verschluss kleiner VSD's bei Erwachsenen besteht bei Dilatation des linken Ventrikels oder abgelaufener Endokarditis.
  - Mittelgroßer VSD: Volumenbelastung des linken Vorhofs und Ventrikels bei fehlender Verkleinerungstendenz des VSDs, intrakardiale Schäden.
  - Großer VSD: Indikation zum Verschluss, bevor eine irreversible Lungengefäßerkrankung auftritt (bis zu einem R_p-R_s-Quotient <0,3). Bei höheren Werten individuelle Planung einer Behandlung.

8.3 Symtomatik

- Kleiner VSD: Beschwerdefreiheit, evtl. besteht ein Herzgeräusch.
- Mittelgroßer VSD: Eingeschränkte Belastbarkeit, rezidivierende bronchopulmonale Infekte.
- Großer VSD: Eingeschränkte Belastbarkeit, rezidivierende bronchopulmonale Infekte, Zeichen der Herzinsuffizienz in der Säuglingsperiode (Tachydyspnoe, Schwitzen am Kopf beim Trinken, Hepatomegalie, Gedeihstörung), Verformung des ventralen Thorax nach dem 1. Lebensjahr.

> Wenn es zur Widerstandserhöhung im Pulmonalkreislauf kommt, bilden sich die Symptome der Herzinsuffizienz zurück und es tritt eine Zyanose auf.

Unmittelbar nach der Geburt ist der Lungengefäßwiderstand zunächst hoch und die beiden Herzkammern haben vergleichbare Pumpkraft, sodass auch bei großem VSD kein bedeutsamer Links-Rechts-Shunt zustande kommt. Die Neugeborenen sind asymptomatisch. Nach wenigen Tagen fällt der Lungengefäßwiderstand ab, der Links-Rechts-Shunt wird hämodynamisch wirksam und die Säuglinge werden symptomatisch.

8.4 Diagnostik

- **Echokardiographie**

Basisuntersuchung ist die Echokardiographie, alternativ die Magnetresonanztomographie (Kardio-MRT).

Fragestellung: Fließt mehr als $1/3$ des Bluts in die falsche Richtung? Ist der linke Ventrikel vergrößert? Ist der linke Herzvorhof vergrößert? Wo im Septum liegt der Defekt? Liegen mehrere Defekte vor? Wie groß ist der Defekt? Gehört er zu den Defekten, die sich spontan verschließen können? Ist er geeignet, um mittels Herzkathetertechniken verschlossen zu werden? Hat der VSD die Aortenklappe geschädigt? Sieht man Muskelwucherungen im Auslass einer Herzkammer? Hat sich ein Septumaneurysma ausgebildet? Gibt es Begleitfehlbildungen? Wie hoch ist der Blutdruck in der Pulmonalarterie?

Die **Herzkatheteruntersuchung** beantwortet alle Fragen zu diesem Vitium, wird jedoch wegen der Strahlenbelastung zurückhaltend eingesetzt. Besondere Indikation sind Druckmessung in der Pulmonalarterie und die Messung des pumonalen und systemischen Widerstandes (R_p und R_s) bei Verdacht auf irreparable Schädigung der Pulmonalgefäße. Die Herzkatheteruntersuchung ist sinnvoll, wenn ein interventioneller Verschluss des VSDs möglich erscheint, dann erfolgen Untersuchung und Behandlung in einem Arbeitsgang.

Bei einer pulmonal arteriellen Hypertonie (PAH) und einem R_p-R_s-Quotient $>0{,}3$ wird nach dem 6. Lebensmonat des Kindes die Reversibilität des R_p pharmakologisch überprüft. Vorher kann auch bei hohen Druckwerten in der Lungenarterie auf diese Diagnostik verzichtet werden, weil erfahrungsgemäß kein irreparabler Schaden an den Lungenarterien auftritt.

- **EKG**

Nachweis von Herzrhythmusstörungen. Ein überdrehter Lagetyp ist typisch für einen Inlet-VSD.

- **O_2-Sättigungsmessung**

Aufspüren einer Blutflussumkehr zwischen den Herzkammern (Rechts-Links-Shunt) als Zeichen einer Behinderung des Blutflusses durch den Lungenkreislauf.

- **Stethoskop**

Herzfehlertypisch ist ein systolisches Geräusch mit Fortleitung in die Aa. carotides, Hinweis auf pulmonale Hypertonie ist ein lauter bzw. klappender 2. Herzton.

- **Röntgenbild des Thorax**

Hinweis auf verstärkten Blutflusses durch den Lungenkreislauf, Diagnose von pulmonalen Infektionen, Hinweis auf Herzinsuffizienz (CTR $>0{,}5$).

- **Assoziierte Herzfehler**

Bei jedem 2. Patienten ist mit weiteren Fehlbildungen am Herzen zu rechnen: PDA ca. 25 %, CoA ca. 10 %, ASD, AVSD, TOF, DORV, IAA, PA, AS, MS, MI, TGA.

8.5 Therapie

8.5.1 Üblicher Behandlungszeitpunkt

Üblicher Behandlungszeitpunkt in Abhängigkeit von der Defektgröße und Zusatzkriterien: ◘ Tab. 8.1

Der VSD-Verschluss hat im ersten Lebensmonat ein erhöhtes Risiko.

8.5.2 Therapeutisches Vorgehen

- **Therapieziel**

Herstellung normaler Flussverhältnisse im Herzen durch den Verschluss des Ventrikelseptumdefekts.

8.5.2.1 Chirurgischer Verschluss

Erforderlich sind die Öffnung des Brustkorbs, Herz-Lungen-Maschine sowie die Öffnung des Herzens. Der VSD wird mit ei-

Tab. 8.1 Behandlungszeitpunkt

Defektgröße	Zusatzkriterien	Zeitpunkt
Defekt klein	Abgelaufene Endokarditis	Elektiv, z. B. Vorschulalter
	Dilatation des linken Ventrikels bei Erwachsenen	Elektiv
	Intrakardiale Schäden [c]	Zeitnah
Defekt mittelgroß	Keine Beschwerden, Verkleinerungstendenz des VSDs, mäßige pulmonale Hypertonie [a]	Vorschulalter
	Keine Beschwerden, keine Verkleinerungstendenz des VSD's, persistierende Volumenbelastung von linkem Vorhof und linkem Ventrikel [b]	Nach 1. Lebensjahr
	Keine Beschwerden, aber pulmonale Hypertonie oder M. Down	6.–12. Lebensmonat
	Intrakardiale Schäden [c]	Zeitnah
Defekt groß	Konservativ behandelbare Herzinsuffizienz [d]	1. Lebenshalbjahr
	Konservativ nicht beherrschbare Herzinsuffizienz, rezidivierende bronchopulmonale Infekte, Gewichtsstagnation [e]	1.–3. Lebensmonat

[a] Man wartet bei Defekten in Position 2 und 4 einen Spontanverschluss oder eine Verkleinerung des Defekts ab. **Der systolische Blutdruck in der Lungenarterie sollte während der Wartezeit maximal halb so hoch sein wie der Blutdruck im Systemkreislauf.**
[b] Man therapiert in dem Zeitfenster, in dem nicht mit einer Eisenmenger-Reaktion zu rechnen ist. Bei assoziiertem M. Down ist mit frühen Wandveränderungen der Pulmonalarterien zu rechnen, die Behandlung muss früh erfolgen.
[c] Veränderungen an der Aortenklappe oder in den Herzkammern verschlechtern sich im Verlauf, daher wird die Behandlung zeitnah geplant.
[d] Nach dem ersten Lebensjahr kann eine Lungengefäßerkrankung fortschreiten und irreparabel werden.
[e] Es kann zeitnah ein Verschluss des Defekts oder, wenn die Voraussetzungen für einen VSD-Verschluss nicht vorliegen, eine Bändelung der Pulmonalarterie durchgeführt werden.

nem Kunststoffpatch verschlossen, der am Rand des Defekts mit Nähten fixiert wird (Abb. 8.3a).

- **Voraussetzungen für den chirurgischen Verschluss**

Keine Infektion, keine Eisenmengerreaktion. Es dürfen bei Säuglingen und kleinen Kindern nicht zu viele Defekte im Ventrikelseptum vorliegen. Die Trennwand ist an der Pumparbeit der Herzkammern beteiligt und die Wand wird durch Einnähen mehrerer Patches starr und kontraktionsunfähig, was die Pumpkraft der Ventrikel beeinträchtigt.

8.5.2.2 Interventioneller Verschluss

Erforderlich ist eine Lokalanästhsie im Leistenbereich und die Akzeptanz von Röntgenstrahlen. Mit dem Herzkatheter werden von durch die Femoralgefäße die Operationswerkzeuge und das Verschlussmaterial in das Herz eingeführt. Zum Verschluss benutzt man 2 schirmähnliche Scheiben, die zusam-

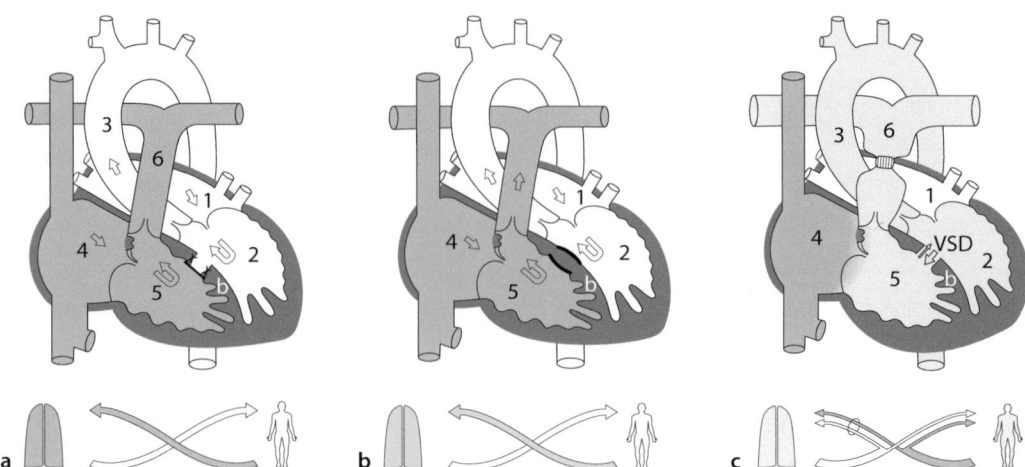

Abb. 8.3 VSD. **a** Patch-Verschluss des VSDs: Das Ventrikelseptum (*b*) ist durch den Patch zu einer geschlossenen Wand geworden. Rechter und linker Ventrikel sind separiert. Die Vergrößerung des linken Vorhofs *1* und linken Ventrikels *2* hat sich zurückgebildet, der rechte Ventrikel *5* hat normale Größe. Kreislaufdiagramm: Die Blutflüsse sind normalisiert, in den Pulmonalkreislauf fließt venöses, in den Systemkreislauf arterielles Blut: $Q_p = Q_s$. **b** Verschluss des Ventrikelseptumdefekts mit einem Doppelschirm: Der VSD wird von 2 Seiten aus überdeckt. Das Ergebnis entspricht dem des Patch-Verschlusses. **c** Bändelung der Pulmonalarterie, Herzschema: Verglichen mit Abb. 8.1b sind folgende Änderungen erkennbar: Der Pulmonalarterienstamm *6* ist durch ein Band eingeengt, linker Vorhof *1* und linker Ventrikel *2* haben normale Größe, die Wand des rechten Ventrikels *5* ist hypertrophiert, in der Pulmonalarterie *6* und der Aorta *3* fließt vermischtes venöses und arterielles Blut (*hellgrau*). Kreislaufdiagramm: Pulmonal- und Systemkreislauf sind gleich stark durchblutet ($Q_p = Q_s$), weil der Zufluss in den Pulmonalkreislauf begrenzt wird (*Kreis*). In den Pulmonalkreislauf und den Systemkreislauf fließt eine Mischung aus venösem und arteriellem Blut hinein, es besteht eine Zyanose (*Mensch hellgrau*)

mengefaltet in das Herz eingeführt und über dem Defekt in Position gebracht werden. Sie werden rechts und links der Trennwand aufgespannt und überdecken dann den Defekt von beiden Seiten (Abb. 8.3b). Alternativ können bei kleinen Defekten „Spiralen" in den Defekt inseriert werden.

> Der interventionelle VSD-Verschluss ist nur bei einigen günstig liegenden Ventrikelseptumdefekten (Position 4, 2 und 1) möglich.

Da zu diesen Methoden noch relativ wenige Erfahrungsberichte vorliegen, muss das Zentrum, das diese Eingriffe durchführen will, über eigene Erfahrungen Auskunft geben. Einige Zentren sehen das Risiko eines AV-Blocks vor dem 6. Lebensjahr als hoch an. Inzwischen gibt es Berichte über risikoarme Behandlungen ab dem 1. Lebensjahr und früher. Ein Minimalgewicht von 8–10 kg wird empfohlen, um entsprechend große Blutgefäße in der Leiste zu haben, durch die das Operationsmaterial in das Herz hineingeschoben werden kann.

- **Voraussetzungen für den interventionellen Verschluss**

Keine Infektion, keine Eisenmengerreaktion. Passender Gewebsrand um den Defekt, in dem die Schirmchen verankert werden können. (Das Erregungsleitungssystem am Rand der Defekte kann durch die Schirmchen gequetscht und beschädigt werden. Es besteht die Gefahr eines AV-Blocks mit Herzschrittmacherpflichtigkeit. Das Risiko scheint bei jüngeren Kindern höher zu sein, als bei älteren.)

- **Aufwand**

Anhang.

8.5.2.3 Bändelung der Pulmonalarterie

Erforderlich ist die Öffnung des Brustkorbs. Der Durchmesser des Pulmonalarterienstamms wird mit einem Teflonband eingeengt, hierdurch wird der Bluteinstrom in die Pulmonalarterie begrenzt und der Blutdruck in der Pulmonalarterie gesenkt. Eine Schädigung des pulmonalen Gefäßbetts durch Druckbelastung kann so verhindert und eine Herzinsuffizienz beseitigt werden (◘ Abb. 8.3c).

> Die Pulmonalisbändelung ist ein Alternativeingriff, wenn eine dringende Behandlung des VSD's nötig wird, aber Gründe zu diesem Zeitpunkt gegen einen chirurgischen oder interventionellen Verschluss sprechen.

Indikation zur Bändelung der Pulmonalarterie können sein: Schwere Herzinsuffizienz bei untergewichtigen jungen Säuglingen (hohes Operationsrisiko), ein Swiss-cheese-VSD, bei dem sich einige Defekte nach der Bändelung spontan verschließen könnten, nicht beherrschbare Infektsituation der Lunge, Zusatzfehler, die vor dem VSD-Verschluss operiert werden müssen und die besser vom linken Brustkorb aus erreichbar sind, als vom vorderen Brustkorb, z. B. Aortenisthmusstenose oder unterbrochener Aortenbogen (► Kap. 23 und 26).

- **Voraussetzung**

Keine irreversible Schädigung der Pulmonalarterien.

Wenn die Pulmonalarterien bereits irreversibel geschädigt sind, hilft die Bändelung nicht mehr und schafft eine nicht tolerable Kreislaufsituation. Ab dem 2. Lebensjahr ist erfahrungsgemäß bei einem unbehandelten großen VSD keine Bändelung mehr möglich.

8.5.2.4 Hybridoperation

Erforderlich sind die Öffnung des Brustkorbs sowie eine intraoperative Echokardiographie. Durch die Außenwand des rechten Ventrikels wird ein Herzkatheter mit den Operationswerkzeugen und dem Verschlussmaterial in die Herzkammern eingeführt, das Verschlussmaterial über dem VSD in Position gebracht und wie bei einem konventionellen interventionellen Defektverschluss überdeckt. Die Einführstelle in der Herzwand wird anschließend zugenäht. Der Eingriff erfolgt am schlagenden Herzen ohne Herz-Lungen-Maschine.

Chirurg und Kardiologe führen den Eingriff gemeinsam durch. Die Hybridoperation kann bei muskulären Defekten im Säuglingsalter erwogen werden, wobei die Schädigungsmöglichkeit der Erregungsleitung und Einschränkungen der Septumkontraktilität diskutiert werden müssen. Alternative ist die zweizeitige Behandlung durch Bändelungsoperation und später Verschluss des VSD's.

8.5.3 Behandlung von Zusatzfehlbildungen

Die Behandlungsschritte werden individuell geplant. Bei den meisten Zusatzfehlbildungen werden Simultanoperation bevorzugt, gelegentlich wird bei der Aortenisthmusstenose und dem unterbrochenen Aortenbogen eine zweizeitige Korrektur – erst Korrektur der Zusatzfehlbildungen und Bändelung der Pulmonalarterie, dann VSD-Verschluss – vorgezogen.

8.5.4 Behandlungsergebnis

- **VSD-Verschluss**

Die Hämodynamik wird normalisiert und alle Folgeschäden des Vitiums werden verhindert. Wenn zum Zeitpunkt der Behandlung bereits irreparable Schäden an Herz oder Pulmonalarterien bestanden, können die körperliche Belastbarkeit und die Lebenserwartung reduziert bleiben.

- **Bändelung der Pulmonalarterie**

Eine Herzinsuffizienz wird beseitigt, die Gedeihstörung wird beseitigt, die Pulmonalarterien werden vor einer Eisenmenger-Reaktion geschützt, die Häufigkeit bronchopulmonaler Infekte wird reduziert. Die körperliche Belastbarkeit ist nach dem Eingriff eingeschränkt und es tritt eine Zyanose auf.

8.5.5 Risiko der Eingriffe

Das Risiko des VSD-Verschlusses ist in ◘ Tab. 8.2 dargestellt.

Die Letalität bei Operation im Säuglingsalter oder vor dem 18. Lebensjahr geht gegen 0, bei Jugendlichen und Erwachsenen steigt sie über 5 % an. Die Letalität ist höher bei kritisch kranken Säuglingen im 1. Lebensmonat, beim Swiss-cheese-VSD, bei pulmonaler Hypertonie und nach Bändelung der Pulmonalarterie.

- **Weitere perioperative Probleme**

Interventioneller Verschluss

Herzrhythmusstörungen, später AV-Block (Herzschrittmacherbedarf!).

- **Chirurgischer Verschluss**

Herzrhythmusstörungen, AV-Block, pulmonal hypertensive Krisen.

8.5.6 Verlauf nach VSD-Verschluss

Bei einem rechtzeitigen Verschluss des VSD's, Verschluss großer VSDs in den ersten 2 Lebensjahren sind Lebenserwartung und körperliche Belastbarkeit normal. Es gibt meist keine Einschränkungen bei der Berufswahl oder beim Sport. Schwangerschaften sind risikoarm. Probleme können Herzrhythmusstörungen bereiten, die evtl. die Wahrnehmung bestimmter Berufe nicht erlauben.

In bis zu 30 % treten trotz VSD-Verschluss Herzrhythmusstörungen auf, evtl. müssen Herzschrittmacher implantiert werden. Herzrhythmusstörungen sind seltener, wenn der VSD durch den rechten Vorhof oder die Pulmonalarterie operiert wurde (<10 %), als wenn die rechte Herzkammer geöffnet wurde (bis zu ca. 30 %).

Bei Verschluss großer VSD's nach dem 2. Lebensjahr erreichen ca. 75 % der Kinder das 20. Lebensjahr, bei Verschluss nach dem 3. Lebensjahr ca. 40 %.

Nach Operation älterer Kindern, bei denen ein irreparabler Schaden am linken Ventrikel vorlag, erreichen ca. 80 % das 25. Lebensjahr. Mit einer Einschränkung der physischen Belastbarkeit und Limitationen bei Berufs-

◘ Tab. 8.2 VSD-Verschluss: OP-Risiko

Eingriff	Letalität	Eingriffstypische Komplikationen
Chirurgischer VSD-Verschluss	<1 % (Jahresstatistiken aus Deutschland)	Herzrhythmusstörungen, AV-Block (Herzschrittmacher <1 %). Selten: Restdefekt (kein Notfall)
Interventioneller VSD-Verschluss	Letalität <1 %	Doppelschirm nicht platzierbar und Abbruch des Eingriffs, Dislokation des Schirms und notfallmäßige Extraktion interventionell oder operativ, myokardiale Ischämie, Alteration der Aorten- oder Mitralklappe, Hämolyse, Herzrhythmusstörungen, AV-Block (bei guter Auswahl geeigneter Patienten selten), Restdefekt (kein Notfall)
Bändelung der Pulmonalarterie	Letalität: 0–5 %	Selten: Verletzung von Zwerchfellnerv oder von Lymphwegen

Tab. 8.3 Postoperative Maßnahmen

Eingriff	Medikamente	Nachkontrollen	Fragestellung bei den Nachkontrollen	Folgeeingriffe
Interventioneller Verschluss	Acethylsalizylsäure 6 Monate lang	EKG und Echokardiographie regelmäßig bis zum Abschluss der Wachstumsperiode. Bei Restshunt lebenslang.	Herzrhythmusstörungen? Aorteninsuffizienz? Trikuspidalinsuffizienz? Progrediente Lungengefäßerkrankung? Kardiomyopathie? Restdefekte?	Herzschrittmacher, Eingriffe an der Aortenklappe, Verschluss von Restdefekten
Chirurgischer Verschluss		EKG und Echokardiographie regelmäßig bis zum Abschluss der Wachstumsperiode, bei Restshunt lebenslang, ohne Restdefekt später regelmäßige EKG-Kontrollen	Herzrhythmusstörungen? progrediente Lungengefäßerkrankung? Probleme an der Aortenklappe? Ausflusstraktstenosen? Kardiomyopathie? Restdefekte?	Herzschrittmacher, Eingriffe an der Aortenklappe, Verschluss von Restdefekten, Eingriffe wegen Ausflusstraktstenosen

wahl und Sport muss gerechnet werden. Schwangerschaften sind bei pulmonaler Hypertonie risikoreich.

- **Postoperative Medikamente, Nachuntersuchungen, Folgeeingriffe**

Die postoperativen Maßnahmen sind in ◘ Tab. 8.3 dargestellt.

- **Beurteilung der Behandlungsergebnisse**

Rechtzeitiger Verschluss: Ausgezeichnet.
Persistierende Schäden am Herzen: Gut.
Fortschreitende Lungengefäßerkrankung: Ausreichend.

8.6 Weitere Informationen

- **Inzidenz**

Der VSD ist das häufigste kongenitale Herzvitium (ca. 20–30 % aller angeborenen Herzfehler). Es sind mehr Mädchen als Jungen betroffen.

Eine große Zahl der Defekte verschließt sich spontan und muss nicht operiert werden, viele sind Teil komplexer Herzfehler und werden während der Gesamtkorrektur dieser Fehlbildungen verschlossen. Es werden ca. 500 isolierte VSD's pro Jahr in Deutschland chirurgisch verschlossen, einige interventionell mit ansteigender Frequenz dieses Therapieverfahrens.

- **Ursachenforschung**

Erhöhte Inzidenz bei Alkoholkonsum der Mutter, Einnahme von Amphetaminen und Antiepileptika, mütterlichem Diabetes oder einer Phenylketonurie. Kommt familiär gehäuft vor.

Wenn die Mutter einen VSD hat, erhöht sich das Risiko für das Kind auf ca. 8 %, ist der Vater betroffen auf ca. 3 %. Das Wiederholungsrisiko für das Geschwisterkind liegt bei ca. 4 %.

- **Assoziation mit körperlichen Fehlbildungen**

Eine Häufung zusätzlicher körperlicher Fehlbildungen wird nicht beobachtet. Verschiedene, z. T. vererbbare Erkrankungskomplexe können mit einem VSD kombiniert sein, wie z. B. der M. Down, das Cornelia-de-Lange-Syndrom, das DiGeorge-Syndrom (▶ Abschn. 2.1).

■ **Gerbode-Defekt**
Der VSD liegt in Position 2 (◻ Abb. 8.2c, d) zwischen Aortenklappe und Trikuspidalklappe und ist mit einer Fehlanlage der Trikuspidalklappe kombiniert. Die linke Herzkammer pumpt nicht in die rechte Herzkammer hinüber, sondern zwischen den Klappensegeln der Trikuspidalklappe hindurch in den rechten Herzvorhof hinein. In der Regel bestehen klinische Beschwerden. Die Behandlung besteht in einem Verschluss des Defekts vom rechten Vorhof aus. Risiko und Ergebnisse der Behandlung entsprechen nach heutigem Wissensstand denen eines perimembranösen Ventrikelseptumdefekts.

Die Diagnose der Fehlbildung kann schwierig sein. Der rechte Vorhof ist in der Regel erweitert und es besteht ein hoher Blutdruck im rechten Vorhof, der als Zeichen einer irreparablen Lungengefäßerkrankung fehlgedeutet werden kann

■ **Empfehlungen zur Endokarditisprophylaxe**
— Unbehandelter VSD, Bändelungsoperation: Nach abgelaufener Endokarditis.
— VSD-Verschluss: In den ersten 6 Monaten nach dem Eingriff.
— Restdefekte: Dauerhaft bis zum Verschluss der Defekte.

Persistierender Ductus arteriosus Botalli

Ductus arteriosus Botalli apertus, PDA

Inhaltsverzeichnis

9.1 Anatomie – 86

9.2 Verlauf – 87

9.3 Symtomatik – 88

9.4 Diagnostik – 88

9.5 Therapie – 89
9.5.1 Üblicher Behandlungszeitpunkt – 89
9.5.2 Therapeutisches Vorgehen – 89
9.5.3 Behandlung von Zusatzfehlbildungen – 91
9.5.4 Behandlungsergebnis – 91
9.5.5 Risiko der Eingriffe – 91
9.5.6 Verlauf nach PDA-Verschluss – 91

9.6 Weitere Informationen – 92

© Springer-Verlag GmbH Deutschland, ein Teil von Springer Nature 2021
U. Blum et al., *Kompendium angeborene Herzfehler bei Kindern*,
https://doi.org/10.1007/978-3-662-61289-7_9

9.1 Anatomie

■ Gesundes Herz

Der Systemkreislauf wird mit hohem Druck perfundiert, wobei der systolische Blutdruck in der Aorta dem systolischen Druck, der am Arm gemessen werden kann entspricht, der Pulmonalkreislauf mit niedrigem Druck (ca. 20–25 mmHg). Zwischen Aorta und Pulmonalarterie gibt es keine Verbindung, der embryonale Verbindungsgang zwischen den „großen Arterien" (Ductus arteriosus Botalli) im dorsalen, linken Thorax verschließt sich nach der Geburt spontan. Vorhöfe und Ventrikel haben im gesunden Herz gleiche Größe (◘ Abb. 9.1a). Der Blutfluss durch den Pulmonalkreislauf (Q_p) entspricht dem Fluss durch den Systemkreislauf (Q_s).

$$\frac{Q_p}{Q_s} = 1$$

■ Herz mit einem PDA

Der spontane postnatale Verschluss des Gangs ist ausgeblieben. Aufgrund des Druckgefälles zwischen den „großen Arterien" tritt arterielles Blut aus der Aorta in die Pulmonalarterie über (Links-Rechts-Shunt). Das arterielle Shunt-Blut passiert ein weiteres Mal (zusammen mit dem venösen Blut) den Pulmonalkreislauf. Das Zusatzblut aus dem

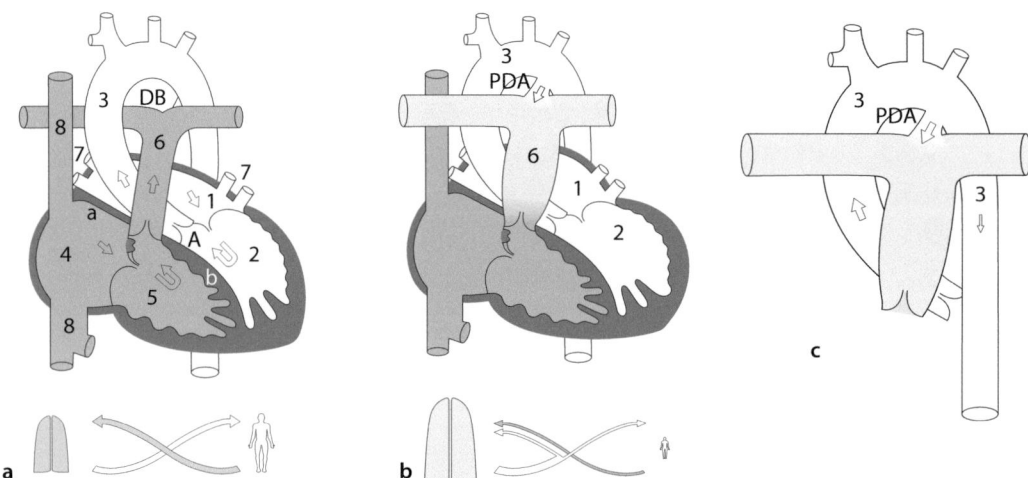

◘ **Abb. 9.1 Herz. a** Gesundes Herz, Herzschema: Arterielles Blut (*weißer Pfeil*) fließt von den Lungenvenen *7* in den linken Vorhof *1*, in den linken Ventrikel *2* und die Aorta *3*. Venöses Blut (*dunkelgrauer Pfeil*) fließt von den Hohlvenen *8* in den rechten Vorhof *4*, den rechten Ventrikel *5* und die Pulmonalarterie *6*. Die Innenräume von *1*, *2*, *4* und *5* sind gleich groß. Zwischen Pulmonalarterie und Aorta befindet sich ein verschlossenes embryonales Blutgefäß, der Ductus arteriosus Botalli (*DB*). Kreislaufdiagramm: In den Pulmonalkreislauf fließt venöses Blut (*grau*) hinein und arterielles (*weiß*) kommt heraus, in den Systemkreislauf fließt arterielles Blut hinein und venöses kommt heraus. Pulmonal- und Systemkreislauf werden mit gleichen Blutmengen durchflossen. **b** Herz mit PDA, Herzschema: Im Vergleich mit dem gesunden Herz sind 3 Veränderungen erkennbar. Der Ductus arteriosus Botalli (PDA) ist offen und es fließt arterielles Blut (*weißer Pfeil*) aus der Aorta *3* in die Pulmonalarterie *6*. In *6* fließt eine Mischung aus O_2-reichem und O_2-armem Blut (*hellgrau*). *1*, *2* und *6* sind durch die Aufnahme des Zusatzbluts vergrößert. Kreislaufdiagramm: In den Pulmonalkreislauf fließt eine Mischung aus venösem und arteriellem Blut hinein und arterielles kommt heraus, in den Systemkreislauf fließt arterielles Blut hinein und venöses strömt heraus. Der Pulmonalkreislauf ist stärker durchblutet, als der Systemkreislauf. **c** Blutfluss in der Aorta bei offenem Ductus arteriosus Botalli: In Aorta ascendens und Aortenbogen *3* normaler Blutstrom (*dicker weißer Pfeil*), nach Abfluss von Blut durch den Ductus arteriosus Botalli (PDA) geringer Blutstrom in der Aorta descendens *3* (*dünner weißer Pfeil*)

Pulmonalkreislauf belastet den linken Vorhof und linken Ventrikel mit Volumen und die Innenräume beider Herzhöhlen vergrößern sich (■ Abb. 9.1b). Im Pulmonalkreislauf fließt zu viel Blut, im Systemkreislauf (untere Körperhälfte) fehlt Blut.

$$\frac{Q_P}{Q_s} => 1$$

9.2 Verlauf

■ Dringlichkeit der Behandlung

Meist planbare Behandlung an einem für Kind und Eltern günstigem Termin. In ca. 15 % führt ein großer Fehlabfluss des arteriellen Bluts bereits in der frühen Säuglingsperiode zu einer Herzinsuffizienz, bei Frühgeborenen kann darüber hinaus die unzureichende Durchblutung der unteren Körperhälfte eine nekrotisierende Enterokolitis (NEC) verursachen. Diese Kinder müssen zeitnah bzw. unverzüglich behandelt werden.

■ Hämodynamik, Schäden durch den PDA

Herz

Das Herz leistet Mehrarbeit, um das Blutdefizit in der unteren Körperhälfte zu kompensieren, kann bei erhöhtem O_2-Bedarf des Körpers seine Auswurfleistung nicht adäquat steigern, die Volumenbelastung des linken Ventrikels führt zur Linksherzinsuffizienz, das Erregungsleitungssystem wird durch die Dilatation des linken Vorhofs geschädigt. Folgen sind eine verkürzte Lebenserwartung, Einschränkung der körperlichen Belastbarkeit, Herzinsuffizienz, Herzrhythmusstörungen.

■ Lunge

Der übermäßige Blutfluss im Pulmonalkreislauf regt die Schleimproduktion an, durch die unphysiologische Druckbelastung kommt es zu einem Umbau der Pulmonalarterien. Folgen sind rezidivierende bronchopulmonale Infekte, progrediente Lungengefäßerkrankung mit zunächst reversibler, dann irreversibler Widerstandserhöhung im Pulmonalkreislauf und Eisenmenger-Reaktion.

Ein Verschluss des PDA verbessert bei einer Eisenmenger-Reaktion nicht die Situation – im Gegenteil, er verschlechtert sie. Der rechte Ventrikel kann bei einer Eisenmenger-Reaktion keine ausreichenden Blutmengen durch den Lungenkreislauf pumpen und ein Teil des Bluts wird durch den PDA in die Aorta abgegeben. Der PDA dient als Überlauf. Wenn er verschlossen wird, nimmt man dem rechten Ventrikel diesen Überlauf, was zum Rechtsherzversagen führt. Nur eine Lungentransplantation könnte bei einer Eisenmengerreaktion die Situation verbessern. Ab einem Widerstand (R_p) >10 E×m²KOF bzw. wenn Druck bzw. Widerstand in den Pulmonalgefäßen den Druck bzw. Widerstand im Systemkreislauf um $^2/_3$ übersteigt, wird von einem Verschluss des Gangs abgeraten.

■ Körper

Die körperliche Entwicklung ist in der Regel normal. Nur eine Herzinsuffizienz des Säuglings führt zur Gedeihstörung mit Gewichtsstagnation. Bei Frühgeborenen kann eine nekrotisierende Enterokolitis auftreten (NEC).

■ Natürlicher Verlauf

Der Verlauf ist abhängig von der Menge des fehllaufenden Bluts. Prinzipiell unterscheidet man den Verlauf bei einem kleinen, mittelgroßen und großen PDA.

- Kleiner PDA: Links-Rechts-Shunt <30 %,
- mittelgroßer PDA: Q_P-Q_S-Quotient = 1,5–2,
- großer PDA: Q_P-Q_S-Quotient >2.

Weitere Klassifikationsmöglichkeit: Gruppe 1 und 2: sehr klein und klein, Gruppe 3: hämodynamisch relevant mit und ohne Herzinsuffizienz und sehr groß (mit pulmonaler Widerstandserhöhung).

- Kleiner PDA: Keine hämodynamische Wirksamkeit: Keine zwingende Indikation zum Verschluss.
- Mittelgroßer PDA: Lebenserwartung verkürzt, eingeschränkte Leistungsfähigkeit, Herzrhythmusstörungen, nach einiger Zeit Eisenmenger-Reaktion.

- Großer PDA: Zusätzlich rezidivierende bronchopulmonale Infekte, bei einigen Säuglingen Herzinsuffizienz, bei einigen Frühgeborenen NEC.

Bei großem PDA ist die durchschnittliche Lebenserwartung <40 Jahre (ältere Statistiken), 30 % Sterblichkeit in der Säuglingsperiode. In ca. 10 % ist nach dem 2. Lebensjahr mit einer Eisenmenger-Reaktion zu rechnen

- **Spontanheilung**

Im ersten Lebensjahr verschließen sich 50–70 % der Verbindungsgänge spontan. Höchste Verschlussrate im 1. Trimenon, bei Frühgeborenen innerhalb der ersten 4 Lebensmonate. Zwischen dem 3./4. und 12. Lebensmonat beträgt die Verschlussrate ca. 10 %, später <1 %.

- **Indikation zur Behandlung**
- Kleiner PDA: Nach abgelaufener Endarteriitis als Alternative zu einer lebenslangen Endokarditisprophylaxe.
- Mittelgroßer und großer PDA: Ausbleibender Spontanverschluss, dringliche Behandlung bei Herzinsuffizienz, pulmonaler Hypertonie, Ductusaneurysma, NEC.

9.3 Symtomatik

Kleiner PDA: Beschwerdefreiheit. Fehlertypisch ist ein „Maschinengeräusch" auskultierbar.

Mittelgroßer und großer PDA: Eingeschränkte Belastbarkeit, Luftnot bei Belastung, Herzklopfen. Der große PDA verursacht bei jedem 6. Säugling eine Herzinsuffizienz (Tachydyspnoe, Schwitzen am Kopf beim Trinken, Gedeihstörung mit Gewichtsstagnation, Hepatomegalie) und rezidivierende bronchopulmonale Infekte. Bei Frühgeborenen im Rahmen einer NEC fallen ein aufgetriebenes Abdomen, Schmerzen und Nierenversagen auf.

9.4 Diagnostik

- **Echokardiographie**

Basisuntersuchung ist die Echokardiographie.

Fragestellung: Besteht ein Links-Rechts-Shunt? Sind der linke Herzvorhof und die linke Herzkammer deutlich vergrößert? Ist der Quotient linker Vorhof/Aorta ascendens >1,5? Bei Frühgeborenen: Ist der diastolische Fluss in der A. cerebri media oder dem Truncus coeliacus null oder negativ? (Bei verschlossenem Ductus findet man einen diastolischen Vorwärtsblutfluss in den Gefäßen mit einer Geschwindigkeit, die $1/_3$ der systolischen Flussgeschwindigkeit entspricht, bei offenem Ductus Botalli stoppt der Fluss oder wird negativ). Liegt der offene Ductus Botalli an typischer Stelle? Welchen Durchmesser und welche Länge hat der PDA? Ist er interventionell verschließbar? Wie hoch ist der Blutdruck in der Pulmonalarterie? Liegen weitere Herzfehlbildungen vor oder Fehlbildungen der herznahen Gefäße (z. B. eine CoA)? Liegen Herzfehlbildungen vor, bei denen das Überleben des Patienten von einem offenen Ductus arteriosus Botalli abhängt?

Die **Herzkatheteruntersuchung** beantwortet alle Fragen zu diesem Herzfehler, wird als alleinige diagnostische Maßnahme wegen der Strahlenbelastung nur zurückhaltend eingesetzt. Indikationen sind die Messung des pulmonalen Widerstands bei Verdacht auf irreparable Schädigung der Pulmonalgefäße oder ein vorgesehener interventioneller Ductusverschluss (während der Herzkatheteruntersuchung wird der Gang vermessen, um das Verschlussmaterial auszuwählen).

- **Kardio-MRT**

Alternative zur Echokardiographie.

9.5 · Therapie

- **EKG**

Nachweis von Herzrhythmusstörungen.

- **O_2-Sättigungsmessung**

Aufspüren einer Blutflussumkehr zwischen den „großen Arterein" (Rechts-Links-Shunt) als Zeichen einer Behinderung des Blutflusses durch den Lungenkreislauf.

- **Stethoskop**

Fehlertypisches Maschinengeräusch, lauter 2. Herzton als Hinweis auf Lungenhochdruck.

- **Röntgenbild des Thorax**

Hinweis auf verstärkten Blutflusses durch den Lungenkreislauf, Diagnose von pulmonalen Infektionen, Hinweis auf Herzinsuffizienz (CTR >0,5).

- **Assoziierte Herzfehler**

In ca. 15 % ist der PDA Begleitfehlbildung anderer operationsbedürftiger Herzfehler: VSD, PS, ASD, AVSD, CoA, AS, TAC, APF, APSD, MS, Gefäßringe.

Er ist überlebenswichtige Komponente folgender Vitien: Kritische PS, TGA, HLHS, kritische AS, präductale CoA, IAA, TAC Typ A3, PA, Ebstein-Anomalie, TrA.

9.5 Therapie

9.5.1 Üblicher Behandlungszeitpunkt

Üblicher Behandlungszeitpunkt in Abhängigkeit von der Defektgröße und Zusatzkriterien: ◘ Tab. 9.1.

9.5.2 Therapeutisches Vorgehen

- **Therapieziel**

Herstellung normaler Flussverhältnisse im Herzen und den Kreisläufen durch den Verschluss des PDA.

9.5.2.1 Interventioneller Verschluss

Erforderlich sind eine Lokalanästhsie im Leistenbereich und die Akzeptanz von Röntgenstrahlen. Mit dem Herzkatheter werden durch

◘ Tab. 9.1 Behandlungszeitpunkt

Defektgröße	Zusatzkriterien	Zeitpunkt
Kleiner PDA ohne Herzgeräusch	Keine Beschwerden	Nicht zwingend behandlungsbedürftig
Kleiner PDA mit Herzgeräusch	Keine Beschwerden	Interventioneller Verschluss im Kleinkindesalter, falls Behandlung vorteilhaft erscheint
Mittelgroßer PDA	Keine Beschwerden, keine Herzinsuffizienz, Dilatation des linken Ventrikels	Nach dem 1. Lebensjahr
	Herzinsuffizienz	Zeitnah
Großer PDA	Pulmonale Hypertonie, Herzinsuffizienz	Zeitnah
PDA bei Frühgeborenen	Herzinsuffizienz, Enterokolitis, Nierenversagen	Zeitnah
Kleiner oder mittelgroßer PDA	Aneurysma, Endarteriitis	Zeitnah, bei Endarteriitis nach Ausbehandlung der Entzündung

die Femoralgefäße die Operationswerkzeuge und das Verschlussmaterial in den PDA eingeführt. Zum Verschluss wurden verschiedene sog. Occluder entwickelt: Spiralen („Coils"), Doppelschirmsysteme oder „Stopfen". Die Occluder werden in den Gang inseriert oder der Gang wird von beiden Seiten aus (von der Pulmonalarterie und Aorta aus) durch 2 schirmähnliche Scheiben, die zusammengefaltet in die Arterien hineingeschoben und aufgespannt werden verschlossen (◘ Abb. 9.2a).

Ein interventioneller Verschluss des Ganges ist bereits bei Neugeborenen in der Regel möglich, bei Frühgeborenen mit seltenen Ausnahmen nicht.

Voraussetzungen: Keine Infektion. Ausgeheilte Endarteriitis. Ausreichend große Gefäße in der Leiste, durch die das Verschlussmaterial in den Gang hineingeschoben werden kann (ab ca. 3 kg Körpergewicht des Kindes vorhanden).

- **Aufwand**
>Anhang

9.5.2.2 Chirurgischer Verschluss

Erforderlich ist eine laterale Thorakotomie links. Der Gang wird mit einem Faden oder einem Metallclip occludiert, alternativ durchtrennt und verschlossen (◘ Abb. 9.2b). Der Eingriff ist bei größeren Kindern minimal invasiv (videoassistiert) möglich.

Üblicherweise wird ein chirurgischer Verschluss des PDA durchgeführt, wenn der interventionelle Verschluss nicht möglich ist, z. B. bei Frühgeborenen.

- **Voraussetzungen**

Keine akute Infektion, ausgeheilte Endarteriitis.

- **Aufwand**

Anhang.

9.5.2.3 Behandlung von Frühgeborenen

Bei Frühgeborenen versucht man zunächst, den Ductus arteriosus Botalli medikamentös zum Verschluss zu bringen (bei „reif"-ge-

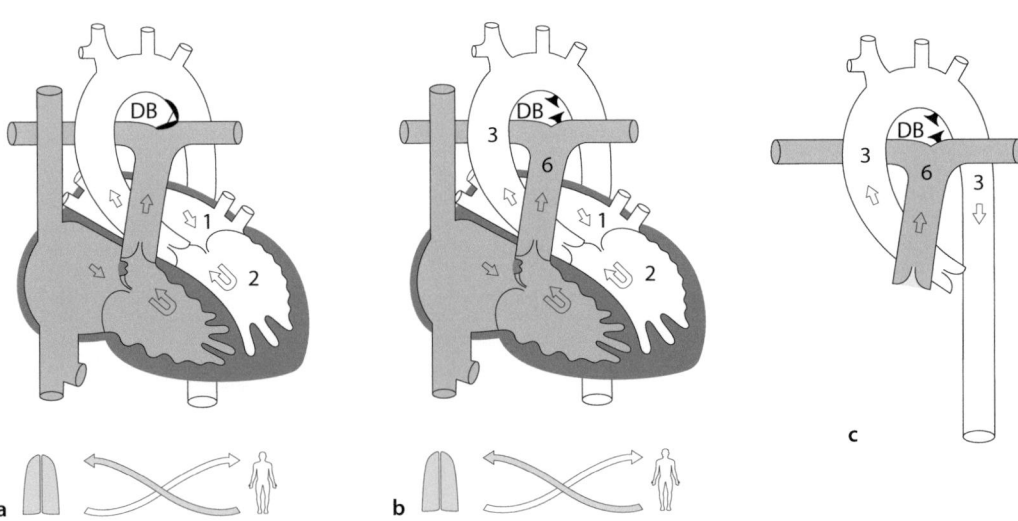

◘ Abb. 9.2 Therapie beim PDA. a Verschluss des PDA mit einem Doppelschirm: Der Schirm bedeckt aortenseitig und pulmonalarterienseitig den Gang *DB*. Die Blutflüsse im Herzen sind normalisiert und die Veränderungen am Herzen (Vergrößerung von linkem Vorhof *1* und linkem Ventrikel *2*) haben sich zurückgebildet. Kreislaufdiagramm: Normale Blutflüsse, ◘ Abb. 9.1a. b Chirurgische Durchtrennung des Ductus: Die Verbindung zwischen *3* und *6* wurde unterbrochen, Abb. 9.1b. c Fluss in der Aorta nach Verschluss des PDA: Der Fluss in der Aorta descendens entspricht dem in der Aorta ascendens, ◘ Abb. 9.1c (identische Stärke der *weißen Blutflusspfeile* in *3*)

9.5 · Therapie

borenen Kindern ist die Methode meist unwirksam).

Da ein hoher Prostaglandinspiegel bei Frühgeborenen vorliegt, der Blutgefäße offen hält, setzt man Prostaglandinsynthesehemmer ein: Indometacin, Ibuprofen, Diclofenac. Die Erfolgsrate reicht bis ca. 80 %.

Nebenwirkungen können sein: Niereninsuffizienz, NEC, Thrombozytopenie, Hämaturie, Darmblutung und Darmperforation. Die Behandlung beginnt man ab dem 2.–3. Lebenstag. Wenn innerhalb von 36 Stunden kein Verschluss erfolgt, wird der chirurgische Eingriff (▶ Abschn. 9.5.2) durchgeführt. Die Operation ist auch bei stark untergewichtigen Frühgeborenen (ab ca. 500 gKG) möglich.

9.5.3 Behandlung von Zusatzfehlbildungen

Wenn der PDA Begleitfehlbildung bestimmter Herzfehler ist, wird er im Rahmen der Gesamtoperation verschlossen. Der Verschluss erfolgt dann vom vorderen Brustkorb aus, ein Zusatzschnitt am linken seitlichen Brustkorb ist nicht erforderlich. Bedarfsweise kann der Verschluss vor Korrektur der Begleitfehlbildung erfolgen – sowohl interventionell als auch chirurgisch.

9.5.4 Behandlungsergebnis

Die Hämodynamik wird normalisiert und alle Folgeschäden des Vitiums (▶ Abschn. 9.2) werden verhindert. Wenn irreparable Schäden an Herz oder Pulmonalarterien bestanden, können körperliche Belastbarkeit und Lebenserwartung reduziert bleiben.

9.5.5 Risiko der Eingriffe

Das Risiko der Eingriffe ist in ◘ Tab. 9.2 dargestellt.

■ **Weitere perioperative Probleme**
Besondere Probleme sind nicht zu erwarten.

9.5.6 Verlauf nach PDA-Verschluss

Bei einem rechtzeitigen Verschluss des PDA sind Lebenserwartung und körperliche Belastbarkeit normal. Es gibt meist keine Ein-

◘ Tab. 9.2 PDA-Verschluss: OP-Risiko

Eingriff	Letalität	Eingriffstypische Komplikationen
Interventioneller PDA-Verschluss	<1 %	Selten: Das Verschlussmaterial ist nicht platzierbar und der Eingriff muss abgebrochen werden, das Material embolisiert und muss aus den Gefäßen herausgeholt werden (interventionell oder mittels Operation, Notfall), Hämolyse, inkompletter Verschluss (kein Notfall), Gefäßkomplikationen
Chirurgischer PDA-Verschluss	<1 % (Zahlen aus Deutschland)	Selten: Blutung (wenn die zarte Wand des Ductus Botalli einreißt), Verletzung von N. laryngeus, N. phrenicus, Ductus thoracicus, versehentlicher Verschluss der linken Pulmonalarterie (Notfall), inkompletter Verschluss (kein Notfall)
Chirurgischer Verschluss bei Frühgeborenen	<2 %	

Tab. 9.3 Postoperative Maßnahmen

Eingriff	Medikamente	Nachkontrollen	Fragestellung bei den Nachkontrollen	Folgeeingriffe
Interventioneller Verschluss	Nach Schirmverschluss ggf. 6 Monate lang Acetylsalicylsäure	EKG + Echokardiographie 2 Jahre lang nach dem Eingriff	Herzrhythmusstörungen? Restshunt, progrediente Lungengefäßerkrankung?	Ggf. Verschluss von Restdefekten
Chirurgischer Verschluss	Keine			

schränkungen bei der Berufswahl oder beim Sport, Schwangerschaften sind risikoarm.

Wird im Erwachsenenalter der Gang verschlossen, können Leistungsfähigkeit und Lebenserwartung aufgrund eines persistierenden Schadens an der linken Herzkammer vermindert sein. Wird ein großer PDA erst nach dem 2. Lebensjahr verschlossen und bestand eine Lungengefäßerkrankung, so kann diese progredient werden.

- **Postoperative Medikamente, Nachuntersuchungen, Folgeeingriffe**

Die postoperativen Maßnahmen sind in ◘ Tab. 9.3 dargestellt.

- **Beurteilung der Behandlungsergebnisse**

Rechtzeitiger Verschluss: Ausgezeichnet.
Persistierende Schäden am Herzen: Gut.
Progrediente Lungengefäßerkrankung: Ausreichend.

9.6 Weitere Informationen

- **Inzidenz**

Häufige kongenitale Fehlbildung (ca. 5–10 % aller kardiovaskulären Vitien). Bei bis zu 80 % aller Frühgeborenen bleibt der Ductus arteriosus Botalli verlängert offen. Es sind mehr Mädchen als Jungen betroffen.

Eine große Zahl der PDAs verschließt sich spontan, viele sind Teil komplexer Herzfehler und werden während der Gesamtkorrektur dieser Fehlbildungen verschlossen. In Deutschland werden >300 isolierte PDA's pro Jahr chirurgisch verschlossen (überwiegend bei Frühgeborenen und Säuglingen), die Zahl der interventionellen Verschlüsse liegt höher.

- **Ursachenforschung**

Erhöhte Inzidenz bei Alkoholkonsum der Mutter, Rötelnerkrankung während der Schwangerschaft (Risiko 40 %) oder Phenylketonurie, nach Einnahme bestimmter Antiepileptika. Kommt familiär gehäuft vor (▶ Abschn. 2.1 und 2.2).

- **Assoziation mit körperlichen Fehlbildungen**

Eine Häufung zusätzlicher körperlicher Fehlbildungen wird nicht beobachtet. Bei etwas mehr als 10 % von Kindern mit einem PDA liegen gleichzeitig Chromosomenanomalien vor (▶ Abschn. 2.1). Nach Rötelnerkrankung der Mutter können Taubheit, Katarakte, Minderwuchs und geistige Retardierung auftreten.

- **PFC-Syndrom**

Syn. „persistence of the fetal circulation", ein Krankheitsbild des Neugeborenen, bei dem der Lungengefäßwiderstand nach der Geburt nicht absinkt und die Blutflüsse aus der Embryonalzeit bestehen bleiben. Durch die Lungen kann nur wenig Blut fließen. Stattdessen bleibt der Blutfluss durch das

Foramen ovale des Vorhofseptums in die linken Herzhöhlen und die obere Körperhälfte bestehen und der Blutfluss aus der rechten Herzkammer durch den Ductus Botalli in die untere Körperhälfte. Bei den Betroffenen besteht eine ausgeprägte Zyanose der unteren Körperhälfte.

- **Empfehlungen zur Endokarditisprophylaxe**
- Unbehandelter PDA: Nach abgelaufener Endarteriitis.
- Verschluss des PDA mit Fremdmaterial: 6 Monate lang.
- Persistierender Blutfluss nach Einbringen von Fremdmaterial: Dauerhaft bis zum kompletten Verschluss des Gangs.

Atrioventrikularkanal

AV-Kanal, Endokardkissendefekt, atrioventrikulärer Septumdefekt, AVSD

Inhaltsverzeichnis

10.1 Anatomie – 96

10.2 Verlauf – 98

10.3 Symptomatik – 99

10.4 Diagnostik – 99

10.5 Therapie – 100
10.5.1 Üblicher Behandlungszeitpunkt – 100
10.5.2 Therapeutisches Vorgehen – 100
10.5.3 Behandlung von Zusatzfehlbildungen – 103
10.5.4 Behandlungsergebnis – 104
10.5.5 Risiko der Eingriffe – 104
10.5.6 Verlauf nach Korrektur – 104

10.6 Weitere Informationen – 106

© Springer-Verlag GmbH Deutschland, ein Teil von Springer Nature 2021
U. Blum et al., *Kompendium angeborene Herzfehler bei Kindern*,
https://doi.org/10.1007/978-3-662-61289-7_10

10.1 Anatomie

■ **Gesundes Herz**

Durch den linken Vorhof und Ventrikel fließt arterielles Blut zum Systemkreislauf, durch den rechten Vorhof und Ventrikel fließt venöses Blut zum Pulmonalkreislauf. Vorhöfe und Ventrikel sind durch das Vorhofseptum und das Ventrikelseptum voneinander getrennt. Die Herzhöhlen haben gleiche Größe. Der Blutfluss im Pulmonalkreislauf (Q_p) entspricht dem Fluss im Systemkreislauf (Q_s).

$$\frac{Q_p}{Q_s} = 1$$

Die beiden Ventrikel haben jeweils ein eigenes Einlassventil (Mitral- und Trikuspidalklappe). An einen Gewebsstreifen zwischen den Einlassventilen setzen der dorsale Teil des Ventrikelseptums und das Vorhofseptum an (Crux cordis). Die Klappensegel der beiden Einlassventile, sind im zugehörigen Ventrikel mit einer Haltevorrichtung befestigt. An den zentralen, beweglichen Rändern der Klappensegel setzen dünne Sehnenfäden an, die wiederum an den Papillarmuskeln in den Ventrikeln hängen. Die Mitralklappe (linker Ventrikel) hat 2 Klappensegel und 2 Halteapparate, die Trikuspidalklappe hat 3 Segel und 3 Halteapparate (◘ Abb. 10.1a).

■ **Herz mit Atrioventrikularkanal**

Bei einem AVSD sind 3 Fehlbildungen miteinander kombiniert:
— Es gibt nur ein einziges, gemeinsames Einlassventil für beide Herzkammern (AV-Klappe) ohne mittleren Gewebsstreifen, an dem Vorhofseptum oder Ventrikelseptum anwachsen konnten. Die 5 oder mehr Segel der AV-Klappe sind sowohl in den Ventrikeln als auch am Oberrand des blind endenden Ventrikelseptums befestigt.
— Das Vorhofseptum endet blind kranial der AV-Klappe (Vorhofseptumdefekt).
— Das Ventrikelseptum endet blind kaudal der AV-Klappe (Ventrikelseptumdefekt).

Entsprechend dem Blutdruckgefälle zwischen den beiden Vorhöfen und den beiden Herzkammern pumpen linker Vorhof und linker Ventrikel einen Teil ihres arteriellen Bluts in den rechten Vorhof und rechten Ventrikel hinüber (Links-Rechts-Shunt). Das arterielle Blut passiert ein weiteres Mal (zusammen mit dem venösen Blut) den Pulmonalkreislauf. Das Zusatzblut aus dem linken Herzbereich belastet den rechten Vorhof und die rechte Kammer mit Volumen. Das aus dem Pulmonalkreislauf zurückfließende Zusatzblut belastet wiederum den linken Vorhof und die linke Kammer mit Volumen (◘ Abb. 10.1b).

> Durch die Volumenbelastung sind alle 4 Herzhöhlen vergrößert.

Die Volumenbelastung des linken Ventrikels korreliert mit der Größe des Ventrikelseptumdefekts. Im Pulmonalkreislauf fließt zu viel Blut, im Systemkreislauf fehlt Blut.

$$\frac{Q_p}{Q_s} => 1$$

Die Kenntnis von der Anordnung und Befestigung der Klappensegel in der AV-Klappe ist wichtig für die Korrekturoperation. Eine Klassifikation nach „Rastelli" erfolgt anhand der Befestigung des „anterioren Brückensegels" in A, B und C (◘ Abb. 10.2 und 10.3).

Zur anatomischen Korrektur der Fehlbildung sollen aus der gemeinsamen Herzklappe zwei ausreichend große Ventile konstruiert werden. Die Teilung der gemeinsamen Klappe muss die Aufhängung der Klappensegel berücksichtigen. Wenn Klappensegel nicht in der unter ihr liegenden Herzkammer aufgehängt sind, kann die paritätische Teilung schwierig oder unmöglich werden und es muss evtl. auf alternative Therapien ausgewichen werden. Eine zu klein geratene Mitralklappe entspricht hämodynamisch einer Mitralstenose und wird postoperativ nicht toleriert.

10.1 · Anatomie

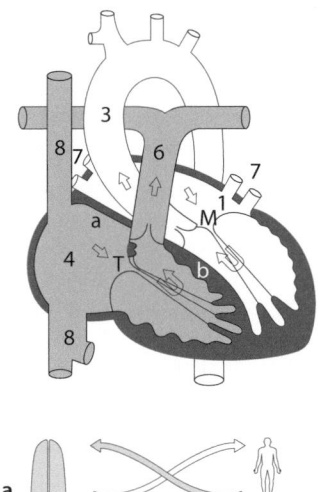
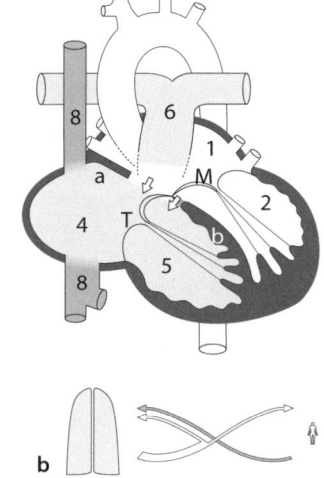

Abb. 10.1 Herz. a Gesundes Herz, Herzschema: Arterielles Blut (*weißer Pfeil*) fließt von den Lungenvenen *7* in den linken Vorhof *1*, und zur Aorta *3*. Venöses Blut (*dunkelgrauer Pfeil*) fließt von den Hohlvenen *8* in den rechten Vorhof *4* und zur Pulmonalarterie *6*. Die Innenräume der Vorhöfe und Ventrikel *1*, *2*, *4* und *5* sind gleich groß. Die beiden Vorhöfe sind durch das Vorhofseptum *a* und die beiden Ventrikel durch das Ventrikelseptum *b* voneinander getrennt. Die 3 Segel der Trikuspidalklappe *T* sind an 3 Papillarmuskeln im rechten Ventrikel befestigt, die 2 Segel der Mitralklappe *M* an 2 Papillarmuskeln im linken Ventrikel. Kreislaufdiagramm: In den Pulmonalkreislauf fließt venöses Blut (*dunkelgrau*) hinein und arterielles (*weiß*) kommt heraus, in den Systemkreislauf fließt arterielles Blut hinein und venöses kommt heraus. Pulmonal- und Systemkreislauf werden mit gleichen Blutmengen durchflossen. **b** Herz mit einem AVSD. Herzschema: Im Vergleich mit a sind folgende Änderungen erkennbar: Das Vorhofseptum *a* hat ein Loch und ein Teil des arteriellen Bluts (*weißer Pfeil*) fließt vom linken Vorhof *1* in den rechten *4*. Das Ventrikelseptum *b* hat ein Loch und ein Teil des arteriellen Bluts (*weißer Pfeil*) fließt vom linken Ventrikel *2* in den rechten *5*. In *4*, *5* und *6* fließt eine Mischung aus O_2-reichem und O_2-armem Blut (*hellgrau*). *1*, *2*, *4*, *5* und *6* sind durch die Aufnahme von Zusatzblut vergrößert. AV-Klappe zwischen den Vorhöfen und den Herzkammern. Befestigung der Klappensegel in beiden Herzkammern und am blind endenden Ventrikelseptum. Kreislaufdiagramm: In den Pulmonalkreislauf fließt eine Mischung aus venösem und arteriellem Blut hinein, in den Systemkreislauf fließt arterielles Blut hinein. Der Pulmonalkreislauf ist stärker perfundiert, als der Systemkreislauf

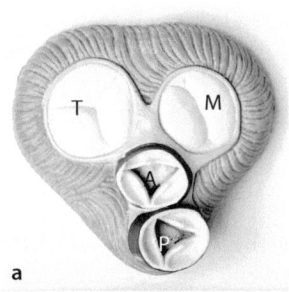
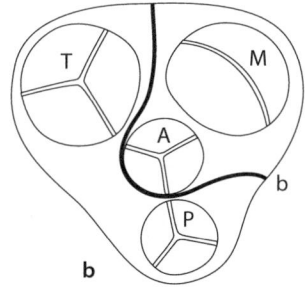
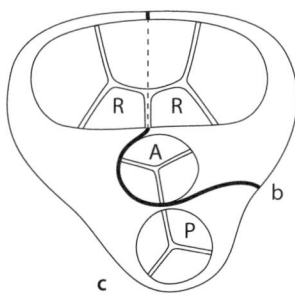

Abb. 10.2 Herz. a Herzbasis im gesunden Herzen. *T* Trikuspidalklappe, *M* Mitralklappe, *A* Aortenklappe, *P* Pulmonalklappe. **b** Ansatz des Ventrikelseptums an der Herzbasis. Ansatzstelle des Ventrikelseptums *b* zwischen Trikuspidalklappe und Mitralklappe, zwischen Aorten- und Pulmonalklappe. Das Vorhofseptum ist zwischen *T* und *M* mit dem Ventrikelseptum verbunden. **c** Schematische Darstellung der Herzbasis beim AVSD: Statt einer Mitral- und Trikuspidalklappe gibt es eine gemeinsame AV-Klappe, das Ventrikelseptum endet blind unterhalb der Klappe (*gestrichelte Linie*). Oberhalb der gestichelten Linie endet blind das Vorhofseptum (nicht eingezeichnet). *R* anteriores Brückensegel der AV-Klappe, auf das sich die Einteilung nach Rastelli bezieht

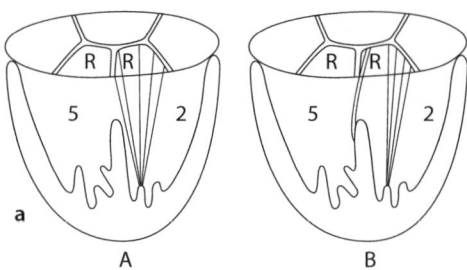
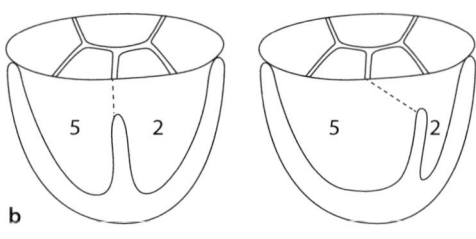

Abb. 10.3 AVSD. **a** Klasssifikation des AVSD nach Rastelli. Typ A: Das anteriore Brückensegel ist zweigeteilt die Aufhängung erfolgt in den darunterliegenden Ventrikeln. Typ B: Die Aufteilung ist unproportioniert, der linke Teil ist im linken Ventrikel und an der rechten Seite des Ventrikelseptums befestigt. (Typ C: Nicht eingezeichnet.) **b** „Balancierte" und „unbalancierte" Ventrikel beim AVSD. *2* linke Herzkammer, *5* rechte Herzkammer, *gestrichelte Linie* Lage der Kunststoffwand beim Verschluss des Ventrikelseptumdefekts. Links entstehen 2 gleich große Ventrikel, rechts würde der linke Ventrikel *2* zu klein ausfallen

Wichtig für die Wahl des Korrekturverfahrens ist darüber hinaus die Position des Ventrikelseptums. Wenn das Ventrikelseptum mittig zwischen den Ventrikel liegt, spricht man von „balancierten Ventrikeln", bei exzentrische Lage von „unbalancierten Ventrikeln" (Häufigkeit: 5–10 %).

> Nur bei balancierten Ventrikeln kann man das Herz so rekonstruieren, dass der Aufbau dem eines gesunden Herzens entspricht („anatomische Korrektur").

Ansonsten muss auf eine „physiologische Korrektur" (Fontan-Operation) ausgewichen werden (▶ Abschn. 6.4.3), denn ein zu kleiner Ventrikel wird postoperativ nicht toleriert.

10.2 Verlauf

- **Dringlichkeit der Behandlung**

Meist planbare Behandlung an einem für Kind und Eltern günstigem Termin. In einigen Fällen kann eine schwere Herzinsuffizienz auftreten, die eine dringliche Behandlung erfordert.

- **Hämodynamik, Schäden durch den AVSD**

Herz
Das Herz leistet Mehrarbeit, um das Blutdefizit im Systemkreislauf zu kompensieren und kann bei erhöhtem O_2-Bedarf des Körpers seine Auswurfleistung nicht adäquat steigern. Eine starke Volumenbelastung des linken Ventrikels führt zur Linksherzinsuffizienz, die Volumenbelastung des rechten Ventrikels zur Rechtsherzinsuffizienz. Das in der Wand der Vorhöfe verlaufende Erregungsleitungssystem wird durch die Dilatation der Vorhöfe geschädigt. Folgen sind eine verkürzte Lebenserwartung, Einschränkung der körperlichen Belastbarkeit, Herzinsuffizienz, Herzrhythmusstörungen.

- **Lunge**

Der übermäßige Blutfluss im Pulmonalkreislauf regt die Schleimproduktion an, durch eine unphysiologische Druckbelastung kommt es zu einem Umbau der Pulmonalarterien. Folgen sind rezidivierende bronchopulmonale Infekte und eine progrediente Lungengefäßerkrankung mit zunächst reversibler, dann irreversibler Widerstandserhöhung im Pulmonalkreislauf (Eisenmenger-Reaktion).

- **Körper**

Durch die schlechte Blutversorgung des Körpers wird die körperliche Entwicklung verzögert (schmächtige, untergewichtige Patienten). Schlimmstenfalls kommt es zu einer schweren Gedeihstörung mit Gewichtsstagnation.

- **Natürlicher Verlauf**

Der Verlauf ist abhängig von der Größe des VSD's und der Schließfähigkeit der AV-

Klappe. Wenn der VSD klein ist (kleiner Shunt zwischen den Ventrikeln) und die gemeinsame Herzklappe gut funktioniert, treten gehäuft bronchopulmonale Infekte auf, die körperliche Belastbarkeit ist reduziert. Es kommt zu Herzrhythmusstörungen, die Lebenserwartung ist verkürzt. Die mittlere Lebenserwartung beim AVSD wird in älteren Statistiken mit ca. 30 Jahren angegeben.

Der Verlauf bei einem kleinen VSD und gut funktionierender AV-Klappe entspricht in etwa dem eines ASD I (▶ Kap. 7). Bei hämodynamisch unwirksamem VSD spricht man auch von einem partiellen AV-Kanal oder intermediären AV-Kanal.

Wenn der VSD groß ist, ist bereits in der Säuglingszeit mit einer schweren Herzinsuffizienz zu rechnen, die durch eine schließunfähige AV-Klappe verstärkt wird. Es kommt nach einiger Zeit zur irreparablen Schädigung der Pulmonalarterien (Eisenmenger-Reaktion). Mehr als die Hälfte dieser Kinder verstirbt im 1. Lebensjahr, mehr als 90% innerhalb der ersten 5 Lebensjahre.

Nach Anstieg des pulmonalen Widerstands durch die Schädigung der Pulmonalarterien bessert sich zunächst die Herzinsuffizienz, weil die Überperfusion des Pulmonalkreislaufs und das Rückflussblut aus der Lunge abnehmen. Der Schaden an den Lungenarterien wird in der Regel nach der Säuglingsperiode irreparabel. Bei Kindern mit einem Down-Syndrom kann sich bereits im 1. Lebensjahr eine progrediente Lungengefäßerkrankung entwickeln.

Bis zu einer Widerstandserhöhung im Pulmonalstrombett (R_p) von 10–14 E×m²KOF gelten in den ersten 3 Lebensjahren anatomische Korrekturen als möglich. Nach dem 3. Lebensjahr wird abgeraten, da dann nach heutigen Erkenntnissen eine Lungengefäßerkrankung fortschreiten wird bis zum Eisenmenger-Syndrom. Die physiologische Korrekturoperation (Fontan-Operation; ▶ Kap. 6) wird bis zu einem Rp von <4 E × m²KOF als durchführbar angesehen.

- **Spontanheilung**

Ein kleiner VSD unter der gemeinsamen Herzklappe kann sich ab und zu spontan in den ersten Lebensjahren verschließen. Dadurch werden die Auswirkungen der Fehlbildungen abgemildert, aber nicht beseitigt. Die anderen Komponenten der Fehlbildung können nicht ausheilen.

- **Indikation zur Behandlung**

Bei symptomatischen und asymptomatischen Patienten wird zur Behandlung geraten.

10.3 Symptomatik

Kleiner VSD und schließfähige AV-Klappe: Geringe Beschwerden, meist erst nach dem 3. Lebensjahr. Es kommt zu Luftnot und früher Ermüdung nach körperlicher Belastung, Herzstolpern, gehäuften bronchopulmonalen Infekten. Die Kinder sind häufig schlank und blass.

Großer VSD und evtl. zusätzlich schießunfähige AV-Klappe: In der Säuglingsperiode schwere Herzinsuffizienz mit Tachypnoe, Luftnot nach dem Schreien, Schwitzen am Kopf bei Anstrengungen, Hepatomegalie, Trinkschwäche, Gewichtsrückstand, teilweise schwere Dystrophie, Verformung des ventralen Thorax.

10.4 Diagnostik

- **Echokardiographie**

Basisuntersuchung ist die Echokardiographie, alternativ die Magnetresonanztomographie.

Fragestellung: Wie groß ist der VSD? Sind der linke Vorhof und der linke Ventrikel vergrößert? Sind die rechten Herzhöhlen vergrößert? Sind die Ventrikel „balanciert"? Wie groß ist die AV-Klappe, welcher Rastelli-Typ liegt vor, können 2 ausreichend große Herzklappen konstruiert werden? Schließt die AV-Klappe korrekt? Gibt es zusätzliche

Fehlbildungen? Liegt z. B. eine Einengung des rechten oder linken Ausflusstrakts der Herzkammern vor? Liegt eine zusätzliche TOF oder eine CoA vor? Wie hoch ist der Blutdruck in der Lungenarterie?

- **Herzkatheteruntersuchung**

Bei pulmonaler Hypertonie und Verdacht auf Lungengefäßschädigung wird ab dem 2. Lebenshalbjahr und prinzipiell nach dem 2. Lebensjahr eine Herzkatheteruntersuchung durchgeführt:

Fragestellung: Wie hoch ist der Widerstand in den Lungengefäßen? Erlauben die Widerstandswerte eine anatomische Korrektur und mit welchem Risiko? Bei einem R_p >10 WE vor anatomischer Korrektur: Ist Widerstand reversibel? Erlaubt der R_p eine eine Fontan-Operation (R_p <4 E×m²KOF erforderlich, günstig 2 E×m²KOF)? Welche Zusatzfehlbildungen liegen vor? Ggf. können im Rahmen der Herzkatheteruntersuchung interventionell eine CoA dilatiert oder ein PDA verschlossen werden.

- **EKG**

Nachweis von Herzrhythmusstörungen oder AV-Überleitungsstörungen, herzfehlertypisch ist ein überdrehter Lagetyp.

- **Sauerstoffsättigungsmessung**

Aufspüren einer Shuntumkehr (Rechts-Links-Shunt) als Zeichen einer Behinderung des Blutflusses durch den Lungenkreislauf.

- **Stethoskop**

Hinweis auf Lungenhochdruck (lauter 2. Herzton).

- **Röntgenbild des Thorax**

Hinweis auf verstärkten Blutfluss durch den Lungenkreislauf, Diagnose von pulmonalen Infektionen, Hinweis auf Herzinsuffizienz (CTR >0,5).

- **Assoziierte Herzfehler**

Bei jedem 2.–3. Kind ist mit weiteren Fehlbildungen am Herzen zu rechnen: Zweiter ASD ca. 20 %, PDA ca. 10 %, CoA ca. 10 %, TOF, DORV, PA, linke obere Hohlvene, Heterotaxiesyndrom, UVH, PS mit Hypoplasie der Lungengefäße, TAPVC, Ebstein-Anomalie, Störung der Erregungsleitung mit AV-Block I°, Stenose des linken Ausflusstrakts, Zusatzfehlbildung des linken AV-Klappenanteils.

10.5 Therapie

10.5.1 Üblicher Behandlungszeitpunkt

Üblicher Behandlungszeitpunkt der „anatomischen" und „physiologischen" Korrektur in Abhängigkeit von der Größe des Ventrikelseptumdefekts und Zusatzkriterien: ◘ Tab. 10.1.

10.5.2 Therapeutisches Vorgehen

- **Therapieziel**

Herstellung normaler Flussverhältnisse im Herzen durch Verschluss der septalen Defekte und Konstruktion von 2 Ventrikeleinlassventilen. Wenn die anatomische Korrektur nicht möglich ist, erfolgt die Kreislauftrennung durch die Fontan-Operation.

10.5.2.1 Anatomische Korrektur

Erforderlich sind die Öffnung des Brustkorbs, Herz-Lungen-Maschine, Öffnung des Herzens.

An dem blind endenden Rand des Ventrikelseptums wird Kunststoffgewebe oder Perikard fixiert, das bis an die Segel der AV-Klappe heranreicht und die fehlende Wand des Ventrikelseptums ersetzt. Gleiches Vorgehen erfolgt beim Vorhofseptum. Die neuen Wandstücke verbindet man miteinander und befestigt an ihnen das anteriore und dorsale überbrückende Segel der AV-Klappe (Zwei-Patch-Technik).

Alternativ können die beiden Klappensegel in der Mitte aufgeschnitten werden, ein einziger Perikardpatch vom Rand des Vent-

10.5 · Therapie

Tab. 10.1 Behandlungszeitpunkt

Defektgröße	Zusatzkriterien	Zeitpunkt
AVSD mit kleinem VSD und schließfähige AV-Klappe	Keine Beschwerden, mäßige pulmonale Hypertonie	Anatomische Korrektur: Vorschulalter
AVSD mit großem VSD, evtl. schließunfähiger AV-Klappe [a]		Anatomische Korrektur: 1. Lebenshalbjahr
AV-Kanal + Fallot-Tetralogie [b]		Anatomische Korrektur: 2. Lebenshalbjahr
AVSD mit großem VSD [a]	Herzinsuffizienz, Gedeihstillstand	Anatomische Korrektur: Zeitnah
Alle Größen des Ventrikelseptumdefekts, keine Möglichkeit der anatomischen Korrektur [c]		Physiologische Korrektur: 1.–4. Lebensjahr, Teilschritte der Operation ab dem 6. Lebensmonat

[a] Bei hohem Operationsrisiko kann zum Zeitgewinn vor der anatomischen Korrektur eine Bändelung der Pulmonalarterie durchgeführt werden, die eine Herzinsuffizienz beseitigt und das Lungengefäßbett vor einer Schädigung schützt. Der Eingriff kann eine AV-Klappeninsuffizienz verstärken
[b] Alternativ zur primären anatomischen Korrektur kann in 2 Teilschritten operiert werden und vor der anatomischen Korrekturoperation ein systempulmonaler Shunt angelegt werden
[c] Alternativ zur primären Fontanoperation kann der Eingriff zweizeitig erfolgen durch vorangestellte BCPS (unten) oder durch eine vorangestellte Bändelungsoperation, um die Lungengefäße bis zur Durchführung der Fontan-Operation zu schützen. Gelegentlich sind auch Rekonstruktionseingriffe an der AV-Klappe erforderlich, um ihre Schließfähigkeit zu verbessern

rikelseptums bis zum Rand des Vorhofseptums implantiert werden und nachfolgend die aufgeschnittenen Segelanteile am Patch reinseriert werden (Ein-Patch-Technik). 2 der 3 Segel des linken Ventils näht man aneinander (Cleft-Verschluss), da man sich hiervon eine bessere und lang anhaltende Schließfähigkeit der rekonstruierten Mitralklappe verspricht.

Die Größe der neuen Herzklappen misst man während des Eingriffs mit Messstäben aus und überprüft ihre Schließfähigkeit. Wenn das linke Einlassventil zu klein gerät oder eine schwere Schließunfähigkeit auffällt, muss man den Eingriff als misslungen ansehen, und es muss auf eine Alternative, notfalls Herzklappenersatz, ausgewichen werden (Abb. 10.4).

Bei dem Rastelli Typ B können Schwierigkeiten auftreten, da eine gleichmäßige Teilung der Klappe manchmal nicht möglich ist, und die Mitralklappe bei der Klappenteilung zu klein gerät.

10.5.2.2 Alternative: Herzklappenersatz

Die implantierte Klappe muss in etwa die Größe der Patientenherzklappe haben. Diese ist bei Säuglingen sehr viel kleiner als bei Erwachsenen. Da die implantierte Klappe mit dem Herzen nicht mitwachsen kann, wird sie mit der Zeit wachstumsbedingt zu klein und muss dann in einer komplizierten Zweitoperation ausgetauscht werden. Die Implantation einer Kunststoffherzklappe erfordert eine lebenslange Antikoagulation. Verletzungen können vital bedrohend sein.

■ **Voraussetzungen**
Freiheit von Infektionen, balancierte Ventrikel, teilbares gemeinsames Einlassventil, Widerstand im Pulmonalgefäßsystem nicht hö-

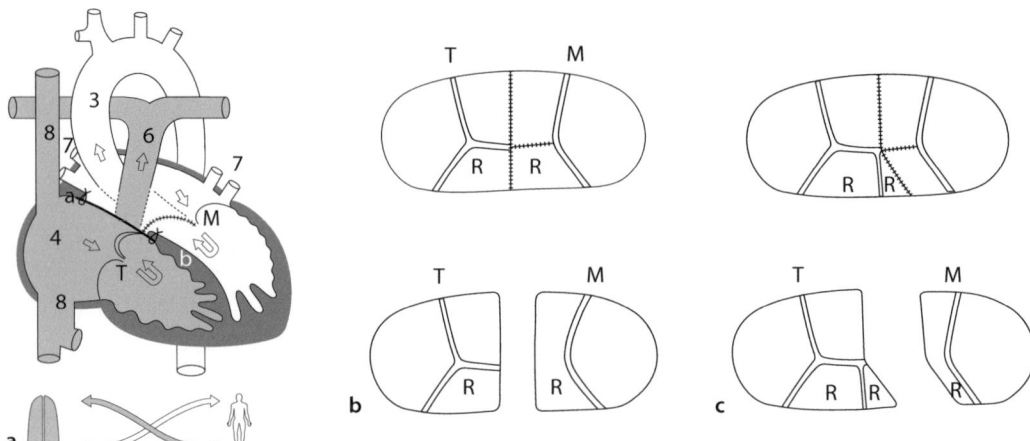

Abb. 10.4 AVSD. **a** Anatomische Korrektur eines AVSD. Das fehlende Vorhofseptum *a* und Ventrikelseptum *b* sind durch einen Patch ersetzt worden, die AV-Klappe wurde geteilt. Die Größe von Vorhöfen und Kammern entspricht der in **Abb. 10.1a**. Die Blutflüsse sind normalisiert. **b** Konstruktion von 2 Einzelventilen bei symmetrischer Konfiguration der Klappensegel und ihres Halteapparates. Rastelli Typ A: Das Einlassventil kann in der Mitte geteilt werden und es entstehen 2 gleich große Einzelventile *T* Trikuspidalklappe, *M* Mitralklappe. **c** Insuffiziente Konstruktion von 2 Einzelventilen bei asymmetrischer Konfiguration der Klappensegel und ihres Halteapparates: Die Klappenteilung im linken vorderen Segelbereich *R*hat seine Aufhängung in beiden Herzkammern berücksichtigen müssen, und das neue linke Rückschlagventil ist zu klein geraten

her als 10–14 WE. Nach dem 3. Lebensjahr bedeutet ein Widerstand >10 WE im allgemeinen Inoperabilität.

- **Aufwand**
Anhang.

10.5.2.3 Bändelungsoperation
▶ Abschn. 6.4.2 und 8.5

Die Bändelungsoperation wird heute nur noch selten eingesetzt wegen der Gefahr einer Verstärkung der AV-Klappeninsuffizienz, Stimulierung von Muskelwucherungen im Ausflusstrakt des linken Ventrikels und narbiger Stenosierung der Pulmonalarterienwand im Operationsbereich. Wenn eine Bändelung geplant wird, ist der optimale Behandlungszeitraum das 1. Lebenshalbjahr. Bei hohem Widerstand in den Pulmonalarterien kann unter der Vorstellung, dass der Schaden an den Lungenadern rückbildungsfähig ist, bis zum Ende des 2. Lebensjahres eine Bändelung versucht werden.

Die Entfernung des Bandes (Debanding) und Korrekturoperation des Herzfehlers erfolgt nach ½ bis 1 Jahr. Wenn die Lungengefäße bereits irreversibel geschädigt sind, hilft die Bändelung nicht mehr und schafft eine nicht tolerable Kreislaufsituation. Der Patient ist dann inoperabel.

10.5.2.4 Physiologische Korrektur: Fontan-Operation

Erforderlich ist die Öffnung des Brustkorbs. Der Eingriff ist mit und ohne Herz-Lungen-Maschine möglich, mit und ohne Öffnung des Herzens.

Die obere und untere V. cava werden an den rechten Ast der Pulmonalarterie angeschlossen, der Stamm der Pulmonalarterie wird verschlossen (**Abb. 10.5c**).

Die Fontan-Operation wird zur Korrektur des Vitiums gewählt, wenn eine anatomische Korrektur nicht möglich ist, z. B. die AV-Klappe nicht teilbar ist oder „unbalancierte" Ventrikel vorliegen.

10.5 · Therapie

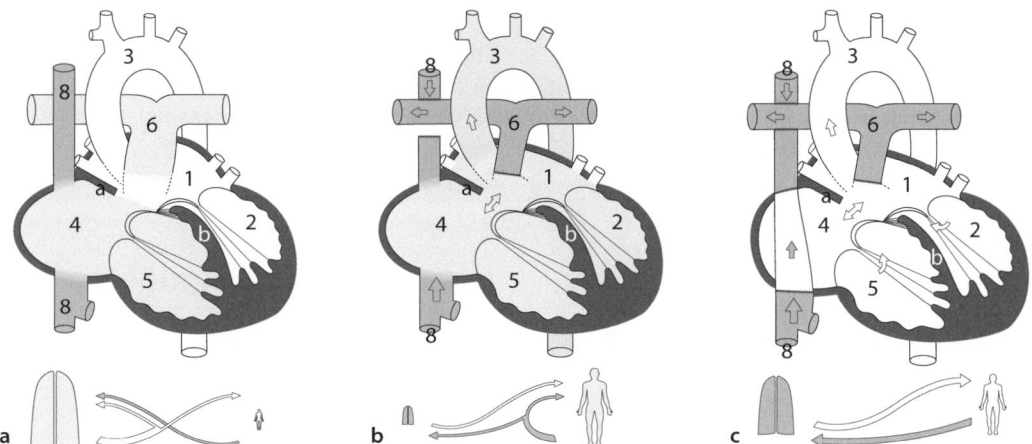

Abb. 10.5 Fontan-Operation. a AV-Kanal mit unbalanzierten Ventrikeln. Herzveränderungen wie in **Abb. 10.1b**. Anders: Der linke Ventrikel *2* ist kleiner als der rechte Ventrikel *5*. Kreislaufdiagramm: entspricht **Abb. 10.1b b** Teilschritt der Fontan-Operation (bidirektionaler cavopulmonaler Shunt, BCPS): Die V. cava superior *8* wurde mit dem rechten Ast der Pulmonalarterie *6* anastomosiert und der Stamm der Pulmonalarterie verschlossen. Der Pulmonalkreislauf wird mit der Hälfte des venösen Bluts perfundiert, der Systemkreislauf mit Mischblut besser perfundiert als der Pulmonalkreislauf; $Q_p < Q_s$. Zyanose (*grauer Mensch*). **c** Fontan-Operation: Die V. cava inferior *8* wurde mit dem rechten Ast der Pulmonalarterie *6* anastomosiert. Normale Größer aller 4 Herzhöhlen, Ausnahme: kleiner linker Ventrikel. Beide Ventrikel pumpen gemeinsam arterielles Blut in den Systemkreislauf, das venöse Blut fließt außerhalb der Herzkammern in den Pulmonalkreislauf. Pulmonal- und Systemkreislauf werden gleich stark perfundiert $Q_p = Q_s$

- **Voraussetzungen**

Keine Lungengefäßerkrankung (maximaler Lungengefäßwiderstand <4 E×m²KOF), schließfähige AV-Klappe, keine Blutflussbehinderungen im linken Herzbereich, gute Pumpkraft des linken Ventrikels.

- **Aufwand**

Anhang.

10.5.3 Behandlung von Zusatzfehlbildungen

Die Behandlungsschritte werden individuell geplant. Bei vielen Zusatzfehlbildungen werden Simultanoperationen oder begleitende interventionelle Eingriffe bevorzugt, z. B. bei zusätzlichem ASD bzw. VSD, PDA, TOF, DORV, Stenose im linken Ausflusstrakt (bei systolischer Druckdifferenz zwischen linker Herzkammer und Aorta >50 mmHg), TAPVC, Zusatzfehlbildungen an dem Mitralklappenanteil der AV-Klappe.

Liegen eine PS oder eine TOF mit hypoplastischen Pulmonalarterien vor oder treten hypoxämische Anfälle auf, kann vor der Korrekturoperation des Fehlbildungskomplexes ein systempulmonaler Shunt angelegt werden.

Vor Korrektur des AV-Kanals wird eine CoA operativ oder mit Herzkathetertechniken korrigiert. Die chirurgische Operation kann mit einer Bändelungsoperation kombiniert (beide Eingriffe ohne Herz-Lungen-Maschine vom linken Brustkorb aus durchführbar) und die Korrekturoperation des AV-Kanals aufgeschoben werden. Bei einer Ebstein-Anomalie müssen die Korrekturschritte individuell geplant werden. Bei einem Heterotaxiesyndrom können verschiedenste Fehlbildungen vorliegen, die je nach Bedeutung für die Herzfunktion mitoperiert werden. Eine linke obere

Hohlvene ist nicht behandlungsbedürftig, sie erschwert nur technisch die Herzoperation.

Bei einem UVH und einer PA wird eine Fontan-Operation durchgeführt. Der innere Herzfehler wird belassen oder so weit teilkorrigiert, bis die Voraussetzungen für die Fontan-Operation vorliegen, z. B. Rekonstruktion einer schließunfähigen AV-Klappe.

10.5.4 Behandlungsergebnis

- **Anatomische Korrektur**

Bei rechtzeitiger Behandlung und bei günstigem Verlauf wird die Hämodynamik normalisiert und alle Folgeschäden des Vitiums werden verhindert. Wenn die Behandlung spät erfolgt und bereits Schäden am Herzen oder an den Lungengefäßen vorliegen, z. B. Herzrhythmusstörungen, pulmonale Hypertonie, sind diese evtl. nicht mehr reversibel. Wenn keine optimale Funktion der neu konstruierten Mitralklappe erzielt wird, bleibt das Behandlungsergebnis mäßig. Die körperliche Belastbarkeit und die Lebenserwartung entsprechen dann nicht der gesunder Menschen, sind jedoch besser als ohne Operation.

- **Bändelung der Pulmonalarterie**

Eine Herzinsuffizienz und die damit verbundene Gedeihstörung werden beseitigt, die Pulmonalarterien werden vor einer Eisenmenger-Reaktion geschützt, die Häufigkeit bronchopulmonaler Infekte wird reduziert. Die körperliche Belastbarkeit ist nach dem Eingriff eingeschränkt und es tritt eine Zyanose auf. Gelegentlich werden Muskelwucherungen in den Herzkammern stimuliert, die eine nachfolgende anatomische Korrekturoperation oder eine Fontan-Operation erheblich erschweren. Oder eine Narbenstenose der Pulmonalarterie im Bereich des Bändchens erfordert eine plastische Korrektur. Mit dem Wachstum des Herzens und der A. pulmonalis wird das Bändchen zu eng und muss entfernt oder geweitet werden (nach ½–1 Jahr).

- **Fontan-Operation**

Die negativen Auswirkungen des Herzfehlers werden beseitigt bis auf Möglichkeit der kardialen Leistungssteigerung, weil die rechte Pumpkammer zur Beschleunigung der Lungenperfusion fehlt.

10.5.5 Risiko der Eingriffe

Das Risiko der Eingriffe ist in ◘ Tab. 10.2 dargestellt.

Risiko der Fontan-Opertion und der BCPS: ▶ Kap. 6.

Ein erhöhtes Sterberisiko bei einer anatomischen Korrektur haben Säuglinge im 1. Lebenshalbjahr, untergewichtige Säuglinge (<5 kgKG) Säuglinge in schlechtem Allgemeinzustand und Kinder mit pulmonaler Hypertonie.

- **Weitere perioperative Probleme**

Anatomische Korrektur: Pulmonal hypertensive Krisen, in 30 % passagere Herzrhythmusstörungen.

Fontan-Operation: ▶ Kap. 6.

10.5.6 Verlauf nach Korrektur

10.5.6.1 Anatomische Korrektur des AVSD

Der AVSD ist ein problematischer Herzfehler, bei dem eine zentrale Struktur mitten im Herzen fehlt. Die anatomische Korrektur schafft ein verbessertes, aber kein gesundes Herz. Der Verlauf wird beeinflusst von der Spätfunktion des Herzens, von einer pulmonalen Hypertonie, die sich u. U. nicht zurückbildet oder später progredient wird und von Begleiterkrankungen wie dem Down-Syndrom, das mit geistiger Retardierung unterschiedlichen Schweregrads einher geht.

Die Spätfunktion des Herzens hängt davon ab, ob der rechte Ventrikel durch eine pulmonale Hypertonie belastet wird und ob

10.5 · Therapie

Tab. 10.2 OP-Risiko

Eingriff	Letalität	Eingriffstypische Komplikationen
Anatomische Korrektur	ca. 1 % (Jahresstatistiken aus Deutschland). Wenn bei Säuglingen operiert wird, Anstieg des Risikos bis ca. 1,5 %, wenn nach dem 1. Lebensjahr operiert wird, ist das Sterberisiko <1 %	Herzrhythmusstörungen/AV-Block mit Notwendigkeit einer Herzschrittmacherimplantation (1–2 %), schlechtes Rekonstruktionsergebnis der Einlassventile, Hämolyse bei Mitralinsuffizienz (zur Vermeidung wird zum Verschluss des ASD's ein Perikardpatch gewählt), Restdefekte des Ventrikelseptums oder Vorhofseptums
Bändelung der Pulmonalarterie	Letalität: 0–5 %	Selten: Verletzung von Zwerchfellnerv oder von Lymphwegen

die beiden neu geschaffenen Klappen funktionieren. Sind die Druckverhältnisse im Lungengefäßsystem normal und funktionieren beide Klappen einwandfrei, so reicht die Pumpleistung des Herzens bei frühzeitiger Korrektur des Vitiums an die eines gesunden Herzens heran. Die körperliche Entwicklung verläuft dann ungestört, der Patient wird körperlich gut belastbar sein, Berufe und Sport mit mittlerer körperlicher Belastung können voraussichtlich wahrgenommen werden. Schwangerschaften haben ein mittleres Risiko.

Die Lebenserwartung reicht fast an die eines herzgesunden Menschen heran. Bei bis zu 10 % aller operierten Kinder verschlechtert sich die Funktion der Herzklappen innerhalb von 10 Jahren – insbesondere die Funktion der Mitralklappe – und erfordert eine zweite Operation. Unter Umständen ist die Implantation einer Herzklappe nötig. Die Herzklappe muss dann evtl. nach Wachstum des Kindes in einer 3. Herzoperation gegen eine größere ausgetauscht werden. Bei den betroffenen Kindern verschlechtert sich die Funktion des Herzens auch durch Überbelastung bei nicht funktionierenden Klappen.

Darüberhinaus kommt es bei etwa 5 % aller Patienten während des Herzwachstums zu einer Ausflusstraktstenose im linken Ventrikel, wodurch die Arbeit der Herzkammer behindert wird und ebenfalls eine Zweiteoperation erforderlich werden kann. Indikation ist eine systolische Druckdifferenz von >50 mmHg zwischen linker Herzkammer und Aorta. Gelegentlich erfordern Restdefekte im Ventrikel- oder Vorhofseptum Nachoperationen oder Verschlüsse mit dem Herzkatheter.

Herzrhythmusstörungen erfordern in bis zu 2,5 % das Einsetzen eines Herzschrittmachers.

Bestand zum Zeitpunkt der Operation ein hoher Widerstand im Pulmonalgefäßsystem, so bleibt nach heutiger Erfahrung die pulmonale Hypertonie bei ca. 25 % von Patienten trotz der Operation bestehen, belastet den rechten Ventrikel und kann bis zu einer Eisenmenger-Reaktion fortschreiten. Ein erhöhtes Risiko besteht, wenn im zweiten Lebensjahr bei pulmonaler Hypertonie operiert wurde. Wenn solche Komplikationen im Spätverlauf nach der anatomischen Korrekturoperation auftreten, ist die körperliche Leistungsfähigkeit des Patienten vermindert. Es ergeben sich Einschränkungen bei der Berufswahl oder bei sportlichen Aktivitäten. Eine Lungengefäßerkrankung bedeutet Gefahr während einer Schwangerschaft.

Aufgrund der Rate an Komplikationen im Langzeitverlauf entspricht die allgemeine Lebenserwartung nach anatomischer Korrektur des kompletten AV-Kanals nicht der Lebenserwartung herzgesunder Menschen.

Tab. 10.3 Postoperative Maßnahmen

Eingriff	Medikamente	Nachkontrollen	Fragestellung bei den Nachkontrollen	Folgeeingriffe
Anatomische Korrektur	Keine	EKG und Echokardiographie regelmäßig (jährlich)	Herzrhythmusstörungen, Probleme der Herzklappen, linksventrikuläre Ausflusstraktstenose, progrediente pulmonale Hypertonie, Restdefekte in den Septen	Herzschrittmacher, Reeingriffe an den Herzklappen, Beseitigung von Ausflusstraktstenosen, Verschluss von Restdefekten
Fontan-Operation	Antikoagulation	▶ Kap. 6		

Überlebenswahrscheinlichkeit: 95 % nach 5 Jahren, 80 und 78 % nach 10 und 20 Jahren.

10.5.6.2 Fontan-Operation

▶ Kap. 6

Wird eine Fontanzirkulation bei einem AV-Kanal geschaffen, können späte Schließprobleme der AV-Klappe, eine progrediente Lungengefäßerkrankung, die Entwicklung einer linksventrikulären Ausflusstraktstenose oder auch Herzrhythmusstörungen den „passiven" Blutdurchfluss durch den Lungenkreislauf schwer beeinträchtigen. Nachfolgeoperationen sind dann zwingend nötig oder es ist im Extremfall eine Aufhebung dieses unnatürlichen Kreislaufs mit Wiederherstellung der Ausgangssituation erforderlich.

- **Postoperative Medikamente, Nachuntersuchungen, Folgeeingriffe**

Die postoperativen Maßnahmen sind in ◘ Tab. 10.3 dargestellt.

- **Beurteilung der Behandlungsergebnisse**

Anatomischer Korrektur mit komplikationslosem Langzeitverlauf: Gut.

Persistierende Schäden am Herzen, Verschlechterung des kardialen Befundes: Gut bis befriedigend.

Fontan-Operation: Befriedigend bis ausreichend.

Progrediente Lungengefäßerkrankung: Ausreichend.

10.6 Weitere Informationen

- **Inzidenz**

Der AVSD ist ein häufiges kongenitales Herzvitium (ca. 3–5 % aller angeborenen Herzfehler). Beide Geschlechter sind gleich häufig betroffen. Im Jahr werden mehr als 250 Korrekturoperationen in Deutschland durchgeführt.

- **Ursachenforschung**

Das Down-Syndrom ist häufig mit einem AVSD assoziiert. Die Chromosomenanomalie wird bei etwa jedem siebenhundertsten Neugeborenen beobachtet. Risikofaktor ist das Alter der Mutter.

Der AVSD kommt familiär gehäuft vor (▶ Abschn. 2.2).

- **Assoziation mit körperlichen Fehlbildungen**

Eine Häufung einzelner körperlicher Fehlbildungen wird nicht beobachtet. Bei bis zu 70 % der Kinder liegen jedoch Chromosomenanomalien oder Syndrome vor mit den entsprechenden zugehörigen körperlichen Fehlbildungskomplexen.

Neben dem Down-Syndrom (bei bis zu 60 % der Kinder mit einem AVSD), werden u. a. das Klinefelter-Syndrom, das Ellis-van-Crefeld-Syndrom oder das Noonan-Syndrom gesehen.

- **Empfehlungen zur Endokarditisprophylaxe**
- Unbehandelter AVSD: Nach abgelaufener Endokarditis.
- Korrektur mit Fremdmaterial: 6 Monate lang postoperativ.
- Restdefekte im Ventrikelseptum: Dauerhaft bis zum Verschluss der Defekte.

Truncus arteriosus communis

Inhaltsverzeichnis

11.1 Anatomie – 110

11.2 Verlauf – 112

11.3 Symptomatik – 113

11.4 Diagnostik – 113

11.5 Therapie – 113
11.5.1 Üblicher Behandlungszeitpunkt – 113
11.5.2 Therapeutisches Vorgehen – 114
11.5.3 Behandlung von Zusatzfehlbildungen – 117
11.5.4 Behandlungsergebnis – 117
11.5.5 Risiko der Eingriffe – 118
11.5.6 Verlauf nach anatomischer Korrektur – 118
11.5.7 Verlauf nach physiologischer Korrektur ▶ Kap. 6 – 119
11.5.8 Verlauf nach Bändelungsoperation – 119

11.6 Weitere Informationen – 119

© Springer-Verlag GmbH Deutschland, ein Teil von Springer Nature 2021
U. Blum et al., *Kompendium angeborene Herzfehler bei Kindern*,
https://doi.org/10.1007/978-3-662-61289-7_11

11.1 Anatomie

■ Gesundes Herz

Die Herzkammern sind im Auslassbereich durch das Ventrikelseptum voneinander separiert. An den Ausflusstrakt des linken Ventrikels schließt die Aorta an mit der Aortenklappe, an den Ausflusstrakt des rechten Ventrikels die Pulmonalarterie mit der Pulmonalklappe (Abb. 11.1a). Das venöse Blut wird mit einem systolischen Druck von 20–25 mmHg in den Pulmonalkreislauf gepumpt, das arterielle Blut mit dem systolischen Druck, der am Arm meßbar ist. Vorhöfe und Herzkammern haben gleiche Größe. Der Blutfluss durch den Pulmonalkreislauf (Q_p) entspricht dem Fluss durch den Systemkreislauf (Q_s).

$$\frac{Q_p}{Q_s} = 1$$

■ Truncus arteriosus communis (TAC)

Die Herzkammern stehen im Auslassbereich durch einen Wanddefekt des Ventrikelseptums (Ventrikelseptumdefekt, VSD) miteinander in Verbindung. An den „gemeinsamen Auslass" schließt ein großlumiges Blutgefäß mit einem einzigen Rückschlagventil an – der TAC mit der Truncusklappe. Zwischen den Ventrikeln und im TAC mischen sich venöses und arterielles Blut. Die Blutmischung wird

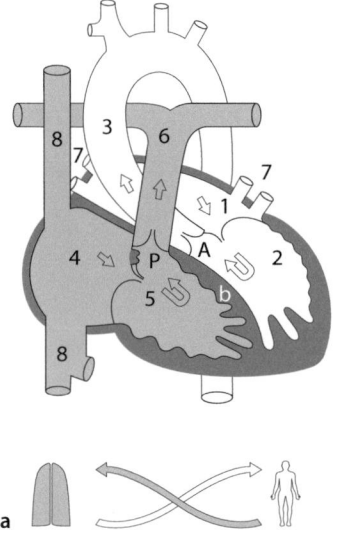
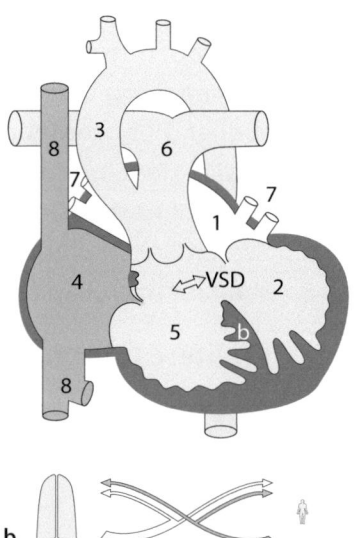
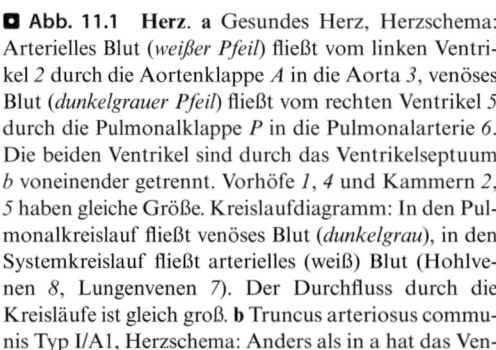

Abb. 11.1 Herz. a Gesundes Herz, Herzschema: Arterielles Blut (*weißer Pfeil*) fließt vom linken Ventrikel *2* durch die Aortenklappe *A* in die Aorta *3*, venöses Blut (*dunkelgrauer Pfeil*) fließt vom rechten Ventrikel *5* durch die Pulmonalklappe *P* in die Pulmonalarterie *6*. Die beiden Ventrikel sind durch das Ventrikelseptum *b* voneinander getrennt. Vorhöfe *1*, *4* und Kammern *2*, *5* haben gleiche Größe. Kreislaufdiagramm: In den Pulmonalkreislauf fließt venöses Blut (*dunkelgrau*), in den Systemkreislauf fließt arterielles (*weiß*) Blut (Hohlvenen *8*, Lungenvenen *7*). Der Durchfluss durch die Kreisläufe ist gleich groß. **b** Truncus arteriosus communis Typ I/A1, Herzschema: Anders als in a hat das Ventrikelseptum *b* einen Defekt (VSD). Oberhalb des VSDs sitzt der gemeinsame Stamm von Aorta *3* und Pulmonalarterie *6* mit dem gemeinsamen Truncusventil. Arterielles Blut (*weiß*) und venöses Blut (*dunkelgrau*) mischen sich zwischen den Ventrikeln *2* und *5* (Mischblut: *hellgrau*). Die Blutmischung wird in den System- und Pulmonalkreislauf gepumpt. Linker Vorhof *1* und beide Herzkammern *2*, *5* sind durch das Shunt-Blut vergrößert. Kreislaufdiagramm: In den Pulmonalkreislauf und den Systemkreislauf fließt Mischblut. Der Durchfluss durch den Pulmonalkreislauf ist größer, als durch den Systemkreislauf ($Q_p > Q_s$). Es besteht eine Zyanose (*grauer Mensch*)

11.1 · Anatomie

mit gleichem Druck in den Pulmonal- und Systemkreislauf gepumpt. Das arterielle Shunt-Blut passiert ein weiteres Mal (zusammen mit dem venösen Blut) den Pulmonalkreislauf. Das Zusatzblut aus dem Pulmonalkreislauf belastet den linken Vorhof und linken Ventrikel mit Volumen und der Innenraum beider Herzhöhlen vergrößert sich. Durch den Links-Rechts-Shunt zwischen den Ventrikeln ist auch der rechte Ventrikel vergrößert (◘ Abb. 11.1b). Der Blutfluss durch den Pulmonalkreislauf (Q_p) ist aufgrund des geringen Widerstands im Lungengefäßbett stärker, als der Blutfluss durch den Systemkreislauf (Q_s). Im Pulmonalkreislauf fließt zu viel Blut, im Systemkreislauf fehlt Blut. Die Beimengung von venösem Blut in den Systemkreislauf verursacht eine Zyanose.

$$\frac{Q_p}{Q_s} => 1$$

- **Klassifikation der anatomischen Variationen des TAC**

Die Klassifikation (◘ Abb. 11.1 und 11.2) ist wichtig für die Therapieplanung.
- **Typ I bzw. A1** (ca. 50 %): Der TAC gabelt sich nach wenigen Zentimetern in die Aorta und Pulmonalarterie auf ◘ Abb. 11.1b.
- **Typ II und III bzw. A2** (ca. 20 %; ◘ Abb. 11.2a): Der Truncus bildet den Anfangsteil der Aorta. Aus seiner Hinterwand kommen der rechte und linke Seitenast der Pulmonalarterie heraus.
- **Typ A3** (ca. 10 % ◘ Abb. 11.2b): Der Truncus gabelt sich in die Aorta und eine inkomplette Pulmonalarterie auf, die nur die rechte Lunge versorgt. Der Pulmonalarterienast für die linke Lunge ist an die Aorta descendens angeschlossen. Das Verbindungsgefäß ist der Ductus arteriosus Botalli oder eine aortopulmonale Kollaterale.

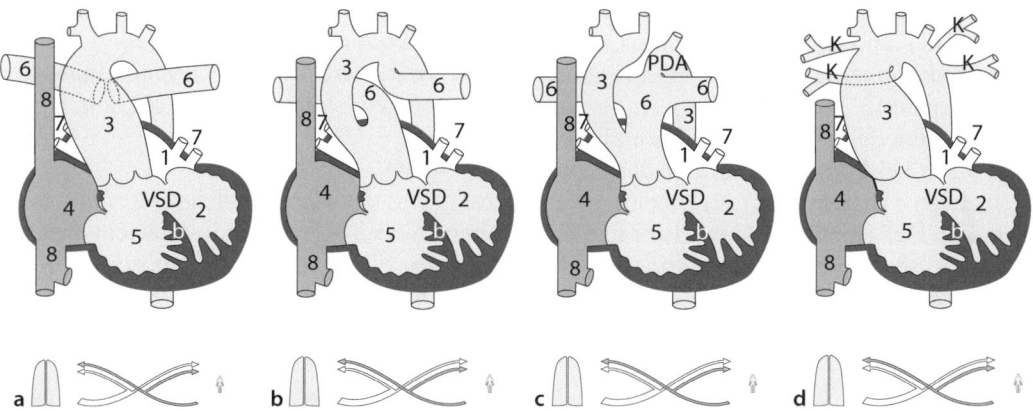

◘ **Abb. 11.2 Anatomische Varianten des TAC. a** TAC Typ II und III bzw. A2, Herzschema: Anders als in Schema Abb. 11.1b gibt es keinen Stamm der Pulmonalarterie, sondern nur 2 Seitenäste *6*, die aus dem Anfangsteil des TAC herauskommen. **b** TAC Typ A3, Herzschema: Anders als im Schema Abb. 11.1b kommt aus dem TAC ein Pulmonalarterienstamm heraus, der in den rechten Ast der Pulmonalarterie *6* übergeht. Der linke Ast der Pulmonalarterie ist über den Ductus arteriosus Botalli (PDA) an die Aorta descendens *3* angeschlossen. **c** TAC Typ A4, Herzschema: Anders als im Schema ◘ Abb. 11.1b kommt aus dem TAC eine vordere Aorta *3* (Aorta ascendens mit Aortenbogen) heraus, die hinter dem Aortenbogen endet. Der Pulmonalarterienstamm *6* geht über in die beiden Pulmonalarterienäste und den Ductus arteriosus Botalli (PDA), an den die Aorta descendens *3* angeschlossen ist. **d** TAC Typ IV, Herzschema: Anders als im Schema ◘ Abb. 11.1b kommt aus dem TAC kein Pulmonalarterienstamm heraus. Zur Lunge führen aortopulmonale Kollateralarterien *K* aus der Aorta *3* (MAPCA's, persistierende Blutversorgung aus der Embryonalperiode). Kreislaufdiagramme: Der Pulmonalkreislauf wird stärker mit Mischblut perfundiert, als der Systemkreislauf, Zyanose (*grauer Mensch*)

- **TypA4** (ca. 10 % ◘ Abb. 11.2c): Der Truncus gabelt sich nach wenigen Zentimetern in die Aorta und die Pulmonalarterie auf. Die Aorta versorgt jedoch nur Kopf- und Hals mit Blut. Bevor sie in ihren rückwärtigen Teil übergehen kann, ist ihre Kontinuität unterbrochen (unterbrochener Aortenbogen ► Kap. 23) oder es liegt eine hochgradige Engstelle in ihrem Verlauf vor (Aortenisthmusstenose ► Kap. 26). Die Aorta descendens im Rücken neben der Wirbelsäule, verantwortlich für die Durchblutung der unteren Körperhälfte, erhält Blut aus der Pulmonalarterie. Verbindungsgefäß ist der Ductus arteriosus Botalli.
- **Typ IV** (◘ Abb.11.2d): Es gibt kein Anfangsstück der Pulmonalarterie. Die Lunge wird durch Gefäße, die aus der Aorta herauskommen, mit Blut durchströmt (wie eine anatomische Variante der PAVSD ► Kap. 17).

Der Truncus Typ IV bedeutet, dass aus der Aorta descendens die gesamte Lungenstrombahn einzeln oder gemeinsam abgeht (Arterienstern). Es wird diskutiert, ob diese Fehlbildung dem TAC, der Pulmonalatresie mit Ventrikelseptumdefekt oder der Fallot-Tetralogie (Extremform) zugerechnet werden soll. Der Herzfehlerkorrektur muss eine Unifokalisierung der meist stenotischen Abgänge der Lungenstrombahn vorangestellt werden (► Kap. 17).

11.2 Verlauf

- **Dringlichkeit der Behandlung**

Die TAC-Varianten Typ A1, A2 und IV sind keine Notfälle. Die Behandlung wird aber zeitnah nach Diagnosestellung durchgeführt.

Die TAC-Varianten A3 und A4 sind Notfälle. Beim Typ A3 erfolgt der Blutfluss zur linken Lunge und beim Typ A4 der Blutfluss zur unteren Körperhälfte durch den Ductus arteriosus Botalli, der sich nach der Geburt spontan verschließt. Der Gang muss durch Prostaglandin-E-Infusionen bis zur Korrekturoperation offengehalten werden.

- **Hämodynamik, Schäden durch den TAC**

Herz

Das Herz leistet Mehrarbeit, um das Blutdefizit und O_2-Defizit im Systemkreislauf zu kompensieren, kann bei erhöhtem O_2-Bedarf des Körpers seine Auswurfleistung nicht adäquat steigern, die Volumenbelastung des linken Ventrikels führt zur Linksherzinsuffizienz, der rechte Ventrikel wird druck- und volumenbelastet, das Erregungsleitungssystem wird durch die Dilatation des linken Vorhofs geschädigt. Folgen sind eine verkürzte Lebenserwartung, Einschränkung der körperlichen Belastbarkeit, Herzinsuffizienz und Herzrhythmusstörungen.

- **Lunge**

Der übermäßige Blutfluss im Pulmonalkreislauf regt die Schleimproduktion an, durch die unphysiologische Druckbelastung werden die Pulmonalarterien geschädigt. Folgen sind rezidivierende bronchopulmonale Infekte und eine Eisenmenger-Reaktion.

- **Körper**

Aufgrund der Herzinsuffizienz kommt es zu einer Gedeihstörung mit Gewichtsstagnation des Säuglings. Die Zyanose ist in der Regel milde ausgeprägt.

- **Natürlicher Verlauf**

Die mittlere Lebenserwartung beträgt ca. 5 Wochen. Die Letalität liegt bei 60–70 % in den ersten 6 Lebensmonaten (durch Herzinsuffizienz oder Verschluss des Ductus arteriosus Botalli) sowie ca. 90 % in den ersten 12 Lebensmonaten, wobei die Kinder besonders früh bei schlecht öffnender oder schließunfähiger Truncusklappe oder beim Typ A4 versterben. Die Überlebenden entwickeln im zweiten Lebenshalbjahr meist eine progrediente Lungengefäßerkrankung und nach dem 2. Lebensjahr eine Eisenmenger-Reaktion.

- **Spontanheilung**

Eine Spontanheilung oder Besserung der Situation ist nicht möglich.

- **Indikation zur Korrektur**

Die Indikation zur Korrektur ist bei allen Formen des TAC gegeben.

11.3 Symptomatik

Herzinsuffizienz in den ersten 3 Lebensmonaten. Bei $1/3$ der Kinder tritt diese bereits in der ersten Lebenswoche auf mit Tachydyspnoe, Zyanose, Hepato- und Splenomegalie, Schwitzen am Kopf beim Trinken, Trinkschwäche, Gewichtsstagnation, Zyanose.

11.4 Diagnostik

- **Echokardiographie**

Basisuntersuchung ist die Echokardiographie, alternativ die Magnetresonanztomographie.
Fragestellung: Welcher Typ des TAC liegt vor? Hat die Trunkusklappe ein Problem und wenn ja, welches? Liegen Engstellen am Abgang von Lungenarterien vor? Welche Begleitfehlbildungen liegen vor?

- **Herzkatheteruntersuchung**

Die Herzkatheteruntersuchung beantwortet alle Fragen zu diesem Herzfehler, wird aber wegen der Strahlenbelastung zurückhaltend eingesetzt. Besondere Indikation ist die Messung des pulmonalen Widerstands bei Verdacht auf irreparable Schädigung der Pulmonalgefäße. Bei Korrekturoperationen nach dem 6. Lebensmonat ist diese Berechnung obligat, da das Operationsrisiko mit der Widerstandserhöhung im Pulmonalkreislauf ansteigt. Bei einem Lungengefäßwiderstand >14 E × m²KOF ist von einer irreparablen Lungengefäßerkrankung auszugehen und die Korrektur ist dann kontraindiziert.

> Bei einer pulmonalen Hypertonie und einem Widerstand: R_p/R_s >0,3 wird eine pharmakologische Testung auf Reversibilität durchgeführt. Bei Abnahme des Widerstands kann eine Korrekturoperation erwogen werden.

- **EKG**

Nachweis von Herzrhythmusstörungen.

- **Sauerstoffsättigungsmessung**

Bestätigung der Zyanose.

- **Röntgenbild des Thorax**

Hinweis auf verstärkten Blutfluss durch den Pulmonalkreislauf, Diagnose von pulmonalen Infektionen, Hinweis auf Herzinsuffizienz (CTR >0,5). Die Blutdruckmessung an oberen und unteren Extremitäten kann Hinweis auf eine CoA ergeben.

- **Assoziierte Herzfehler**

Öffnungsschwierigkeiten der Truncusklappe in bis zu 5 %, Schließunfähigkeit der Truncusklappe in bis zu ca. 30 %, Stenose am Eingang in die Pulmonalarterie beim Typ I und II (bis zu 10 % bei Typ I), IAA, PS bei Typ A3, ASD in ca. 70 %, rechter Aortenbogen in bis zu 70 % (ohne Krankheitswert), Verlagerung des Abgangs der Koronararterien in 15–30 % (ohne Krankheitswert), Abgangsstenose der Koronararterien >5 %, CoA, zusätzliche obere Hohlvene in ca. 10 % (ohne Krankheitswert), PDA bei Typ A1 und A2 in ca. 5 %.

Selten: TAPVC, AVSD, selten Mitralklappenfehler, TrA, Pulmonalatresie, selten UVH, Gefäßringe, Lageanomalien des Herzens: Dextrokardie, Ventrikelinversion (ohne Krankheitswert).

11.5 Therapie

11.5.1 Üblicher Behandlungszeitpunkt

Die Operation wird meist beim Neugeborenen in der 2.–4. Lebenswoche durchgeführt, ggf. ab dem 2. Lebensmonat. Ist keine Frühoperation möglich, so sollte beim Typ A1 und A2 des TAC die Korrektur innerhalb der ersten 6 Lebensmonate durchgeführt sein, beim Typ A3 und A4 bis zum 2. Lebensmonat.

Wenn eine korrigierende Operation aus besonderen Gründen nicht planmäßig möglich ist (z. B. wegen Infektionen, Gewicht <3 kg, komplizierte Anatomie durch Begleitfehlbildungen), kann durch eine Bändelung der Pulmonalarterie der Blutfluss zur Lunge vermindert werden mit dem Ziel, die Herzinsuffizienz zu bessern und die Pulmonalarterien vor einem Schaden zu schützen.

11.5.2 Therapeutisches Vorgehen

11.5.2.1 Anatomische Korrektur

- **Therapieziel der anatomischen Korrektur**

Der Truncus mit seiner Truncusklappe soll zur Aorta ascendens mit einer Aortenklappe umfunktioniert werden. Es soll eine separate zentrale Pulmonalarterie konstruiert werden, die an den rechten Ventrikel angeschlossen wird.

- **Vorgehen**

Operationstechniken beim Typ A1, A2 und A3 machen eine Öffnung des Brustkorbs, Herzlungenmaschine sowie Öffnung des Herzens erforderlich.

Der fehlende Teil des Ventrikelseptums wird durch Kunststoffgewebe ersetzt, das man schräg durch den rechten Ventrikel zieht, sodass der gesamte Truncus arteriosus einschließlich der Truncusklappe nur noch mit dem linken Ventrikel in Verbindung steht. Wenn das Truncusventil, das als Aortenklappe funktionieren muss, defekt ist, versucht man es zu rekonstruieren. Im ungünstigsten Fall muss man das Ventil durch eine kommerziell erhältliche Herzklappe ersetzen. Die Pulmonalarterie oder ihre Äste werden vom Truncus arteriosus abgetrennt. Sie werden an ein Ersatzblutgefäß (Konduit) angeschlossen. Die Außenwand der rechten Herzkammer wird an einer günstigen Stelle geöffnet und das Konduit wird in diese Öffnung eingenäht (◘ Abb. 11.3a). Konduitmaterialien sind Homograft, klappentragende Rindervene, klappenlose Gefäßprothese, bei größeren Kindern auch klappentragende Kunststoffgefäßprothesen.

- **Voraussetzungen**

Infektfreiheit, keine irreparable Lungengefäßerkrankung. Wenn ein DiGeorge-Syndrom vorliegt, müssen bestrahlte Blutkonserven zur Verfügung stehen.

- **Aufwand**

Anhang.

- **Modifizierte Korrektur**

Wenn günstige anatomische Verhältnisse vorliegen (Typ A1), kann in Einzelfällen auf die Implantation eines Konduits verzichtet werden. Die Verbindung zwischen Aorta und Pulmonalarterie wird verschlossen, der Auslass des rechten Ventrikels wird geöffnet, der Pulmonalarterienstamm wird mit Nähten an die Öffnung herangezogen und der Übergang zwischen Pulmonalarterie und Ventrikel wird durch einen halbschalenförmigen „Patch" hergestellt. Anstelle einer Herzklappe näht man in die Pulmonalarterie eine sog. Monocusp-Valve (Einflügelklappe) ein, die man aus Kunststoff oder Pericard konstruiert (◘ Abb. 11.3b).

- **Korrektur beim TAC A4**

Für die Operation eines TAC A4 in Kombination mit unterbrochenem Aortenbogen oder einer Aortenisthmusstenose sind erforderlich: Öffnung des Brustkorbs, Herzlungenmaschine sowie Öffnung des Herzens. Die Rekonstruktion des unterbrochenen Aortenbogens erfordert in der Regel einen Kreislaufstillstand.

Die Operation beginnt mit der Rekonstruktion der Aorta. Die Verbindung zwischen dem Pulmonalarterienstamm und der Aorta descendens (durch den Ductus arte-

11.5 · Therapie

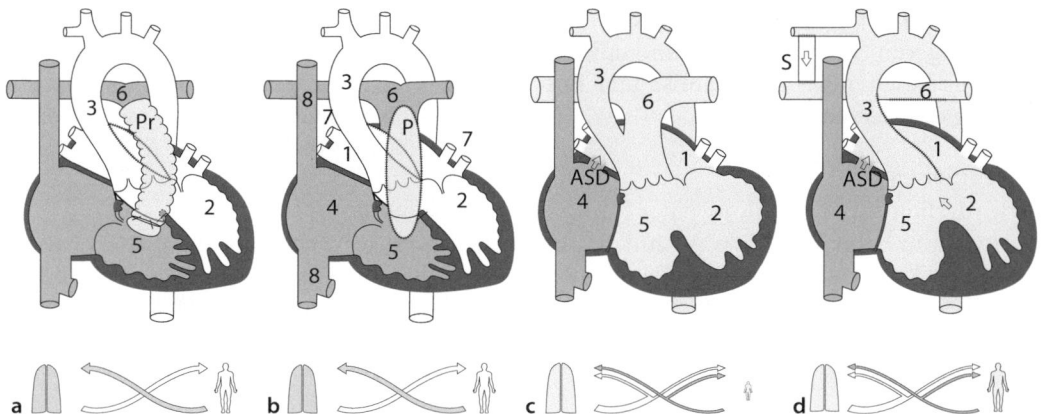

Abb. 11.3 Korrektur eines TAC Typ A1. a mit einer Kunststoffgefäßprothese, Herzschema: Die Pulmonalarterie 6 wurde vom Truncus abgetrennt und der Defekt durch einen Kunststoffpatch verschlossen. Es entsteht eine Aorta ascendens 3 mit einem Rückschlagventil, der Truncusklappe. Der abgetrennte Stamm der Pulmonalarterie wurde durch eine Kunststoffgefäßprothese (*Pr*) an den rechten Ventrikel 5 angeschlossen. Der Defekt im Ventrikelseptum b wurde durch Kunststoffgewebe verschlossen. Arterielles Blut (*weiß*) fließt durch den linken Ventrikel 2 in die Aorta 3. Venöses Blut (*dunkelgrau*) fließt durch den rechten Ventrikel 5 in die Gefäßprothese und die Pulmonalarterie. Die Vorhöfe und die Kammern 1, 2, 4, 5 haben gleiche Größe. Das Kreislaufdiagramm entspricht ◘ Abb. 11.1a. Die Zyanose ist beseitigt (*weißer Mensch*). **b** ohne Konduit, Herzschema: Der Stamm der Pulmonalarterie 6 wurde von der Aorta 3 abgesetzt. Die rechte Herzkammer 5 wurde geöffnet, der Pulmonalarterienstamm an die geöffnete Kammer approximiert und der Übergang von Pulmonalarterie zur Herzkammer durch einen halbschalenförmigen Patch hergestellt. Der Defekt im Ventrikelseptum wurde durch einen Patch verschlossen. Kreislaufdiagramm: ◘ Abb. 11.1a. **c** Kombination eines TAC Typ A1 mit einer Tricuspidatresie, das Herzschema entspricht im Wesentlichen ◘ Abb. 11.1b; anders ist: Zwischen dem rechten Vorhof 4 und dem rechten Ventrikel 5 ist die Trikuspidalklappe T verschlossen. Über einen Defekt (ASD) im Vorhofseptum entleert sich das venöse Blut (*dunkelgrau*) des rechten Vorhofs 4 in den linken Vorhof 1, mischt sich mit arteriellem Blut (*weiß*) aus den Lungenvenen 7 und die Mischung (hellgrau) wird von beiden Ventrikels 5 und 2 in den Truncus gepumpt. Linker Vorhof 1 und linker Ventrikel 2 sind dilatiert. Kreislaufdiagramm: In den Pulmonal- und den Systemkreislauf fließt Mischblut hinein, der Pulmonalkreislauf wird mit mehr Blut durchflossen als der Systemkreislauf ($Q_p > Q_s$), es besteht eine Zyanose (*grauer Mensch*). **d** Arteriopulmonaler Shunt, Herzschema: Die Pulmonalarterie 6 wurde vom dem Truncus abgetrennt, zwischen dem rechten Pulmonalarterienast und der rechten A. subclavia wurde eine Gefäßprothese S eingesetzt. Mischblut wird von beiden Herzkammern 5 und 2 in die Aorta 3 gepumpt. Ein Teil des Mischbluts fließt durch den Shunt S in die Pulmonalarterie zurück. Die Dilatation von linkem Vorhof 1 und linkem Ventrikel 2 hat sich zurückgebildet. Kreislaufdiagramm: Pulmonal- und Systemkreislauf werden mit gleichen Blutmengen durchflossen. Es besteht eine Zyanose (*grauer Mensch*)

riosus Botalli) wird unterbrochen und die Aorta descendens mit der Aorta ascendens anastomosiert (▶ Kap. 23). Wenn die hindernisfreie Aortenkontinuität hergestellt ist, wird der Eingriff wie oben fortgesetzt.

11.5.2.2 Fontan-Operation

Liegen anatomisch nicht korrigierbare Begleitfehlbildungen vor, wird eine physiologische Korrektur mit Herstellung einer Fontan-Zirkulation angestrebt. Da der Fontan-Kreislauf in der frühen Säuglingsperiode noch nicht funktioniert, kann als vorbereitender Eingriff zur Beseitigung der Herzinsuffizienz und zum Schutz des Pulmonalgefäßbetts eine Bändelung der Pulmonalarterie bzw. ihrer Äste vorgenommen werden. Ab dem frühestmöglichen Kindesalter wird schrittweise oder einzeitig die Fontan-Operation durchgeführt.

- **Ziel der physiologischen Korrektur**

Trennung von System- und Pulmonalkreislauf zur Beseitigung der Zyanose und Entlastung des Herzens.

- **Vorgehen**

Erforderlich zur Herstellung einer Fontan-Zirkulation beim TAC Typ A1 mit begleitender Trikuspidalatresie sind die Öffnung des Brustkorbs, bei einigen Operationsschritten Herzlungenmaschine, u. U. Öffnung des Herzens.

- **1. Operationsschritt**

Die Pulmonalarterie wird von dem Truncus abgetrennt, der Defekt in der Truncuswand durch Kunststoffgewebe oder durch Wand des Pulmonalarterienstamms verschlossen und der rechte Seitenast der Pulmonalarterie wird durch eine Gefäßprothese mit der rechten A. subclavia verbunden (◘ Abb. 11.3c, d.)

- **2. Operationsschritt**

Der Shunt wird entfernt und die V. cava superior wird an den rechten Ast der Lungenschlagader angeschlossen (◘ Abb. 11.4a).

- **3. Operationsschritt**

Die V. cava inferior wird an den rechten Ast der Pulmonalarterie mit Hilfe einer Gefäßprothese angeschlossen (◘ Abb. 11.4b). Es ist ein Fontan-Kreislauf hergestellt (▶ Kap. 6).

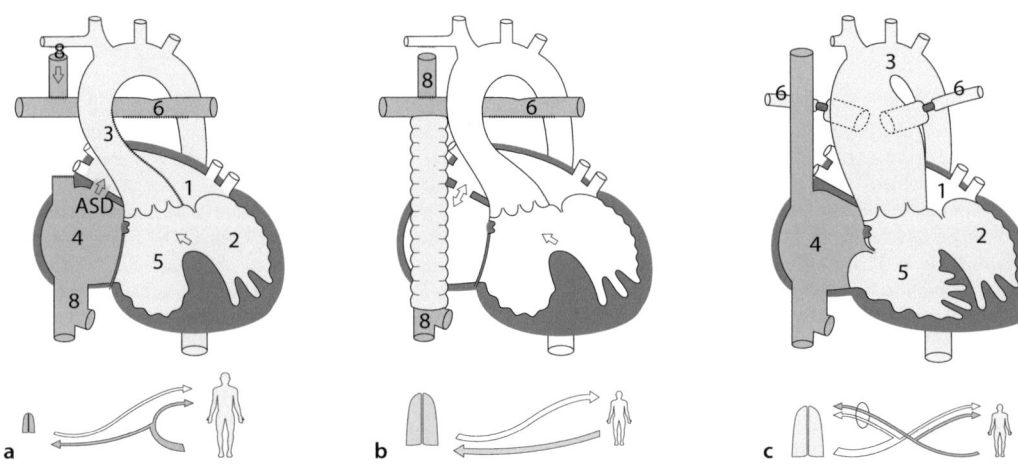

◘ **Abb. 11.4 Fontanoperation und Banding. a** Bidirektionaler cavopulmonaler Shunt beim TAC mit Tricuspidalatresie, Herzschema: Die Gefäßprothese wurde entfernt und die V. cava superior *8* wurde an den rechten Ast der Pulmonalarterie *6* angeschlossen. In die Pulmonalarterie fließt ausschließlich venöses Blut (*dunkelgrau*), in die Aorta *3* pumpen beide Herzkammern, *2* und *5*, Mischblut (hellgrau). Kreislaufdiagramm: In den Pulmonalkreislauf fließt venöses Blut hinein, in den Systemkreislauf fließt Mischblut. Der Systemkreislauf wird stärker mit Blut durchflossen als der Pulmonalkreislauf. Es besteht eine Zyanose (*grauer Mensch*). Die Zyanose nimmt nach dem Eingriff kaum zu, weil die im Pulmonalkreislauf zirkulierende, verminderte venöse Blutmenge vollständig oxygeniert wird im Gegensatz zum ehemaligen Mischblut, das nur zu 50 % einer Oxygenierung bedurfte. **b**. Fontan-Kreislauf, Herzschema: Die V. cava inferior *8* wurde mit einer Kunststoffgefäßprothese an die rechte Pulmonalarterie *6* angeschlossen. Venöses Blut (*dunkelgrau*) fließt am Herzen vorbei in die Pulmonalarterie *6*, arterielles Blut (*weiß*) wird von beiden Herzkammern in die Aorta gepumpt. Kreislaufdiagramm: In den Pulmonalkreislauf fließt extrakardial venöses Blut hinein, in den Systemkreislauf fließt arterielles Blut. Pulmonal- und Systemkreislauf werden gleich stark durchblutet Die Zyanose ist beseitigt (*weißer Mensch*). **c** Bändelung der Pulmonalarterien bei einem TAC Typ A2, Herzschema: Die beiden Seitenäste der Pulmonalarterie *6* sind mit Teflonbändern eingeengt worden. Die Dilatation von linkem Vorhof *1* und linkem Ventrikel *2* haben sich zurück gebildet (vergleiche ◘ Abb. 11.2a). Kreislaufdiagramm: In beide Kreisläufe fließt Mischblut, der Zufluss in den Pulmonalkreislauf ist gedrosselt (*Ring*), die Kreisläufe werden mit gleichen Blutmengen durchströmt. Es besteht eine Zyanose (*grauer Mensch*)

11.5 · Therapie

- **Voraussetzung**

Kein akuter oder chronischer Infekt. Wenn ein DiGeorge-Syndrom vorliegt, muss bestrahltes Blut zur Verfügung stehen. Für den bidirektionalen cavopulmonalen Shunt (◘ Abb. 11.4a) und die totale cavopulmonale Anastomose (Fontan-Operation, ◘ Abb. 11.4b) sind eine ausreichend große Aufnahmekapazität des Lungengefäßbetts, ein niedriger Druck und Widerstand im Pulmonalgefäßbett und ein Mindestalter des Kindes erforderlich. Details ► Kap. 6.

- **Aufwand**

Anhang.

11.5.2.3 Bändelung der Pulmonalarterie

Erforderlich ist die Öffnung des Brustkorbs.
Bei einem TAC Typ A2 werden die beiden Äste der Pulmonalarterie mit einem Teflonband eingeengt (◘ Abb. 11.4c).

> Hierfür dürfen keine Truncusklappeninsuffizienz und keine irreparable Schädigung der Pulmonalgefäße vorliegen.

11.5.2.4 Korrektur beim TAC Typ IV

Beim Typ IV des TAC wird der VSD durch einen Kunststoffpatch so verschlossen, dass der linke Ventrikel mit dem Truncus verbunden ist. Zentrale Lungenarterien werden an ein gemeinsames Gefäß, z. B. eine Gefäßprothese angeschlossen (Unifokalisierung), die Vorderwand des inzwischen blind endenden rechten Ventrikels wird geöffnet und die Gefäßprothese wird mittels eines Konduits an die Öffnung angeschlossen. (Beschreibung der Unifokalisierung im ► Kap. 17). Eine Blutversorgung der Lungenflügel aus der Aorta descendens durch aortopulmonale Kollateralen wird, soweit eine Doppelperfusion der Lungenabschnitte (durch Lungenarterien und Kollateralen) vorliegt beseitigt. Voraussetzungen und Aufwand: ► Kap. 17.

11.5.3 Behandlung von Zusatzfehlbildungen

Die Behandlung wird individuell anhand der anatomischen Besonderheiten der Fehlbildungskombinationen geplant. Allgemeine Strategien sind:
- Simultanoperation von Öffnungs- oder Schließproblemen der Truncusklappe, von Abgangsstenosen der Pulmonalarterien oder der Koronararterien, vom PDA, vom ASD, vom IAA, einer CoA, von Gefäßringen, von Mitralklappenproblemen. Bei einigen Fehlbildungen können auch Herzkathetertechniken eingesetzt werden.
- Liegt eine TAPVC vor oder ein AVSD, muss individuell ein Plan zur Korrektur der Fehlerkombination erstellt werden.
- Die Mitralatresie, TrA oder das UVH erfordern eine schrittweise Korrektur der Fehlbildung mit dem Endziel des Fontan-Kreislaufs.

Lageanomalien des Herzens, ein rechter Aortenbogen, Verlaufsanomalien der Koronargefäße oder eine überzählige Körpervene (linke obere Hohlvene) haben keine Krankheitsbedeutung, können aber die Korrekturoperation des TAC technisch erschweren.

11.5.4 Behandlungsergebnis

- **Anatomische Korrektur**

Nach anatomischer Korrektur ist die Hämodynamik normalisiert. Bei rechtzeitiger Behandlung werden alle Folgeschäden des TAC verhindert. Wenn irreparable Schäden an Herz oder Pulmonalarterien bestanden, können körperliche Belastbarkeit und Lebenserwartung vermindert bleiben.

- **Fontan-Operation**

Alle Folgeschäden durch den TAC werden verhindert. Das Herz kann jedoch seine

Pumpleistung nur noch begrenzt steigern, weil dem Pulmonalkreislauf die rechte Herzkammer zur Beschleunigung des Blutflusses fehlt (▶ Kap. 6).

- **Bändelung der Pulmonalarterie**

Die Herzinsuffizienz wird beseitigt und eine irreparable Schädigung der Pulmonalgefäße wird verhindert. Alle anderen Schädigungsmöglichkeiten durch den TAC bleiben bestehen.

11.5.5 Risiko der Eingriffe

Anatomische Korrekturen: Letalität (Angaben aus einer Sammelstatistik mit 450 Eingriffen) >10 %. Angaben aus deutschen Sammelstatistiken: ca. 7 %. Angaben in kleinen Statistiken reichen von <5–15 %.

Wenn zum Zeitpunkt der Korrekturoperation die Lungengefäße bereits geschädigt sind, steigt das Sterberisiko an: Messwert für das Ausmaß der Lungengefäßschädigung ist der Widerstand im Pulmonalkreislauf (R_p). Korrekturoperationen bei einem Widerstand >8 E × m²KOF sind mit einem Sterberisiko von ca. 40 % belastet. Reicht der Widerstand bis 14 E × m²KOF, wird von einem Sterberisiko über 50 % ausgegangen.

Selten entstehen postoperativ ein AV-Block (Herzschrittmacher) oder Restdefekte im Ventrikelseptum bleiben bestehen.

Die Sterbewahrscheinlichkeit bei simultaner Korrektur komplexer Begleitfehlbildungen ist höher als nach Korrektur des TAC ohne Begleitfehlbildungen. Die spezifischen Operationsrisiken bei simultaner Korrektur von Zusatzfehlbildungen sind in den einzelnen Herzfehlerkapiteln aufgeführt.

Die Fontan-Operation hat (in Deutschland) ein Sterberisiko <2 %. Das Sterberisiko einer Bändelungsoperation wird in älteren, kleinen Statistiken als sehr hoch beziffert (bis zu 70 %).

- **Weitere perioperative Probleme**
Anatomische Korrekturoperationen

Lungenprobleme mit starker Verschleimung, pulmonal hypertensive Krisen, Herzrhythmusstörungen, unbefriedigende Funktion der Trunkusklappe können entstehen.

- **Fontan-Operation**

Perioperative Probleme sind in ▶ Kap. 6 beschrieben.

Bei der Simultanoperation komplexer Zusatzfehlbildungen können die spezifischen, herzfehlertypischen postoperativen Probleme auftreten (jeweilige Kap.).

11.5.6 Verlauf nach anatomischer Korrektur

Nach erfolgreicher Korrektur des TAC Typ A1 und A2 mit den Eingriffen I und II entwickeln sich die Patienten gut, können meist Berufe mit mittlerer körperlicher Belastung ergreifen und Sport der Klasse III ausüben. Limitierend sind Probleme der häufig assoziierten Chromosomenanomalien. In die Überlegungen bei der Berufswahl muss auch die Notwendigkeit von Folgeeingriffen eingehen. Belastungstests und eine ärztliche Beratung sind vor der Berufswahl und sportlicher Betätigung empfehlenswert. Schwangerschaften sind möglich, erfordern jedoch u. U. eine Umstellung gerinnungshemmender Medikation. Eine individuelle kardiologische Beratung wird empfohlen. Lebenserwartung nach 15 Jahren: >80 %.

Schlechter sind die Ergebnisse, wenn der Typ A3 oder A4 operiert wurde. Was die körperliche Belastung im Beruf und Sport und das Risiko bei einer Schwangerschaft betrifft, wird eine individuelle Zertifizierung und Beratung empfohlen.

Die Ergebnisse der Korrekturoperationen sind nach heutigen Erkenntnissen schlechter, wenn vor der Operation die Trunkusklappe ein gravierendes Problem hatte, wenn Koronaranomalien vorlagen, bei Operation im ersten Lebensmonat, bei länger dauernder präoperativer maschineller Beatmung und bei gleichzeitg vorliegendem DiGeorge-Syndrom.

Wurden Simultaneingriffe wegen Zusatzfehlbildungen vorgenommen, so müssen spezifische Spätprobleme dieser Fehlbildungen im Verlauf berücksichtigt werden.

11.5.7 Verlauf nach physiologischer Korrektur ▶ Kap. 6

Nach Herstellung eines Fontan-Kreislaufs sind Berufe mit leichter körperlicher Belastung möglich und Sportarten der Klasse IV. Schwangerschaften sind mit hohem Risiko für Mutter und Kind verbunden.

11.5.8 Verlauf nach Bändelungsoperation

Der Schutz des Lungengefäßbetts nach einer Bändelungsoperation bleibt häufig unbefriedigend. Bei fast der Hälfte der Patienten entwickelt sich trotz der Maßnahme eine Lungengefäßerkrankung, die zur Inoperabilität des TAC führt. Zusätzlich kann die Truncusklappe funktionsuntüchtig werden oder eine Herzinsuffizienz bestehen bleiben. Ein weiteres Risiko ist in der Schädigung der Pulmonalarterienwand zu sehen. Auch wenn diese Probleme nicht auftreten, bleibt bis zur Korrekturoperation die körperliche Belastbarkeit eingeschränkt.

- **DiGeorge-Syndrom**

Probleme dieser Chromosomenanomalie können den Verlauf nach Korrekturoperation nachhaltig beeinflussen Es fehlt der Thymus (Abwehrschwäche) Es liegt eine Unterfunktion der Nebenschilddrüsen vor (Hypoparathyreoidismus mit niedrigem Kalziumspiegel im Blut und Krampfneigung); gelegentlich fehlt die Milz (Asplenie).

- **Postoperative Medikamente, Nachuntersuchungen, Folgeeingriffe**

Ob eine Antikoagulation erforderlich wird, wird individuell entschieden. Nachkontrollen (EKG, Echokardiographie) werden lebenslang empfohlen. Fragestellung: Behandlungsbedürftige Herzrhythmusstörungen, Dysfunktion des Konduits und seines Rückschlagventils, Probleme an der Truncusklappe, Erweiterung der Aorta ascendens, Aortenstenose, progrediente pulmonale Hypertonie?

Nach den Korrekturoperationen in der Säuglingsperiode werden Folgeeingriffe erforderlich, um die eingesetzte Gefäßprothese gegen eine größere auszutauschen oder bei Kalzifizierung bzw. Degeneration zu ersetzen. Der erste Austausch ist meist nach 3–5 Jahren nötig, dann erfahrungsgemäß alle 10 Jahre. Darüber hinaus neigt die Truncusklappe zur Schießunfähigkeit und muss ggf. in einer Folgeoperation durch ein funktionierendes Ventil ersetzt werden. Selten ist im Spätverlauf eine Herzschrittmacherimplantation erforderlich.

- **Beurteilung der Behandlungsergebnisse**

Ergebnisse nach rechtzeitiger Behandlung: Befriedigend.

Ergebnisse, wenn bereits Schäden am Herzen oder an den Lungengefäßen vorlagen, wenn komplexe Begleitfehlbildungen zusätzlich operiert wurden oder wenn ein Fontan-Kreislauf hergestellt wurde: Ausreichend.

11.6 Weitere Informationen

- **Inzidenz**

Seltenes kongenitales Herzvitium (<1 % aller angeborenen Herzfehler), Mädchen und Jungen sind gleich häufig betroffen. Korrekturoperationen/Jahr in Deutschland ca. 40, vorwiegend im Säuglingsalter.

- **Ursachenforschung**

Erhöhte Inzidenz bei mütterlicher Einnahme von Isoretinoin. Geringe familiäre Häufung (▶ Abschn. 2.1).

- **Assoziation mit körperlichen Fehlbildungen**

In bis zu 70 % wird ein DiGeorge-Syndrom gesehen (Mikrodeletion 22q11): Neben den genannten Problemen werden vereinzelt Gaumenspalten gesehen und in ca. 70 % ist die geistige Entwicklung anomal (verzögerte Sprachentwicklung, Schizophrenie, paranoide Wahnvorstellungen).

Weitere, zum Teil vererbbare Erkrankungskomplexe können mit einem TAC kombiniert sein, wie z. B. die Trisomie 18 oder das Cat-eye-Syndrom.

- **Empfehlungen zur Endokarditisprophylaxe**

Unbehandelter TAC und korrigierter TAC: Meist permanente Endokarditisprophylaxe (individuelle Beratung erforderlich).

Aortopulmonales Fenster

Aortopulmonale Fistel, aortopulmonaler Septumdefekt, APSD

Inhaltsverzeichnis

12.1 Anatomie – 122

12.2 Verlauf – 123

12.3 Symptomatik – 123

12.4 Diagnostik – 124

12.5 Therapie – 125
12.5.1 Üblicher Behandlungszeitpunkt – 125
12.5.2 Therapeutisches Vorgehen – 125
12.5.3 Behandlung von Zusatzfehlbildungen – 126
12.5.4 Behandlungsergebnis – 126
12.5.5 Risiko der Eingriffe – 127
12.5.6 Verlauf nach APSD-Verschluss – 127

12.6 Weitere Informationen – 127

© Springer-Verlag GmbH Deutschland, ein Teil von Springer Nature 2021
U. Blum et al., *Kompendium angeborene Herzfehler bei Kindern*,
https://doi.org/10.1007/978-3-662-61289-7_12

12.1 Anatomie

- **Gesundes Herz**

Zwischen Aorta und Pulmonalarterie gibt es keine Verbindung. Der Ductus arteriosus Botalli verschließt sich spontan nach der Geburt. In der Pulmonalarterie fließt mit niedrigem Druck venöses Blut (systolischer Druck ca. 20–25 mm Hg), in der Aorta fließt mit dem systolischen Druck, der am Arm gemessen werden kann, arterielles Blut. Vorhöfe und Ventrikel haben gleiche Größe (◘ Abb. 12.1a). Der Blutfluss durch den Pulmonalkreislauf (Q_p) entspricht dem Fluss durch den Systemkreislauf (Q_s).

$$\frac{Q_p}{Q_s} = 1$$

- **Aortopulmonales Fenster**

Es gibt eine kurzstreckige Kommunikation zwischen Aorta ascendens und dem Stamm der Pulmonalarterie. Aufgrund des Druckgefälles zwischen den „großen Arterien" tritt ein Teil des arteriellen Blutes aus der Aorta in die Pulmonalarterie über (Links-Rechts-Shunt), vermischt sich mit venösem Blut und passiert ein weiteres Mal den Pulmonalkreislauf. Das Zusatzblut aus dem Pulmonalkreislauf belastet den linken Vorhof und linken Ventrikel mit Volumen und die Innenräume beider Herzhöhlen vergrößern sich. Im Pulmonalkreislauf fließt zu viel Blut, im Systemkreislauf fehlt Blut (◘ Abb. 12.1b).

$$\frac{Q_p}{Q_s} => 1$$

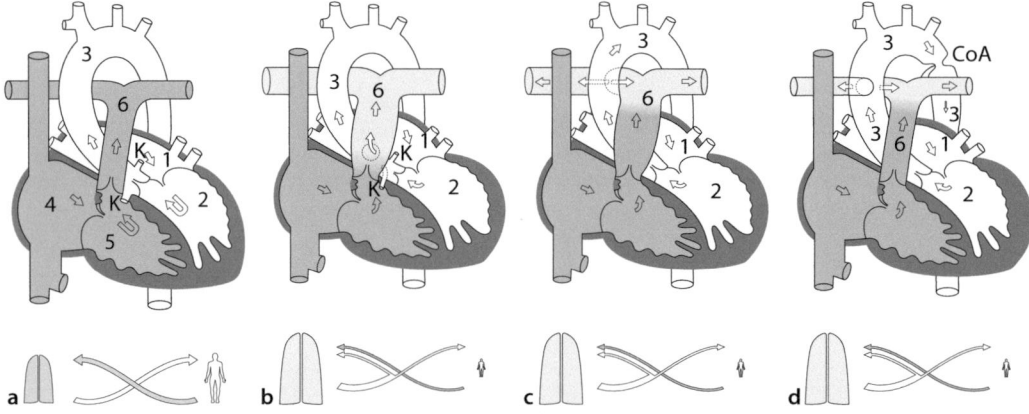

◘ **Abb. 12.1** 1 **Herz. a** Gesundes Herz, Herzschema: Arterielles Blut (*weißer Pfeil*) fließt von den Lungenvenen in den linken Vorhof *1*, in den linken Ventrikel *2* und die Aorta *3*. Venöses Blut (*dunkelgrauer Pfeil*) fließt von den Hohlvenen in den rechten Vorhof *4*, den rechten Ventrikel *5* und die Pulmonalarterie *6*. Die Innenräume von *1*, *2*, *4* und *5* sind gleich groß. Kreislaufdiagramm: In den Pulmonalkreislauf fließt venöses Blut (*grau*) hinein, in den Systemkreislauf fließt arterielles Blut (*weiß*) hinein. Pulmonal- und Systemkreislauf werden mit gleich großen Blutmengen durchflossen. **b** APSD Typ I, Herzschema: Im Vergleich mit a sind folgende Veränderungen erkennbar: Zwischen Aorta *3* und der Pulmonalarterie *6* gibt eine Verbindung, daher in *6* arteriell-venöses Mischblut (*hellgrau*). Linker Vorhof *1* und linker Ventrikel *2* sind durch die Aufnahme von Zusatzblut aus dem Pulmonalkreislauf dilatiert. *K* Koronararterie. Kreislaufdiagramm: In den Pulmonalkreislauf fließt Mischblut hinein, in den Systemkreislauf arterielles Blut. Der Blutfluss durch den Pulmonalkreislauf ist stärker, als durch den Systemkreislauf. **c** APSD Typ II: Der APSD verbindet die Aorta *3* mit dem rechten Ast der Pulmonalarterie *6*. **d** Berry-Syndrom: Der rechte Pulmonalarterienast ist direkt an die Aorta *3* angeschlossen, ebenso der Stamm der Pulmonalarterie *6*. Zusatzfehlbildung ist eine Aortenisthmusstenose *CoA* mit einem verschlossenen Ductus arteriosus Botalli

> Im Unterschied zu dem Herzfehler Truncus arteriosus (▶ Kap. 11) findet man bei einem sehr großen APSD mit Ventrikelseptumdefekt zwei separate Rückschlagventile am Auslass der Herzkammern – die Aortenklappe und die Pulmonalklappe.

- **Klassifikation**

Bedeutung für die Behandlung hat die Lage des APSD.
– Typ I: Der APSD liegt nahe der Aortenklappe und des linken Koronararterienabganges (◘ Abb. 12.1b).
– Typ II: Der APSD liegt am Übergang des Pulmonalarterienstammes in den rechten Pulmonalarterienast (◘ Abb. 12.1c).
– Typ III: Direkter Anschluss des rechten Pulmonalarterienasts und des Pulmonalarterienstamms an die Aorta, zusätzlich Aortenisthmusstenose (◘ Abb. 12.1d, Berry-Syndrom).

12.2 Verlauf

- **Dringlichkeit der Behandlung**

Meist planbare Behandlung an einem für Kind und Eltern günstigen Termin. Bei großem Shunt kann eine konservativ nicht beherrschbare Herzinsuffizienz in der Säuglingsperiode eine dringliche Behandlung erfordern.

- **Hämodynamik, Schäden durch den APSD**

Herz
Das Herz leistet Mehrarbeit, um das Blutdefizit im Systemkreislauf zu kompensieren, kann bei erhöhtem O_2-Bedarf des Körpers seine Auswurfleistung nicht adäquat steigern, die Volumenbelastung des linken Ventrikels führt zur Linksherzinsuffizienz, das Erregungsleitungssystem wird durch die Dilatation des linken Vorhofs geschädigt. Folgen sind eine verkürzte Lebenserwartung, Einschränkung der körperlichen Belastbarkeit, Herzinsuffizienz und Herzrhythmusstörungen.

- **Lunge**

Der übermäßige Blutfluss im Pulmonalkreislauf regt die Schleimproduktion an, durch die unphysiologische Druckbelastung werden die Pulmonalarterien geschädigt. Folgen sind rezidivierende bronchopulmonale Infekte sowie eine Eisenmenger-Reaktion.

- **Körper**

Die körperliche Entwicklung ist bei kleinem Links-Rechts-Shunt normal. Nur bei einer Herzinsuffizienz kommt es zu einem Gedeihstörung mit Gewichtsstagnation des Säuglings.

- **Natürlicher Verlauf**

Der Verlauf ist abhängig von der Größe des Shunts.

Ein kleiner APSD ist hämodynamisch unwirksam, es besteht ein leicht erhöhtes Endokarditisrisiko.

Bei einem großen APSD ist die Lebenserwartung verkürzt. Es bestehen eingeschränkte Leistungsfähigkeit, Herzrhythmusstörungen, Herzinsuffizienz in der Säuglingsperiode, rezidivierende bronchopulmonale Infekte, nach einiger Zeit irreparable Schädigung der Pulmonalarterien. Beim großen APSD ist die Letalität im 1. Lebensjahr 40–50 %, die durchschnittliche Lebenserwartung liegt zwischen 15–25 Jahren, bei nicht drucktrennenden Kommunikationen tritt eine Eisenmenger-Reaktion in der Säuglingsperiode auf.

- **Spontanheilung**

Die Fehlbildungen heilen nicht spontan.

- **Indikation zur Behandlung**

Die Behandlung ist bei symptomatischen und asymptomatischen Patienten indiziert.

12.3 Symptomatik

Kleiner APSD: Beschwerdefreiheit. (Herzgeräusch).

Mittelgroßer APSD: Einschränkung der körperlichen Leistungsfähigkeit und rasche Ermüdbarkeit.

Großer APSD: Schwere Herzinsuffizienz in der Säuglingsperiode (Tachypnoe, Schwitzen am Kopf beim Trinken, Gewichtsstagnation), rezidivierende bronchopulmonale Infektionen. Unmittelbar nach der Geburt ist der Lungengefäßwiderstand noch hoch und der Links-Rechts-Shunt ist auch durch einen großen APSD gering. Die Säuglinge sind symptomarm. Nach 6–8 Wochen hat sich der Lungengefäßwiderstand normalisiert, der Shunt wird größer und die Beschwerden beginnen. Nach dem 1. Lebensjahr kann sich die Brust verformen und ein sog. Herzbuckel sichtbar werden.

> Wenn die Pulmonalarterien durch die Fehlbildung geschädigt werden und der Widerstand in den Pulmonalgefäßen ansteigt, wird der Links-Rechts-Shunt geringer und die Herzinsuffizienz bessert sich zunächst. Der Schaden an den Lungenadern wird aber rasch irreparabel.

Ab dem 3. Lebensjahr muss man bei einem großen APSD mit einer Eisenmenger-Reaktion und Inoperabilität der Fehlbildung rechnen. Klinische Zeichen sind eine Zyanose aufgrund einer Richtungsumkehr des Shunts und eine ausgeprägte Dyspnoe bei geringer körperlicher Belastung.

12.4 Diagnostik

- **Echokardiographie**

Basisuntersuchung ist die Echokardiographie, alternativ die Magnetresonanztomographie.

Fragestellung: Liegt ein Links-Rechts-Shunt vor? Sind der linke Herzvorhof und die linke Herzkammer vergrößert? Wo liegt der Defekt, wie groß ist er, wie groß ist der Abstand zu den Herzkranzgefäßen? Wie hoch ist der Blutdruck in der Pulmonalarterie? Liegen weitere Herz- oder Gefäßfehlbildungen vor (z. B. eine CoA, ein IAA)? Ist ein Verschluss des Defekts mit Herzkathetertechniken möglich?

- **Herzkatheteruntersuchung**

Wenn Fragen offen bleiben oder eine Eisenmenger-Reaktion angenommen wird, steht die Herzkatheteruntersuchung zur Verfügung.

Fragestellung: Wie hoch ist der Blutdruck in der Pulmonalarterie? Wie hoch ist der Lungengefäßwiderstand? Ist ein Defektverschluss mit Herzkathetertechniken möglich? (Dann kann er während der Untersuchung vorgenommen werden).

Wenn ein Rechts-Links-Shunt vorliegt und ein Lungengefäßwiderstand <10 $E \times m^2 KOF$, kann bis zum 2. Lebensjahr eine pharmakologische Austestung auf Reversibilität erfolgen. Wenn der Widerstand irreversibel ist, besteht Inoperabilität

- **EKG**

Nachweis von Herzrhythmusstörungen

- **O_2-Sättigungsmessung**

Aufspüren einer Blutflussumkehr zwischen den Herzkammern (Rechts-Links-Shunt) als Zeichen einer Behinderung des Blutflusses durch den Pulmonalkreislauf.

- **Stethoskop**

Hinweis auf pulmonale Hypertonie (lauter 2. Herzton).

- **Röntgenbild des Thorax**

Hinweis auf verstärkten Blutfluss durch den Lungenkreislauf, Diagnose von Lungeninfektionen, Herzinsuffizienz (CTR >0,5).

- **Assoziierte Herzfehler**

In >50 % ist mit weiteren Fehlbildungen am Herzen zu rechnen: IAA oder CoA in ca. 10 %, TOF in ca. 6 %, Bland-White-Garland-Syndrom in ca. 5 %, VSD, AS, Aortenklappenatresie, PA-VSD, TGA, TrA, linke obere Hohlvene oder rechter Aortenbogen (ohne Krankheitsbedeutung).

12.5 Therapie

12.5.1 Üblicher Behandlungszeitpunkt

Üblicher Behandlungszeitpunkt in Abhängigkeit von der Defektgröße und Zusatzkriterien:
◘ Tab. 12.1.

12.5.2 Therapeutisches Vorgehen

- **Therapieziel**

Unterbrechung der Kommunikation zwischen Aorta und Pulmonalarterie.

12.5.2.1 Interventioneller Verschluss

Erforderlich sind eine Lokalanästhsie im Leistenbereich und die Akzeptanz von Röntgenstrahlen.

Mit dem Herzkatheter werden von Gefäßen in der Leiste aus die Operationswerkzeuge und das Verschlussmaterial in den APSD eingeführt. Zum Verschluss werden z. B. Doppelschirmsysteme eingesetzt, die von der Aorta und der Lungenarterie aus den Defekt überdecken.

- **Voraussetzungen**

Das Verschlussmaterial muss sicher verankert werden können und darf keine benachbarten Gefäße, z. B. die Koronararterien, einengen oder verschließen. Die Blutgefäße in der Leiste müssen groß genug sein, um das Material vorschieben zu können. Da der Herzfehler selten ist und nur wenig Datenmaterial über interventionelle Verschlüsse vorliegt, muss individuell beurteilt werden, ob diese Methode mit Erfolgsaussichten beim jeweiligen Patienten eingesetzt werden kann. Bei hochsitzendem Defekt oder fehleinmündendem Ast der Pulmonalarterie ist der Eingriff nicht möglich.

- **Aufwand**

Anhang.

12.5.2.2 Operativer Verschluss

Erforderlich sind die Öffnung des Brustkorbs und die Herz-Lungen-Maschine.

Die Pulmonalarterie oder die Aorta werden in Höhe des APSD geöffnet und in den Defekt wird Kunststoffgewebe oder autologes Pericard als Wandersatz eingenäht (◘ Abb. 12.2a). Alternativ kann man die Arterien vollständig von einander separieren und die neu entstandenen äußeren Wanddefekte in Aorta und Pulmonalarterie einzeln durch Patches verschließen. Wenn die Verbindung aus einem dünnen, langen Gang besteht, kann man ihn evtl. von außen mit einem Faden ligieren, ohne eine der großen Arterien zu öffnen.

Wenn der rechte Pulmonalarterienast separat an die Aorta ascendens angeschlossen ist, öffnet man die Aorta und zieht in ihrem Innenraum eine tunnelartige Zusatzwand ein, die den venösen Blutfluss zu bei-

◘ **Tab. 12.1** Behandlungszeitpunkt

Defektgröße	Zusatzkriterien	Zeitpunkt
1. Kleiner APSD	Normaler Druck und Widerstand in den in den Pulmonalarterien	Vorschulalter
2. Großer APSD	Pulmonale Hypertonie, hoher Widerstand in den Pulmonalarterien	Nach Diagnosestellung
3. Großer APSD	Herzinsuffizienz	Zeitnah

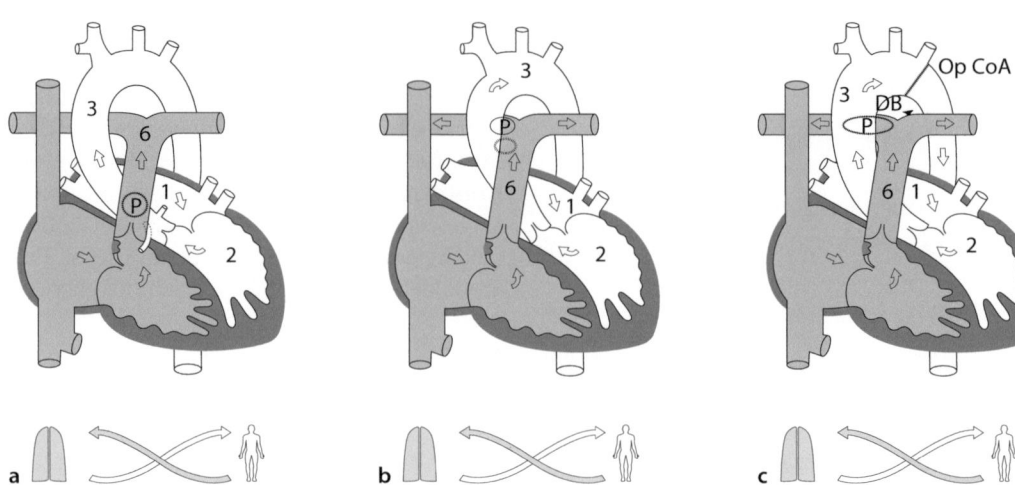

◘ **Abb. 12.2 Operationstechniken beim APSD. a** Patchverschluss eines APSD nahe der Aortenklappe: In den APSD ist ein Patch *P* eingenäht worden, Aorta *3* und Pulmonalarterie *6* sind separiert, die Veränderungen des Herzens haben sich zurückgebildet, die Blutflüsse sind normalisiert. **b** Patchverschluss eines APSD mit Fehlabgang der Pulmonalarterie: In den APSD ist ein tunnelförmiger Patch *P* eingenäht worden, der das venöse Blut aus dem Pulmonalarterienstamm *6* in beide Seitenäste leitet. Arterielles Blut und venöses Blut sind von einander separiert. Die Veränderungen des Herzens haben sich zurückgebildet, die Blutflüsse sind normalisiert. **c** Operation des APSD mit CoA. Der rechte Pulmonalarterienast wurde durch einen tunnelförmigen Patch *P* im Innern der Aorta *3* mit dem Hauptstamm der Pulmonalarterie *6* verbunden. Der „Tunnel" separiert arterielles und venöses Blut. Gleichzeitig wurde die Aortenisthmusstenose durch Resektion und End-zu End Anastomose der Aortenstümpfe korrigiert (*OpCoA*). Verschlossener Ducus arteriosus Botalli (*DB*). Die Veränderungen des Herzens haben sich zurückgebildet, die Blutflüsse sind normalisiert

den Lungenflügeln herstellt und vom arteriellen Blutfluss in den Systemkreislauf trennt (◘ Abb. 12.2b, c).

- **Voraussetzungen**

Infektfreiheit.

- **Aufwand**

Anhang.

12.5.3 Behandlung von Zusatzfehlbildungen

Die Behandlungsschritte werden individuell geplant.

Allgemeines: Bei den Fehlbildungen: IAA, Aortenisthmusstenose, TOF, Bland-White-Garland-Syndrom, VSD, AS, TGA, ist der APSD ein Teil des Gesamtproblems und wird simultan verschlossen.

Bei der PA-IVS, TrA und der Aortenklappenatresie stellt der Defekt zunächst die zum Überleben erforderliche Verbindung zwischen den Kreisläufen her. Die Entscheidung über einen Verschluss wird individuell getroffen. (Ziel der Korrektureingriffe bei diesen Herzfehlern ist meist die Fontan-Zirkulation, die einen niedrigen Druck und Widerstand im Pulmonalgefäßbett erfordert). Eine linke obere Hohlvene und ein rechter Aortenbogen haben keine Bedeutung für die Herzfunktion und erfordern keine Korrektur.

12.5.4 Behandlungsergebnis

Aufgrund vorliegender Fallstudien kann man davon ausgehen, dass bei rechtzeitiger Behandlung alle Störungen beseitigt werden, sodass körperliche Belastbarkeit und Lebenserwartung normalisiert werden.

Wenn bereits eine Lungengefäßerkrankung vorlag oder Schädigungen des linken Herzens persististieren, muss mit einer eingeschränkten Belastbarkeit und reduzierter Lebenserwartung gerechnet werden.

12.5.5 Risiko der Eingriffe

- **Interventioneller APSD-Verschluss**

Es liegen nur wenige Fallberichte vor: Anscheinend ist das Sterberisiko gering. Besondere Komplikationen werden nicht berichtet.

- **Chirurgischer APSD-Verschluss**

Kleine Statistiken: Letalität <1 %, wenn keine pulmonale Hypertonie vorliegt. Erhöhte Letalität bis 10 % bei pulmonaler Hypertonie.

- **Weitere perioperative Probleme**

Verwertbare Statistiken liegen hierzu nicht vor. Es ist von Verläufen wie nach dem Verschluss des Ductus arteriosus auszugehen (▶ Kap. 9).

12.5.6 Verlauf nach APSD-Verschluss

Rechtzeitiger Verschluss: Man kann von einer Entwicklung wie bei einem herzgesunden Kind ausgehen ohne Limitationen bei der Berufswahl oder bei sportlichen Aktivitäten und risikoarmen Schwangerschaften.

Bei Lungengefäßerkrankung oder persistierenden kardialen Schäden sind individuelle Zertifizierungen erforderlilch. Die Überlebenswahrscheinlichkeit nach 10 Jahren wird mit 90 % angegeben.

- **Postoperative Medikamente, Nachuntersuchungen, Folgeeingriffe**
  - Antikoagulation: Fallabhängige Entscheidung des behandelnden Zentrums.
  - Nachuntersuchungen (EKG und Echokardiographie): Sinnvoll bis zum Abschluss des Wachstums mit der Fragestellung: Restdefekte, Stenosen im Operationsbereich, progressive Lungengefäßerkrankung, persistierende kardiale Schäden (Herzrhythmusstörungen, linksventrikuläre Kardiomyopathie).
  - Folgeeingriffe: Bei Restdefekten oder Stenosen können Herzkatheterinterventionen oder Nachoperationen erforderlich werden.

- **Beurteilung der Behandlungsergebnisse**

Rechtzeitiger Verschluss: Ausgezeichnet.
Persistierende Schäden am Herzen: Gut.
Progrediente Lungengefäßerkrankung: Ausreichend.

12.6 Weitere Informationen

- **Inzidenz**

Seltenes kongenitales Herzvitium (0,1–0,6 % aller angeborenen Herzfehler). In deutschen Herzzentren werden 1–2 Fälle jährlich operiert.

- **Ursachenforschung**

Ursachen für die Entstehung, Zusammenhänge mit Erkrankungen der Eltern oder familiäre Häufungen sind bislang nicht bekannt.

- **Assoziation mit körperlichen Fehlbildungen**

Eine Häufung zusätzlicher körperlicher Fehlbildungen wurde bisher nicht berichtet. Vereinzelt wurden Chromosomenanomalien und Syndrome beobachtet (▶ Abschn. 2.1).

- **Empfehlungen zur Endokarditisprophylaxe**
  - Unbehandelter APSD: Nach abgelaufener Endokarditis.
  - Verschlossener APSD: 6 Monate postoperativ.
  - Restdefekte nach Verschluss durch Kunststoffmaterial: Bis zum Verschluss des Restdefekts.

Totale Lungenvenenfehleinmündung

Total anomalous pulmonary venous connection, TAPVC

Inhaltsverzeichnis

13.1 Anatomie – 130

13.2 Verlauf – 132

13.3 Symptomatik – 133

13.4 Diagnostik – 133

13.5 Therapie – 135
13.5.1 Üblicher Behandlungszeitpunkt – 135
13.5.2 Therapeutisches Vorgehen – 135
13.5.3 Behandlung von Zusatzfehlbildungen – 138
13.5.4 Behandlungsergebnis – 138
13.5.5 Risiko der Eingriffe – 138
13.5.6 Verlauf nach Korrektur der TAPVC – 139

13.6 Weitere Informationen – 139

Ergänzende Information Die elektronische Version dieses Kapitels enthält Zusatzmaterial, auf das über folgenden Link zugegriffen werden kann https://doi.org/10.1007/978-3-662-61289-7_13. Die Videos lassen sich durch Anklicken des DOI Links in der Legende einer entsprechenden Abbildung abspielen, oder indem Sie diesen Link mit der SN More Media App scannen.

© Springer-Verlag GmbH Deutschland, ein Teil von Springer Nature 2021
U. Blum et al., *Kompendium angeborene Herzfehler bei Kindern*,
https://doi.org/10.1007/978-3-662-61289-7_13

13.1 Anatomie

- **Gesundes Herz**

Arterielles Blut aus der Lunge fließt durch 4 Lungenvenen in den linken Vorhof (◘ Abb. 13.1a, b), weiter in den linken Ventrikel, in die Aorta und in den Systemkreislauf. Venöses Blut aus dem Systemkreislauf fließt durch die V. cava superior, die V. cava inferior und den Sinus coronarius (venöses Rückflussblut aus dem Myokard) in den rechten Vorhof, den rechten Ventrikel und die Pulmonalarterie. Die Vorhöfe sind durch das Vorhofseptum voneinander separiert.

Die Größe von Vorhöfen und Ventrikeln ist gleich (◘ Abb. 13.1a). Der Blutfluss im Pulmonalkreislauf (Q_p) entspricht dem Blutfluss im Systemkreislauf (Q_s).

$$\frac{Q_p}{Q_s} = 1$$

- **TAPVC**

Bei der TAPVC sind die Lungenvenen nicht an den linken Vorhof angeschlossen, sondern an das Venensystem des Systemkreislaufs (oder auch direkt an den rechten Vorhof,

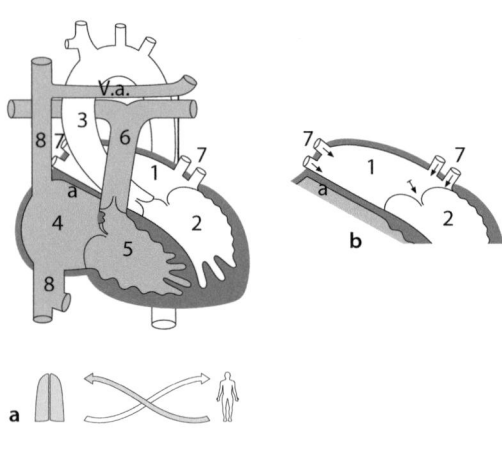

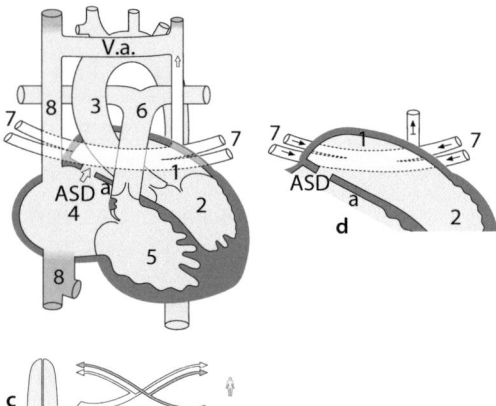

◘ **Abb. 13.1 Herz. a** Gesundes Herz, Herzschema: Arterielles Blut (*weiß*) fließt von den Lungenvenen *7* in den linken Vorhof *1*, in den linken Ventrikel *2* und die Aorta *3*. Venöses Blut (*dunkelgrau*) fließt von der V. cava inferior und superior *8* in den rechten Vorhof *4*, den rechten Ventrikel *5* und die Pulmonalarterie *6*. Das venöses Blut der rechten oberen Körperhälfte fließt direkt in die obere V. cava, das der linken oberen Körperhälfte wird durch die V. anonyma *V.a.* in V. cava eingeleitet. Die Innenräume von *1*, *2*, *4* und *5* sind gleich groß. Die beiden Vorhöfe sind durch das Vorhofseptum *a* voneinander getrennt. (Lage des Sinus coronarius ◘ Abb. 13.2b, c) Kreislaufdiagramm: In den Pulmonalkreislauf fließt venöses Blut (*grau*) hinein und arterielles (*weiß*) kommt heraus, in den Systemkreislauf fließt arterielles Blut hinein und venöses kommt heraus. Pulmonal- und Systemkreislauf werden mit gleich großen Blutmengen durchflossen. **b** Linker Vorhof und Lungenvenen beim gesunden Herzen, arterielles Blut fließt aus den 4 Lungenvenen *7* in den linken Vorhof *1* und weiter zum linken Ventikel *2*. Das Vorhofseptum *a* ist geschlossen. **c** TAPVC vom suprakardialen Typ, Herzschema: Arterielles Blut (*weiß*) aus den Lungenvenen *7* fließt hinter dem linken Vorhof *1* in einen Sammelgang hinein. Das Blut fließt weiter durch eine persistierende embryonale Vene in die V. anonyma *V.a.*, in die V. cava superior *8* und in den rechten Vorhof *4*. Bereits in der V. anonyma hat sich das arterielle Blut mit dem venösen Blut (*dunkelgrau*) vermischt (Mischblut: *hellgrau*). Aus dem rechten Vorhof fließt die Blutmischung in den rechten Ventrikel *5* und in die Pulmonalarterie *6*. Ein Teil der Blutmischung fließt durch einen ASD in den linken Vorhof *1*, den linken Ventrikel *2* und die Aorta *3*. Der rechte Vorhof und der rechte Ventrikel sind vergrößert. Kreislaufdiagramm: In den Pulmonalkreislauf und Systemkreislauf fließt Mischblut. Der Pulmonalkreislauf wird stärker perfundiert, als der Systemkreislauf. Es besteht eine Zyanose (*grauer Mensch*). **d** Linker Vorhof und Lungenvenen bei der TAPVC vom suprakardialen Typ: Arterielles Blut fließt aus den 4 Lungenvenen *7* in einen Sammelgang hinter dem linken Vorhof *1*. An den Sammelgang ist eine persistierende embryonale Vene angeschlossen, durch die das Blut zur V. anonyma und in die V. cava superior weiterfließt

13.1 · Anatomie

Abb.13.1c, d, 13.2, und 13.3). Arterielles und venöses Blut mischen sich, ein Teil des Mischbluts fließt vom rechten Vorhof weiter in den rechten Ventrikel, die Pulmonalarterie und in den Pulmonalkreislauf, ein Teil fließt durch einen Defekt im Vorhofseptum (offenes Foramen ovale oder Vorhofseptumdefekt, ► Kap. 7) in den linken Vorhof, den linken Ventrikel und den Systemkreislauf. Durch die Aufnahme des arteriellen Zusatzblutes sind rechter Vorhof und rechter Ventrikel dilatiert. Der Pulmonalkreislauf wird in der Regel mit größeren Blutmengen durchflossen als der Systemkreislauf ($Q_p > Q_s$). Die Beimengung von venösem Blut in den Systemkreislauf verursacht eine Zyanose.

Die Fehlbildung kommt in verschiedenen anatomischen Variationen vor, die Bedeutung für die operative Strategie haben.

▪ I TAPVC vom suprakardialen Typ

Häufigkeit ca. 50 % (Abb. 13.1c, d). Die Lungenvenen münden in ein Sammelgefäß hinter dem linken Vorhof ein. Das Sammelgefäß drainiert das arterielle Blut in die V. cava superior über die V. anonyma (häufig), direkt in die V. cava superior (seltener), über eine linke V. cava superior oder über die V. azygos (sehr selten).

▪ II TAPVC vom kardialen Typ

Häufigkeit ca. 25 % (Abb. 13.2b, c, d). Die Lungenvenen münden direkt in den rechten Vorhof ein oder durch den den Sinus coronarius in den rechten Vorhof.

▪ III TAPVC vom infrakardialen Typ

Häufigkeit ca. 25 % (Abb. 13.2a). Die Lungenvenen münden in ein Sammelgefäß hinter dem linken Vorhof ein. Das Sammelgefäß steht mit der V. cava inferior in Verbindung durch die Pfortader, den Ductus venosus Arantii, die linke V. hepatica und eine linke V. cava inferior.

▪ IV TAPVC vom gemischten Typ

Sehr seltener Typ (Abb. 13.3). Typ I und II oder I und III kommen zusammen vor.

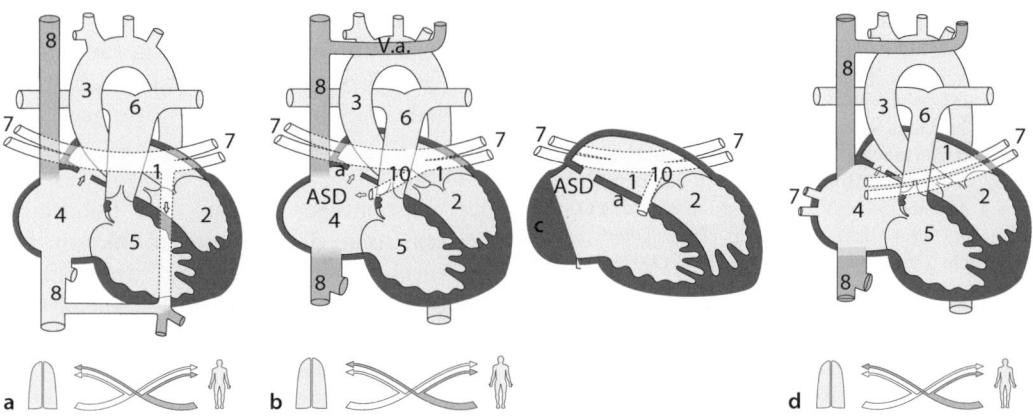

Abb. 13.2 Anatomische Variationen der TAPVC. a infrakardialer Typ, Herzschema: Arterielles Blut (*weiß*) aus den Lungenvenen *7* fließt hinter dem linken Vorhof *1* in einen Sammelgang hinein. Das Blut fließt weiter durch eine persistierende embryonale Vene in eine Vene des Bauchraums, in die V. cava inferior *8* und in den rechten Vorhof *4* (Weiterer Blutfluss Abb. 13.1c). **b** kardialer Typ mit Einmündung der Lungenvenen in den Sinus coronarius, Herzschema: Arterielles Blut (*weiß*) aus den Lungenvenen *7* fließt in den Sinus coronarius *10* und weiter in den rechten Vorhof *4* (Weitere Blutflüsse Abb. 13.1c). **c** Einmündung der Lungenvenen *7* in den Sinus coronarius *10*. **d** kardialer Typ mit direkter Einmündung der Lungenvenen in den rechten Vorhof. Herzschema: Arterielles Blut (*weiß*) aus den Lungenvenen *7* fließt direkt in den rechten Vorhof *4* hinein (Weitere Blutflüsse Abb. 13.1c)

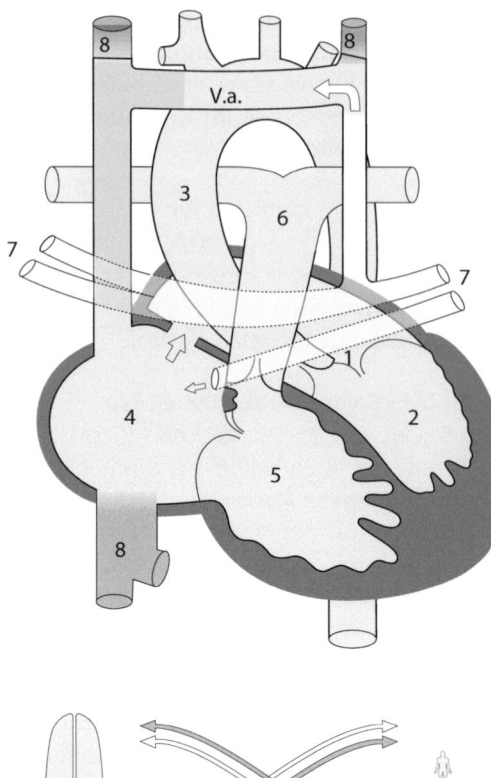

Abb. 13.3 **TAPVC vom gemischten Typ.** Suprakardialer (◘ Abb. 13.1c) und kardialer Typ (◘ Abb. 13.2b), Herzschema: Arterielles Blut (*weiß*) aus drei Lungenvenen *7* fließt hinter dem linken Vorhof *1* in einen Sammelgang hinein. Das Blut fließt weiter durch eine embryonale Vene in die V. anonyma (*V.a*), in die obere Hohlvene *8* und in den rechten Vorhof *4*. Bereits in der V. anonyma hat sich das O_2-reiche Blut mit dem O_2-armen Blut (*dunkelgrau*) vermischt (Mischblut: *hellgrau*). Das O_2-reiche Blut aus einer linken Lungenvene fließt durch den Sinus coronarius in den rechten Vorhof. Aus dem rechten Vorhof fließt ein Teil der Blutmischung in den rechten Ventrikel *5* und in die Pulmonalarterie *6*. Ein Teil der Blutmischung fließt durch einen ASD in den linken Vorhof *1*, den linken Ventrikel *2* und die Aorta *3*. Der rechte Vorhof *4* und der rechte Ventrikel *5* sind vergrößert

13.2 Verlauf

- **Dringlichkeit der Behandlung**

Die Fehlbildung erfordert entweder eine geplante Behandlung in der frühen Säuglingsperiode oder in bestimmten Situationen eine Notfallbehandlung.

Notfälle liegen vor, wenn der Übertritt des Blutes vom rechten in den linken Vorhof behindert wird (in ca. 50 %), wenn der Abfluss des arteriellen Blutes aus der Lunge behindert wird (in ca. 30 %, „pulmonary venous obstruction", PVO) oder wenn bestimmte Zusatzfehlbildungen des Herzens vorliegen, die ebenfalls Notfälle sind (Zusatzfehlbildungen liegen in ca. 50 % vor). Beispiele für Notfälle sind in ◘ Abb. 13.4 dargestellt.

- **Hämodynamik, Schäden durch die TAPVC**

Notfallsituationen sind ausgenommen!

- **Herz**

Das Herz leistet Mehrarbeit, um das Blutdefizit im Systemkreislauf und das O_2-Defizit durch die Zyanose zu kompensieren, kann bei erhöhtem O_2-Bedarf des Körpers seine Auswurfleistung nicht adäquat steigern, die Volumenbelastung des rechten Ventrikels führt zur Rechtsherzinsuffizienz, das Erregungsleitungssystem wird durch die Dilatation des rechten Vorhofs geschädigt. Folgen sind verkürzte Lebenserwartung, Einschränkung der körperlichen Belastbarkeit, Herzinsuffizienz und Herzrhythmusstörungen.

- **Lunge**

Der übermäßige Blutfluss im Pulmonalkreislauf regt die Schleimproduktion an, im Verlauf kommt es zur irreversiblen Schädigung der Lungengefäße. Folgen sind rezidivierende bronchopulmonale Infekte, Eisenmenger-Reaktion.

- **Körper**

Bei Herzinsuffizienz Gedeihstillstand.

- **Natürlicher Verlauf**

Ohne Abflussbehinderung des Lungenvenenblutes und bei ungehindertem Blutübertritt aus dem rechten in den linken Vorhof kommt es zur Rechtsherzinsuffizienz in der Säuglingsperiode, mittlere Lebenserwartung

13.4 · Diagnostik

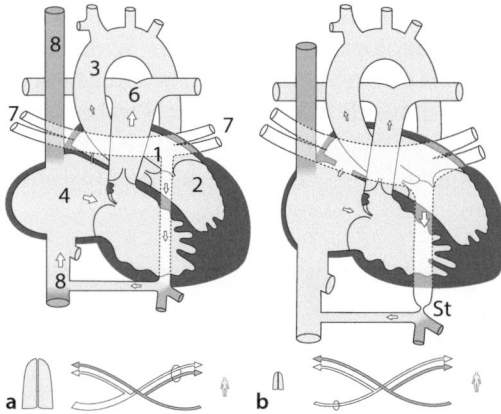

Abb. 13.4 Notfallsituationen. a Behinderung des Blutübertritts vom rechten in den linken Vorhof bei einer TAPVC vom infrakardialen Typ, Herzschema: Anders als in **◯** Abb. 13.2a ist das Loch (PFO) in der Vorhoftrennwand sehr klein und das Mischblut staut sich im rechten Vorhof *4* und rechten Ventrikel. In der Aorta *3* kommt nur wenig Mischblut an (*dünner Pfeil*), in der Lungenschlagader *6* mehr (*dicker Pfeil*). Weitere Beschreibung: **◯** Abb. 13.2a. In dieser Situation rezirkuliert der größte Teil des Blutvolumens im Pulmonalkreislauf. Dem Systemkreislauf stehen keine ausreichenden Blutmengen und Sauerstoff zur Verfügung. Kreislaufdiagramm: Der Zufluss des Mischbluts in den Systemkreislauf ist behindert (*Ring*). Der Systemkreislauf (*Mensch*) wird unzureichend mit Mischblut versorgt. **b** Abflussbehinderung des Lungenvenenbluts bei einer TAPVC vom infrakardialen Typ, Herzschema: Am Übergang der persistierenden embryonalen Vene in die abdominale Vene befindet sich eine Stenose *St*. Die embryonale Vene, der Sammelgang der Lungenvenen und die Lungenvenen sind dilatiert durch den Rückstau des arteriellen Blutes (*dicker weißer Pfeil*), rechter Vorhof und rechter Ventrikel sind nicht vergrößert (vergl. a). In dieser Situation kommt es zu einem kritischen Abfall des Herz-Zeit-Volumens und zum Lungenödem. Kreislaufdiagramm: Aus der Lunge kommt nur wenig arterielles Blut heraus, weil der Blutabfluss behindert wird (*Ring*). Im Pulmonal- und Systemkreislauf zirkuliert wenig Mischblut

ca. 3 Monate (kleinen Statistiken), ca. 70 % Letalität im ersten Lebenshalbjahr, ca. 85 % Letalität im 1. Lebensjahr. Überlebende Kinder entwickeln frühzeitig eine Eisenmenger-Reaktion.

In Einzelberichten werden gelegentlich ältere, beschwerdearme Patienten mit einer unbehandelten TAPVC als „ungewöhnliche Fälle" beschrieben.

Wenn der Abfluss des Bluts aus der Lunge oder der Übertritt in den linken Vorhof behindert wird: Mittlere Lebenserwartung <1 Monat. Bei schwerwiegenden Begleitfehlbildungen: ca. 50 % Letalität in der Neugeborenenperiode und ca. 90 % Letalität im ersten Lebenshalbjahr.

- **Spontanheilung**

Eine Spontanheilung ist nicht möglich.

- **Operationsindikation**

Die Korrektur ist bei symptomatischen und beschwerdearmen Patienten indiziert. Vitale Indikation bei Notfällen.

13.3 Symptomatik

Keine Behinderung des Blutflusses: In den ersten Lebenswochen Tachypnoe, Tachykardie, Hepatosplenomegalie, Ödeme, Halsvenenstau, Trinkschwäche und Gewichtsstagnation, leichte Zyanose, Lungeninfektionen. Nach der Säuglingsperiode Verformung des vorderen Brustkorbs.

Bei Behinderung des Blutübertritts in den linken Vorhof: Blaugraue kühle Haut, Tachykardie, niedriger Blutdruck, Atemnot, Hepatosplenomegalie.

Behinderung des Blutabflusss aus der Lunge (PVO): Schwere Tachydyspnoe in den ersten Lebensstunden, Zyanose, Tachykardie, Hepatosplenomegalie, Trinkschwäche, Lungenödem (meist wird eine maschinelle Beatmung erforderlich).

13.4 Diagnostik

- **Echokardiographie**

Basisuntersuchung ist die Echokardiographie, alternativ die Magnetresonanztomographie oder die Herzkatheteruntersuchung.

Fragestellung: Welcher Typ der TAPVC liegt vor? Wie groß ist der der Vorhofseptumdefekt? Behindert er den Blutübertritt vom rechten in den linken Vorhof? Wie groß ist der Blutdruckunterschied (Gradient) zwischen den Vorhöfen? Ist er kleiner als 3 mmHg? Muss man notfallmäßig eine Ballonatrioseptostomie des Defekts vornehmen? Liegt eine Abflussbehinderung des Lungenvenenblutes vor? Könnte man diese mit Herzkathetertechniken behandeln? Verschließt sich bei der TAPVC vom infrakardialen Typ der Ductus venosus Arrantii und droht, den Abfluss des Lungenvenenblutes zu unterbrechen? Wäre eine Behandlung mit Prostaglandin E sinnvoll? Welche Begleitfehlbildungen liegen vor?

Die seltene TAPVC vom gemischten Typ ist häufig nur schlecht mit der Echokardiographie darstellbar, erfordert aber vor der Korrekturoperation eine genaue Klärung der Abflusssituation der Lungenvenen, ggf. durch eine MRT- oder Herzkatheteruntersuchung (◘ Abb. 13.8) Lungenvenendarstellung ((Videos: MRT-LA und Lungenvenen. mpg)) (◘ Abb. 13.5, 13.6 und 13.7).

- **Herzkatheteruntersuchung**

Wenn die Operation der Fehlbildung nicht frühzeitig erfolgt, klärt die Herzkatheteruntersuchung Druck und Widerstandsverhältnisse im Pulmonalkreislauf. Bei einem pharmakologisch irreversiblen Widerstand >8 WE ist eine Operation in der Regel nicht mehr sinnvoll. Während einer Herzkatheteruntersuchung kann bei restriktivem Vorhofseptumdefekt eine Ballonatrioseptostomie durchgeführt werden.

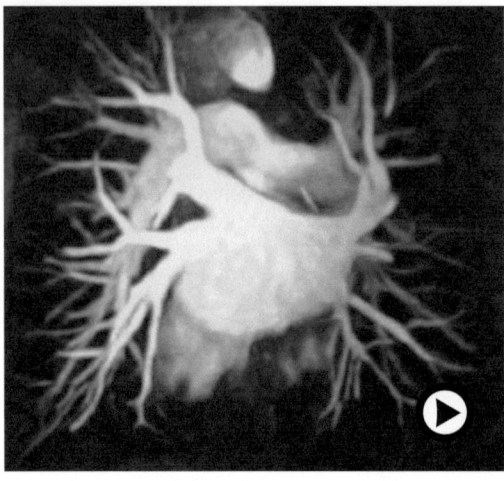

◘ **Abb. 13.6** MRT-Darstellung vom linkem Vorhof und den einmündenden Lungenvenen. Das Video zeigt eine MRT-Angiographie von linkem Vorhof und Lungenvenen (▶ https://doi.org/10.1007/000-30r)

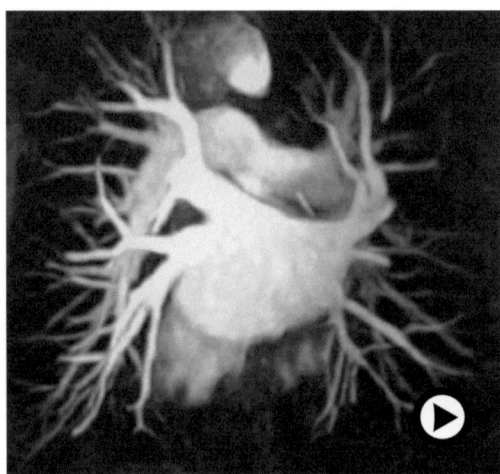

◘ **Abb. 13.5** MRT-Darstellung vom linkem Vorhof und den einmündenden Lungenvenen. Das Video zeigt eine MRT-Angiographie von linkem Vorhof und Lungenvenen (▶ https://doi.org/10.1007/000-30s)

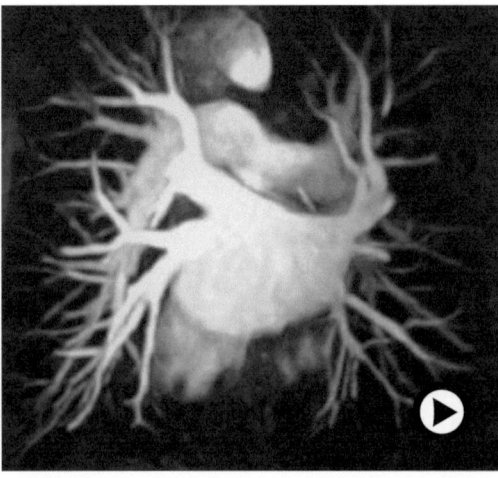

◘ **Abb. 13.7** MRT-Darstellung vom linkem Vorhof und den einmündenden Lungenvenen. Das Video zeigt eine MRT-Angiographie von linkem Vorhof und Lungenvenen (▶ https://doi.org/10.1007/000-30t)

> Eine Herzkatheteruntersuchung verschlechtert bei kritisch kranken Kindern die Klinik.

Ist der Zustand des Neugeborenen lebensbedrohlich, so ist eine Operation auf Basis eines möglicherweise inkompletten, echokardiographischen Befunds ohne Herzkatheteruntersuchung aus vitaler Indikation gerechtfertigt.

- **EKG**
Nachweis von Herzrhythmusstörungen

- **O2-Sättigungsmessung**
Bestätigung der Zyanose.

- **Röntgenbild des Thorax**
Diagnose eines Lungenödems oder einer Herzinsuffizienz (CTR >0,5), fehlbildungstypische Herzsilhouette (der Herzschatten erinnert an einen Schneemann, bzw. eine 8).

- **Assoziierte Herzfehler**
Neben dem lebensnotwendigen Vorhofseptumdefekt bzw. offenem Foramen ovale existiert in ca. 50 % ein PDA. Weitere Fehlbildungen in ca. 40 % sind: VSD, CoA, TGA, TAC, PS, DORV, TOF, PA, AVSD, MS, Mitralatresie, TrA, Aortenatresie, doppelter Aortenbogen, Anomalien des Venensystems (in der Regel ohne Krankheitsbedeutung) sowie das Heterotaxiesyndrom (durch Begleitfehlbildungen von Bedeutung).

Die TAPVC kommt häufig vor bei einem Heterotaxiesyndrom. Was das Herz betrifft, werden bei diesem Syndrom 2 morphologisch rechte oder 2 linke Vorhöfe angelegt, identifizierbar an den Herzohren. Die TAPVC kommt mit Anlage von 2 rechten Vorhöfen vor. Man nimmt an, dass deshalb die Lungenvenen nicht den Anschluss an ihren zugehörigen Vorhof gefunden haben. Etwa 50 % dieser Patienten weisen als zusätzliche Herzfehlbildung eine TOF oder PA auf und Engstellen in den Abflussadern des Lungenvenenbluts. Diese Herzfehlerkombinationen werfen oft technische Schwierigkeiten bei der Operation auf und sind u. U. nicht mit akzeptablem Ergebnis operabel, sodass als Behandlungsalternative die Herztransplantation übrig bleibt. Bei einer doppelten Rechtsseitigkeit fehlt im Bauchraum die Milz und die Hauptbronchien der Lunge haben beidseits die Gestalt rechter Bronchien.

13.5 Therapie

13.5.1 Üblicher Behandlungszeitpunkt

Der übliche Behandlungszeitpunkt wird in ◘ Tab. 13.1 dargestellt.

Wenn möglich, versucht man vor der Korrekturoperation des supra- und infrakardialen Typs die Kreislaufverhältnisse zu stabilisieren. Bei drohendem Verschluss des Ductus venosus Arrantii (infrakardialer Typ) ist ein notfallmäßiger Versuch, den Gang mit Prostaglandin-E-Infusionen zu erweitern diskutabel.

13.5.2 Therapeutisches Vorgehen

- **Therapieziel**
Ziel aller Operationen ist es, eine Verbindung der Lungenvenen zum linken Vorhof zu konstruieren und die Verbindungen zum rechten Herzbereich zu unterbrechen.

13.5.2.1 Operation einer TAPVC vom suprakardialen oder infrakardialen Typ

Erforderlich sind die Öffnung des Brustkorbs, Herz-Lungen-Maschine, Öffnung des Herzens, ggfls. Kreislaufstillstand.

Bei dem komplizierten, risikoreichen Eingriff werden die Hinterwand des linken Vorhofs und die Vorderwand des Lungenvenensammelgangs geöffnet. Der geöffnete Gang wird an den linken Vorhof angeschlossen. Die Verbindungsader des Sammelgangs zum Venensystem des Sys-

Tab. 13.1 Behandlungszeitpunkt

Defekt	Zusatzkriterien	Symptomatik	Zeitpunkt
TAPVC vom kardialen Typ	Kein restriktives Foramen ovale Keine PVO Keine schwere pulmonale Hypertonie	Medikamentös therapiebare Herzinsuffizienz, rezidivierende bronchopulmonale Infektionen	1.–3.–Lebensmonat
	Begleitfehlbildungen, die keine Notfälle darstellen		Angestrebt: Simultanoperation im ersten Lebenshalbjahr
TAPVC vom suprakardialen oder infrakardialen Typ			Erste Lebenstage

temkreislaufs wird verschlossen. Der Vorhofseptumdefekt wird verschlossen (◘ Abb. 13.8b).

- **Modifikation bei hypoplastischem linken Vorhof oder hypoplastischem linken Ventrikel**

Wenn der linke Vorhof oder der linke Ventrikel zu klein erscheinen, um alles Lungenvenenblut aufzunehmen, wird der Vorhofseptumdefekt als „Überlauf" offen gelassen und nach Wachstum der Herzhöhlen interventionell oder im Rahmen einer Zweitoperation verschlossen.

- **Modifikation bei dem infrakardialem Typ der TAPVC mit Abfluss des Lungenvenenbluts zur Pfortader**

Bei atypischen Durchblutungsverhältnissen kann der Verschluss des Abflussgefäßes zur Pfortader eine Ischämie der Leber und ein Leberversagen verursachen. Das Abflussgefäß wird deshalb zunächst nicht occludiert, um einen langsamen, spontanen Verschluss mit Ausbildung vaskulärer Kollateralen zur Blutversorgung der Leber abzuwarten. Man lässt ein kleines Loch im Vorhofseptum offen, durch das ggf. bei ausbleibendem Spontanverschluss das Gefäß interventio- nell zusammen mit dem Vorhofseptumdefekt verschließbar ist.

- **Interventionelle Notfallbehandlung**

Über den Einsatz von Herzkathetertechniken zur Herstellung einer Verbindung zwischen dem Lungenvenensammelgefäß und dem linken Vorhof wurde inzwischen berichtet.

- **Voraussetzungen**

Keine Hirnblutung. Wenn möglich Kreislaufstabilität, keine Infektion, keine Organschäden an Niere oder Darm, normale Leberfunktion. Anderenfalls besteht ein sehr hohes perioperatives Sterberisiko.

- **Aufwand**

Anhang.

13.5.2.2 Operation der TAPVC vom kardialen Typ mit Einmündung der Lungenvenen in den rechten Vorhof

Erforderlich sind Öffnung des Brustkorbs, Herz-Lungen-Maschine und Öffnung des Herzens.

13.5 · Therapie

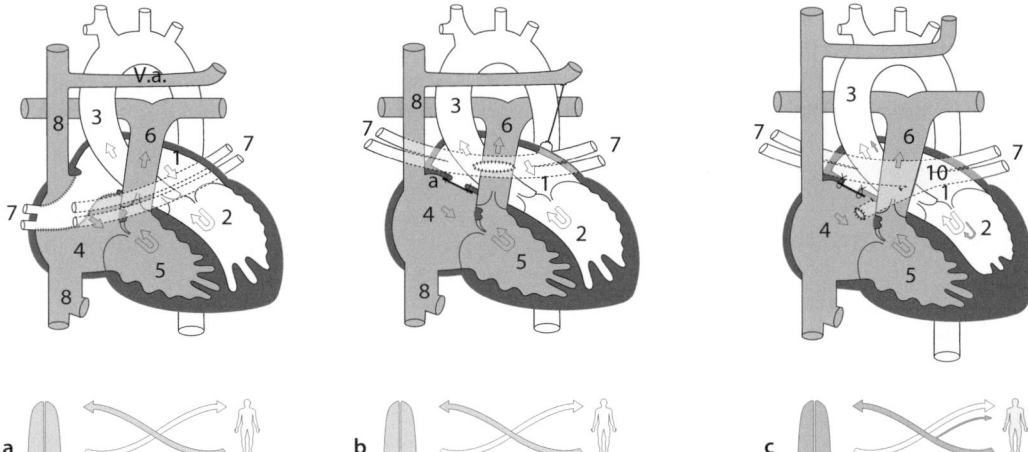

Abb. 13.8 Operationsverfahren. a. Operation einer TAPVC vom kardialen Typ mit Einmündung der Lungenvenen in den rechten Vorhof, Herzschema: Das alte Vorhofseptum fehlt. Mit Hilfe einer neuen Trennwand wird das arterielle (*weiß*) Blut aus den Lungenvenen 7 in den linken Vorhof 1 umgeleitet. Die Blutflüsse sind normalisiert, die Herzhöhlen haben normale Größe. Kreislaufdiagramm: Normale Verhältnisse wie ◘ Abb. 13.1a. **b** Operation einer TAPVC vom suprakardialen Typ (Ausgangsbefund ◘ Abb. 13.1c), Herzschema: Es wurde eine Verbindung zwischen dem Sammelgang der Lungenvenen 7 und dem linken Vorhof 1 geschaffen, der ASD wurde verschlossen, die embryonale Vene zwischen dem Sammelgang der Lungenvenen und der Vena anonyma wurde verschlossen. Arterielles Blut (*weiß*) fließt von den Lungenvenen 7 durch den Sammelgang in den linken Vorhof 1, in den linken Ventrikel 2 und die Aorta 3. Venöses Blut (*dunkelgrau*) fließt aus der V. cava superior und inferior 8 in den rechten Vorhof 4, den rechten Ventrikel 5 und die Pulmonalarterie 6. Die Innenräume von *1, 2, 4* und *5* sind gleich groß. Kreislaufdiagramm: ◘ Abb. 13.1a. Die Zyanose ist beseitigt. **c** Operation einer TAPVC vom kardialen Typ mit Einmündung der Lungenvenen in den Sinus coronarius (Ausgangsbefund in ◘ Abb. 13.2b). Herzschema: Die Trennwand zwischen Sinus coronarius *10* und dem linken Vorhof *1* fehlt, damit sich alles Blut aus dem Gang (O_2-arm und -reich) in den linken Vorhof entleeren kann. Die alte Mündung des Gangs im rechten Vorhof *4* wurde verschlossen, der ASD wurde verschlossen. Die Blutflüsse sind weitgehend normalisiert, die Herzhöhlen haben normale Größe. Kreislaufdiagramm: In den Lungenkreislauf fließt venöses Blut (*grau*) hinein, in den Systemkreislauf fließt arterielles Blut hinein mit einer unbedeutenden Beimengung von venösem Blut

Der rechte Vorhof wird geöffnet, das Vorhofseptum wird reseziert und es wird eine neue Trennwand (aus Pericard oder Kunststoff) zwischen den Vorhöfen eingezogen, unter der das arterielle Lungenvenenblut in den linken Vorhof fließt und über der das venöse Blut der Hohlvenen und des Sinus coronarius in den rechten Ventrikel fließt (◘ Abb. 13.8a).

- **Voraussetzungen**
Infektfreiheit.

- **Aufwand**
Anhang.

13.5.2.3 Operation der TAPVC vom kardialen Typ mit Einmündung der Lungenvenen in den Sinus coronarius

Erforderlich sind die Öffnung des Brustkorbs, Herz-Lungen-Maschine und Öffnung des Herzens.

Der rechte Vorhof wird geöffnet, die Trennwand zwischen Sinus coronarius und dem linken Vorhof wird geöffnet, um eine Verbindung zwischen dem Gang und dem linken Vorhof zu schaffen und die Mündung des Sinus coronarius im rechten Vorhof wird mit einem Patch (Pericard oder Kunststoff) verschlossen. Zusätzlich wird der ASD durch einen Patch verschlossen. Das arterielle Lungenvenenblut fließt dann zusammen mit dem venösen Blut aus dem Myokard in den linken Vorhof. Die geringe Beimengung venösen Bluts im Systemkreislauf wirkt sich nicht schädigend aus. Gelegentlich wird eine diskrete Zyanose sichtbar (◘ Abb. 13.8c).

- **Voraussetzungen**

Infektfreiheit.

- **Aufwand**

Anhang.

13.5.3 Behandlung von Zusatzfehlbildungen

Die Behandlungsschritte werden individuell geplant.

Allgemein: Ein ASD oder ein offenes PFO werden während der Korrekturoperation der TAPVC verschlossen, ebenso ein PDA. Simultanoperationen, ggf. interventionelle Eingriffe, sind auch erforderlich, wenn die Zusatzfehlbildungen selbst Notfälle sind: präductale CoA, TGA, PA, Mitralatresie und schwere MS, TrA, Aortenatresie.

Wenn Begleitfehlbildungen frühzeitig in der Neugeborenenperiode korrigiert werden können, wird gleichzeitig die TAPVC operiert. Ansonsten muss die TAPVC vor der Operation von Zusatzfehlbildungen korrigiert werden. Fehlanlagen der Körpervenen oder das Heterotaxiesyndrom an sich haben keine Krankheitsbedeutung.

13.5.4 Behandlungsergebnis

Die Korrekturoperationen verhindern alle negativen Auswirkungen des Herzfehlers.

13.5.5 Risiko der Eingriffe

Korrektur der TAPVC vom supra- und infrakardialen Typ: Letalität ca. 5 %. (Angaben aus kleinen Statistiken reichen von ca. 2 % bis ca. 50 %).

Die Letalität ist bei dem suprakardialen Typ der TAPVC geringer als bei dem infrakardialen Typ.

> Die Letalität wird entscheidend vom Zustand des Neugeborenen vor der Operation beeinflusst. Kreislaufinstabilität, eine PVO, ein kleines Sammelgefäß der Lungenvenen, hohe Druck- und Widerstandswerte in den Lungenarterien, ein schweres Lungenödem, eine längerdauernde präoperative Beatmung, ein präoperatives Herzversagen, ein beginnendes Organversagen und problematische Zusatzfehlbildungen erhöhen die Letalität.

- **Weitere Operationsrisiken**

Beim Anschluss des kleinen Lungenvenensammelgefäßes an den linken Vorhof können Engstellen entstehen, die erneut zur Abflussbehinderung des Bluts aus einzelnen Lungenvenen führen und zur Nachkorrektur zwingen. Selten kommt es zu Hirnschädigung, Schäden an Zwerchfellnerven. Bei der Korrektur der TAPVC vom infrakardialen Typ kann es nach Verschluss von Verbindungsadern zwischen dem Lungenvenensammelgefäß und den Venen des Bauchraums zur Minderdurchblutung der Leber und zum Leberausfall kommen.

Risiken bei Korrektur der TAPVC vom kardialem Typ: Letalität < 5 %. Eingriffsspezifisches Risiko beim Verschluss der Mündung des Sinus coronarius ist die Verletzung des AV-Knotens und Abhängigkeit von einem Herzschrittmacher (Risikominderung durch spezielle Verschlusstechniken, wie McGoon-Technik).

- **Weitere perioperative Probleme**

(Nach Korrektur des supra- oder infrakardialen Typs ist in der Regel mit einem mehrtägigen Aufenthalt auf der Intensivstation zu rechnen).

In ca. 15 % treten pulmonal hypertensive Krisen auf (▶ Kap. 6), die eine medikamentöse Behandlung, in der Regel maschinelle Beatmung und u. U. Narkose und Relaxation erfordern. Nicht diagnostizierte Lungenvenenstenosen oder Stenosen im Operationsgebiet können zum Lungenödem führen und u. U. notfallmäßige Reeingriffe erfordern, ein Low cardiac output Syndrom (insbesondere bei kleinem linken Ventrikel und Vorhof) kann eine längere kardiale Unterstützung erfordern.

13.5.6 Verlauf nach Korrektur der TAPVC

Die erfolgreiche, frühzeitige Operation einer isolierten TAPVC beim Neugeborenen und im frühen Säuglingsalter führt in > 90 % zu normaler Herzentwicklung und normaler Hämodynamik sowie ungestörter körperlicher Entwicklung. Lebenserwartung und körperliche Belastbarkeit sind normal, voraussichtlich keine Limitationen bei der Berufswahl oder bei sportlichen Aktivitäten, problemlose Schwangerschaften.

> Bei einigen Patienten wurden im Spätverlauf trotz normaler Blutflüsse im Herzen und in den Kreisläufen pathologische Lungenfunktionstests und Belastungstests des Herzens festgestellt. Vor der Berufswahl oder sportlichen Aktivitäten werden deshalb auch beschwerdefreien Patienten entsprechende Tests und eine kardiologische Beratung empfohlen.

In ca. 10 % ungünstige Verläufe z. B. Herzrhythmusstörungen oder Folgeeingriffe. Spätsterblichkeit 0–5 %.

Operationen im 2. Lebenshalbjahr: Bei persistierenden Schäden an Herz oder Pulmonalgefäßen kann die körperliche Belastbarkeit reduziert bleiben, darüber hinaus kann eine Lungengefäßerkrankung trotz Korrektur der Fehlbildung progredient sein. Vor der Berufswahl oder sportlichen Aktivitäten werden individuelle Belastungstests und eine kardiologische Beratung empfohlen. Gleiches gilt, wenn Zusatzherzfehler vorlagen.

- **Postoperative Medikamente, Nachuntersuchungen, Folgeeingriffe**

Eine Einnahme von Medikamenten ist in der Regel nicht erforderlich.

Nachuntersuchungen (Echokardiographie und EKG) sollten in den ersten 2 Lebensjahren regelmäßig erfolgen. Fragestellungen: Narbenstenosen an der Anastomose? Zwischen Lungenvenensammelgang und linkem Vorhof? Stenosen in den Lungenvenen? Bradykardie, Herzrhythmusstörungen?

Folgeeingriffe werden in bis zu 10 % als Nachoperationen oder, falls technisch möglich, als interventionelle Eingriffe erforderlich.

- **Beurteilung der Behandlungsergebnisse**

Ergebnisse nach frühzeitiger Korrektur der isolierten TAPVC: Ausgezeichnet.

Ergebnisse, wenn bereits Schäden am Herzen vorliegen: Gut.

Ergebnisse, bei persistierender oder progressiver Lungengefäßerkrankung: Ausreichend.

13.6 Weitere Informationen

- **Inzidenz**

Seltenes kongenitales Vitium (<1 % aller angeborenen Herzfehler). Geschlechtsverteilung: Beim suprakardialen, kardialen und gemischten Typ gleich, beim infrakardialen-

Typ sind Jungen 3-mal häufiger als Mädchen betroffen. In deutschen Herzzentren werden pro Jahr Einzelfälle operiert.

- **Ursachenforschung**

Schädigende Einflüsse während der Schwangerschaft oder eine familiäre Häufung sind nicht bekannt. Es wurde eine seltene, dominant vererbte Form des Herzfehlers beschrieben.

- **Assoziation mit körperlichen Fehlbildungen**

In mehr als 50 % sind Milzanomalien nachweisbar wie auch das vollständige Fehlen der Milz. Ca. 3 % der Patienten haben Chromosomenanomalien mit zugehörigen körperlichen Fehlbildungen: Heterotaxiesyndrom, Trisomie 22 (Cat-eye-Syndrom), Holt-Oram-Syndrom, Pateau-Syndrom, Smith-Lemli-Opitz-Syndrom (▶ Abschn. 2.1).

- **Empfehlungen zur Endokarditisprophylaxe**
  - Unbehandelte Fehlbildung: Endokarditisprophylaxe.
  - Korrigierte Fehlbildung: Wenn Fremdmaterial im Herzen eingesetzt wurde sollte 6 Monate lang postoperativ eine Endokarditisprophylaxe erfolgen.

Rechtsherzvitien

Inhaltsverzeichnis

Kapitel 14   Pulmonalstenose – 143

Kapitel 15   Fallot-Tetralogie – 155

Kapitel 16   Pulmonalatresie mit intaktem Ventrikelseptum und kritische Pulmonalstenose – 169

Kapitel 17   Pulmonalatresie mit Ventrikelseptumdefekt – 185

Kapitel 18   Double Outlet Right Ventricle – 197

Kapitel 19   Ebstein-Anomalie – 215

Kapitel 20   Trikuspidalatresie – 227

Pulmonalstenose

Inhaltsverzeichnis

14.1 Anatomie – 144

14.2 Verlauf – 145

14.3 Symptomatik – 146

14.4 Diagnostik – 147

14.5 Therapie – 148
14.5.1 Üblicher Behandlungszeitpunkt – 148
14.5.2 Therapeutisches Vorgehen – 148
14.5.3 Behandlung von Zusatzfehlbildungen – 152
14.5.4 Behandlungsergebnis – 153
14.5.5 Risiko der Eingriffe – 153
14.5.6 Verlauf nach Behandlung einer Pulmonalstenose – 153

14.6 Weitere Informationen – 154

Ergänzende Information Die elektronische Version dieses Kapitels enthält Zusatzmaterial, auf das über folgenden Link zugegriffen werden kann https://doi.org/10.1007/978-3-662-61289-7_14. Die Videos lassen sich durch Anklicken des DOI Links in der Legende einer entsprechenden Abbildung abspielen, oder indem Sie diesen Link mit der SN More Media App scannen.

© Springer-Verlag GmbH Deutschland, ein Teil von Springer Nature 2021
U. Blum et al., *Kompendium angeborene Herzfehler bei Kindern*,
https://doi.org/10.1007/978-3-662-61289-7_14

14.1 Anatomie

■ Gesundes Herz

Der rechte Ventrikel pumpt mit geringem Druck (systolischer Blutdruck ca. 20–25 mm Hg) ohne ein Blutflusshindernis venöses Blut in den Pulmonalkreislauf hinein. Zwischen Auslass des Ventrikels und der Pulmonalarterie sitzt die Pulmonalklappe. Sie öffnet während der Kontraktionsphase des Ventrikels und schließt in der Diastole (◘ Abb. 14.1a, b) Der Blutfluss im Pulmonalkreislauf (Q_p) entspricht dem Fluss im Systemkreislauf (Q_s).

$$\frac{Q_p}{Q_s} = 1$$

■ Herz mit Pulmonalstenose

Zwischen rechtem Ventrikel und Pulmonalkreislauf befindet sich ein Hindernis. Der Ventrikel muss vermehrt Kraft aufbringen, um den Pulmonalkreislauf zu perfundieren und die Stärke seiner Wandmuskulatur nimmt zu. Pulmonal- und Systemkreislauf werden zwar weiterhin mit gleich großen Blutmengen durchflossen. Durch die sequenzielle Schaltung der Kreisläufe wird jedoch in Abhängigkeit von der Größe des Hindernisses der Fluss in beiden Kreisläufen reduziert. Das Herz-Zeit-Volumen nimmt ab (◘ Abb. 14.1c, d).

■ Position von Pulmonalstenosen

Die Position der Stenose ist wichtig für die Behandlung. Die Stenose kann im Bereich

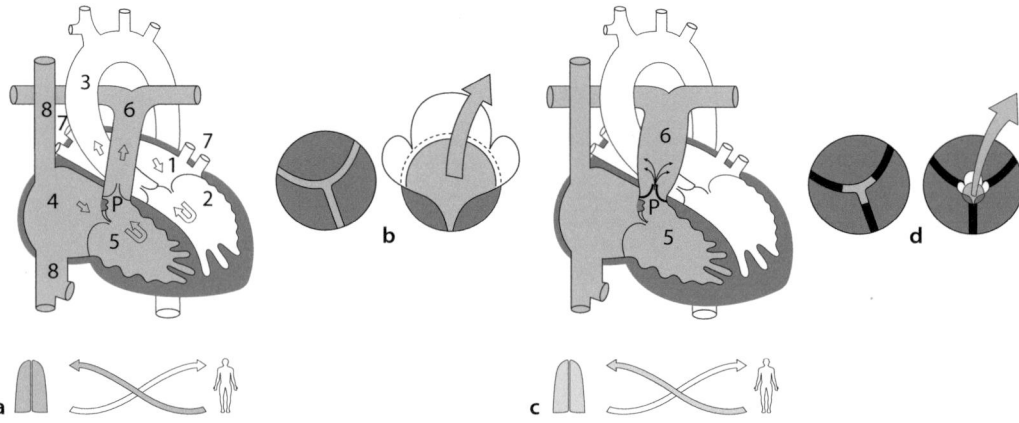

◘ **Abb. 14.1 Herz.a** Gesundes Herz, Herzschema: Arterielles Blut (*weiß*) fließt von den Lungenvenen *7* in den linken Vorhof *1*, in den linken Ventrikel *2* und die Aorta *3*. Venöses Blut (*dunkelgrau*) fließt von den Hohlvenen *8* in den rechten Vorhof *4*, den rechten Ventrikel *5* und die Pulmonalarterie *6*. Zwischen dem rechten Ventrikel und der Pulmonalarterie *6* sitzt die Pulmonalklappe *P*. Kreislaufdiagramm: In den Pulmonalkreislauf fließt venöses Blut (*grau*) hinein und arterielles (*weiß*) kommt heraus, in den Systemkreislauf fließt arterielles Blut hinein und venöses kommt heraus. Pulmonal- und Systemkreislauf werden mit gleichen Blutmengen durchflossen. **b** Schemazeichnung der Pulmonalklappe: Klappensegelanordnung der geschlossenen Pulmonalklappe links und der offenen Klappe rechts. *Grauer Pfeil* Fließrichtung des O_2-armen Bluts. *Links*: Die taschenförmigen Segel haben sich mit Blut gefüllt und ihre Ränder liegen im Zentrum der Herzklappe aneinander – die Klappe ist geschlossen. *Rechts*: Die Segel werden durch den Druck des aus der rechten Herzkammer kommenden Blutstroms auseinander gespreizt – die Klappe ist offen. **c** Herz mit einer Pulmonalstenose, Herzschema: Im Vergleich mit **a** sind 4 Veränderungen erkennbar. Die Pulmonalklappe *P* ist zu klein und hat verdickte starre Segel, durch die kleine Klappe wird Blut wie ein Pressstrahl in die Pulmonalarterie gepumpt, der Anfangsteil der Pulmonalarterie *6* ist erweitert durch den pressstrahlartigen Blutstrom, das Myokard des rechten Ventrikels *5* ist hypertrophiert. Kreislaufdiagramm: Bei einer mäßiggradigen PS normale Blutflüsse wie in **a**. **d** Valvuläre PS. Beispiel für einen fehlerhaften Aufbau der Pulmonalklappe: Ihre Segel sind langstreckig miteinander verklebt und sie öffnet nur im Zentrum

der Herzklappe, im Innern des rechten Ventrikels oder in der Pulmonalarterie liegen.
- Valvuläre Pulmonalstenose (PaVS): >60 % der Stenosen, durch fehlerhaften Aufbau öffnet die Klappe nicht weit genug: verklebte Klappensegel, myxomatös veränderte, starre Segel, hypoplastische Herzklappe, ◘ Abb. 14.1c, d.
- Subvalvuläre Pulmonalstenose: Ca. 20 % der Stenosen.
  - Infundibuläre Stenose: Unterhalb der Herzklappe ist der Ausflusstrakt des rechten Ventrikels verengt (◘ Abb. 14.2b).
  - Subinfundibuläre Stenose: Im mittleren Ausflusstrakt des Ventrikels engen Muskelbündel die Kammer ein. Die anatomische Variante wird auch als zweigeteilter rechter Ventrikel bzw. „double chambered right ventricle" bezeichnet, (◘ Abb. 14.2a).
- Supravalvuläre PS: Ca. 15 % der Pulmonalstenosen: Die Pulmonalarterie hat in ihrem Verlauf Engstellen, entweder im Stamm (zentrale Stenose) oder in ihren Seitenästen (periphere Stenosen, ◘ Abb. 14.2b).

14.2 Verlauf

■ **Dringlichkeit der Behandlung**

Die nichtkritischen PS kann elektiv behandelt werden.

Kritische Pulmonalstenosen (ca. 10 %) sind Notfälle mit Rechtsherzversagen und kritischem Abfall des HZVs. Klinik und Behandlung entsprechen denen der Pulmonalatresie mit intaktem Ventrikelseptum und werden dort beschrieben (► Kap. 16).

■ **Hämodynamik, Schäden durch Pulmonalstenosen**

Herz

Der rechte Ventrikel wird auf Dauer überfordert, seine Muskulatur wird geschädigt (Ischämie, Endokardfibrose) und bei erhöhtem O_2-Bedarf des Körpers kann er seine Auswurfleistung nicht adäquat steigern. Folgen sind verkürzte Lebenserwar-

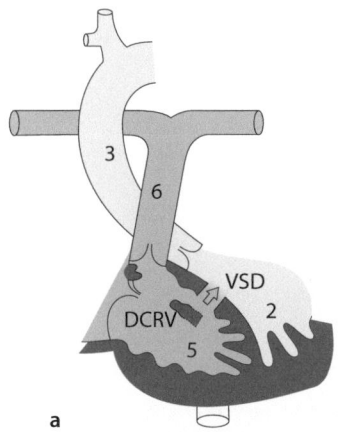 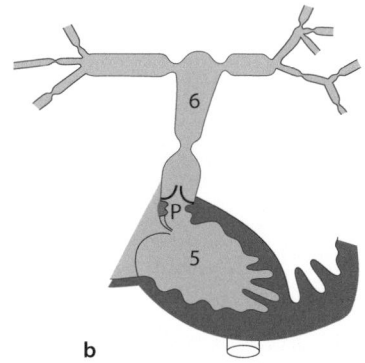

a   b

◘ Abb. 14.2 **Position der PS. a** Subvalvuläre (subinfundibuläre) PS, „double chambered right ventricle": Durch ein einengendes Muskelbündel in der Mitte des rechten Ventrikels 5, das die Kammer in einen Bereich mit hohem Pumpdruck und einen Bereich mit normalem Pumpdruck teilt. Meist liegt zusätzlich ein VSD vor, durch den venöses Blut aus dem Hochdruckbereich des rechten in den linken Ventrikel 2 übertritt. Die Muskelwand des rechten Ventrikels 5 ist hypertrophiert. **b** Subvalvuläre (infundibuläre), valvuläre und supravalvuläre PS. Der Auslass aus dem rechten Ventrikel 5 ist durch Muskelbündel eingeengt, die Segel der Pulmonalklappe P sind verdickt, im Stamm der Pulmonalarterie 6 und ihren Verzweigungen sind verschiedene Engstellen eingezeichnet. Das Myokard des rechten Ventrikels ist hypertrophiert

tung, Herzrhythmusstörungen und Einschränkung der körperlichen Belastbarkeit.

■ **Lunge**
Die Lunge wird nicht geschädigt.

■ **Körper**
Keine Beeinträchtigung. Bei Belastung manchmal unzureichende zerebrale Blutversorgung und Synkope.

■ **Natürlicher Verlauf**
Entscheidend ist neben der Position der Stenose der Schweregrad, der anhand des Blutdruckunterschieds zwischen rechtem Ventrikel und Pulmonalarterie angegeben wird (Druckgradient). Die Pulmonalstenose wird in 4 Schweregrade eingeteilt (◘ Tab. 14.1).

> Die durchschnittliche Lebenserwartung wurde in alten Statistiken mit 21 Jahren angegeben. Unbehandelt versterben bis zu ca. 80 % der Kinder mit einer PS Grad IV innerhalb der ersten zwei Lebensjahre.

Spontanheilung
Valvuläre Stenosen vom Grad I und II haben die Tendenz zur Verbesserung. Liegt bei jungen Säuglingen eine Stenose des Schweregrads II vor, so kann der Schweregrad zunehmen. Klappenstenosen vom Schweregrad III und IV neigen zur Verschlechterung. Supravalvuläre Stenosen können während des Wachstums der Pulmonalarterien geringer werden, subvalvuläre Stenosen neigen zur Verschlechterung.

■ **Indikation zur Behandlung**
Man rät zur Behandlung von valvulären und subvalvulären Stenosen ab einem Schweregrad III oder bei Beschwerden.

Kinder und Jugendliche: Behandlung ab Schweregrad II–III (ab Gradient >40 mmHg).

Supravalvuläre Stenosen: Behandlung bei reduziertem Gefäßdurchmesser (um >40 %) oder bei Entleerungsstörungen des rechten Ventrikels (echokardiographisch darstellbar).

Wenn Stenosen in den Pulmonalarterien bei komplexen Herzfehlern vorliegen und eine Fontan-Operation geplant wird, weitet man die Stenosen unabhängig von ihren Auswirkungen auf die rechte Herzkammer auf. Der Fontan-Kreislauf ist auf ein pulmonales Gefäßbett mit großer Aufnahmekapazität angewiesen.

14.3 Symptomatik

— Schweregrad I: Beschwerdefreiheit. Herzgeräusch.

◘ Tab. 14.1 Schweregrad der Pulmonalstenose

Grad	Entsprechende Stenose	Druckgradient in mmHg	Symptomatik
I	Unbedeutende Stenose	<25	Keine hämodynamische Wirksamkeit
II	Leichte Stenose	25–49	Keine hämodynamische Wirksamkeit
III	Mäßige, moderate Stenose	50–80	Lebenserwartung verkürzt, eingeschränkte Leistungsfähigkeit, Beschwerden (Synkopen, periphere Zyanose), Schädigung des rechten Ventrikels, Herzrhythmusstörungen
IV	Schwere Stenose	>80	Lebenserwartung verkürzt, starke Beschwerden, ausgeprägte Schädigung des rechten Ventrikels, lebensbedrohliche Herzrhythmusstörungen

- Schweregrad II: Ein Teil der Kinder gibt mit Beginn der Pubertät rasche Ermüdbarkeit und Luftnot bei stärkerer Belastung an. Periphere Zyanose bei Belastung (durch verstärkte O_2-Ausschöpfung des Bluts).
- Schweregrad III: Beschwerden wie beim Schweregrad II ab dem 2.–3. Lebensjahr, zusätzlich Herzschmerzen bei Belastung, Synkopen, Herzrhythmusstörungen.
- Schweregrad IV: Im frühen Säuglingsalter Luftnot, Herzschmerzen durch Minderdurchblutung der Herzmuskulatur, gelegentlich Gedeihstörung mit Gewichtsstagnation, Neigung zu lebensbedrohlichen Herzrhythmusstörungen.

Beim Schweregrad III und IV: Rundes Gesicht mit blaurötlichen Wangen (Barock-, Mond- oder Puttengesicht). Verformung des vorderen Thorax bei Kleinkindern (Herzbuckel).

Eine periphere Zyanose unter Belastung fällt auf, wenn keine Verbindung zwischen dem rechten und linken Herzbereich besteht. Liegt ein ASD vor, so kommt es zu einer zentralen Zyanose durch Beimischung von venösem Blut in den Systemkreislauf. Der Systemkreislauf wird dann mit mehr Blut perfundiert und die Kinder geben weniger Beschwerden an.

14.4 Diagnostik

- **Echokardiographie**

Basisuntersuchung ist die Echokardiographie, alternativ die Magnetresonanztomographie.

Fragestellung: Wie hochgradig ist die Stenose? Wo sitzt die Stenose? Liegt eine Kombination aus den verschiedenen Formen der PS vor? Wenn die Pulmonalklappe betroffen ist: Hat der Klappenring normale Größe, sind die Klappensegel miteinander verklebt oder myxomatös verändert? Wenn der rechte Ventrikel betroffen ist: Liegt die Engstelle im Auslass oder in der Mitte der Kammer? Wenn die Pulmonalarterien betroffen sind: Sieht man eine Stenose im Hauptast der Lungenarterie oder in Seitenästen? Kann die Pulmonalstenose mit Herzkathetertechniken behandelt werden? Gibt es Begleitfehlbildungen und welche? Können Begleitfehlbildungen ebenfalls mit Herzkathetertechniken behandelt werden?

- **Herzkatheteruntersuchung**

Die Herzkatheteruntersuchung beantwortet alle Fragen zu diesem Herzfehler, wird wegen der Strahlenbelastung zurückhaltend eingesetzt. Besondere Indikationen sind die Darstellung von Stenosen peripherer Lungenarterien oder einevorgesehene Ballondilatation von Stenosen.

- **EKG**

Nachweis von Herzrhythmusstörungen.

- **O_2-Sättigungsmessung**

Aufspüren einer peripheren Zyanose bei geringem Herzzeitvolumen oder einer zentrale Zyanose durch Zusatzfehlbildungen.

- **Stethoskop**

Systolikum. Bei hochgradiger Klappenstenose lautes Herzgeräusch, gespaltener 2. Herzton durch den verzögerten Schluss der Pulmonalklappe.

- **CT**

Dreidimensionale Darstellung von Engstellen in Seitenästen der Lungenarterie bei kurzer Untersuchungszeit mit relativ hoher Strahlenbelastung.

- **MRT**

Dreidimensionale Darstellung der Engstellen in den Seitenästen bei langer Untersuchungsdauer ohne Strahlenbelastung.

- **Assoziierte Herzfehler**

Bei den meisten Patienten ist mit weiteren Fehlbildungen am Herzen zu rechnen: PFO: ca. 70 %, hypertrophische Kardiomyopathie des rechten Ventrikels, VSD, ASD, Lungenvenenfehleinmündung, TOF, TGA, CoA,

Mitralatresie, AS, PDA, APSD, DORV, Ebstein-Anomalie.

Stenosen des Pulmonalarterienstammes oder seiner Äste sind fast immer Begleitfehlbildungen anderer Herzfehler. Sie werden gesehen bei der TOF, beim DORV, bei der Mitralatresie, der kritischen PS, beim ASD, beim VSD, beim PDA, beim APSD, bei der AS, bei der CoA, bei der TAPVC, bei der TGA. Bei einem Drittel aller Fehlbildungen des rechten Herzens ist die linke Pulmonalarterie im Bereich der Ductus-arteriosus-Botalli-Einmündung eingeengt. Beim Williams-Beuren-Syndrom findet man die Kombination von Engstellen der Pulmonalarterien und der Aorta ascendens, beim Noonan-Syndrom eine Kombination von einer Pulmonalstenose und einer Subaortenstenose. Der "double chambered right ventricle" ist öfters mit einer AS kombiniert.

14.5 Therapie

14.5.1 Üblicher Behandlungszeitpunkt

Der übliche Behandlungszeitpunkt wird in ◘ Tab. 14.2 dargestellt.

14.5.2 Therapeutisches Vorgehen

- Therapieziel

Beseitigung der Stenose oder Reduktion bis zu einem Schweregrad I–II.

14.5.2.1 Interventionelle Behandlung

Für eine Interventionen sind Lokalanästhesie im Leistenbereich und Akzeptanz von Röntgenstrahlen erforderlich. Beispielsweise kann eine Pulmonalstenose mit Hilfe eines Ballons gesprengt werden

◘ Tab. 14.2 Behandlungszeitpunkt

Stenosegrad	Symptomatik	Zeitpunkt
Pulmonalklappenstenose°III	Keine Beschwerden	Vorschulalter bis zum 15. Lebensjahr
Pulmonalklappenstenose°II–III	Beschwerden	Säuglingsalter
Pulmonalklappenstenose°IV		Säuglingsalter
Double chambered right ventricle III		3.-4. Lebensjahr
Lungenarterienstenose >40 %, Ballondilatation und Einsatz eines Stents, der später entfernt wird	Beschwerden, Volumenbelastung rechter Ventrikel	Säuglingsalter
	Beschwerdefrei	Vorschulalter
Lungenarterienstenose >40 %, Ballondilatation und Einsatz eines permanenten Stents	Beschwerden	Nach der Säuglingsperiode
	Beschwerdefrei	Vorschulalter
Lungenarterienstenose, chirurgische Erweiterung	Beschwerden	Altersunabhängig
	Beschwerdefrei	Vorschulalter

Eine Behandlung mit dem Herzkatheter führt man bevorzugt durch, wenn das Kind 10–15 kg Gewicht erreicht hat. Der Eingriff ist wiederholbar, wenn das Ergebnis nicht zufriedenstellend ist
Stents dienen nach der Ballondilatation zum Offenhalten der Lungenarterie. Sie können zwar nicht mitwachsen, lassen sich aber nach einiger Zeit aufdehnen, damit sie sich dem Wachstum anpassen. Sog. permanente Stents sind nicht unbegrenzt aufdehnbar, sodass man sie bevorzugt bei größeren Kindern (nach der Säuglingsperiode) einsetzt

14.5 · Therapie

(◘ Abb. 14.3, 14.4, 14.5 und 14.9a) oder es kann bei peripher gelegener Stenose interventionell ein Stent implantiert werden (◘ Abb. 14.6, 14.7 und 14.8)

Mit dem Herzkatheter werden durch Gefäße in der Leiste die Operationswerkzeuge in das Herz eingeführt. Ein aufblasbarer Ballon wird in die Herzklappe hineingeschoben und mit Hilfe des Ballons sprengt man die verklebten Klappensegel auseinander, sodass die Herzklappe wieder ausreichend weit öffnet (◘ Abb. 14.9a). In gleicher Weise mittels Ballondilatation können Stenosen in den Pulmonalarterien gedehnt werden (◘ Abb. 14.10a). Zum Offenhalten der Arterien kann ein Stent eingelegt werden. Befindet sich die Stenose im rechten Ventrikel unmittelbar unterhalb der Herzklappe (infundibulär), so kann eine Ballondilatation versucht werden.

> Anormale Muskelbündel in der Mitte des rechten Ventrikels (subinfundibuläre Stenose, zweigeteilter rechter Ventrikel) kön-

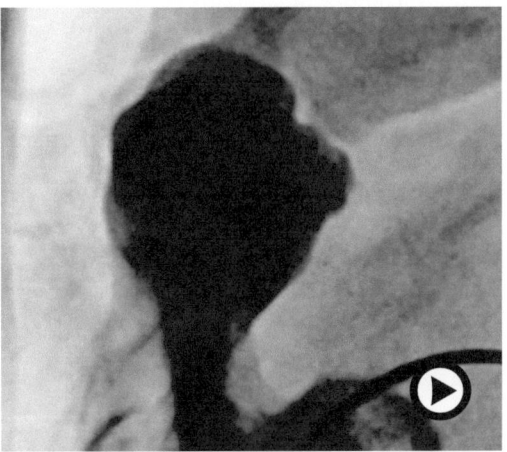

◘ **Abb. 14.3** Darstellung einer Pulmonalstenose, die interventionell dilatiert werden soll (▶ https://doi.org/10.1007/000-30y)

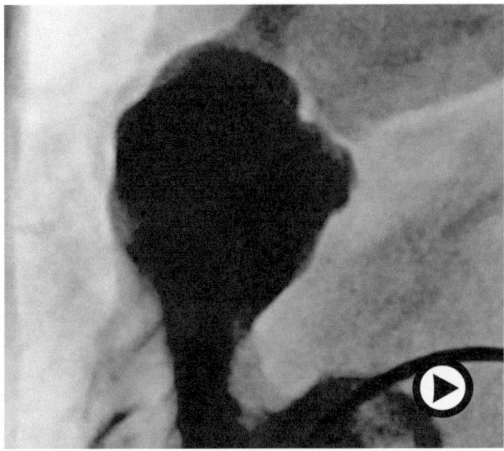

◘ **Abb. 14.5** Darstellung einer Pulmonalstenose, die interventionell dilatiert wird- während der Dilatation (▶ https://doi.org/10.1007/000-30x)

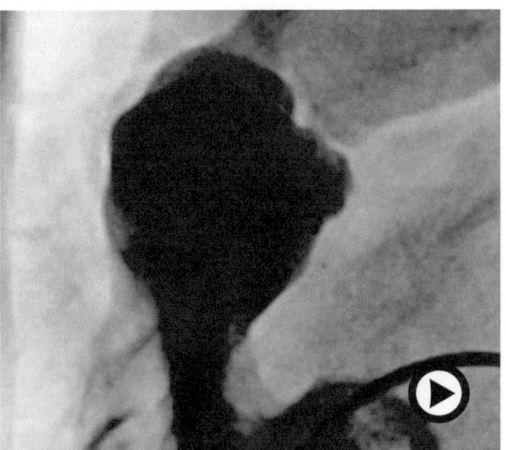

◘ **Abb. 14.4** Darstellung einer Pulmonalstenose, die interventionell dilatiert werden soll (▶ https://doi.org/10.1007/000-30w)

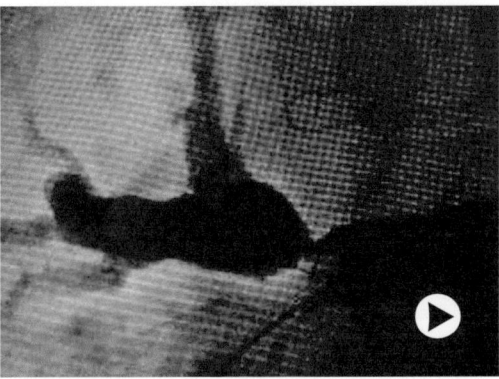

◘ **Abb. 14.6** Stentimplantation in eine periphere Pulmonalstenose - vorher (▶ https://doi.org/10.1007/000-30v)

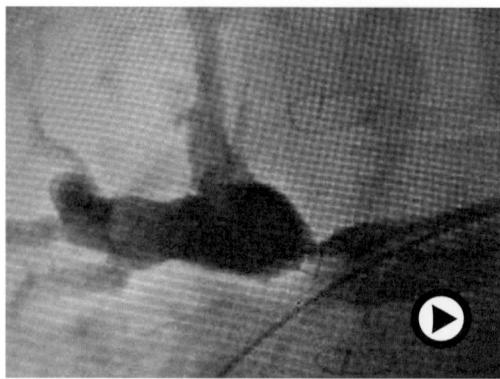

◘ Abb. 14.7 Stentimplantation in eine periphere Pulmonalstenose - Dilatation und Stentimplantation (▶ https://doi.org/10.1007/000-30z)

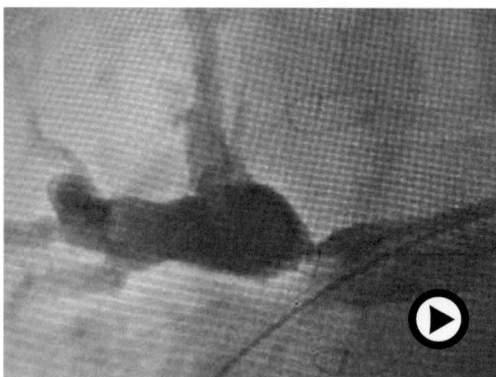

◘ Abb. 14.8 -Ergebnis Stentimplantation in eine Pulmonalstenose periphere (▶ https://doi.org/10.1007/000-310)

nen mit der Herzkathetertechnik nicht behandelt werden.

Die Ballondilatation der Pulmonalklappenstenose funktioniert gut, wenn die Herzklappe normale Größe hat und nur ihre Segel verklebt sind (Erfolgsrate ca. 90 %). Wenn die Klappe zu klein ist oder ihre Klappensegel aufgetrieben und verdickt sind, erbringt das Spreizen der Klappensegel meist kein befriedigendes Ergebnis. Zufriedenstellend ist das Ergebnis, wenn nach der Dilatation die Blutdruckdifferenz zwischen rechtem Ventrikel und Pulmonalarterie Grad I–II erreicht hat, entsprechend einem Gradienten <40 mmHg.

Bei Stenosen der Pulmonalarterien wird die Erfolgsrate einer Ballondilatation mit ca. 50 % angegeben. Erfolg besteht, wenn die Einengung des Gefäßdurchmessers <40 % beträgt. Erfolgsaussichten bei Aufdehnungsversuchen von Engstellen im Auslass der rechten Herzkammer können derzeit nicht vorausgesagt werden.

■ **Voraussetzungen**
Infektfreiheit. Bei valvulärer PS ausreichende Größe des Klappenrings. Wenn bei Pulmonalarterienstenosen eine Stentinsertion geplant wird, wird ein Körpergewicht >15 kg bevorzugt. Bei kleineren Kindern besteht das Risiko, dass der Stent wachstumsbezogen auch nach Aufdehnung zu klein wird.

■ **Aufwand**
Anhang.

14.5.2.2 Operative Behandlung
■ **Chirurgische Komissurotomie**
Für eine chirurgische Komissurotomie unter Sicht werden die Öffnung des Brustkorbs und der Einsatz einer Herz-Lungen-Maschine notwendig.

■ **Valvuläre Pulmonalstenosen**
Valvuläre Pulmonalstenosen, die nicht erfolgreich mit Herzkathertechniken behandelt werden können, werden vom Chirurgen operiert → Komissurotomie (bei ausreichender Größe des Klappenrings): Die Pulmonalarterie wird geöffnet und die Klappensegel werden unter Sicht mit dem Skalpell von einander getrennt (◘ Abb. 14.9b).

14.5 · Therapie

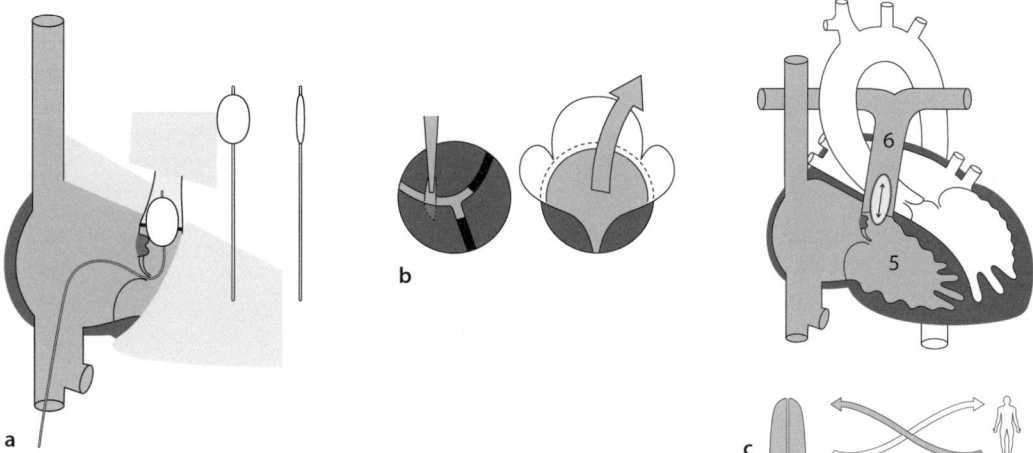

Abb. 14.9 Korrektur von Pulmonalstenosen. a Ballonvalvuloplastie einer valvulären PS: Der aufgeblasene Ballon sprengt die verklebten Klappensegel auseinander. **b** Komissurotomie: Mit dem Skalpell werden die verwachsenen Klappensegel unter Sicht getrennt. Anschließend öffnet die Klappe wieder, ebenso wie nach der Ballonvalvuloplastie. **c** Patch-Erweiterung der Pulmonalstenose. Der Auslass des rechten Ventrikels 5, der Pulmonalklappenring und der Stamm der Pulmonalarterie 6 wurden in Längsrichtung inzidiert und zur Erweiterung wurde ein Patch inseriert. Die Pulmonalklappe ist nach dem Eingriff schließunfähig und Blut pendelt zwischen Pulmonalarterie und rechtem Ventrikel hin und her (*Pfeil*)

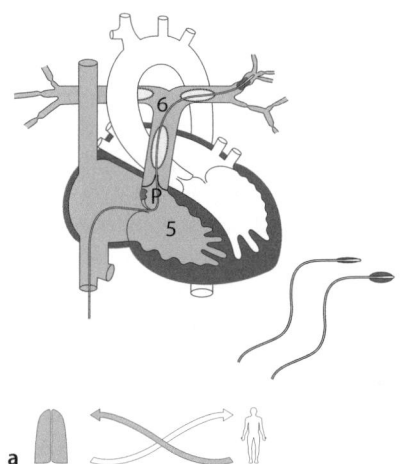 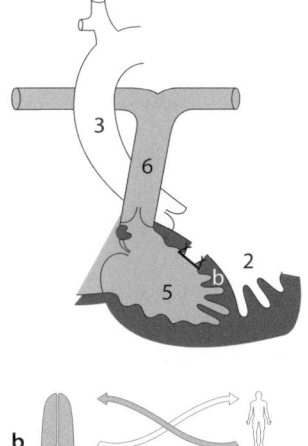

Abb. 14.10 Operationsverfahren. a Patch-Erweiterung verschiedener zentral gelegener Pulmonalarterienstenosen und interventionelle Ballondilatation einer peripher gelegenen Stenose. In der Pulmonalarterie 6 sind zur plastischen Erweiterung Perikardflicken eingenäht. Eine periphere Stenose wird mit dem Ballonkatheter dilatiert. **b** Durchtrennung von anomal verlaufender Muskulatur im rechten Ventrikel und Verschluss eines Ventrikelseptumdefekts. Das Muskelbündel im rechten Ventrikel 5 wurde durchtrennt und der VSD im Ventrikelseptum *b* wurde durch einen Patch verschlossen

- **Brock-Operation**

Ohne Sicht auf die Pulmonalklappe wird ein Spreizinstrument aus Metall in die Pulmonalarterie eingeführt und die Segel der Herzklappe werden auseinander gerissen (meist reißen sie an ihren Verklebungsstellen auseinander). Erforderlich ist die linkslaterale Thorakotomie. Eine Herz-Lungen-Maschine ist nicht erforderlich. Die Eingriffstechnik kann eingesetzt werden, wenn die interventionelle Ballonvalvuloplastie nicht zur Verfügung steht.

- **Patcherweiterung des rechten Ausflusstrakts**

Hierfür sind Öffnung des Brustkorbs, Herz-Lungen-Maschine und Öffnung des Herzens erforderlich. Ist die Herzklappe zu klein oder sind ihre Segel starr und verdickt oder liegt zusätzlich eine subvalvuläre Stenose im Ausflusstrakt vor, so inzidiert man den gesamten Auslass des rechten Ventrikels einschließlich Pulmonalklappenring und Anfangsteil der Pulmonalarterie und erweitert ihn durch ein Gewebsstück aus Pericard oder Kunststoff (◘ Abb. 14.9c).

> Nach der Erweiterung liegen die Segel der Pulmonalklappe nicht mehr aneinander und die Klappe ist schließunfähig.

- **Patcherweiterung supravalvulärer Pulmonalstenosen**

Hierfür sind Öffnung des Brustkorbs sowie die Herz-Lungen-Maschine erforderlich. Die Arterie wird im Bereich der Stenose geöffnet, die Stenose wird durch einen Patch aus autologem Pericard erweitert (◘ Abb. 14.10a). Die chirurgische Operation kann ggf. mit Herzkathetertechniken (Hybrideingriff) kombiniert werden, da periphere Stenosen nur mit Herzkathetertechniken behandelt werden können.

- **Korrektur eines „double chambered right ventricle"**

Hierfür sind Öffnung des Brustkorbs, Herz-Lungen-Maschine und Öffnung des Herzens erforderlich. Die stenosierenden Muskelbündel werden durchtrennt, damit sie sich beim Pumpen der Herzkammer nicht mehr kontrahieren und den Blutfluss behindern können. Ein assoziierter VSD wird simultan verschlossen (◘ Abb. 14.10b).

- **Voraussetzungen**

Infektfreiheit.

- **Aufwand**

Anhang.

14.5.2.3 Hybridtechniken

Bei einer Hybridoperation arbeiten der Chirurg und der Kardiologe gemeinsam mit ihren unterschiedlichen Behandlungstechniken am gleichen Patienten. Hybridoperationen können z. B. notwendig werden, wenn Pulmonalstenosen in peripheren Lungenarterien mit Stenosen im Innern des rechten Ventrikels assoziiert sind. Dann korrigiert der Chirurg die Engstelle in der Herzkammer und simultan dilatiert der Kardiologe die Engstellen in der Pulmonalarterie. In seltenen – hämodynamisch kritischen – Fällen können Hybrideingriffe inzwischen auch an sehr kleinen Kindern, sogar Früh- und Neugeborenen, vorgenommen werden, wenn eine Ballondilatation vorgesehen ist, der Ballonkatheter jedoch nicht aus den Leistenvenen vorgeschoben werden kann. Nach chirurgischer Öffnung des Thorax wird durch die Außenwand des rechten Ventrikels der Dilatationskatheter in das Herz eingeführt und die Stenose dilatiert.

14.5.3 Behandlung von Zusatzfehlbildungen

Die Behandlungsschritte werden individuell geplant. Allgemein gilt: Eine CoA korrigiert man simultan mit der Pulmonalstenose oder vorher. Bei einer Mitralatresie besteht die Behandlung in Herstellung einer Fontan-Zirkulation. Hierzu ist ein freier Abfluss des venösen Bluts durch den Pulmonalkreislauf erforderlich. Periphere Pulmonalarterienstenosen werden vor der Fontan-Operation erweitert. Die übrigen Fehlbildungen werden simultan mit der Pulmonalstenose operiert.

14.5.4 Behandlungsergebnis

Eine Normalisierung der Hämodynamik wird meist erzielt. Nach rechtzeitiger, erfolgreicher Behandlung arbeitet das Herz wie ein gesundes Herz. Schäden durch den Herzfehler werden verhindert.

Wenn zum Zeitpunkt der Behandlung bereits irreparable Schäden am rechten Ventrikel vorliegen oder das Behandlungsergebnis suboptimal ist (Reststenose, Schließunfähigkeit der Pulmonalklappe), können körperliche Belastbarkeit und Lebenserwartung vermindert bleiben.

Bei Behandlung nach dem 21. Lebensjahr wird die Überlebenswahrscheinlichkeit innerhalb von 25 Jahren mit 70 % angegeben.

14.5.5 Risiko der Eingriffe

Interventionelle Behandlung: Letalität 0–0,5 %. Selten: Schließunfähigkeit einer dilatierten Pulmonalklappe, Einrisse der Gefäßwand bei Dilatation von Engstellen in der Pulmonalarterie, Lungenödem, Hämoptysen, Thrombosen, unterhalb einer aufgedehnten Herzklappe im Auslass des rechten Ventrikels passagere dynamische Obstruktion.

Chirurgische Eingriffe: Letalität (in Deutschland) <1,5 %. Wenn bei Neugeborenen oder Säuglingen Klappenstenosen operiert wurden, liegt sie bei ca. 1,8 %, nach der Säuglingsperiode und vor dem 18. Lebensjahr liegt sie bei 1 %, nach dem 18. Lebensjahr bei ca. 1,7 %.

Zusätzliches Risiko ist die Schließunfähigkeit der Pulmonalklappe.

- **Weitere perioperative Probleme**

Mit weiteren Komplikationen ist weder nach interventioneller Behandlung noch nach Operation zu rechnen.

14.5.6 Verlauf nach Behandlung einer Pulmonalstenose

Nach erfolgreicher Korrektur der PS – ob im Herzklappenbereich, im Bereich der Lungenarterie oder im Bereich der rechten Herzkammer – erreichen die Patienten die gleiche Leistungsfähigkeit wie ein herzgesunder Mensch. Es gibt meist keine Einschränkung bei der späteren Berufswahl oder beim Sport. Eine Schwangerschaft gilt als ungefährlich. Die Lebenserwartung ist normal (erfolgreich bedeutet Restgradient <20–40 mmHg).

Bleibt ein hämodynamisch wirksamer Restgradient bestehen, d. h. bleibt eine Engstelle mit einer Blutdruckdifferenz >40 mmHg bestehen, so rät man von Leistungssport ab und es können Einschränkungen bei Berufen mit starker körperlicher Belastung bestehen. Schwangerschaften gelten als ungefährlich. Die Lebenserwartung scheint verringert zu sein, wie auch nach Behandlung der PS im Erwachsenenalter.

- **Postoperative Medikamente, Nachuntersuchungen, Folgeeingriffe**

Nach Stent-Implantation: 3–6 Monate lang Acetylsalizylsäure. Regelmäßige Nachkontrollen (EKG, Echokardiographie) nach interventionellen und chirurgischen Eingriffen mit der Fragestellung: Behandlungsbedürftige Herzrhythmusstörungen, behandlungsbedürftige Restenosen (5–10 %), Schließunfähigkeit der Pulmonalklappe (vermehrt ab Beginn der Pubertät), Aortenklappeninsuffizienz (bis zu 25 %).

Durch die Erweiterung der PS wird häufig die Schließfähigkeit der Klappe beeinträchtigt. Meist hat die rechte Herzkammer damit kein Problem. Vereinzelt belastet das Pendelblut den Ventrikel so stark, dass eine

Kardiomyopathie verursacht wird. In solchen Fällen kann ein Herzklappenersatz nötig werden, chirurgisch oder interventionell.

- **Beurteilung der Behandlungsergebnisse**

Rechtzeitige, erfolgreiche Behandlung: Ausgezeichnet bis gut.

Wenn bereits Schäden am Herzen vorliegen, wenn die Engstelle nicht zufriedenstellend beseitigt werden konnte oder wenn die Pulmonalklappe nach der Behandlung nicht mehr ausreichend schließt: Gut.

14.6 Weitere Informationen

- **Inzidenz**

Valvuläre Pulmonalstenose: Häufiges kongenitales Herzvitium (ca. 10 % aller angeborenen Herzfehler). Beide Geschlechter sind gleich häufig betroffen. Chirurgische Eingriffe/Jahr in Deutschland ca. 350, zunehmende Zahl an interventionellen Eingriffen.

Supravalvuläre Stenosen: 2–3 % der kongenitalen Vitien.

Subvalvuläre Pulmonalstenosen: Infundibuläre Stenosen 2–3 % aller kongenitalen Vitien, zweigeteilter rechter Ventrikel 0,3–1,5 % der kongenitalen Vitien.

- **Ursachenforschung**

Erhöhte Inzidenz bei Einnahme von Hydantoin und nach Rötelninfektion der Mutter. Kommt familiär gehäuft vor (▶ Abschn. 2.2). Darüber hinaus gibt es eine seltene Form der Pulmonalklappenstenose, die (autosomal dominant) vererbt wird.

> Wenn die Mutter den Herzfehler hat, erhöht sich das Herzfehlerrisiko für das Kind auf ca. 5 %, bei väterlicher Erkrankung auf ca. 2 %. Ist ein Kind betroffen, liegt das Risiko für ein Geschwisterkind bei ca. 2 %.

- **Assoziation mit körperlichen Fehlbildungen**

Eine Häufung zusätzlicher körperlicher Fehlbildungen wird nicht beobachtet. (Wenn der Herzfehler im Rahmen einer Rötelnembryopathie auftritt, können Taubheit, Katarakt, Minderwuchs oder geistige Retardierung bestehen).

Verschiedene, z. T. vererbbare Erkrankungskomplexe können mit einer Pulmonalstenose kombiniert sein, wie z. B. das Noonan-Syndrom oder das Williams-Beuren-Syndrom.

- **Empfehlungen zur Endokarditisprophylaxe**
– Unbehandelte PS: Nach abgelaufener Endokarditis.
– Behandelte PS: Nach Implantation von Fremdmaterial 6 Monate lang.
– Herzklappenersatz: Lebenslang.

Fallot-Tetralogie

Tetralogy of Fallot, TOF

Inhaltsverzeichnis

15.1 Anatomie – 156

15.2 Verlauf – 157

15.3 Symptomatik – 158

15.4 Diagnostik – 158

15.5 Therapie – 160
15.5.1 Üblicher Behandlungszeitpunkt – 160
15.5.2 Therapeutisches Vorgehen – 160
15.5.3 Behandlung von Zusatzfehlbildungen – 164
15.5.4 Behandlungsergebnis – 164
15.5.5 Risiko der Eingriffe – 164
15.5.6 Verlauf nach den Korrekturoperationen und Vorbereitungsoperationen – 165

15.6 Weitere Informationen – 166

15.1 Anatomie

Gesundes Herz

Im gesunden Herzen pumpen die beiden Ventrikel arterielles und venöses Blut ohne Hindernis in den System- und den Pulmonalkreislauf. Die Ventrikel sind durch eine Muskelwand voneinander separiert. An den Auslass des linken Ventrikels schließt die Aorta mit der Aortenklappe an, an den Auslass der rechten Herzkammer die Pulmonalarterie mit der Pulmonalklappe (◘ Abb. 15.1a). Der Blutfluss im Pulmonalkreislauf (Q_p) entspricht dem Fluss im Systemkreislauf (Q_s):

$$\frac{Q_p}{Q_s} = 1$$

Herz mit Fallot-Tetralogie (TOF)

Vier verschiedene Herzfehler sind miteinander kombiniert:
1. Die Pulmonalklappe öffnet nicht weit genug (Pulmonalstenose).

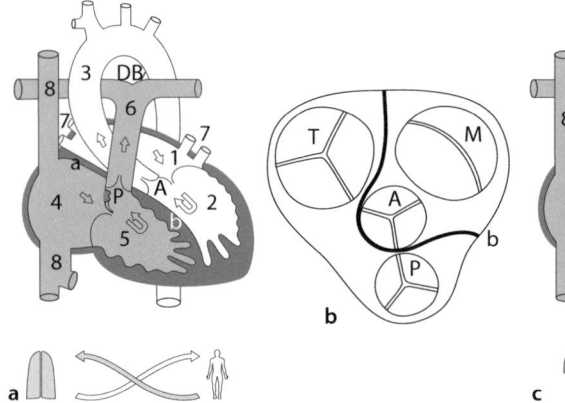
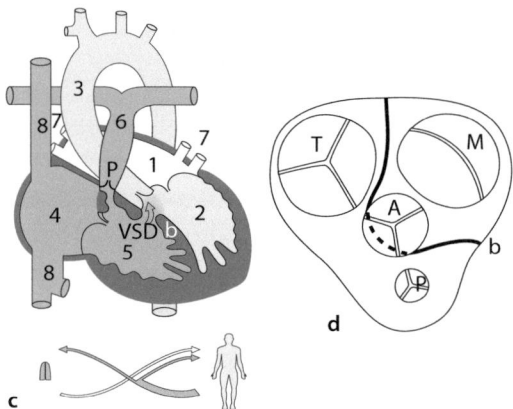

◘ Abb. 15.1 Herz. a Gesundes Herz, Herzschema: Arterielles Blut (*weißer Pfeil*) fließt von den Lungenvenen 7 in den linken Vorhof *1*, in den linken Ventrikel *2* und die Aorta *3*. Venöses Blut (*dunkelgrauer Pfeil*) fließt von den Hohlvenen *8* in den rechten Vorhof *4*, den rechten Ventrikel *5* und die Pulmonalarterie *6*. Pulmonalklappe *P*, Aortenklappe *A*. Die beiden Ventrikel sind durch das Ventrikelseptum *b* voneinander getrennt, die Vorhöfe durch das Vorhofseptum *a*. Der Ductus arteriosus Botalli *DB* ist verschlossen. Kreislaufdiagramm: In den Pulmonalkreislauf fließt venöses Blut (*grau*) hinein und arterielles (*weiß*) kommt heraus, in den Systemkreislauf fließt arterielles Blut (*weiß*) hinein und venöses kommt heraus. Pulmonal- und Systemkreislauf werden mit gleich großen Blutmengen durchflossen. **b** Herzbasis des gesunden Herzens (Ventilebene der Ventrikel): Trikuspidalklappe *T*, Mitralklappe *M*, Aortenklappe *A*, Pulmonalklappe *P*, Ventrikelseptum *b*. **c** Herz mit einer TOF, folgende Änderungen sind in das Herzschema eingezeichnet: Die Pulmonalklappe *P* ist klein und hat verdickte Segel. Der rechte Ventrikel *5* hat eine hypertrophierte Wand, weil er mit vermehrter Kraft das venöse Blut (*grau*) in die Pulmonalarterie *6* pumpt. In seinem Ausflusstrakt sitzen wulstige, stenosierende Muskelbündel. Ein Teil des venösen Bluts fließt durch den VSD im Ventrikelseptum *b* in den linken Ventrikel *2* und die Aorta *3*. Es mischt sich mit arteriellem Blut (Mischblut: *hellgrau*). Der Anfangsteil der Aorta mit der Aortenklappe *A* liegt über dem VSD. Kreislaufdiagramm: In den Pulmonalkreislauf fließt venöses Blut hinein und arterielles kommt heraus. In den Systemkreislauf fließt eine Mischung aus venösem und arteriellem Blut hinein und venöses kommt heraus. Der Pulmonalkreislauf ist schwächer durchblutet als der Systemkreislauf. Es besteht eine Zyanose (*grauer Mensch*). **d** Herzbasis bei der TOF: Die Pulmonalklappe *P* ist klein, die Aortenklappe *A* ist zum rechten Ventrikel hin verschoben, unterhalb der Aortenklappe endet das Ventrikelseptum als blinde Leiste (*gestrichelte Linie*). (Der VSD wird Malalignment-VSD genannt)

2. Das Myokard des rechten Ventrikels ist hypertophiert und Muskelbündel engen seinen Auslass infolge einer Lageanomalie ein.
3. Im Ventrikelseptum liegt ein Wanddefekt vor (VSD).
4. Die Aorta ist verlagert und setzt über dem Auslass des linken und rechten Ventrikels an, direkt über dem VSD (sie „reitet" über dem VSD: ◘ Abb. 15.1c).

Der rechte Ventrikel hat Mühe, das venöse Blut in den Pulmonalkreislauf zu pumpen. Einen Teil des venösen Bluts pumpt er deshalb in die Aorta, wo es sich mit O_2-reichem Blut vermischt und in den Systemkreislauf fließt. Der Systemkreislauf wird mit mehr Blut durchströmt, als der Pulmonalkreislauf.

$$\frac{Q_p}{Q_s} = < 1$$

Die Beimengung von venösem Blut in den Systemkreislauf verursacht eine Zyanose.

15.2 Verlauf

▪ Dringlichkeit der Behandlung

Meist planbare Behandlung an einem für Kind und Eltern günstigem Termin. Dringliche Eingriffe werden erforderlich bei einer schweren Zyanose (hochgradige Pulmonalstenose mit kritisch geringer O_2-Sättigung <75 %), und wenn hypoxämische Anfälle auftreten (◘ Abb. 15.2).

▪ Hämodynamik, Schäden durch eine TOF Herz

Das Herz leistet Mehrarbeit, um das O_2-Defizit im Systemkreislauf infolge der Zyanose auszugleichen und kann deshalb bei erhöhtem O_2-Bedarf des Körpers seine Auswurfleistung nicht adäquat steigern. Das Myokard wird durch den O_2-Magel geschädigt und seine Pumpkraft lässt nacht. Besonders betroffen ist der rechte Ventrikel,

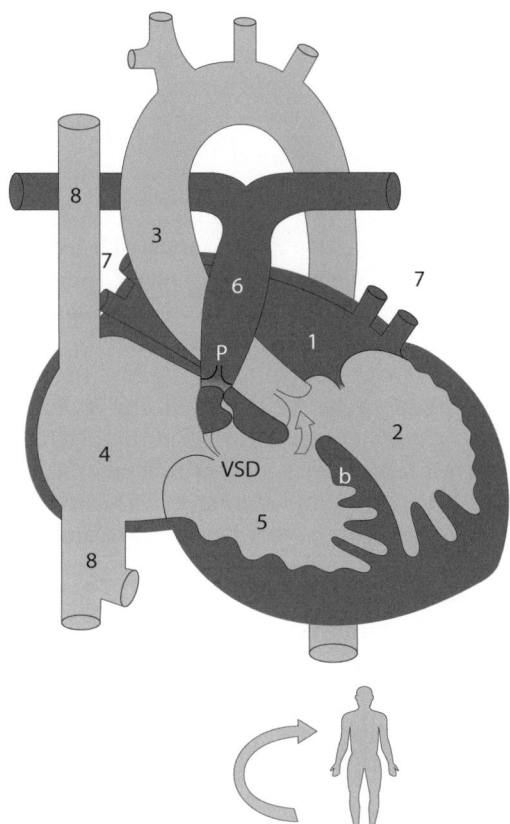

◘ **Abb. 15.2 Hypoxämische Krise.** Die wulstigen Muskelbündel im Auslass des rechten Ventrikels 5 haben den Blutzufluss in den Pulmonalkreislauf blockiert. Die Pulmonalarterien 6, die Lungenvenen 7 und der linke Vorhof 1 sind leer (dunkelgrau). Venöses Blut (grau) fließt aus den Hohlvenen 8 in den rechten Vorhof 4, den rechten Ventrikel 5 durch den VSD in den linken Ventrikel 2 und in die Aorta 3. Kreislaufdiagramm: Venöses Blut rezirkuliert im Systemkreislauf

dessen hypertrophierte Muskulatur viel Sauerstoff braucht. Durch die O_2-Mangelversorgung können Herzmuskelzellen absterben und Narben entstehen (Endokardfibrose). Das Erregungsleitungssystem im Myokard der Ventrikel wird geschädigt, das Endokarditisrisiko ist erhöht. Der linke Ventrikel tendiert durch eine schwache Füllung mit Blut zur Verkleinerung, was ein potenzielles Problem für Korrekturoperationen im Erwachsenenalter darstellt. Folgen der TOF sind eine verkürzte Lebenserwartung, Einschränkung der körperlichen Belastbarkeit, Herzinsuffizienz und Herzrhythmusstörungen.

- **Lunge**

An der Lunge entsteht zunächst kein Schaden. Im Laufe der Zeit können sich jedoch die Pulmonalarterien verkleinern, weil sie mit zu geringen Blutmengen durchflossen werden. Probleme entstehen dann bei den Korrekturoperationen; (▶ Abschn. 15.5.2). Bei ausgeprägter Polyglobulie im Rahmen der Zyanose können kleine Pulmonalgefäße okkludieren, sodass die Aufnahmekapazität der Lunge für Blut abnimmt. Dies bewirkt ein Erschwernis bei der Korrekturoperation.

- **Körper**

Im Rahmen hypoxämischer Krisen sind zerebrale Schädigungen möglich (Epilepsie, Nervenausfälle, Koma), die Zyanose stimuliert die Erythropoese und führt zu einer Polyglobulie, zur Eisenmangelanämie, zu Thrombosen. Es besteht die Gefahr einer Embolisation von Thromben in den Systemkreislauf, z. B. arterielle Verschlüsse, Schlaganfälle. Nach Embolisation infizierter Thromben in Zerebralarterien entstehen Hirnabszesse. Die körperliche Entwicklung kann infolge der Zyanose verzögert sein.

Wenn die aktivierte Erythropoese die Eisenvorräte des Körpers verbraucht hat, entstehen funktionsuntüchtige Erythrozyten und trotz der großen Menge an roten Blutkörperchen kommt es zu einer relativen Anämie.

- **Natürlicher Verlauf**

Letalität in der Säuglingsperiode ca. 30 %, bis zum Schulalter ca. 50 %, bis zum 10. Lebensjahr 70 %. Sterblichkeit und Grad der Zyanose korrelieren.

Bei einer O_2-Sättigung <75 % und einer Polyglobulie mit Hämatokrit (HKT) >60 ist das Sterberisiko hoch. Bei einer mäßiggradigen Zyanose steigt das Sterberisiko erst nach ersten hypoxämischen Anfällen an. Todesursachen sind Hirnschädigungen und Herzversagen im Verlauf der Anfälle.

- **Spontanheilung**

Der Herzfehler kann nicht spontan ausheilen.

- **Indikation zur Behandlung**

Bei symptomatischen und asymptomatischen Patienten ist die Behandlung indiziert.

15.3 Symptomatik

Zentrale Zyanose im 1. Lebenshalbjahr, bei den meisten Säuglingen gering ausgeprägt, häufig nur beim Schreien sichtbar, später zunehmend, verbunden mit Luftnot.

Ab dem 3.–4. Lebensmonat können bei Aufregung, Schreien, Fieber, heißen Außentemperaturen (z. B. auch beim Baden in warmem Wasser) die vital bedrohenden hypoxämischen Krisen auftreten: Blassgraues Hautkolorit, Bewusstlosigkeit, Krampfanfall, das Herzgeräusch verschwindet.

Vorschul- und Schulalter: Auftreten von Trommelschlegelfingern und Uhrglasnägel, Gingivahyperplasie, vermehrte Gefäßinjektion der Schleimhäute und Konjunktiven. Die Kinder spielen gerne in einer Hockstellung, wodurch ihre Luftnot geringer wird. Erklärt wird die Hockstellung so, dass die Kinder instinktiv versuchen, den Blutfluss in den Systemkreislauf, in die Beine, zu erschweren, damit ihr Herz mehr Blut zur Oxygenierung in den Pulmonalkreislauf pumpt.

15.4 Diagnostik

- **Echokardiographie**

Basisuntersuchung ist die Echokardiographie, alternativ die Magnetresonanztomographie. Bei unzureichender Darstellung

15.4 · Diagnostik

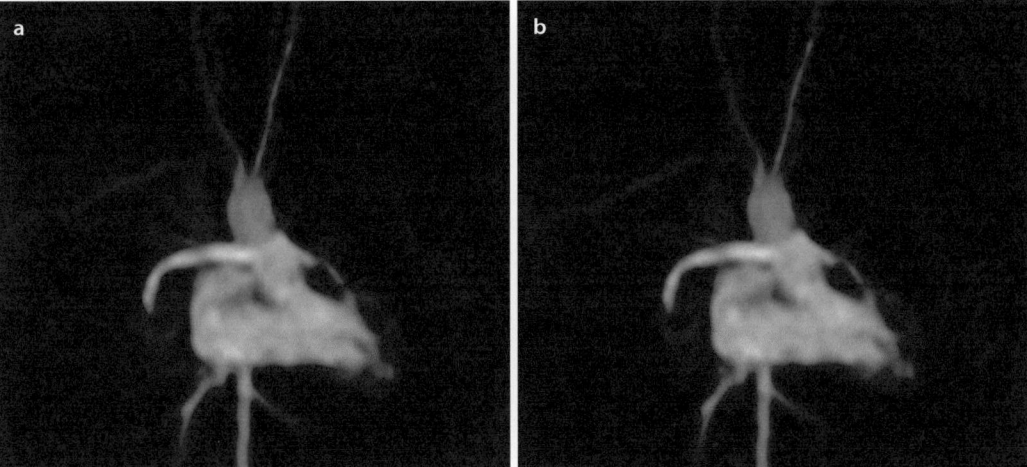

Abb. 15.3 a MRT Darstellung einer Fallot'schen Tetralogie b MRT - Fallot'sche Tetralogie IV 30

von Pulmonalarterien, aortopulmonalen Kollateralen oder Verlauf der Koronararterien steht die **Herzkatheteruntersuchung** zur Verfügung und bietet zusätzlich die Möglichkeit interventioneller Eingriffe (Abb. 15.3a und 15.3b).

Fragestellung: Wie groß ist der Durchmesser der Pulmonalklappe? Kann man die Klappe evtl. bei der Korrekturoperation erhalten? Wie groß sind die Lungenschlagadern? Die Berechnung des Nakata-Index oder der McGoon-Ratio sind vor einer Korrekturoperation erforderlich, wenn die Adern klein erscheinen. Verlaufen Herzkranzgefäße quer über die Außenwand der rechten Herzkammer? Verhindern sie ein Aufschneiden des Ausflusstraktes der rechten Kammer? Überreitet die Aortenklappe den VSD um mehr als 50 % – Situation eines DORV mit PS? Ist der Ductus arteriosus Botalli offen? Liegen MAPCAs vor? Sieht man Engstellen in den Pulmonalarterien? Gibt es Begleitfehlbildungen und welche?

Nakata-Index: Summe der Querschnittsfläche beider Hauptäste der Pulmonalarterien (RPA und LPA) in mm² durch die Körperoberfläche m². Minimalwert für eine Korrekturoperation: >150 mm²/m²KOF.

$$Nakata-Index = \frac{Querschnitt\ RPA + LPA}{Körperoberfläche}$$

McGoon-Ratio: Summe des Durchmessers beider Hauptäste der Pulmonalarterien (RPA und LPA) durch den Durchmesser der Aorta descendens (DAO). Minimalwert für eine Korrekturoperation: >1,5

$$McGoon-Ratio = \frac{Durchmesser\ RPA + LPA}{DAO}$$

- **EKG**

Nachweis von Herzrhythmusstörungen.

- **O_2-Sättigungsmessung**

Einschätzung einer Notfallsituation: Bei einer O_2-Sättigung <75 % besteht Lebensgefahr.

- **Röntgenbild des Thorax**

Sichtbar ist eine typische Herzform: das Holzschuhherz (wie ein holländischer Holzschuh).

■ Assoziierte Herzfehler
Bei jedem 3. Patienten ist mit weiteren Fehlbildungen am Herzen oder den Gefäßen zu rechnen: Stenosen in den Ästen der Pulmonalarterien >20 %, hypoplastische Pulmonalarterien (bis zu 10 %), anomaler Verlauf von Koronararterien (ca. 5 %), Aplasie der rechten oder linken Pulmonalarterie (ca. 2 %, meistens links), aortopulmonale Kollateralen (MAPCA, SPKA). Die Kombination mit einem ASD wird Fallot-Pentalogie genannt, Häufigkeit >15 %. Zusätzlicher VSD ca. 5 %, AVSD Rastelli Typ C (ca. 6 %; häufig zusätzlich M. Down), fehlende Pulmonalklappe <3 %, Trikuspidalklappenprobleme (ca. 3 %), PDA (ca. 2 %), APSD, Mitralklappenprobleme, hypoplastischer linker Ventrikel, Lungenvenenfehleinmündung, Lungenvenenstenosen (selten), AS (selten), CoA (selten), IAA (selten), Doppelanlagen der Aorta bzw. Fehlanlagen der Armarterien, rechts descendierende Aorta (>20 %) ohne Krankheitsbedeutung, (häufig assoziierte Mikrodeletion 22q11), eine Doppelanlage der oberen Hohlvene >5 %, ebenfalls ohne Krankheitsbedeutung, erschwert technisch die Operation.

15.5 Therapie

15.5.1 Üblicher Behandlungszeitpunkt

Der übliche Behandlungszeitpunkt wird in ◘ Tab. 15.1 dargestellt.

15.5.2 Therapeutisches Vorgehen

■ Therapieziel
Herstellung normaler Flussverhältnisse im Herzen durch den Verschluss des Ventrikelseptumdefekts und Beseitigung bzw. Reduktion der Pulmonalstenose.

◘ Tab. 15.1 Behandlungszeitpunkt

Therapieoption	Kriterien	Patientenalter
I. Korrekturoperation mit einem Ausflußtraktpatch	O_2-Sättigung >80 %, keine hpoxämischen Krisen	4.–12. Lebensmonat, (innerhalb der ersten 3 Lebensjahre)
II. Korrekturoperation mit einem Konduit	O_2-Sättigung >80 %, keine hypoxämischen Krisen	Vorschulalter
III. Arteriopulmonaler Shunt	O_2-Sättigung <80 %, hypoxämische Krisen bei kleinen Pulmonalarterien oder anomalem Koronararterienverlauf	Zeitnah
IV. Ballondilatation des rechten Ausflusstrakts	O_2-Sättigung <80 %, hypoxämische Krisen bei kleinen Pulmonalarterien oder anomalem Koronararterienverlauf	Zeitnah
V. Ballondilatation eines Ductus arteriosus Botalli	O_2-Sättigung <80 %, hypoxämische Krisen bei kleinen Pulmonalarterien oder anomalem Koronararterienverlauf	Zeitnah

15.5 · Therapie

15.5.2.1 Korrekturoperation mit Patcherweiterung des rechten Ausflusstrakts

Erforderlich sind die Öffnung des Brustkorbs, Herz-Lungen-Maschine und Öffnung des Herzens. Der rechte Vorhof, der Ausflusstrakt des rechten Ventrikels und der Stamm der Pulmonalarterie werden geöffnet. Die stenosierenden Muskelbündel im Auslass des rechten Ventrikels werden durchtrennt, damit sie sich nicht mehr kontrahieren können und den Ausflusstrakt einengen. Den Ventrikelseptumdefekt verschließt man durch Kunststoffgewebe, das von dem blind endenden Rand des Ventrikelseptums bis an den Ring der Aortenklappe reicht, d. h. schräg durch den oberen Teil des rechten Ventrikels zieht. Den Ausflusstrakt des rechten Ventrikels und den Pulmonalarterienstamm erweitert man durch einen Patch. In günstigen Fällen ist der Pulmonalklappenring ausreichend groß und eine Lösung verklebter Klappensegel verhilft zu einer zufriedenstellenden Öffnung der Klappe (Komissurotomie). Liegen diese Konditionen nicht vor, so schneidet man den Klappenring an der Vorderseite der Herzens auf und erweitert ihn durch den Patch (transanulärer Patch). Nach einem transanulärem Patch ist die Pulmonalklappe mäßig bis stark schließunfähig, was normalerweise in den ersten Jahren nach Operation gut toleriert wird (◘ Abb. 15.4a).

Die Pulmonalklappe kann erhalten werden, wenn sie nach der Korrekturoperation kein allzu großes Hindernis für den Blutstrom darstellt. Toleranzwerte sind ein systolischer Blutdruckquotient zwischen rechtem und linkem Ventrikel von <0,5–0,75.

Wenn nach einem transanulärem Patch die Arbeitsbelastung des rechten Ventrikels durch die Schließunfähigkeit der Pulmonalklappe zu stark wird, kann entweder sofort eine neue Herzklappe eingesetzt werden, die später ausgetauscht werden muss, oder man kann eine Herzklappe aus Perikard konstru-

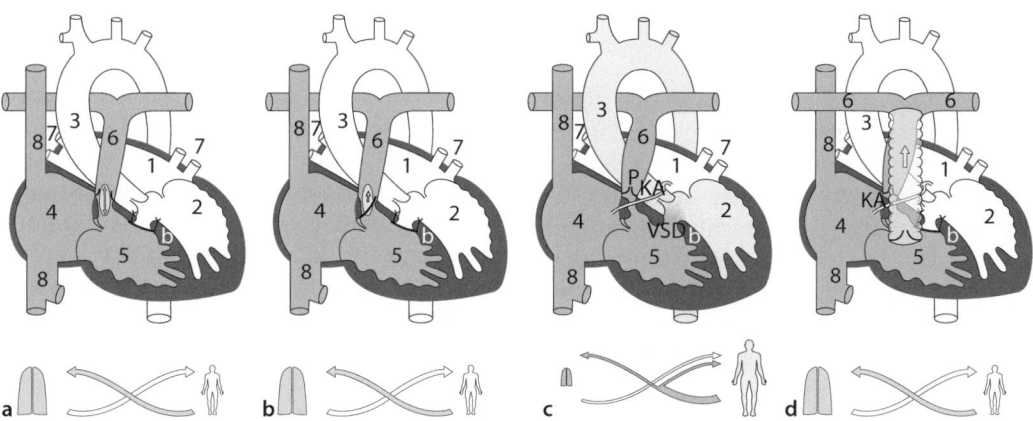

◘ **Abb. 15.4 Korrekturmöglichkeiten der TOF. a** Korrektur mit einen transanulärem Patch. Es wurde ein Erweiterungs-Patch in den Ausflusstrakt des rechten Ventrikels 5 und die Pulmonalarterie 6 eingesetzt. Der VSD wurde verschlossen. Die Blutströme im Herzen sind normalisiert bis auf einen Pendelfluss zwischen rechter Herzkammer und der Pulmonalarterie, weil die Pulmonalklappe insuffizient geworden ist. Kreislaufdiagramm: Normale Kreislaufverhältnisse, die Zyanose ist beseitigt (*weißer Mensch*). **b** Anders als in a wurde in dem Erweiterungs-Patch eine Monocusp-Valve konstruiert, um einen Pendelblutfluss zwischen Pulmonalarterie 6 und rechtem Ventrikel 5 zu verhindern. **c** TOF mit anomalem Koronararterienverlauf: Über den Ausflusstrakt des rechten Ventrikels 5 zieht eine Koronararterie *KA*. **d** Korrektur durch ein Konduit: Die Engstelle zwischen rechtem Ventrikel 5 und Pulmonalarterie 6 wurde durch ein klappentragendes Konduit überbrückt. Der VSD wurde verschlossen. Kreislaufdiagramm: Wie a

ieren, die man nicht unbedingt austauschen muss (Monocusp-Valve, ◘ Abb. 15.4b). Auch im Spätverlauf kann nach zunächst guter Ventrikelfunktion trotz der Pulmonalklappeninsuffizienz eine progressive Belastung des rechten Ventrikels einen Klappenersatz erfordern.

- **Voraussetzungen**

Kein akuter oder chronischer Infekt (ggf. Sanierung der Zähne), ausreichend große Pulmonalarterien (McGoon-Ratio >1,5, Nakata-Index >100–150 mm^2/m^{2}KOF), keine quer verlaufenden Herzkranzgefäße an der Außenwand der rechten Herzkammer (im vorgesehenen Operationsbereich). Der Ductus arteriosus Botalli, MAPCA's oder ein Shunt müssen zu Beginn der Operation (vor dem Start der extrakorporalen Zirkulation) verschlossen sein.

- **Aufwand**

Anhang.

15.5.2.2 Korrekturoperation mit Konduit (Rastelli-Operation)

Erforderlich sind die Öffnung des Brustkorbs, Herz-Lungen-Maschine und Öffnung des Herzens. Der Ventrikelseptumdefekt wird wie oben verschlossen. Anstelle einer Patch-Erweiterung des rechtsventrikulären Ausflusstrakts wird eine Kunststoffprothese (Konduit) zur Umgehung der Stenose zwischen rechtem Ventrikel und der Pulmonalarterie implantiert (ohne oder mit Herzklappe; ◘ Abb. 15.4d).

Die Operation wird durchgeführt, wenn ein Koronargefäß über den rechten Ausflusstrakt zieht und eine Öffnung des Ausflusstrakts nicht möglich ist (◘ Abb. 15.4c). Die Kunststoffprothesen werden nach Wachstum des Herzens zu klein. Kommerziell erhältliche Herzklappen können nicht wachsen, werden zu klein oder verschleißen. Es werden daher Nachoperationen zum Konduit- oder Klappenaustausch erforderlich. Um die Frequenz der Nachoperationen gering zu halten, führt man die Eingriffe bevorzugt bei älteren Kindern durch.

- **Voraussetzungen**

Wie oben. Abweichend: Der Verlauf der Herzkranzgefäße ist unerheblich.

- **Aufwand**

Anhang.

- **Vorbereitungseingriffe vor der Korrekturoperation**

Wenn die Voraussetzungen für die Korrekturoperationen nicht vorliegen, kann man sie mit vorbereitenden Eingriffen herstellen. Die Eingriffe haben das Ziel, eine kritische Zyanose abzumildern, hypoxämische Krisen zu verhindern, hypoplastische Pulmonalgefäße zum Wachstum zu stimulieren oder Zeit zu gewinnen, bis der Korrektureingriff möglich ist.

15.5.2.3 Arteriopulmonaler Shunt

Erforderlich ist die Öffnung des Brustkorbs. Es wird eine Gefäßprothese zwischen A. subclavia und einem Hauptast der Pulmonalarterie implantiert, alternativ zwischen Aorta ascendens und dem Stamm der Pulmonalarterie. Ein offener Ductus arteriosus Botalli und MAPCA's werden nach Anlage des Shunts verschlossen (◘ Abb. 15.5a, b). Die zentrale, zunächst hypoplastische Pulmonalarterie wird durch den Shunt zum Wachstum stimuliert. Wenn die Pulmonalarterien eine ausreichende Größe erreicht haben (McGoon-Ratio >1,5), wird die Korrekturoperation durchgeführt (◘ Abb. 15.5d).

- **Blalock-Taussig-Shunt**

Die A. subclavia wird peripher durchtrennt und der proximale Teil als Bypass mit dem Pulmonalarterienast anastomosiert.

15.5 · Therapie

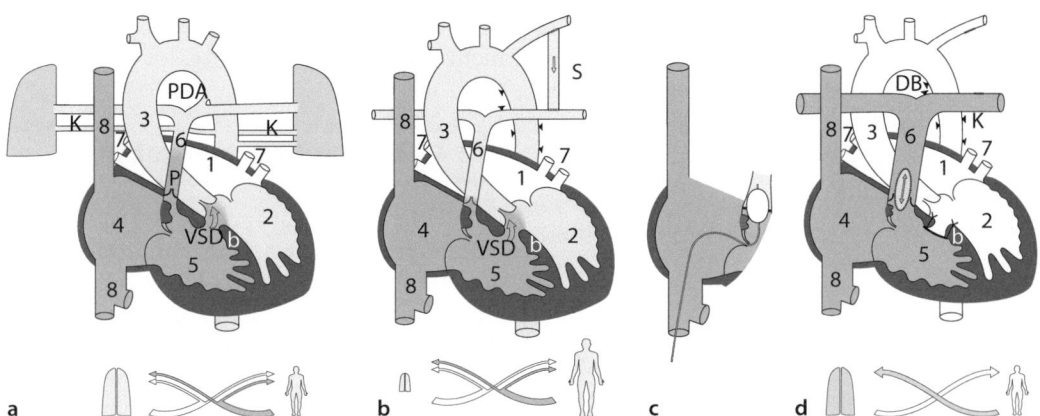

Abb. 15.5 TOF. **a** mit hypoplastischer zentraler Pulmonalarterie, offenem Ductus arteriosus Botalli und MAPCAs: Die Pulmonalarterie 6 ist kleiner als normal, in den Pulmonalkreislauf fließt zusätzlich zum venösen Blut (*grau*) aus dem rechten Ventrikel 5 Mischblut (*hellgrau*) aus der Aorta 3. Das Mischblut kommt aus dem Ductus arteriosus Botalli (PDA) und aus Kollateralarterien *K* (MAPCAs). Kreislaufdiagramm: System- und Pulmonalkreislauf werden gleich stark mit Mischblut durchströmt. **b** Arteriopulmonaler Shunt bei der TOF: Zwischen der A. subclavia und der dünnen Pulmonalarterie 6 wurde eine Gefäßprothese *S* zur Wachstumsstimulation eingesetzt. Der Ductus arteriosus Botalli und die Kollateralarterien wurden verschlossen. **c** Ballondilatation des rechtsventrikulären Ausflusstrakts: Durch Aufblasen des Ballonkatheters werden Ausflusstrakt des rechten Ventrikels und Pulmonalklappe geweitet. **d** Entfernung des Shunts nach Wachstum der Pulmonalarterie. Die Pulmonalarterien haben gleiche Größe wie die Gefäße in **◘** Abb. 15.1c. und die Korrekturoperation ist möglich. *DB* Ductus, *K* Kollateralarterien

- **Voraussetzung**

Infektfreiheit.

- **Aufwand**

Anhang.

15.5.2.4 Ballondilatation des rechten Ausflusstrakts

Erforderlich sind eine Lokalanästhsie im Leistenbereich und Akzeptanz von Röntgenstrahlen. Mit dem Herzkatheter werden von den Leistengefäßen aus die Operationswerkzeuge in das Herz eingeführt. Ein Katheter mit aufblasbarem Ballon wird in den Auslass des rechten Ventrikels und in die Pulmonalklappe hineingeschoben. Mit Hilfe des Ballons dehnt man die Muskulatur des Ausflusstraktes und die Pulmonalklappe. Zum Offenhalten kann ein Stent eingesetzt werden (**◘** Abb. 15.4c). (Durch den verbesserten Blutstrom im Pulmonalkreislauf werden die Pulmonalarterien zum Wachstum angeregt, hpoxämische Anfälle werden verhindert).

> Als Vorteil des Verfahrens gegenüber einem Shunt wird der gleichmäßige, antegrade Blutstrom in die Pulmonalarterien gewertet.

- **Voraussetzung**

Infektfreiheit, keine hypoplastische Pulmonalklappe. Es muss vom Kardiologen anhand der Anatomie des Herzfehlers beurteilt werden, ob die Maßnahme beim jeweiligen Fall erfolgversprechend ist.

- **Aufwand**

Anhang.

15.5.2.5 Ballondilatation des Ductus arteriosus Botalli

Erforderlich sind eine Lokalanästhsie im Leistenbereich und Akzeptanz von Röntgenstrahlen. Von Leistengefäßen aus wird ein Ballonkatheter in den Gang hineingeschoben, der Gang wird aufgedehnt und mit Hilfe eines inserierten Stents offen gehalten.

- **Voraussetzung**
Infektfreiheit. Der Gang muss durchgängig sein.

- **Aufwand**
Anhang.

15.5.3 Behandlung von Zusatzfehlbildungen

Die Behandlungsschritte werden individuell geplant. Allgemein gilt: Stenosen in den Pulmonalarterien werden simultan oder vor der Korrektur des Herzfehlers chirurgisch oder interventionell beseitigt. Hypoplastische Pulmonalgefäße werden vor der Korrekturoperation zum Wachstum stimuliert. Koronaranomalien im Bereich des rechtsventrikulären Ausflusstrakts erfordern eine Rastelli-Operation.

Aplasie der rechten oder linken Pulmonalarterie: Unifokalisierung vor der Korrekturoperation (▶ Kap. 17).

MAPCA's, offener Ductus arteriosus Botalli: Verschluss zu Beginn der Korrekturoperation oder bei Anlage eines Shunts.

Simultanoperationen: ASD, VSD, AVSD, APSD, Pulmonalklappenaplasie, Fehleinmündung der Lungenvenen, doppelter Aortenbogen oder Gefäßschlingen. Bedarfsweise Simultanoperation: Mitralklappenprobleme, Trikuspidalklappenprobleme, AS. Simultanoperation oder Operation vor dem Korrektureingriff: CoA, IAA.

Hypoplastischer linker Ventrikel: Wenn die Füllungskapazität des linken Ventrikels nicht durch Verstärkung des Blutflusses im Lungenkreislauf oder Korrektur von Mitralklappenproblemen gebessert werden kann, kann der Herzfehler nicht korrigiert werden. Doppelanlagen der V. cava superior oder eine rechts descendierende Aorta sind nicht behandlungsbedürftig.

15.5.4 Behandlungsergebnis

Durch die Korrekturoperationen werden die Hämodynamik normalisiert und Folgeschäden der TOF verhindert. Nach transanulärem Patch kann die Schließunfähigkeit der Pulmonalklappe den rechten Ventrikel mit Mehrarbeit stark belasten und eine Kardiomyopathie verursachen.

Die vorbereitenden Operationen reduzieren die Zyanose und mindern ihre Folgen. Verbessert wird die körperliche Belastbarkeit, verlängert die Lebenserwartung, vermindert die Polyglobulie, die Eisenmangelanämie, die Thromboseneigung, verhindert werden hypoxämische Anfälle.

15.5.5 Risiko der Eingriffe

- **Korrekturoperationen**
Letalität ca. 1,5 % (Statistiken aus Deutschland). Bei Operationen im Säuglingsalter ist sie etwas höher, als wenn zwischen dem 1. und 18. Lebensjahr operiert wird. Die Operationssterblichkeit bei Erwachsenen geht gegen 0. Ein relativ hohes Risiko haben Korrektureingriffe beim Neugeborenen mit >7 %. Weiteres Risiko: AV-Block <2 % (evtl. Herzschrittmacherimplantation), Restdefekte im Ventrikelseptum oder Engstellen im Auslass der rechten Herzkammer.

- **Letalität bei der Herzfehlerkombination**
Fallot-Tetralogie und Atrioventrikularkanal: Ca. 5 %. Besondere Risiken der technisch schwierigen Operation sind Probleme an den Einlassventilen der Ventrikel und Herzrhythmusstörungen

- **Arteriopulmonaler Shunt**
Letalität <5 %. Weitere Risiken: Shuntthrombose, Nerven- oder Lymphgefäßverletzung im Brustkorb.

15.5 · Therapie

- **Ballondilatation des rechtsventrikulären Ausflusstrakts**

Letalität <2 % (mittelgroße Studien). Selten: Notoperation wegen Blutungen, Herzrhythmusstörungen, myokardialer Ischämie, Auslösung einer hypoxämischen Krise.

- **Ballondilatation des Ductus arteriosus Botalli und Einlegen eines Stents**

Letalität <5 %, geht in größeren Statistiken gegen 0 %. Selten: Perforation des Gangs, Stentdislokation, Thrombose des Ductus.

- **Weitere perioperative Probleme Korrekturoperationen**

Lungenprobleme, wie z. B. starke Verschleimung, asthmaähnliche Anfälle, Pleuraergüsse, Lungenödem. Der Blutdruck im rechten Ventrikel kann unmittelbar postoperativ noch hoch sein und normalisiert sich erst nach einigen Tagen.

- **Arteriopulmonaler Shunt oder Ballondilatation des Ductus arteriosus Botalli**

Bei zu starkem Blutfluss Überperfusion des Pulmonalkreislaufs und Linksherzinsuffizienz, gelegentlich Flüssigkeitsaustritt aus einem Kunststoffshunt, beim Blalock-Taussig-Shunt in ca. 1 % Wachstumsverzögerung des gleichseitigen Armes.

15.5.6 Verlauf nach den Korrekturoperationen und Vorbereitungsoperationen

- **Korrekturoperation**

Der Verlauf ist abhängig von Operationszeitpunkt, von der Funktion der Pulmonalklappe und vom Restdruckgradienten im Ausflusstrakt.

> Optimales Ergebnis der Korrektur: Druckunterschied zwischen rechter Herzkammer und Lungenarterie <20 mmHg, schließfeste Pulmonalklappe.

Verlauf bei optimalem Operationsergebnis: Steigerung der körperlichen Leistungsfähigkeit auf ca. 85 %, verglichen mit gesunden Menschen. Die körperliche Belastbarkeit ist besser bei Operation vor dem 10. Lebensjahr. In bis zu 90 % liegen nach Jahren noch NYHA-Stadien I oder II vor. Sportarten der Klasse II können in der Regel wahrgenommen werden und Berufe mit mittlerer körperlicher Belastung. Schwangerschaften haben ein mittleres Risiko.

Lebenserwartung: Nach 20 Jahren >90 %, nach 35 Jahren >70 %. Wenn die Pulmonalklappe schließfähig ist, ist die Lebenserwartung nach 20 Jahren >90 %, bei schließunfähiger Pulmonalklappe (transanulärer Patch) wird sie nach 20 Jahren mit 80 % eingeschätzt.

Die Lebenserwartung nach Korrektur der Herzfehlerkombination Fallot-Tetralogie und Atrioventrikularkanal wird nach 7 Jahren mit >70 % angegeben.

- **Verlauf nach den Vorbereitungsoperationen**

Die körperliche Entwicklung wird verbessert. Die Belastbarkeit nimmt zu, bleibt jedoch weit hinter der Belastbarkeit gesunder Kinder zurück. Eine abgemilderte Zyanose bleibt bestehen, die Gefahr arterieller Embolien und Schlaganfälle bleibt und das Herz wird weiterhin durch den nicht beseitigten Herzfehler geschädigt. Vor Sport oder der Berufswahl sind Belastungstests erforderlich. Sportarten der Klasse III–IV und Berufe mit leichter körperlicher Belastung können voraussichtlich wahrgenommen werden. Schwangerschaften sind möglich, sollten aber (schon wegen des Thrombose- und Endokarditisrisikos) ärztlich betreut werden. Lebenserwartung: Nach 3 Jahren ca. 90 %, nach 5 Jahren ca. 85 %, nach 10 Jahren ca. 60 %.

Es existieren einige erstaunliche Studien aus der Frühzeit der Shunt-Operationen, in denen über mehr als 25 Jahre eine fast normale Belastbarkeit einiger Patienten beobachten wurde.

- **Postoperative Medikamente, Nachuntersuchungen, Folgeeingriffe**

Antikoagulation nach arteriopulmonalem Shunt, ggf. nach Stentinsertion in einen Ductus arteriosus Botalli oder in den rechtsventrikulären Ausflusstrakt, nach Herzklappenersatz. In welcher Form und wie lange die Gerinnungshemmung erfolgen soll, muss individuell entschieden werden.

Kontrolluntersuchungen nach den Korrekturoperationen: Jährlich Echokardiographie, EKG, ggf. Spiroergometrie und MRT ab dem 10. Lebensjahr. **Fragestellung**: Progressive Pulmonalklappeninsuffizienz mit Volumenbelastung des rechten Ventrikels, Ausflusstraktstenosen der Ventrikel, progressive Pulmonalstenose, Herzrhythmusstörungen (behandlungsbedürftig >10 %, Indikation zur Herzschrittmacherimplantation ca. 3 %, Ursache von Todesfällen in bis zu 5 %), Restdefekt im Ventrikelseptum, Aneurysma nach Ausflusstraktpatch, Konduitstenose. Man rechnet in mehr als 15 % mit Folgeeingriffen innerhalb von 10 Jahren.

Wird die Korrekturoperation in der Säuglingsperiode durchgeführt, ist die Rate an Folgeoperationen anscheinend höher als bei einer Operation nach dem 1. Lebensjahr. Patienten mit einer transanulären Patcherweiterung des Ausflusstrakts benötigen häufiger einen Pulmonalklappenersatz nach 10 Jahren als Patienten, bei denen die Schließfunktion der Pulmonalklappe erhalten wurde. Ein Pulmonalklappenersatz kann sowohl vom Chirurgen im Rahmen einer offenen Herzoperation vorgenommen werden (Sterblichkeit <2,5 %). als auch mit Herzkathetertechniken (Sterblichkeit ca. 2 %).

Auch nach den vorbereitenden Eingriffen sind routinemäßige Nachkontrollen wie Echokardiographie, EKG, Messung der O$_2$-Sättigung erforderlich. Folgeeingriffe können z. B. wegen einer progredienten Zyanose erforderlich werden, wenn der Zufluss zum Pulmonalkreislauf geringer wird.

- **Beurteilung der Behandlungsergebnisse**

Korrekturoperation: Gut.

Vorbereitende Operationen: Ausreichend.

15.6 Weitere Informationen

- **Inzidenz**

Häufiges kongenitales Herzvitium (ca. 2,5 % aller angeborenen Herzfehler). Jungen sind häufiger als Mädchen betroffen. Korrekturoperationen/Jahr in Deutschland >200.

- **Ursachenforschung**

Erhöhte Inzidenz bei Alkoholkonsum der Mutter, Einnahme bestimmter Antiepileptika und Anti-Akne-Medikamenten, bei der Phenylketonurie der Mutter. Kommt familiär gehäuft vor (▶ Abschn. 2.1).

Wenn ein oder beide Elternteile den Herzfehler hatten, erhöht sich das Risiko für das Kind auf ca. 1,5–8 %. Das Wiederholungsrisiko für das Geschwisterkind liegt bei ca 1,5 %.

- **Assoziation mit körperlichen Fehlbildungen**

Eine Häufung isolierter, zusätzlicher körperliche Fehlbildungen besteht nicht. Bei einem Teil der Kinder mit einer TOF werden aber Gendefekte oder Syndrome nachgewiesen, die mit verschiedensten körperlichen Fehlbildungen einschließlich geistiger Retardierung einhergehen. Zu erwähnen sind u. a. der Morbus Down oder die Mikrodeletion 22q11 (▶ Abschn. 2.1).

- **Absent pulmonary valve syndrom**

TOF mit fehlender Pulmonalklappe: Die Pulmonalarterien sind aus unklarer Ursache sackförmig aufgeweitet. Es kommt zu einem Rückfluss von Blut aus der Pulmonalarterie in den rechten Ventrikel, einer Überbelastung des rechten Ventrikels und einer Herzinsuffizienz. Die aufgeweiteten Pulmonalar-

15.6 · Weitere Informationen

terien drücken meist auf die Bronchien, schädigen ihre Knorpelspangen und engen sie ein, sodass zusätzlich die Atmung behindert wird (◘ Abb. 15.6).

Einige Kinder sind schon im ersten Lebensjahr herzinsuffizient und müssen beatmet werden. Letalität ohne Operation bis zu 90 %. Ein Teil ist mäßig herzinsuffizient, körperlich schlecht belastbar und neigt zu bronchopulmonalen Infektionen. Diese Kinder erreichen das Vorschulalter. Wenn der Herzfehler operiert wird, müssen die Pulmonalarterien plastisch verkleinert werden und die Pulmonalklappe ersetzt werden. Operationsletalität wie bei Korrekturoperation der TOF. Lebenserwartung nach 20 Jahren: >80 %. Folgeoperationen innerhalb von 20 Jahren: >20 %.

- **Empfehlungen zur Endokarditisprophylaxe**
- Unbehandelter Herzfehler: Endokarditisprophylaxe.
- Operation mit Insertion von Fremdmaterial: 6 Monate lang postoperativ Endokarditisprophylaxe.
- Eingriffe mit Gefäßprothesen, Eingriffe mit mechanischem oder biologischem Herzklappenersatz, Restdefekte im Ventrikelseptum: Permanente Endokarditisprophylaxe.

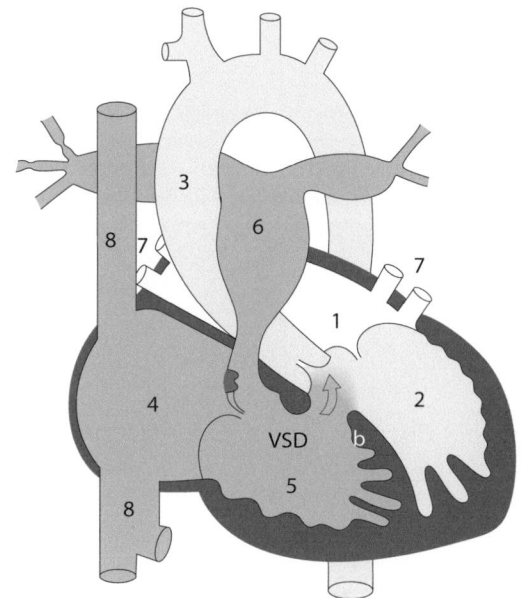

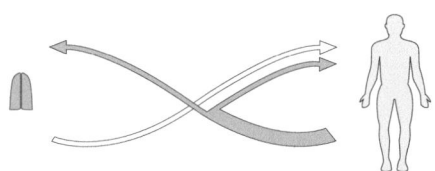

◘ Abb. 15.6 **TOF mit einem „absent pulmonary valve syndrome"**. Zwischen dem rechten Ventrikel 5 und der Pulmonalarterie 6 fehlt die Pulmonalklappe, die Pulmonalarterie mit ihren Ästen ist monströs erweitert. Kreislaufdiagramm: ◘ Abb. 15.1c

Pulmonalatresie mit intaktem Ventrikelseptum und kritische Pulmonalstenose

PaVA-IVS und PaVS-IVS

Inhaltsverzeichnis

16.1 Anatomie – 170

16.2 Verlauf – 172

16.3 Symptomatik – 173

16.4 Diagnostik – 173

16.5 Therapie – 174
16.5.1 Üblicher Behandlungszeitpunkt – 174
16.5.2 Therapeutisches Vorgehen – 176
16.5.3 Behandlung von Zusatzfehlbildungen – 180
16.5.4 Behandlungsergebnisse – 180
16.5.5 Risiko der Eingriffe – 181
16.5.6 Verlauf nach den Eingriffen – 181

16.6 Weitere Informationen – 182

© Springer-Verlag GmbH Deutschland, ein Teil von Springer Nature 2021
U. Blum et al., *Kompendium angeborene Herzfehler bei Kindern*,
https://doi.org/10.1007/978-3-662-61289-7_16

16.1 Anatomie

▪ Gesundes Herz

Im gesunden Herzen fließt venöses und arterielles Blut aus den Vorhöfen in die Ventrikel und durch die Pulmonalarterie bzw. Aorta in den Pulmonal- und den Systemkreislauf. Der rechte Ventrikel pumpt mit geringem Druck (ca. 20–25 mmHg), der linke mit dem systolischen Druck, der am Arm gemessen werden kann. Die Vorhöfe werden durch das Vorhofseptum von einander separiert, Pulmonalarterie und Aorta stehen nicht miteinander in Verbindung. Der embryonale Verbindungsgang zwischen den großen Arterien, der Ductus arteriosus Botalli verschließt sich postnatal. Am Auslass des rechten Ventrikels sitzt die Pulmonalklappe, die während der Kontraktion des rechten Ventrikels öffnet und in der Diastole schließt. Das Fassungsvermögen von Vorhöfen und Ventrikeln ist gleich groß (◘ Abb. 16.1a). Der Blutfluss im Pulmonalkreislauf (Q_p) entspricht dem Fluss im Systemkreislauf (Q_s).

$$\frac{Q_p}{Q_s} = 1$$

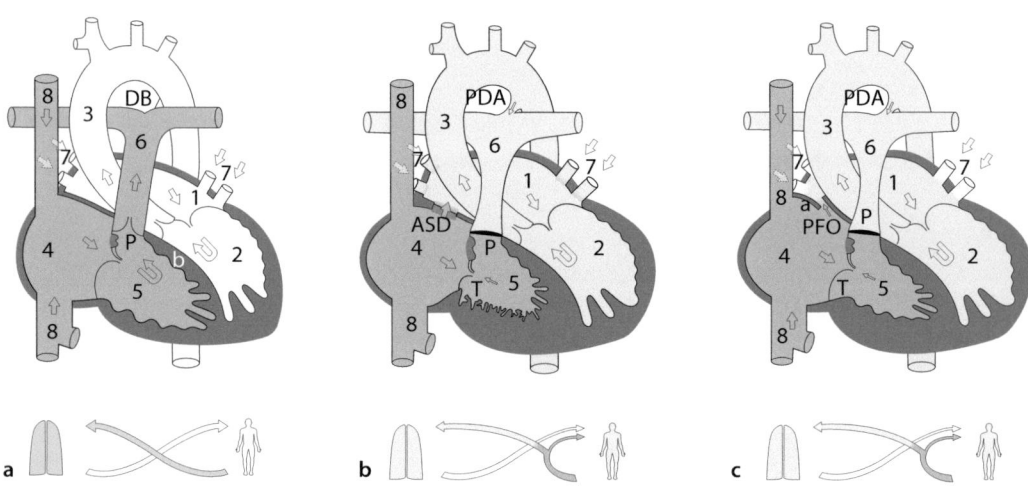

◘ **Abb. 16.1 Herz. a** Gesundes Herz, Herzschema: Arterielles Blut (*weißer Pfeil*) fließt von den Lungenvenen *7* in den linken Vorhof *1*, in den linken Ventrikel *2* und die Aorta *3*. Venöses Blut (*grauer Pfeil*) fließt von den Hohlvenen *8* in den rechten Vorhof *4*, den rechten Ventrikel *5* und die Pulmonalarterie *6*. Pulmonalklappe *P*, Trikuspidalklappe *T*. Die Innenräume von *1*, *2*, *4* und *5* sind gleich groß. Die beiden Vorhöfe sind durch das Vorhofseptum voneinander getrennt. Der Ductus arteriosus Botalli *DB* ist verschlossen. Kreislaufdiagramm: In den Pulmonalkreislauf fließt venöses Blut (*grau*) hinein, in den Systemkreislauf fließt arterielles Blut(*weiß*)hinein. Pulmonal- und Systemkreislauf werden mit gleich großen Blutmengen durchflossen. **b** PA-VA-IVS Typ I/1a. Die Pulmonalklappe *P* ist verschlossen, das Vorhofseptum hat einen Wanddefekt (ASD), der Ductus arteriosus Botalli (PDA) ist offen. Das Myokard des funktionslosen rechten Ventrikels *5* ist hypertrophiert, durchsetzt mit Myokardsinusoiden, sein Innenraum ist klein, die Trikuspidalklappe *T* ist hypoplastisch, venöses Blut (*dunkelgrau*) pendelt zwischen rechtem Vorhof *4* und rechtem Ventrikel hin und her. Der rechte Vorhof entleert alles venöse Blut in den linken Vorhof *1*, das Blut mischt sich mit arteriellem Blut (*weiß*) aus den Lungenvenen *7* (Mischblut *hellgrau*), passiert den linken Ventrikel *2*, die Aorta *3* und ein Teil fließt durch den PDA in die Pulmonalarterie *6*. *1*, *2* und *4* sind vergrößert. Kreislaufdiagramm: In den Pulmonal- und den Systemkreislauf fließt Mischblut, beide Kreisläufe werden gleich stark perfundiert, es besteht eine Zyanose (*grauer Mensch*). **c** PA-IVS Typ II/2. Anders als in **b** ist der Innenraum des rechten Ventrikels *5* größer und es liegen keine Myokardsinusoide vor, die Trikuspidalklappe *T* ist ausreichend groß

16.1 · Anatomie

- **Pulmonalatresie mit intaktem Ventrikelseptum**

Bei dem Herzfehler ist die Pulmonalklappe verschlossen und der rechte Ventrikel kann kein Blut in den Lungenkreislauf pumpen. Bei der kritischen Pulmonalstenose hat die Pulmonalklappe so große Öffnungsschwierigkeiten, dass der rechte Ventrikel trotz maximaler Anstrengung den Pulmonalkreislauf nicht ausreichend perfundieren kann.

> Der rechte Ventrikel ist bei diesen Herzfehlern funktionslos, nur der linke Ventrikel kann arbeiten.

Dem venösen Blut ist der natürliche Weg zum Pulmonalkreislauf versperrt. Das Neugeborene kann nur überleben, wenn embryonale Querverbindungen im Herzen und zwischen den großen Arterien offen bleiben, die
– eine Entleerung des rechten Vorhofs und
– einen Übertritt des venösen Bluts in den Pulmonalkreislauf ermöglichen.

Eine Entleerung des rechten Vorhofs in den linken Vorhof ist durch das Foramen ovale im Vorhofseptum (PFO) oder durch einen Vorhofseptumdefekt (ASD) möglich. Das venöse Blut vermischt sich dann im linken Vorhof mit arteriellem Blut und wird vom linken Ventrikel in den Systemkreislauf gepumpt. Ein Übertritt von venösem Blut in den Pulmonalkreislauf ist durch einen offenen Ductus arteriosus Botalli möglich. Ein Teil des Blutgemischs fließt aufgrund des Druckgefälles von der Aorta in die Pulmonalgefäße hinüber und der venöse Anteil des Blutgemischs kann in der Lunge oxygeniert werden.

> Beide Querverbindungen – das Foramen ovale und der Ductus arteriosus Botalli – neigen nach der Geburt zum spontanen Verschluss.

Linker Vorhof und linker Ventrikel dilatieren, weil sie alles Blut aus dem „rechten Herzen" zusätzlich aufnehmen müssen (Volumenbelastung). Stark vergrößert ist auch der rechte Vorhof, insbesondere wenn eine Trikuspidalinsuffizienz vorliegt. Pulmonal- und Systemkreislauf werden entweder gleich stark mit Mischblut perfundiert ($Q_p/Q_s=1$) oder bei kleinlumigem Ductus arteriosus Botalli oder hohem Widerstand im Pulmonalgefäßbett wird der Pulmonalkreislauf schwächer perfundiert und umgekehrt. Die Beimungung von venösem Blut in den Systemkreislauf verursacht eine Zyanose.

Wichtig für für die Wahl des Korrekturverfahrens sind
1. die Größe des rechten Ventrikels und der Trikuspidalklappe,
2. die Blutversorgung des rechtsventrikulären Myokards, d. h. ob Myokardsinusoide mit Koronarfisteln vorliegen.

- **Einteilung der Fehlbildungen**

Gruppe A bzw. Typ I/1a PAVA-IVS/PS-IVS mit hypoplastischem rechten Ventrikel und hypoplastischer Trikuspidalklappe

Der rechte Ventrikel hat keine adäquate Aufnahmekapazität für das venöse Blut, wird erfahrungsgemäß auch nach Öffnung der Pulmonalklappe kein Wachstumspotenzial haben, in ca. 50 % liegen Myokardsinusoide vor, in bis zu 9 % Koronarfisteln, die eine Dekompression des Ventrikels und Einbindung in den Pulmonalkreislauf nicht erlauben würden (ca. 50–85 %; ◘ Abb. 16.1b). Der rechte Ventrikel muss als funktionslose Kammer eingestuft werden und eine „anatomische Korrektur" der Fehlbildung ist voraussichtlich nicht möglich. Es wird eine physiologische Korrektur der Fehlbildung (Fontan-Operation) angestrebt.

- **Gruppe B und C bzw. Typ 1b/II/2, II/3 PA-IVS/PS-IVS mit grenzwertig großem oder ausreichend großem rechtem Ventrikel und ausreichend großer Trikuspidalklappe**

Der rechte Ventrikel und Trikuspidalklappe haben eine Größe, bei der nach Öffnung der Pulmonalklappe erfahrungsgemäß Wachstumspotenzial vorhanden ist (ca. 15–50 %; ◘ Abb. 16.1c). Nur in ca 10 % liegen Myokardsinusoide vor und selten Koronarfisteln, die eine „anatomische Korrektur" ausschließen würden, in 10 % ist die Trikuspidalklappe schließunfähig. Eine anatomiegerechte Korrektur der Fehlbildung kann bei fehlenden Koronarfisteln angestrebt werden oder ein Kreislauf, in dem der rechte Ventrikel „mitpumpen" kann (1½ ventricle repair).

16.2 Verlauf

- **Dringlichkeit der Behandlung**

Notfall nach der Geburt: Der Blutübertritt durch die beiden Querverbindungen muss künstlich gesichert werden, da sich ein offenes Foramen ovale und ein Ductus arteriosus spontan verschließen (◘ Abb. 16.2). Die Korrektureingriffe des Herzfehlers erfolgen hingegen geplant und elektiv.

- **Hämodynamik, Schäden durch den VSD**

Herz

Der linke Ventrikel ist arbeitsüberlastet, weil er in 2 Kreisläufe pumpen muss (Pumpleistung 200 % anstatt 100 %), und volumenüberlastet, weil er das Blut aus 2 Kreisläufen aufnehmen muss. Bei Überperfusion des Pulmonalkreislaufs wird die Volumenbelastung durch vermehrtes Rückflussblut aus der Lunge nochmals verstärkt. Er leistet darüber hinaus Zusatzarbeit, da in der Lunge nur die Hälfte des durchfließenden Bluts oxygeniert wird und er muss die O_2-Mangelversorgung des Systemkreislaufs (Zyanose) ausgleichen. Er kann bei erhöhtem O_2-Bedarf des Körpers seine Auswurfleistung kaum steigern, die Volumenbelastung führt zur Pumpschwäche, die schlechte myokardiale O_2-Versorgung aufgrund der Zyanose verstärkt die Pumpschwäche, die Dilatation der Vorhöfe schädigt das Erregungsleitungssystem. Im rechten Ventrikel liegt ein hoher

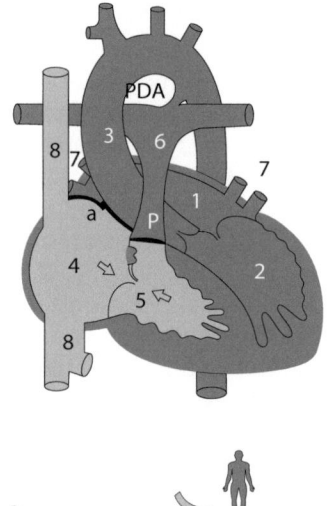
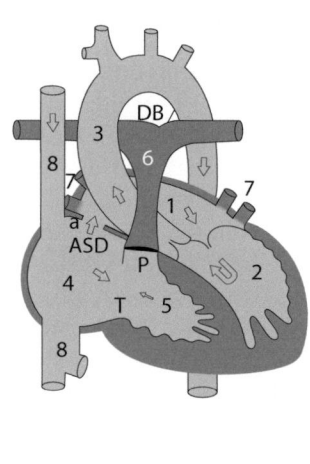
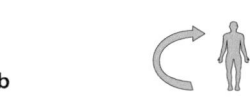

◘ **Abb. 16.2** Auswirkungen eines Verschlusses des Foramen ovale (links) oder des Ductus arteriosus Botalli (rechts) bei der PA-IVS. *Links:* Venöses Blut (*grau*) kann den rechten Vorhof *4* und Ventrikel *5* nicht verlassen, die Pulmonalarterie *6* ist leer (*dunkelgrau*), aus dem Pulmonalkreislauf fließt kein arterielles Blut heraus, das den linken Vorhof *1*, den linken Ventrikel *2* und die Aorta *3* füllen könnte. *Rechts:* Das Mischblut kann nicht aus der Aorta *3* in die Pulmonalarterie *6* fließen, weil der Ductus arteriosus Botalli verschlossen ist (DA). Pulmonalarterie und die Lungenvenen *7* sind leer (*dunkelgrau*). Venöses Blut zirkuliert ausschließlich im Systemkreislauf

Blutdruck vor, oft höher als im linken Ventrikel. Aufgrund des hohen Drucks kann venöses Blut aus dem Innern der Kammer durch embryonale Myokardsinusoide in kommunizierende Koronargefäße gepresst werden und es entsteht eine vom Druck im rechten Ventrikel abhängige Blutversorgung des Myokards. Auswirkungen sind eine Fibroelastose des Myokards und die Neigung zu Herzrhythmusstörungen. Folgen sind eine verkürzte Lebenserwartung, Einschränkung der körperlichen Belastbarkeit, Herzinsuffizienz und Herzrhythmusstörungen.

- **Lunge**

Die Lunge wird normalerweise nicht geschädigt.

- **Körper**

Eine Herzinsuffizienz des Säuglings führt zur Gedeihstörung mit Gewichtsstagnation. Wenn der Herzfehler unbehandelt überlebt wird, treten im späteren Verlauf Komplikationen der Zyanose auf.

- **Natürlicher Verlauf**

Letalität im 1. Lebensmonat ca. 50 %, bis zum 2. Lebensjahr fast 100 %. Überlebende sind dyspnoisch, physisch kaum belastbar, und haben typische Probleme durch die Zyanose (Polyglobulie, Thrombosen, Schlaganfälle u. a.).

- **Spontanheilung**

Eine Spontanheilung ist nicht möglich.

- **Indikation zur Behandlung**

Die Indikation zur Behandlung ist bei beiden Formen des Vitiums gegeben.

16.3 Symptomatik

Wenige Stunden nach der Geburt schwere Zyanose und Zeichen der Herzinsuffizienz mit Tachydyspnoe, Hepatosplenomegalie, Halsvenenstau.

16.4 Diagnostik

- **Echokardiographie**

Die Basisuntersuchung zum Nachweis des Herzfehlers und zur Beantwortung verschiedener Fragen ist die Echokardiographie.

Fragestellung: Wie groß ist der rechte Ventrikel? Welchen Durchmesser hat die Trikuspidalklappe? Welcher Z-Score kann errechnet werden (Trikuspidalklappendurchmesser − Normwert/Standardabweichung des Normwerts)? Welchen Durchmesser hat die verschlossene Pulmonalklappe? Liegt eine verschlossene Membran vor oder eine infundibuläre Atresie? Ist der Blutfluss durch den Ductus arteriosus Botalli ausreichend? Sind die Äste der Pulmonalarterie ausreichend groß? Liegen im rechten Ventrikel eine Myokardfibroelastose, Myokardsinusoide ohne Kommunikation zu den Koronargefäßen, Koronarfisteln (<10 %) vor? Ist die Verbindung zwischen rechtem und linkem Vorhof ausreichend groß (Druckgradient?) Liegt ein M. Uhl vor (gestörter Aufbau der Wandmuskulatur des rechten Ventrikels und Ventrikeldilatation)? Welche Zusatzfehlbildungen liegen vor?

- **Herzkatheteruntersuchung**

Entscheidend für die Planung der Behandlung ist die Herzkatheteruntersuchung, in deren Rahmen bedarfsweise interventionelle Notfallbehandlungen durchgeführt werden.

Fragestellung: Wie groß ist der rechte Ventrikel? Größer als 30 ml/m^{2}KOF? Welchen Durchmesser hat die Trikuspidalklappe? Größer 7 mm? Wie groß ist der Z-Score? Welchen Durchmesser hat die verschlossene Pulmonalklappe? Kann man die Pulmonalklappe mit Herzkathetertechniken öffnen? Ist der Blutfluss durch den Ductus arteriosus Botalli ausreichend? Wenn nein: Ist es technisch möglich und sinnvoll, den Gang mit dem Ballonkatheter zu erweitern und mit einem Stent offen zu halten? Sind die Pulmonalgefäße ausreichend groß (Nakata-Index oder McGoon-Ratio)? Liegen im rechten Ventrikel eine Endokardfibroelastose, Myokardsinusoide und/oder Koronarfisteln (Kontraindikation für eine Ballonvalvuloplastie) vor? Liegen Stenosen der Koronararterien vor? Ist die Verbindung zwischen dem rechten und linken Vorhof ausreichend groß (Druckgradient)? **Wenn nein, wird eine interventionelle Atrioseptostomie durchgeführt.** Liegt ein M. Uhl vor? Welche Zusatzfehlbildungen liegen vor?

- **EKG**

Nachweis von Herzrhythmusstörungen. Myokardischämie.

- **O$_2$-Sättigungsmessung**

Einschätzung der Notfallsituation: Vitale Bedrohung bei Sauerstoffsättigung <75 %.

- **Assoziierte Herzfehler**

Neben den beiden überlebensnotwendigen Querverbindungen zwischen den Kreisläufen (Vorhofseptumdefekt, offener Ductus arteriosus Botalli) findet man: Myokardsinusoide (bei Typ I der Fehlbildung in ca. 50 %). Die Sinusoide haben in 8–9 % Verbindung zu den Koronargefäßen und es liegt eine vom rechtsventrikulären Druck abhängige Blutversorgung des Ventrikels vor. Weitere Fehlbildungen sind Stenosen der Koronararterien (meistens bei Typ I, selten Verschluss eines Koronarostiums), eine Trikuspidalinsuffizienz, eine Ebstein-Anomalie in bis zu 9 %. Selten sind aortopulmonale Kollateralen, rechter Aortenbogen (ohne Krankheitswert) und sehr selten ein M. Uhl.

16.5 Therapie

16.5.1 Üblicher Behandlungszeitpunkt

Nach den Notfallbehandlungen, die das Überleben des Neugeborenen ermöglichen, wird ein Korrekturverfahren auf Basis der Messwerte und Befunde, die bei der Diagnostik erhoben wurden ausgewählt und eingeleitet (◘ Tab. 16.1). Möglichkeiten:

I. Konstruktion eines Herzens, in dem der rechte Ventrikel den Pulmonalkreislauf ausreichend perfundieren kann.
II. Konstruktion eines Herzens, in dem der rechte Ventrikel zu ca. 50 % mitarbeitet (1½ ventricle repair).
III. Konstruktion einer Fontan-Zirkulation, in der der rechte Ventrikel funktionslos bleibt und nur der linke Ventrikel pumpt.

◘ Tab. 16.1 Behandlungsoptionen und -zeitpunkt

Notfallbehandlungen		
Prostaglandin-E-Infusion	Zum zeitlich begrenzten Offenhalten des Ductus arteriosus Botalli	Bei Verdacht auf Vorliegen des Vitiums und nach Diagnose des Herzfehlers
Arteriopulmonaler Shunt		Zeitnah nach der medikamentösen Notfallbehandlung
Aufweitung des Ductus Botalli mit dem Herzkatheter und Einlegen eines Stents		Zeitnah nach der medikamentösen Notfallbehandlung
Ballonatrioseptostomie		Zeitnah nach der medikamentösen Notfallbehandlung während der Herzkatheteruntersuchung
Chirurgische Atrioseptektomie: (Blalock-Hanlon-OP)	Wenn die Ballonatrioseptostomie nicht möglich ist	Zeitnah nach der medikamentösen Notfallbehandlung

16.5 · Therapie

Tab. 16.1 (Fortsetzung)

Korrekturverfahren I und II: Konstruktion eines Herzens, das mit 2 Ventrikeln pumpen kann oder in dem der rechte Ventrikel zu 50 % mitarbeitet		
Öffnung der Pulmonalklappe mit Herzkathetertechniken Zusätzlich: Anlage eines arteriopulmonalen Shunts durch den Chirurgen oder Ballondilatation des Ductus Botalli sowie Einlage eines Stent durch den Kardiologen		Zeitnah nach der medikamentösen Notfallbehandlung und der Ballonatrioseptostomie
Chirurgische Öffnung der Pulmonalklappe Zusätzlich: Anlage eines arteriopulmonalen Shunt sdurch den Chirurgen oder Ballondilatation des Ductus Botalli sowie Einlage eines Stents durch den Kardiologen		Zeitnah nach der medikamentösen Notfallbehandlung und der Ballonatrioseptostomie
Patch-Plastik zur Erweiterung des Auslasses der rechten Herzkammer Zusätzlich: Anlage eines arteriopulmonalen Shunts durch den Chirurgen oder Ballondilatation des Ductus Botalli sowie Einlage eines Stents durch den Kardiologen		Zeitnah nach der medikamentösen Notfallbehandlung und der Ballonatrioseptostomie
Chirurgischer Verschluss des Vorhofseptumdefekts und Entfernung eines arteriopulmonalen Shunts bzw. Durchtrennung oder interventioneller Verschluss des Ductus arteriosus Botalli		Nach abgeschlossenem Wachstum der rechten Herzkammer (Kindesalter)
Herzkatheterverschluss des Vorhofseptumdefekts und Herzkatheterverschluss des Ductus arteriosus Botalli		Nach abgeschlossenem Wachstum der rechten Herzkammer (Kindesalter)
1½ Ventricle repair		Ab 6. Lebensmonat
Korrekturverfahren III: Fontan-Operation		
Bidirektionale cavopulmonale Anastomose nach Durchführung der Notfalleingriffe	Wenn eine zweizeitige Fontan-Operation vorgesehen ist	Ab 6. Lebensmonat
Totale cavopulmonale Anastomose-Fontan-Operation- nach Durchführung der Notfalleingriffe		Ab. 1. Lebensjahr
Zusatzbehandlungen		
Verschluss von Koronarfisteln, chirurgisch oder mit Herzkathetertechniken		In der Säuglingszeit oder bei Beschwerden zeitnah
Pulmonalklappenersatz: chirurgisch oder mit Herzkathetertechniken	Bei gravierenden hämodynamischen Problemen durch Schließunfähigkeit der Klappe	Je nach Klinik zeitnah, bevorzugt jedoch bei größeren Kindern oder Jugendlichen, wenn das Herz fast ausgewachsen ist

Die Korrekturverfahren I und II werden in bis zu 50 % mit Erfolgsaussichten angestrebt. Werden die Maßnahmen für den Fontan-Kreislauf eingeleitet, so erreichen ca. 30 % der Kinder das Ziel. Der Rest lebt weiter mit den Notfalleingriffen oder mit Teilkorrekturen.

16.5.2 Therapeutisches Vorgehen

16.5.2.1 Korrekturverfahren

- **Therapieziel**

Ziel des Korrekturverfahrens I ist die Konstruktion eines Herzens, das mit 2 Ventrikeln in beide Kreisläufe pumpt.

Vorbedingung für die Wahl des Korrekturverfahrens I, d. h. die Korrektur mit Öffnung der Pulmonalklappe: Z-Score besser als -5 bis -2,5 (Trikupidalklappedurchmesser >5–7 mm), keine Koronarfisteln, keine vom Druck im rechten Ventrikel abhängige Koronarperfusion, kein M. Uhl.

Behandlungsschritte:
- Sicherung des ungestörten Blutübertritts vom rechten Vorhof in den linken,
- Sicherung der Verbindung zwischen Aorta und Pulmonalarterie,
- Öffnung der Pulmonalklappe zur Wachstumsstimulation des rechten Ventrikels.

Wenn der rechte Ventrikel eine ausreichende Größe erreicht hat erfolgt die Kreislauftrennung: Verschluss des Vorhofseptumdefekts und der Verbindung zwischen Aorta und Pulmonalarterie.

Erklärung zur Wachstumsstimulation des rechten Ventrikels: Ein Herzbereich, der während der Embryonalzeit nicht ausreichend von Blut durchströmt wird, bleibt hypoplastisch. Nach der Geburt wächst das Herz weiter. Wenn man in der postnatalen Wachstumsphase eine Blutströmung durch den hypoplastischen Herzbereich herstellen kann, besteht die Chance, dass der Herzbereich nachträglich an Größe zunimmt. Der Blutstrom durch den rechten Ventrikel wird durch Öffnung der Pulmonalklappe hergestellt. Die Stärke des Blutstroms wird limitiert durch ein hypoplastisches Einlassventil der Kammer, die Trikuspialklappe. Aufgrund von Verlaufsbeobachtungen wissen wir, dass der rechte Ventrikel bei einem bestimmten Mindestdurchmesser der Trikuspidal-klappe Wachstumspotenzial hat. (Klappendurchmesser >7 mm, bei der kritischen Pulmonalstenose >11 mm). Der Klappendurchmesser wird mit Normalwerten korreliert und als Z-Score angegeben.

- **Sicherung des ungestörten Blutübertritts vom rechten Vorhof in den linken durch Ballonatrioseptostomie**

Erforderlich sind eine Lokalanästhesie im Leistenbereich sowie Röntgenstrahlen oder Ultraschall. Eingriffstechnik, Voraussetzungen und Aufwand: ▶ Kap. 29. Wenn die Herzkathetertechniken nicht zur Verfügung stehen, kann die Blalock Hanlon-Operation durchgeführt werden. Erforderlich hierfür ist eine rechtslaterale Thorakotomie.

- **Sicherung der Verbindung zwischen Aorta und Pulmonalarterie durch einen arteriopulmonalen Shunt**

Erforderlich ist die Öffnung des Brustkorbs. Eingriffstechnik, Voraussetzungen und Aufwand: ▶ Kap. 6 und Anhang.

- **Ballondilatation des Ductus arteriosus Botalli**

Erforderlich sind eine Lokalanästhesie im Leistenbereich sowie Röntgenstrahlen. Eingriffstechnik, Voraussetzungen und Aufwand siehe ▶ Kap. 15. Der Eingriff sichert meist eine ausreichende Perfusion des Pulmonalkreislaufs.

- **Öffnung der Pulmonalklappe zur Wachstumsstimulation des rechten Ventrikels durch Perforation und Ballonvalvuloplastie**

Erforderlich sind eine Lokalanästhesie im Leistenbereich sowie Röntgenstrahlen. Eingriffstechnik, Voraussetzungen und Aufwand: ▶ Abschn. 14.5 und Anhang.

Mit dem Herzkatheter werden von den Leistengefäßen aus die Operationswerkzeuge in das Herz eingeführt. Zur Perforation der verschlossenen Klappe benutzt man einen Katheter, der an der Spitze erhitzbar ist (z. B. Hochfrequenztechnik). Nach Öffnung der Klappe wird ein Ballonkatheter in

16.5 · Therapie

die Klappe geschoben und die Klappensegel durch Aufblasen des Ballons auseinander gespreizt.

Voraussetzung ist die Infektfreiheit und ein membranöser Verschluss der Pulmonalklappe (liegt in bis zu 80 % vor). Aufwand Anhang.

- **Komissurotomie**

Erforderlich ist die Öffnung des Brustkorbs. Eingriffstechnik, Voraussetzungen und Aufwand: ▶ Abschn. 14.5 und Anhang (◘ Abb. 16.3).

- **Patcherweiterung des rechten Ausflusstrakts**

Erforderlich sind die Öffnung des Brustkorbs, Herz-Lungen-Maschine sowie Öffnung des Herzens. Eingriffstechnik, Voraussetzungen und Aufwand: ▶ Abschn. 14.5. Zusatzvoraussetzung: Die Trikuspidalklappe sollte weitgehend schließfähig sein, sonst pumpt der rechte Ventrikel retrograd in die Hohlvenen.

Die Erfolgsrate der Ballonvalvuloplastie liegt bei 80 % (◘ Abb. 16.4). Die Pulmonalklappe ist meist nach den Eingriffen leicht bis mäßig schließunfähig. Die Erfolgsrate der chirurgischen Klappensprengung reicht bis 100 %. Die Pulmonalklappe ist in der Regel leicht bis mäßig schließunfähig. Die Patcherweiterung wird durchgeführt, wenn im rechtsventrikulären Ausflusstrakt zusätzlich eine infundibuläre Stenose vorliegt. Die Pulmonalklappe ist nach diesem Eingriff schließunfähig.

- **Korrekturverfahren I**

Kreislauftrennung: ASD-Verschluss und Entfernung des arteriopulmonalen Shunts (◘ Abb. 16.5a–c). Erforderlich beim chirurgischem ASD-Verschluss sind die Öffnung des Brustkorbs, Herz-Lungen-Maschine und Öffnung des Herzens; Bei interventionellem ASD-Verschluss und interventioneller Occlusion eines Ductus arteriosus Botalli die Lokalanästhsie im Leistenbereich und Röntgenstrahlen. Ein arteriopulmonaler Shunt muss operativ entfernt werden. Erforderlich hierfür ist eine Thorakotomie.

- **Korrekturverfahren II**

Ziel des Korrekturverfahrens II: Konstruktion eines Herzens, das mit 1½ Ventrikeln in beide Kreisläufe pumpt (1½ ventricle repair). Vorbedingung für die Wahl des Korrekturverfahrens II, d. h. Korrektur mit Öffnung der Pulmonalklappe: Z-Score besser -5, keine Koronarfisteln, kein M Uhl. Behandlungsschritte wie bei Korrekturverfahren I. Wenn der rechte Ventrikel mehr als die halbe Größe eines gesunden Ventrikels erreicht hat, erfolgt die Kreislauftrennung: Verschluss des Vorhofseptumdefekts und

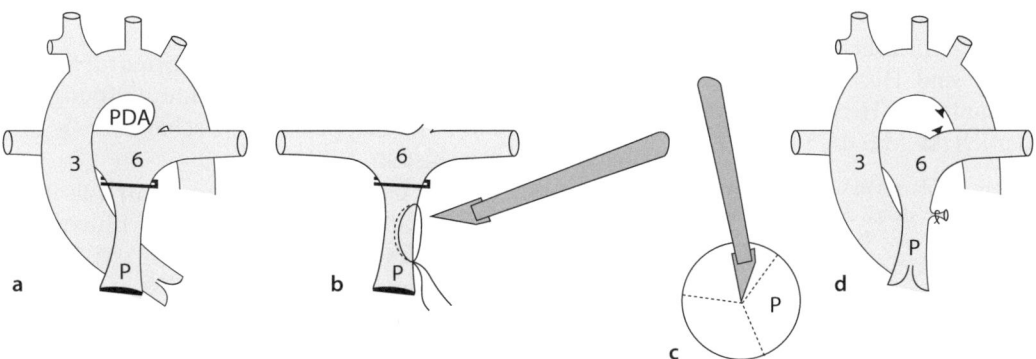

◘ **Abb. 16.3 Komissurotomie.** Unter Sicht (in Inflow – Occlusion: passagere Occlusion der Hohlvenen) oder im extrakorporalen Bypass wird der Stamm der Pulmonalarterie zugeklemmt, nach Anlegen einer Tabacksbeutelnaht geöffnet und die verwachsenen Klappensegel werden mit den Skalpell getrennt. *3* Aorta, *6* Pulmonalarterie, *P* Pulmonalklappe, *PDA* Ductus arteriosus Botalli

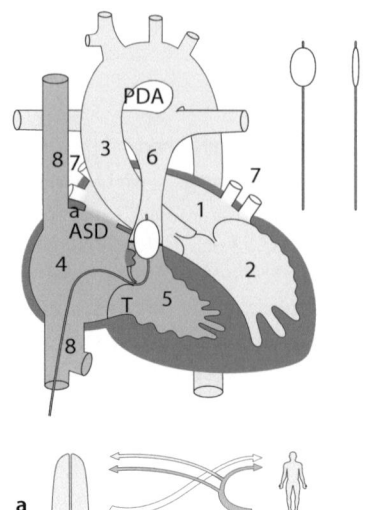
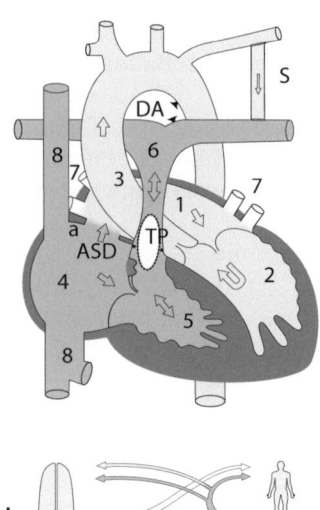

Abb. 16.4 Diverse OP-Verfahren. a Pulmonalklappenperforation und Ballonvalvuloplastie: Ein Herzkatheter, der an seiner Spitze erhitzbar ist (Radiofrequenztechnik oder Laser), wird von peripheren Venen aus durch die V. cava inferior *8*, den rechten Vorhof *4* bis zur Pulmonalklappe geschoben. In die verschlossene Klappe wird ein Loch gebrannt. Anschließend wird ein Katheter mit einem aufblasbaren Ballon an der Spitze durch das Loch in die Pulmonalarterie *6* geschoben und die verwachsenen Klappensegel werden auseinandergesprengt. Der PDA bleibt offen und augmentiert den Blutfluss zum Pulmonalkreislauf. **b** Patcherweiterung des rechten Ausflusstrakts: Die verschlossene Pulmonalklappe, der Stamm der Pulmonalarterie *6* und der Auslass des rechten Ventrikels *5* wurden inzidiert und ein Patch *TP* zur Erweiterung eingesetzt. Ein Shunt *S* augmentiert den Blutfluss zum Pulmonalkreislauf

der Verbindung zwischen Aorta und Pulmonalarterie. Anschluss der V. cava superior an den rechten Seitenast der Pulmonalarterie.

- **1½ ventricle repair**

Erforderlich sind die Öffnung des Brustkorbs, Herz-Lungen-Maschine und Öffnung des Herzens. Eingriffstechnik, Voraussetzungen und Aufwand: ▶ Kap. 6 (Fontan-Operation). Wenn der ASD interventionell verschlossen wird, sind Herz-Lungen-Maschine und die Öffnung des Herzens nicht zwingend erforderlich (Abb. 16.5d).

Wenn Myokardsinusoide mit den Koronargefäßen in Verbindung stehen oder über diese Sinusoide die Blutversorgung der Herzwandmuskulatur erfolgt, muss permanent ein hoher Blutdruck im rechten Ventrikel aufrecht erhalten werden. Durch Öffnung der Pulmonalklappe kommt es zum Druckabfall in der rechten Kammer, zu einem Blutabfluss aus den Koronargefäßen in die Kammer (Steal-Syndrom) und zur Ischämie der Herzwandmuskulatur bis hin zum Herzinfarkt.

Wenn ein M. Uhl vorliegt, ist von einer schweren Pumpschwäche der rechten Herzkammer auszugehen. Es muss individuell entschieden werden, ob die Einbindung des rechten Ventrikels in den Pulmonalkreislauf erfolgversprechend ist.

- **Korrekturverfahrens III**

Ziel des Korrekturverfahrens III: sind die Kreislauftrennung, Entlastung des linken Ventrikels und Beseitigung der Zyanose. Auswahlkriterien für das Korrekturverfahren III, d. h. Korrektur ohne Öffnung der Pulmonalklappe: Z-Score schlechter -5, Koronarfisteln, M. Uhl.

Die Größe des rechten Ventrikels bzw. der Trikuspidalklappe und die Blutversorgung des rechtsventrikulären Myokards sind ist irrelevant. Die verschlossene Pulmonalklappe wird nicht geöffnet.

Behandlungsschritte sind:
- Sicherung des ungestörten Blutübertritts vom rechten Vorhof in den linken,
- Sicherung der Verbindung zwischen Aorta und Pulmonalarterie (Abb. 16.6a, b),

16.5 · Therapie

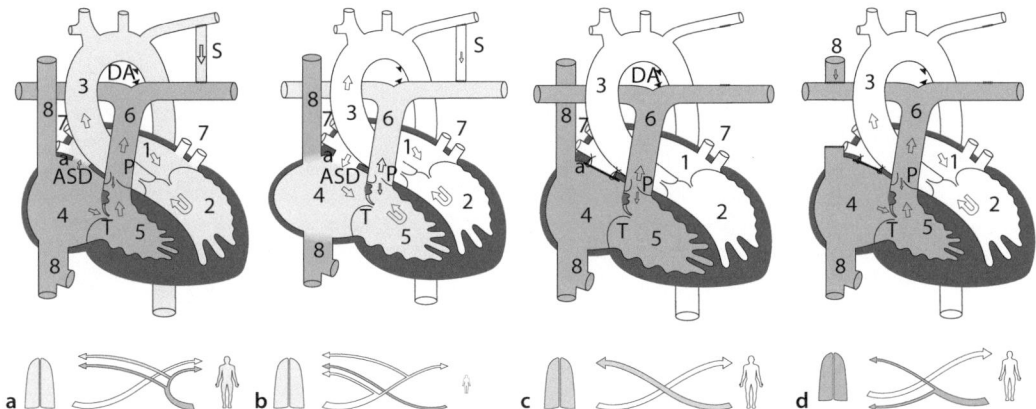

Abb. 16.5 Befunde im Verlauf. a Ausgangsbefund nach Öffnung der Pulmonalklappe und arteriopulmonalem Shunt. Der rechte Ventrikel 5 ist noch klein, die Pulmonalklappe P ist offen, in die Pulmonalarterie 6 fließt venöses Blut (*grau*) aus dem rechten Ventrikel und Mischblut (*hellgrau*) aus der Aorta 3. Der rechte Vorhof 4 entleert sich teilweise durch den ASD in den linken Vorhof 1. Er besteht eine Zyanose (*grauer Mensch*). **b** Befund nach Wachstum des rechten Ventrikels: Der rechte Ventrikel 5 ist ausreichend groß und perfundiert den Pulmonalkreislauf, der rechte Vorhof 4 muss sich nicht mehr über den ASD in den linken Vorhof 1 entleeren und im linken Vorhof, linken Ventrikel 2 und der Aorta 3 fließt arterielles Blut (*weiß*), über den Shunt S und den ASD beginnt arterielles Blut in die Pulmonalarterie, in den rechten Vorhof und den rechten Ventrikel zu fließen (Mischblut *hellgrau*), die Zyanose ist beseitigt (*weißer Mensch*). **c** Zustand nach Verschluss des Vorhofseptumdefekts und Entfernung des Shunts: Normale Flussverhältnisse im Herzen und in den Kreisläufen bis auf eine Schließunfähigkeit der Pulmonalklappe P. Die Zyanose ist beseitigt (*weißer Mensch*). **d** 1½ ventricle repair: Die V. cava superior 8 wurde an die Pulmonalarterie 6 angeschlossen, der ASD wurde verschlossen. Venöses Blut aus der oberen Körperhälfte fließt extrakardial in das Pulmonalgefäßsystem, venöses Blut aus der unteren Körperhälfte wird vom mäßig hypoplastischen rechten Ventrikel aus in die Pulmonalarterie gepumpt. Im linken Herzen fließt arterielles Blut, die Zyanose ist beseitigt (*weißer Mensch*)

- Anlage eines bidirektionalen cavopulmonalen Shunts (Abb. 16.6c),
- Komplettierung des Eingriffs zum Fontan-Kreislauf (Abb. 16.6d).

Bidirektionaler Shunt

Erforderlich ist die Öffnung des Brustkorbs, optional Herz-Lungen-Maschine. Die V. cava superior wird an den rechten Ast der Pulmonalarterie angeschlossen und der Shunt wird entfernt (Abb. 16.6c). Eingriffstechnik, Voraussetzungen (u. a. ausreichende Aufnahmekapazität des Pulmonalgefäßbetts, niedriger Druck und Widerstand in den Pulmonalarterien) und Aufwand sind im ► Kap. 6 beschrieben.

Fontan-Operation

Erforderlich ist die Öffnung des Brustkorbs, optional Herz-Lungen-Maschine. Die V. cava inferior wird mittels einer Gefäßprothese an den rechten Ast der Pulmonalarterie angeschlossen. (Abb. 16.6d). Eingriffstechnik, Voraussetzungen und Aufwand ► Kap. 6.

Zusatzbehandlungen

Verschluss von Koronarfisteln: Indikation, Voraussetzungen, Eingriffstechnikenn und Aufwand: ► Kap. 32.

Pulmonalklappenersatz: Indikation, Voraussetzungen, Eingriffstechniken und Aufwand: ► Kap. 15.

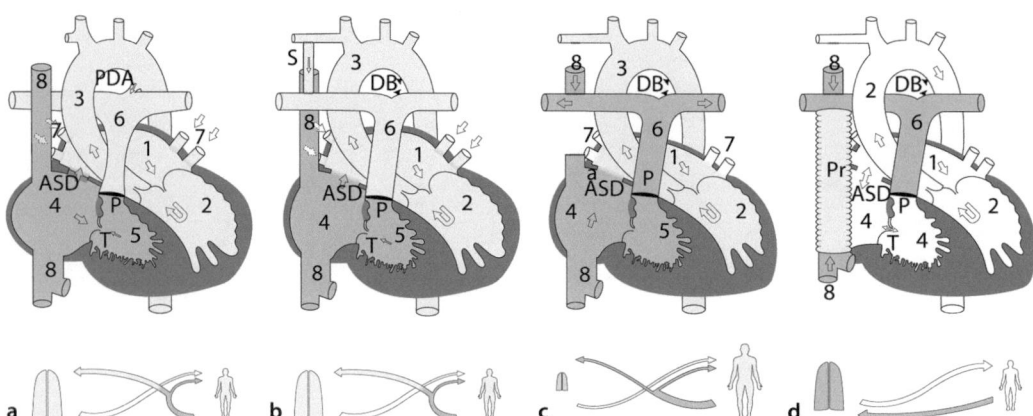

Abb. 16.6 PA-IVS TypII/2. **a** Ausgangsbefund. **b** Arteriopulmonaler Shunt: Es wurde eine Gefäßprothese S zwischen der A. subclavia dextra und dem rechten Ast der Pulmonalarterie 6 eingezogen. Der Ductus arteriosus Botalli DB wurde durchtrennt. Die Pulmonalklappe P bleibt verschlossen. Linker und rechter Vorhof 1, 2 und linker Ventrikel 2 sind vergrößert. Kreislaufdiagramm: Der Pulmonal- und Systemkreislauf werden gleichmäßig mit Mischblut perfundiert, es besteht eine Zyanose (grauer Mensch). **c** Bidirektionaler cavopulmonaler Shunt: Die Gefäßprothese wurde entfernt und die V. cava superior 8 wurde an den rechten Pulmonalarterienast 6 angeschlossen. Die Dilatation der beiden Vorhöfe 1,4, und des linken Ventrikels 2 ist gebessert. Kreislaufdiagramm: Der Pulmonalkreislauf wird ausschließlich mit venösem Blut perfundiert, der Blutfluss ist geringer als im Systemkreislauf, es besteht eine Zyanose (grauer Mensch). **d** Totaler cavopulmonaler Shunt – Fontan-Operation: Die V. cava inferior 8 wurde durch eine Gefäßprothese Pr mit dem rechten Ast der Pulmonalarterie 6 anastomosiert. Die Vorhöfe und Ventrikel haben normale Größe, im Herzen fließt ausschließlich arterielles Blut (weiß) in der Pulmonalarterie 6 venöses Blut (grau). Kreislaufdiagramm: In den Systemkreislauf pumpt das Herz arterielles Blut, in den Pulmonalkreislauf fließt extrakardial venöses Blut hinein. Die Zyanose ist beseitigt

16.5.3 Behandlung von Zusatzfehlbildungen

Es ist eine individuelle Planung erforderlich.

16.5.4 Behandlungsergebnisse

- **Korrekturverfahren I**

Normalisierung der Hämodynamik. Die Schädigungsmöglichkeiten des Vitiums werden verhindert. Eine diastolische Funktionsstörung des rechten Ventrikels bleibt meist bestehen. Neues Problem ist u. U. eine Schließunfähigkeit der Pulmonalklappe, die meist gut toleriert wird.

- **Korrekturverfahren II**

Die Schädigungsmöglichkeiten des Vitiums werden verhindert. Eine diastolische Funktionsstörung des rechten Ventrikels bleibt meist bestehen, die Auswirkungen sind gering, weil der Ventrikel nicht voll belastet wird. Neues Problem ist, dass das Herz seine Pumpleistung nicht wie ein gesundes Herz steigern kann, da ein Teil des venösen Blutes (40–50 %) ohne die Pumpkraft der rechten Kammer passiv in den Pulmonalkreislauf fließt.

- **Korrekturverfahren III**

Alle Folgeschäden der Fehlbildung werden bis auf eine adäquate Möglichkeit der Leistungssteigerung des Herzens bei erhöhtem O_2-Bedarf des Körpers verhindert.

- **Ballonatrioseptostomie oder Blalock-Hanlon Operation**

Das Überleben des Kindes wird ermöglicht.

- **Arteriovenöser Shunt, Ballondilatation des Ductus arteriosus Botalli**

Das Überleben des Kindes wird ermöglicht, die O_2-Versorgung des Herzens und des Körpers wird meist verbessert.

16.5 · Therapie

- **Öffnung der Pulmonalklappe (Ballonvalvuloplastie, chirurgische Klappensprengung, Patch-Erweiterung des rechtsventrikulären Ausflusstrakts)**

Die O_2-Versorgung des Herzens und des Körpers wird meist verbessert. Nebeneffekt ist die Wachstumsstimulation des rechten Ventrikels.

- **Bidirektionaler cavopulmonaler Shunt**

Arbeits- und Volumenentlastung des linken Ventrikels und linken Vorhofs.

- **Verschluss von Koronarfisteln**

Beseitigung einer Minderdurchblutung der Herzmuskulatur.

- **Pulmonalklappenersatz**

Arbeits- und Volumenentlastung eines pumpenden rechten Ventrikels.

16.5.5 Risiko der Eingriffe

Das Risiko des jeweiligen Eingriffs ist in Tab. 16.2 dargestellt. Erhöhtes perioperatives Sterberisiko bei niedrigem Geburtsgewicht, Ebstein Anomalie, M. Uhl, Koronarfisteln.

- **Weitere perioperative Probleme**

Nach Ballonvalvuloplastie oder chirurgischer Pulmonalklappensprengung werden bei unzureichendem Blutfluss in die Pulmonalarterie gelegentlich kurzfristig Zweiteingriffe erforderlich. Wenn nach einer „1½ ventricle repair" oder einem „bidirektionalem cavopulmonalen Shunt" das venöse Blut aus der oberen Körperhälfte nicht problemlos in den Pulmonalkreislauf abfließt, kommt es zu einem Blutstau an Hals und Kopf (V.-cava-superior-Syndrom, Caesarenhals). Dann muss der neue Kreislauf aufgehoben werden und die alten Verhältnisse müssen wieder hergestellt werden.

Tab. 16.2 Eingriffsrisiko

Eingriff	Letalität
Ballonatrioseptostomie	<1 %
Arteriopulmonaler Shunt	Ca. 5 %
Ballondilatation des Ductus arteriosus Botalli	< 5 % (wenige Daten)
Ballonvalvuloplastie der Pulmonalklappe,	0–0,5 %
Perforation der Pulmonalklappe mit Radiofrequenztechniken	>10 %
Chirurgische Pulmonalklappensprengung	5–20 %
Verschluss eines Vorhofseptum-defekts (interventionell oder chirurgisch)	<1 %
1 ½ ventricle repair	>10 % (kleine Studien)
Bidirektionaler cavopulmonaler Shunt	>5 %
Totale cavopulmonale Anastomose – Fontan-Operation	0–4 %
Koronarfistelverschluss	▶ Kap. 32
Pulmonalklappenersatz, interventionell	ca. 2 %
Pulmonalklappenersatz, chirurgisch	2–5 %

16.5.6 Verlauf nach den Eingriffen

- **Korrekturverfahren I (<50 %)**

Normale körperliche Entwicklung. Auch bei geringer Pulmonalklappeninsuffizienz und einem Restblutdruckgradient über der Pulmonalklappe <40 mm Hg bleibt die körperliche Belastbarkeit aufgrund der Funktionsstörung des rechten Ventrikels eingeschränkt. Berufe mit mittlerer körperlicher

Belastung und Sportarten der Klasse II–III sind voraussichtlich möglich, bei Schwangerschaften besteht ein mittleres Risiko. Die Lebenserwartung bleibt reduziert. In größeren Statistiken wird für Patienten nach unterschiedlichen Korrekturverfahren eine 5-Jahres-Überlebenswahrscheinlichkeit von 60–70 % angegeben.

- **Korrekturverfahren II (wenig Datenmaterial)**

Voraussichtlich normale körperliche Entwicklung. Es ist eine individuelle Zertifizierung der körperlichen Belastbarkeit und des Risikos bei Schwangerschaft erforderlich. Die Belastbarkeit ist voraussichtlich besser, als nach einer Fontan-Operation.

- **Korrekturverfahren III**

Fontan-Operation: Körperliche Entwicklung normal, körperliche Belastbarkeit eingeschränkt, hohes Risiko bei Schwangerschaften (weitere Informationen ► Kap. 6).

- **Palliativeingriffe**

Nach den sog. Palliativeingriffen (Anlage eines arteriopulmonalen Shunts, Öffnung der Pulmonalklappe, Atrioseptostomie) bleibt die Zyanose bestehen und beeinflusst die körperliche Entwicklung. Die körperliche Belastbarkeit der Überlebenden bleibt stark eingeschränkt.

- **Bidirektionaler cavopulmonaler Shunt**

Nach einem bidirektionalen cavopulmonalen Shunt wird die körperliche Belastbarkeit in den ersten Jahren deutlich verbessert. Nach ca. 8 Jahren meist Zunahme der Zyanose, es entstehen arteriovenöse Shunts in der Lunge und die oberen Lungenabschnitte werden minderperfundiert.

- **Postoperative Medikamente, Nachuntersuchungen, Folgeeingriffe**

Individuelle Entscheidung über Notwendigkeit einer Antikoagulation. Regelmäßige Nachkontrollen (EKG, Echokardiographie, ggf. MRT oder Herzkatheteruntersuchung) sind nach allen Eingriffen erforderlich.

Fragestellungen nach den Palliativeingriffen: Sind Nachkorrekturen erforderlich?

Fragestellung vor den korrigierenden Eingriffen, meist bei Herzkatheteruntersuchung: Liegen die Voraussetzungen für das Korrekturverfahren I, II oder III vor?

Weitere Fragen sind: Behandlungsbedürftige Pulmonalklappenstenose, Pulmonalklappeninsuffizienz oder Trikuspidalklappeninsuffizienz? Behandlungsbedürftige Herzrhythmusstörungen?

Mehrfacheingriffe am Herzen sind bei diesem Herzfehler die Regel. Die ersten lebenserhaltenden Behandlungen erfordern bereits bei bis 35 % der Kinder Korrektureingriffe. Mögliche Folgeoperationen sind z. B. Reeingriffe an der Pulmonalklappe, Eingriffe an der Trikuspidalklappe, Herzschrittmacherimplantationen.

- **Beurteilung der Behandlungsergebnisse**

Korrektur I: Gut.
Korrektur II: Befriedigend bis ausreichend.
Korrektur III: Ausreichend.
Palliativmaßnahmen: Ausreichend.

16.6 Weitere Informationen

- **Inzidenz**

Die Pulmonalatresie mit intaktem Ventrikelseptum ist ein seltenes kongenitales Herzvitium (<1 % aller angeborenen Herzfehler), kritische Pulmonalstenosen machen etwa 10 % aller Pulmonalstenosen aus (Häufigkeit der Pulmonalstenose: ca. 10 % aller angeborenen Herzfehler). Die Geschlechtsverteilung ist gleich. In deutschen Herzzentren werden jährlich Einzelfälle behandelt.

Der Herzfehler wird zwar selten operiert oder mit Herzkathetertechniken behandelt. Einige Eingriffe werden jedoch auch bei anderen Herzfehlern angewandt (systempulmonaler Shunt, ASD-Verschluss, bidirektionale cavopulmonale Anastomose, 1½ ventricle repair, Fontan-Operation), sodass ausreichende In-

Ursachenforschung

Der Herzfehler Pulmonalatresie mit intaktem Ventrikelseptum ist zu selten, um statistische Informationen über risikoerhöhende Faktoren zu erhalten. Bei der kritischen Pulmonalstenose muss wie bei der Pulmonalstenose von einer leicht erhöhten familiären Häufung ausgegangen werden.

Assoziation mit körperlichen Fehlbildungen

Es wird keine Häufung zusätzlicher körperlicher Fehlbildungen beobachtet, selten Gendefekte (▶ Abschn. 2.1).

Empfehlungen zur Endokarditisprophylaxe

- Bei unbehandelten Fehlbildungen und nach Palliativeingriffen: Endokarditisprophylaxe.
- Wenn bei Korrektureingriffen Fremdmaterial im Herzen eingesetzt wurde: 6 Monate lang Endokarditisprophylaxe.
- Nach Implantation eines Konduits oder einer Herzklappe: dauerhafte Prophylaxe.

Pulmonalatresie mit Ventrikelseptumdefekt

Inhaltsverzeichnis

17.1 Anatomie – 186

17.2 Verlauf – 188

17.3 Symptomatik – 188

17.4 Diagnostik – 188

17.5 Therapie – 189
17.5.1 Üblicher Behandlungszeitpunkt – 189
17.5.2 Therapeutisches Vorgehen – 191
17.5.3 Behandlung von Zusatzfehlbildungen – 194
17.5.4 Behandlungsergebnisse – 194
17.5.5 Risiko der Eingriffe – 194
17.5.6 Verlauf nach den Eingriffen – 194

17.6 Weitere Informationen – 196

© Springer-Verlag GmbH Deutschland, ein Teil von Springer Nature 2021
U. Blum et al., *Kompendium angeborene Herzfehler bei Kindern*,
https://doi.org/10.1007/978-3-662-61289-7_17

17.1 Anatomie

- **Gesundes Herz**

Venöses und arterielles Blut wird von den Ventrikeln durch die Pulmonalarterie bzw. Aorta in den Pulmonal- bzw. Systemkreislauf gepumpt. Der systolische Blutdruck in der Pulmonalarterie beträgt ca. 20–25 mmHg, der systolische Blutdruck in der Aorta entspricht dem Druck, der am Arm gemessen werden kann. Die Ventrikel werden durch das Ventrikelseptum von einander separiert, Pulmonalarterie und Aorta stehen nicht miteinander in Verbindung. Am Auslass des rechten Ventrikels sitzt die Pulmonalklappe, die sich während der Kontraktion des rechten Ventrikels öffnet und in der Diastole schließt. Vorhöfe und Ventrikeln haben gleiche Größe (◘ Abb. 17.1a). Der Blutfluss im Pulmonalkreislauf (Q_p) entspricht dem Fluss im Systemkreislauf (Q_s).

$$\frac{Q_p}{Q_s} = 1$$

- **Pulmonalatresie mit Ventrikelseptumdefekt (PA-VSD)**

Die Pulmonalklappe ist verschlossen oder aplastisch. Stamm und Hauptseitenäste der Pulmonalarterie können entweder regelrecht ausgebildet oder hypoplastisch sein, können partiell oder komplett fehlen. Der direkte Weg des venösen Bluts vom rechten Ventrikel zum Pulmonalkreislauf ist versperrt. Der rechte Ventrikel steht durch einen Ventrikelseptumdefekt (VSD) mit dem linken in Verbindung, in den alles venöse Blut hinüber gepumpt wird. Dort mischt es sich mit arteriellem Blut und die Mischung fließt in die Aorta und den Systemkreislauf.

Ein Teil des Blutgemischs erreicht den Pulmonalkreislauf über persistierende embryonale Gefäßverbindungen zwischen den Kreisläufen (Ductus arteriosus Botalli, (PDA) und arteriopulmonale Kollateralen; syn. aortopulmonale Kollateralen, systempulmonale Kolla-

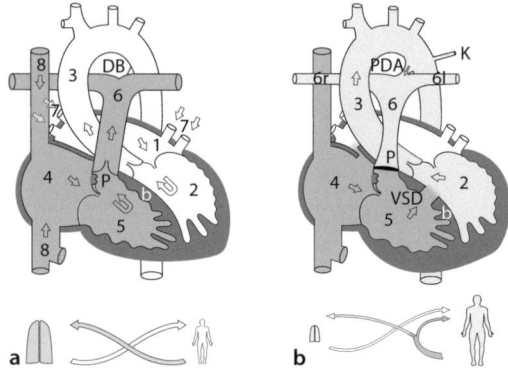

◘ **Abb. 17.1 Herz. a** Gesundes Herz, Herzschema: Arterielles Blut (*weißer Pfeil*) fließt von den Lungenvenen *7* in den linken Vorhof *1*, in den linken Ventrikel *2* und die Aorta *3*. Venöses Blut (*grauer Pfeil*) fließt von den Hohlvenen *8* in den rechten Vorhof *4*, den rechten Ventrikel *5* und die Pulmonalarterie *6*. Pulmonalklappe *P*. Die Innenräume von *1*, *2*, *4* und *5* sind gleich groß. Die beiden Ventrikel sind durch das Ventrikelseptum *b* voneinander getrennt. Der Ductus arteriosus Botalli *DB*, ein embryonaler Verbindungsgang zwischen Aorta descendens und Pulmonalarterie ist verschlossen. Kreislaufdiagramm: In den Pulmonalkreislauf fließt venöses Blut (*grau*) hinein, in den Systemkreislauf fließt arterielles Blut (*weiß*) hinein. Pulmonal- und Systemkreislauf werden mit gleich großen Blutmengen durchflossen. **b** Pulmonalatresie und Ventrikelseptumdefekt (Typ I). Die Pulmonalklappe *P* ist verschlossen. Das Myokard des rechten Ventrikels *5* ist hypertrophiert, weil er durch den VSD mit hohem Blutdruck venöses Blut (*grau*) in den linken Ventrikel *2* pumpt. Mischblut (*hellgrau*) aus der Aorta fließt durch den offenen Ductus arteriosus Botalli (PDA) in eine hypoplastische Pulmonalarterie *6*, aortopulmonale Kollateralartarie *K*. Kreislaufdiagramm: In den Pulmonal- und den Systemkreislauf fließt Mischblut, der Systemkreislauf wird aufgrund der Hypoplasie der Pulmonalarterie stärker perfundiert als der Pulmonalkreislauf, es besteht eine Zyanose (*grauer Mensch*)

teralen, SPKA, major aortopulmonary collaterals arteries, MAPCA).
- Unifokale Perfusion: Verbindungsweg zum Pulmonalkreislauf ist nur der PDA.
- Multifokale Perfusion: Den Verbindungsweg stellen MAPCA's dar mit/ohne den PDA.

Der Blutübertritt in das Pulmonalgefäßsystem erfolgt mit hohem Druck (aortaler Druck), der venöse Anteil des Blutgemischs wird in der Lunge oxygeniert.

17.1 · Anatomie

Pulmonal- und Systemkreislauf werden häufig gleich stark mit Mischblut perfundiert ($Q_p/Q_s=1$), bei kleinlumigen systempulmonalen Gefäßverbindungen oder hohem Widerstand im Pulmonalgefäßbett wird der Pulmonalkreislauf schwächer perfundiert und umgekehrt.

Die PA-VSD wird auch als extreme Variante der Fallot-Tetralogie angesehen (► Kap. 15).

Entscheidend für die Korrekturmöglichkeiten der verschiedenen anatomischen Varianten dieses Vitiums ist, welche Teile der zentralen Pulmonalarterien vorhanden sind oder fehlen:

- Typ I (ca. 60 %; ◘ Abb. 17.1b): Der Stamm und beide Hauptseitenäste der Pulmonalarterie sind vorhanden, evtl. hypoplastisch, Perfusion des Pulmonalkreislaufs über embryonale Gefäßverbindungen (häufig über den PDA). Chancen auf „vollständige anatomische Korrektur": Gut.
- Typ II (ca. 30 %; ◘ Abb. 17.2a, b): Der Pulmonalarterienstamm fehlt, die beiden Hauptseitenäste sind vorhanden, stehen beim Typ IIa miteinander in Verbindung, verlaufen beim Typ IIb getrennt. Perfusion des Pulmonalkreislaufs über embryonale Gefäßverbindungen. Chancen auf vollständige „anatomische Korrektur": Ca. 20 %. (besser beim Typ IIa als beim Typ IIb).
- Typ III (ca. 5 %; ◘ Abb. 17.2c): Der Stamm und 1 Hauptseitenast der Pulmonalarterie fehlen. Perfusion des Pulmonalkreislaufs über embryonale Gefäßverbindungen. Chancen auf „vollständige anatomische Korrektur": <20 %.
- Typ IV (ca. 5 %; ◘ Abb. 17.2d): Der Stamm und beide Hauptseitenäste der Pulmonalarterie fehlen. Perfusion des Pulmonalkreislaufs über MAPCA's. Chancen auf „vollständige anatomische Korrektur": <20 %.

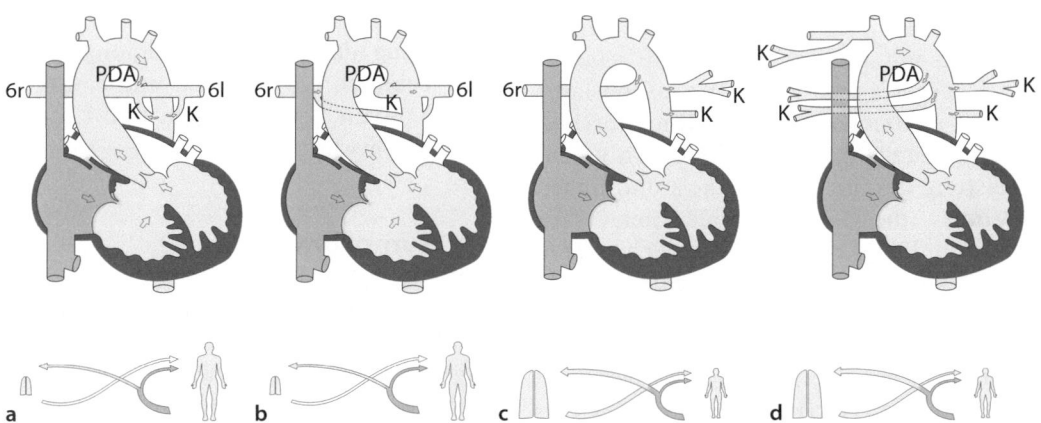

◘ Abb. 17.2 PA-VSD. a Typ IIa. Der Stamm der Pulmonalarterie 6 fehlt. Die Hauptäste der Pulmonalarterie 6r und 6l werden über den PDA und Kollateralarterien K perfundiert, Vorhof- und Ventrikelseptum sind offen. Kreislaufdiagramm: Aufgrund der Hypoplasie der Pulmonalarterien ist die Perfusion des Pulmonalkreislaufs schwächer als die des Systemkreislaufs. Zyanose (grauer Mensch). b Typ IIb. Der rechte Pulmonalarterienhauptast 6r und der linke 6l sind nicht verbunden. Kreislaufdiagramm: a. c Typ III: Stamm und linker Hauptast der Pulmonalarterie fehlen. Anschluss des rechten Pulmonalarterienastes 6r über den Ductus arteriosus Botalli an die Aorta, separate Versorgung der linken Lunge über systempulmonale Kollateralarterien K. Kreislaufdiagramm: Ausgeglichene Perfusion von Pulmonal- und Systemkreislauf d Typ IV: Stamm und beide Hauptäste der Pulmonalarterie fehlen. Versorgung beider Lungen durch systempulmonale Kollateralen K. Kreislaufdiagramm: Ausgeglichene Perfusion der Kreisläufe

17.2 Verlauf

- **Dringlichkeit der Behandlung**

Notfall, wenn die Perfusion des Pulmonalkreislaufs vorwiegend durch den Ductus arteriosus Botalli erfolgt (bei Typ I, in bis zu 60 %). Der Ductus verschließt sich spontan nach der Geburt. Eine zeitnahe Behandlung ist bei unzureichender Perfusion des Pulmonalkreislaufs (Sauerstoffsättigung <75–80 %) erforderlich. Wenn eine ausreichende Perfusion des Pulmonalkreislaufs vorliegt, wird die Behandlung an einem für Kind und Eltern günstigem Termin geplant.

- **Hämodynamik, Schäden durch das Vitium**

Herz

Das Herz leistet Mehrarbeit, um das O_2-Defizit im Systemkreislauf zu kompensieren, kann bei erhöhtem O_2-Bedarf des Körpers seine Auswurfleistung nicht adäquat steigern, die Pumpkraft des Herzens wird durch das verminderte O_2-Angebot an das Myokard geschwächt, der linke Ventrikel wird mit Zusatzblutvolumen belastet, bei Überperfusion des Pulmonalkreislaufs kommt es durch vermehrtes Rückflussblut aus der Lunge zu einer weiteren Volumenbelastung des linken Ventrikels und linken Vorhofs, die Aortenklappe neigt zur Schließunfähigkeit, was mit einer weiteren Arbeitsbelastung des linken Ventrikels verbunden ist. Das Endokarditisrisiko ist erhöht. Folgen sind eine verkürzte Lebenserwartung, Einschränkung der körperlichen Belastbarkeit, Herzinsuffizienz und Herzrhythmusstörungen.

- **Lunge**

In Lungenarealen, die durch große MAPCA's ungeschützt mit hohem Druck perfundiert werden, kommt es zu einer progredienten obstruktiven pulmonalvaskulären Erkrankung. (Ein großer Teil von MAPCA's hat Abgangsstenosen und die Perfusion der Lunge erfolgt mit niedrigem Druck.)

- **Körper**

Komplikationen durch die Zyanose. Die körperliche Entwicklung ist häufig verzögert, bei Herzinsuffizienz Gedeihstörung mit Gewichtsstagnation, im Kindesalter kann eine kardial bedingte Dystrophie beobachtet werden.

- **Natürlicher Verlauf**

Mittlere Lebenserwartung: ca. 5 Jahre. Letalität ca. 50 % in der Säuglingsperiode, ca. 90 % vor dem 10. Lebensjahr. Überlebende sind körperlich schlecht belastbar, leiden unter Problemen der Zyanose, die Lebensqualität ist reduziert, ein Teil ist herzinsuffizient, sie entwickeln bei Perfusion des Pulmonalkreislaufs mit hohem Druck eine obstruktive pulmonalvaskuläre Erkrankung.

- **Spontanheilung**

Eine Spontanheilung ist nicht möglich.

- **Indikation zur Behandlung**

Man rät allen Patienten zur Korrektur des Herzfehlers, soweit Eingriffe seitens der Ausbildung des zentralen Pulmonalgefäßbetts technisch möglich sind und eine Verbesserung von Lebensqualität und Lebenserwartung erwartet werden kann.

17.3 Symptomatik

Zyanose unterschiedlichen Schweregrads; bei der Hälfte aller Säuglinge sieht man keine ausgeprägte Zyanose. In ca. 25 % Herzinsuffizienz, im Kleinkindesalter Verformung der Brust (Davis-Thorax).

17.4 Diagnostik

- **Echokardiographie**

Basisuntersuchung zum Nachweis der Fehlbildung ist die Echokardiographie. Zur Abklärung der therapeutischen Möglichkeiten wird eine Herzkatheteruntersuchung durchgeführt. Wichtige Informationen geben auch MRT oder CT.

Fragestellung: Welcher Fehlbildungstyp liegt vor? Bei unifokaler Perfusion des Pulmonalkreislaufs: Wie groß ist der Ductus arteriosus Botalli? Ist eine Ballondilatation sinnvoll und technisch möglich? Bei den Typen II–IV: Welche Teile der zentralen Pulmonalarterien sind vorhanden? Wie groß sind die Pulmonalarterien? (Berechnung des Nakata-Index und der McGoon-Ratio.) Haben Pulmonalarterien Stenosen und mit welchen Maßnahmen könnte man sie weiten? Werden Lungenabschnitte von mehreren Seiten aus perfundiert? Welche der 20 Lungensegmente werden von zentralen Lungenarterien aus perfundiert, welche von MAPCAs, welche dual? Haben MAPCAs Stenosen? Wie hoch sind Blutdruck und Widerstand in den Pulmonalarterien? Verlaufen Koronargefäße quer über die Außenwand des rechten Ventrikels? Verhindern sie die Öffnung des rechtsventrikulären Ausflusstrakts? Welche Begleitfehlbildungen liegen vor?

Nakata-Index: Summe der Querschnittsfläche beider Hauptäste der Pulmonalarterien (RPA und LPA) in mm^2 durch die Körperoberfläche m^2. Minimalwert für eine Korrekturoperation: >150 mm^2/m^{2}KOF.

$$Nakata-Index = \frac{Querschnitt\ RPA + LPA}{Körperoberfläche}$$

McGoon-Ratio: Summe des Durchmessers beider Hauptäste der Pulmonalarterien (RPA und LPA) durch den Durchmesser der Aorta descendens (DAO). Minimalwert für eine Korrekturoperation: 1,5

$$McGoon-Ratio = \frac{Durchmesser\ RPA + LPA}{DAO}$$

Wenn die Hauptäste der Pulmonalarterie nicht vorhanden sind, werden die Querschnittsflächen oder Durchmesser der vorhandenen kleinen Lungenarterien addiert.

- **EKG**

Nachweis von Herzrhythmusstörungen.

- **O$_2$-Sättigungsmessung**

Einschätzung einer Notfallsituation: Vitale Bedrohung bei O$_2$-Sättigung <75 %.

- **Assoziierte Herzfehler**

Neben den überlebensnotwendigen Querverbindungen zwischen System- und Pulmonalkreislauf findet man: Ein PFO oder einen ASD in bis zu 80 %, einen restriktiven (zu engen) VSD, der den Blutübertritt vom rechten in den linken Ventrikel behindert in ca. 3 %, zusätzliche VSD's in ca. 10 %, Pulmonalarteriestenosen (an der Ansatzstelle des Ductus arteriosus Botalli in bis zu 50 %, in anderen Bereichen selten), Aortenstenosen in bis zu 5 %, Koronarfisteln in <5 %, Aorteninsuffizienzen, Fehleinmündungen der Lungenvenen.

Ohne Krankheitswert sind ein rechter Aortenbogen in ca. 25 %, eine linke V. cava superior in bis zu 25 %, Lageanomalien des Herzens (Criss-cross-Herz, Situs inversus), Lage- und Ursprungsanomalien von Arm- oder Halsarterien in bis zu 20 %.

17.5 Therapie

17.5.1 Üblicher Behandlungszeitpunkt

Der übliche Behandlungszeitpunkt wird in ◨ Tab. 17.1 dargestellt.

Einem Teil von Patienten kann nicht mit Rekonstruktionsmaßnahmen am Herzen geholfen werden. Einzige Behandlungsmöglichkeit bietet diesen Patienten die Herz-Lungen-Transplantation.

Nach Verschluss des Ventrikelseptumdefekts sind nur Lungenabschnitte an der Oxygenierung des Bluts beteiligt, die aus dem rechten Ventrikel durch Pulmonalarterien venöses Blut erhalten. Wenn Pulmonalarterien in der Embryonalzeit nicht angelegt wurden, bleiben die nachgeschalteten Lungenabschnitte nach einer Korrekturoperation funktionslos. Vor den Korrekturoperationen wurde durch MAPCAs der Lunge Mischblut zugeführt, das zu 50 % O$_2$-armes Blut enthielt und dessen O$_2$-armer Anteil aufbereitet wurde. MAPCAs führen nach einer Kreislauftrennung anstelle von Mischblut O$_2$-reiches Blut. Lungenabschnitte, die

☐ **Tab. 17.1** Behandlungszeitpunkt

Verfahren	Indikation	Zeitpunkt
Medikamentöse Notfallbehandlung (Prostaglandin-E-Infusion)	Bei überwiegender Perfusion des Pulmonalkreislaufs durch einen PDA	Nach der Geburt bei Verdachtsdiagnose
Arteriopulmonaler Shunt	Bei überwiegender Perfusion des Pulmonalkreislaufs durch einen PDA, bei unzureichender O_2-Sättigung	Zeitnah nach der medikamentösen Notfallbehandlung
Ballondilatation des Ductus arteriosus Botalli	Alternativ oder ergänzend zu einem arteriopulmonalen Shunt, bei unzureichender O_2-Sättigung	Zeitnah nach der medikamentösen Notfallbehandlung
Öffnung einer verschlossenen Pulmonalklappe (Herzkathetertechniken oder chirurgische Öffnung)	Falls Pulmonalklappe vorhanden	Frühe Säugliongsperiode
Arteriopulmonaler Shunt	Zur Wachstumsstimulation hypoplastischer Pulmonalarterien	Frühe Säuglingsperiode
Korrekturoperation durch transanulären Patch und VSD-Verschluss	Typ I	2.–6. Lebensjahr
Korrekturoperation durch Implantation eines Konduits zwischen rechtem Ventrikel und Pulmonalarterie	Typ I, der VSD wird zunächst offen gelassen, wenn das Pulmonalgefäßbett noch keine ausreichende Aufnahmekapazität hat	Vorschulalter
VSD-Verschluss nach Anlage des Konduits	Typ I	ca. 1 Jahr nach Anlage des Konduits. Limitierend ist der Widerstand im Pulmonalgefäßsystem und die Aufnahmekapazität der zentralen Pulmonalarterien, bedarfsweise Teilverschluss des VSD's
Unifokalisierung	Typ II	>4 Monate
Korrekturoperation nach Unifokalisierung	Typ II	Schulalter (Ausschlaggebend ist der Widerstand im Pulmonalgefäßsystem und die Aufnahmekapazität der zentralen Pulmonalarterien)
Verschluss von MAPCAs, chirurgisch oder mit Herzkathetermaßnahmen		Während der Unifokalisierung und/oder bei der Korrekturoperation
Verschluss von MAPCAs, chirurgisch oder mit Herzkathetermaßnahmen	Herzinsuffizienz nach Überperfusion des Pulmonalkreislaufs, Doppeldurchblutung von Lungenabschnitten	Frühes Säuglingsalter, kann mit arteriopulmonalem Shunt kombiniert werden, um den Blutfluss in den Lungenkreislauf besser dosieren zu können

von O_2-reichem Blut durchströmt werden, nehmen an der Oxygenierung des Bluts nicht teil. MAPCAs kann man operationstechnisch selten mit Pulmonalarterien kurzschließen bzw. eine Konnektion zum rechten Ventrikel herstellen.

17.5.2 Therapeutisches Vorgehen

- **Therapieziel**

Herstellung normaler Fliessverhältnisse im Herzen durch Konstruktion einer zentralen Pulmonalarterie, Anschluss der Pulmonalarterie an den rechten Ventrikel, Unterbrechung einer dualen Perfusion der Lunge, Verschluss des Ventrikelseptumdefekts.

Die Behandlung erfolgt nahezu immer in Teilschritten:
- Sicherung der Perfusion des Pulmonalkreislaufs (bedarfsweise, meist bei Typ I),
- Konstruktion eines zentralen Pulmonalarteriensystems mit ausreichender Aufnahmekapazität,
- Unterbrechung der embryonalen aortopulmonalen Gefäßverbindungen,
- Anschluss der zentralen Pulmonalarterien an den rechten Ventrikel und VSD-Verschluss.

- **Sicherung der Perfusion des Pulmonalkreislaufs**

Erforderlich bei Ductus-arteriosus-Botalli-abhängiger Perfusion.

- **Arteriopulmonaler Shunt**

Erforderlich ist die Öffnung des Brustkorbs. Eingriffstechnik, Voraussetzungen und Aufwand sind ▶ Abschn. 6.1 beschrieben (◘ Abb. 17.3b).

- **Ballondilatation des PDA und Stentimplantation**

Erforderlich sind Lokalanästhesie in der Leiste und Akzeptanz von Röntgenstrahlen. Eingriffstechnik, Voraussetzungen und Aufwand sind ▶ Kap. 5 und 15 beschrieben (◘ Abb. 17.3c).

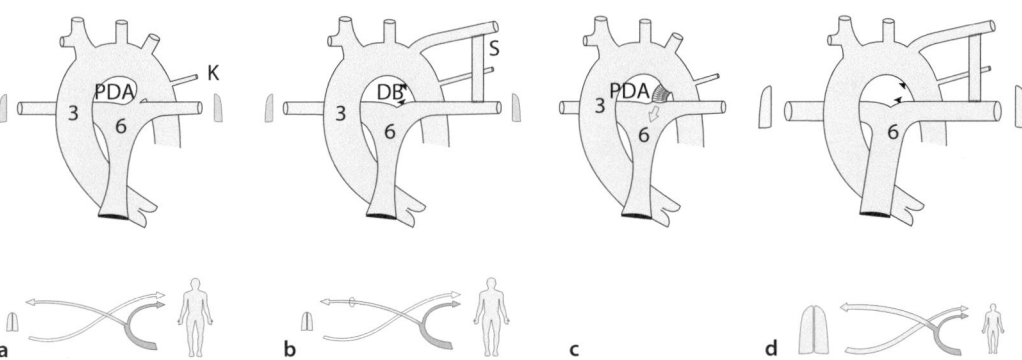

◘ Abb. 17.3 PA-VSD Typ I. a Ausgangsbefund: Stamm und Seitenäste der Pulmonalarterie 6 sind hypoplastisch, die Perfusion der Lungen erfolgt durch den PDA und eine (MAPCA). Aorta 3. Kreislaufdiagramm: Der Pulmonalkreislauf wird schlechter perfundiert als der Systemkreislauf. b Anlage eines arteriopulmonalen Shunts: Zwischen der linken A. subclavia und dem linken Seitenast der Pulmonalarterie 6 ist eine Gefäßprothese S implantiert, der Ductus arteriosus Botalli DB und die MAPCA sind verschlossen. Kreislaufdiagramm: Keine Änderung verglichen mit a. c Wachstumsstimulation der Pulmonalarterie durch Dilatation und Stentversorgung des PDA (anstelle eines Shunts). d Ergebnis nach b oder c: Die zentrale Pulmonalarterie 6 hat eine normale Größe erreicht und ausreichende Aufnahmekapazität. Kreislaufdiagramm: Pulmonal- und Systemkreislauf werden gleich stark perfundiert. Der Anschluss der Pulmonalarterie an den rechten Ventrikel ist möglich (definitive Korrekturoperation)

Konstruktion eines zentralen Pulmonalarteriensystems mit ausreichender Aufnahmekapazität.

- **Wachstumsstimulation hypoplastischer zentraler Pulmonalarterien**

Die Wachstumsstimulation erfolgt mit den in ◘ Abb. 17.4 dargestellten Methoden.

- **Unifokalisierung**

Erforderlich ist die Öffnung des Brustkorbs, optional die Herz-Lungen-Maschine.

Die Hauptäste der Pulmonalarterie werden zentral zusammengefügt, sodass eine unifokale Perfusion des Pulmonalkreislaufs möglich wird. Die unifokalisierten Pulmonalarterien werden zunächst durch eine weitere Gefäßprothese (Shunt) mit der Aorta oder einer A. subclavia verbunden, um das Wachstum der Gefäße zu stimulieren (◘ Abb. 17.4b, d). Wenn die Hauptäste der Pulmonalarterie fehlen, werden (wenn technisch möglich) Lungenlappenarterien und evtl. MAPCA's an Gefäßprothesen angeschlossen und die Gefäßprothesen zentral verbunden.

Präoperativ sollten die Kinder infektfrei sein. Es muss individuell beurteilt werden, ob nach Unifokalisierung ein ausreichender Teil der Lunge zentral perfundiert wird. Die Unifokalisierung ist nur sinnvoll, wenn im größten Teil der Lungen technisch anastomosierbare Lungenarterien vorhanden sind. Aufwand siehe Anhang.

- **Unterbrechung der embryonalen aortopulmonalen Gefäßverbindungen**

Voraussetzung ist eine nachgewiesene Doppelperfusion der Lungenabschnitte.

Die embryonalen Gefäßverbindungen werden verschlossen, wenn angiographisch (Herzkatheteruntersuchung) eine Doppelperfusion der betroffenen Lungenabschnitte nachgewiesen wurde. Es soll verhindert werden, dass durch Perfusion einzelner Lungenabschnitte mit hohem Druck (MAPCAs) eine Lungengefäßerkrankung verursacht wird. Werden Lungenabschnitte ausschließlich über MAPCAs perfundiert, ist in diesen Lungenbereichen die Prävention einer obstruktiven pulmonalvaskulären Erkrankung durch Verschluss der Gefäßverbindungen nicht möglich.

Wenn die Perfusion einzelner Lungenabschnitte nur über MAPCAs erfolgt und keine zentralen Lungenarterien vorhanden

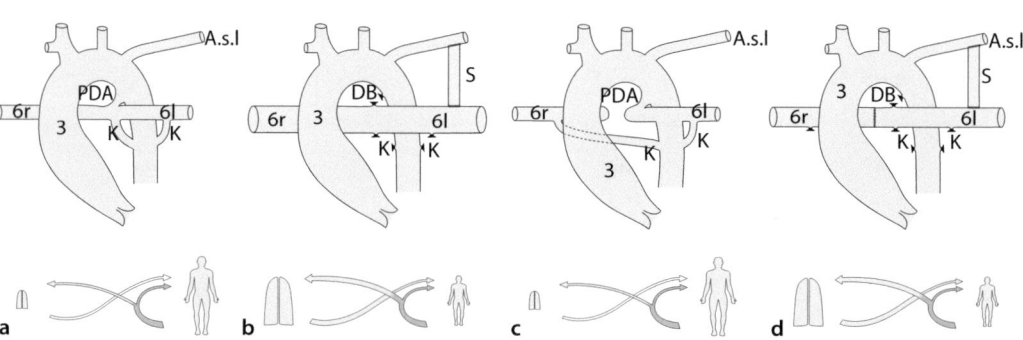

◘ **Abb. 17.4** Beispiele für die Unifokalisierung der Pulmonalperfusion. **a** PA-VSD Typ IIa, Ausgangsbefund: Der Stamm der Pulmonalarterie fehlt, die Hauptäste 6r und 6l, sind hypoplastisch, Perfusion des Pulmonalkreislaufs durch den PDA und MAPCA's K. Linke A. subclavia *A.s.l.* Aorta 3. Kreislaufdiagramm: $Q_p < Q_s$. **b** Arteriopulmonaler Shunt. Die multifokale Perfusion wird unifokalisiert und durch Einziehen einer Gefäßprothese S zwischen linker A. subclavia und den Pulmonalarterienhauptästen wurde ein gleichmäßiges Wachstum der Pulmonalarterienäste stimuliert. Kreislaufdiagramm: $Q_p = Q_s$. **c** PA-VSD Typ IIb: Der Stamm der Pulmonalarterie fehlt, die beiden hypoplastischen Hauptseitenäste 6r und 6l stehen nicht miteinander in Verbindung und werden separat durch einen Ductus arteriosus Botalli *PDA* und MAPCA's K perfundiert. Linke A. subclavia *A.s.l.* Aorta 3. $Q_p < Q_s$. **d** Unifokalisierung: Die beiden Hauptäste 6 wurden anastomosiert und über einen Shunt S an die A. subclavia links angeschlossen, der Ductus Botalli *DB* und die MAPCAs K wurden verschlossen. Die Seitenäste der Pulmonalarterie haben normale Größe erreicht. $Q_p = Q_s$

17.5 · Therapie

sind, kommt es nach Verschluss der embryonalen Blutgefäße zum Lungeninfarkt.

Simultan bei der chirurgischen Anlage arteriopulmonaler Shunts oder bei Unifokalisierungsoperationen werden der PDA und die MAPCAs im oberen und dorsalen Brustkorb durchtrennt oder ligiert (bei Doppelperfusion). Alternativ kann ein Verschluss mit Herzkathetertechniken erfolgen (Technik ▶ Kap. 5). Bei simultanem chirurgischem Verschluss verlängert sich die Operationszeit.

- **Anschluss der zentralen Pulmonalarterien an den rechten Ventrikel und VSD-Verschluss**

Transanulärer Patch und Verschluss des VSD bei Typ I. Erforderlich sind die Öffnung des Brustkorbs, Herz-Lungen-Maschine und die Öffnung des Herzens. Die Eingriffstechnik ist in ▶ Kap. 15 beschrieben (◘ Abb. 17.5a).

Voraussetzung sind Infektfreiheit, (z. B. auch keine Infektionsherde im Bereich der Zähne). Ausreichend große Lungenarterien (McGoon-Ratio >1,5, Nakata-Index >150 mm^2/m^2KOF). Keine pulmonalvaskuläre Erkrankung in Lungenarealen, die durch zentrale Pulmonalarterien perfundiert werden sollen. Wenn eine transanuläre Patch-Erweiterung des rechtsventrikulären Ausflusstrakts beim Typ I geplant wird, darf kein Koronargefäß den rechten Ausflusstrakt kreuzen. Wenn ein DiGeorge-Syndrom vorliegt, müssen bestrahlte Blutkonserven verfügbar sein.

Wenn die Aufnahmekapazität der Pulmonalarterien nicht die Mindestansprüche erfüllt oder ein hoher Druck bzw. Widerstand im Pulmonalgefäßbett vorliegt, kann der VSD nicht verschlossen werden und die Zyanose bleibt bestehen. Ein Verschluss ist dann bei günstiger Entwicklung des Pulmonalgefäßbettes in einem Folgeeingriff chirurgisch oder interventionell möglich (▶ Kap. 8).

Wenn die Pulmonalarterien keine Mindestgröße haben, ist ihre Aufnahmekapazität für das venöse Blut zu klein und der rechte Ventrikel kann sich nicht in das Pulmonalgefäßsystem entleeren. In diesen Fällen stellt der Ventrikelseptumdefekt den notwendigen Überlauf für

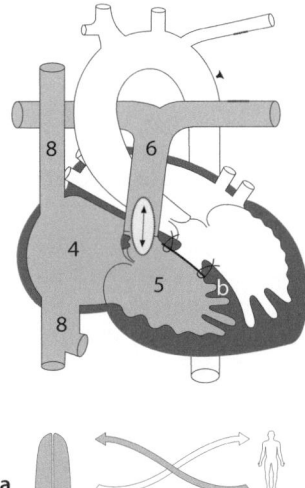

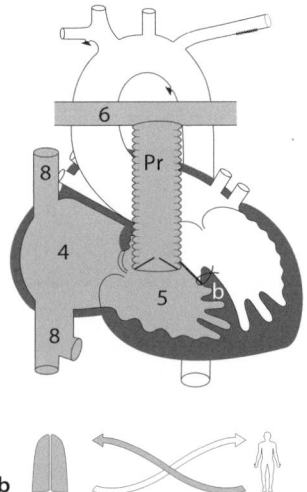

◘ **Abb. 17.5 Korrektur der PA-VSD. a** Typ I durch einen Ausflusstraktpatch und VSD-Verschluss: Die Blutströme im Herzen sind normalisiert bis auf einen Pendelfluss zwischen rechtem Ventrikel 5 und der Lungenarterie 6 infolge fehlender Pulmonal-klappe. Kreislaufdiagramm: Normale Kreislaufverhältnisse (◘ Abb. 17.1a), die Zyanose ist beseitigt (*weißer Mensch*). **b** Typ II durch ein klappentragendes Konduit und VSD-Verschluss. Es ist ein Konduit *Pr* zwischen rechter Herzkammer 5 und den Seitenästen der Pulmonalarterie 6 implantiert worden. In das Konduit ist eine Herzklappe eingearbeitet. Kreislaufdiagramm: Normale Blutströme, die Zyanose ist beseitigt (*weißer Mensch*)

den rechten Ventrikel dar. Wird er verschlossen, versagt der Ventrikel mit Todesfolge.

- **Rastelli-Operation**

Erforderlich sind die Öffnung des Brustkorbs, Herz-Lungen-Maschine und Öffnung des Herzens. Die Eingriffstechnik ist im ▶ Kap. 15 beschrieben (◌ Abb. 17.5b). Voraussetzungen wie bei „Anschluss der zentralen Pulmonalarterien an den rechten Ventrikel und VSD-Verschluss".

17.5.3 Behandlung von Zusatzfehlbildungen

Die Behandlungsschritte werden individuell geplant.

Allgemein gilt: Ein restriktiver Ventrikelseptumdefekt wird vor der definitiven Korrektur erweitert.

17.5.4 Behandlungsergebnisse

Arteriopulmonaler Shunt, interventionelle Ballondilatation des Ductus arteriosus Botalli, Unifokalisierung: Lebensverlängerung bei Ductus-abhängiger-Perfusion des Pulmonalkreislaufs, meistens Verbesserung des O_2-Angebots im Systemkreislauf und Milderung der Zyanose, durch Dosierung der arteriellen Lungenperfusion und Verschluss von Kollateralarterien u. U.Verhinderung einer progressiven pulmonalvaskulären Erkrankung.

Korrekturoperation: Der Anschluss der Pulmonalarterien an den rechten Ventrikel und VSD-Verschluss bewirkt eine Normalisierung der Hämodynamik. Weitere Folgeschäden durch den Herzfehler werden verhindert. Neues Problem kann eine Schließunfähigkeit der Pulmonalklappe sein, (wenn keine Herzklappe konstruiert oder implantiert wurde), die jedoch meist vom rechten Ventrikel gut toleriert wird.

17.5.5 Risiko der Eingriffe

Letalität: Arteriopulmonaler Shunt ca. 5 %, interventionelle Dilatation des PDA <5 %.

Letalität: Unifokalisierung >5 % (je nach Aufwand), weitere spezifische Risiken sind Stenosen, Abknickungen oder Verschlüsse der zusammengeschlossenen Pulmonalarterien.

Letalität beim Verschluss von MAPCAs: <1 %. Spezielle Risiken: Blutung, inkompletter Verschluss, Lungeninfarkt.

Letalität der intrakardialen Korrekturoperationen: ▶ Kap. 15.

Letalität beim Pulmonalklappenersatz im Rahmen eines Folgeeingriffs: bei einem chirurgischen Klappenersatz ca. 2,5 %, beim interventionellen Klappenersatz ca. 2 %.

- **Weitere perioperative Probleme**

Nach Anlage eines arteriopulmonalen Shunts kann es zur Überperfusion des Pulmonalkreislaufs und Linksherzbelastung kommen, bei Doppelperfusion einzelner Lungenabschnitte zum Lungenödem in den betroffenen Lungenarealen. Nach Unifokalisierung kann ein Reperfusionsschaden der Pulmonalarterien zum Lungenödem führen oder eine starke Schleimproduktion in der Lunge angeregt werden.

17.5.6 Verlauf nach den Eingriffen

Nach den Notfalleingriffen und Rekonstruktionseingriffen an den Pulmonalarterien (systempulmonaler Shunt, Ballondilatation des Ductus arteriosus Botalli, Unifokalisierung) wird die Zyanose meist gebessert, die körperliche Belastbarkeit nimmt etwas zu, die Lebensqualität wird akzeptabler.

Lag eine Ductus-abhängige Lungendurchblutung vor, wird die hohe Sterblichkeitsrate (durch Spontanverschluss des Ductus) reduziert. Die körperliche Entwicklung kann normal verlaufen. Die Leistungsfähigkeit der Patienten bleibt stark eingeschränkt.

17.5 · Therapie

Vor sportlichen Aktivitäten werden Belastungstests empfohlen. Gleiches gilt für die Berufswahl und Schwangerschaften, soweit das Erwachsenenalter erreicht wird. Es bleibt eine mehr oder weniger starke Zyanose mit ihren Komplikationsmöglichkeiten, ein hohes Endokarditisrisiko und ein Risiko arterieller Embolien bestehen. Bei einem Teil der Kinder kommt es zur Eisenmenger-Reaktion. Die Überlebenszeit bleibt verkürzt.

Nach den Korrekturoperationen wird von einer normalen körperlichen Entwicklung und befriedigender Lebensqualität ausgegangen. Die körperliche Belastbarkeit ist abhängig vom Druckgradienten über dem rechten Ausflusstrakt, der Pulmonalklappenfunktion, einer persistierenden myokardialen Schädigung, Herzrhythmusstörungen, einer progressiven hypertensiven pumonalvaskulären Erkrankung. Eine individuelle Zertifizierung wird empfohlen.

Nach heutigem Wissensstand liegt beim überwiegenden Teil der Kinder nach den Korrekturoperationen eine unbefriedigende Herz-Kreislauf-Situation vor.

Sportarten der Klasse III sind voraussichtlich möglich, Berufe mit mittlerer körperlicher Belastung, bei Schwangerschaften besteht ein mittleres Risiko. Ca. 85 % der Kinder erreichen das 10. Lebensjahr, ca. 80 % das 20. Lebensjahr.

- **Postoperative Medikamente, Nachuntersuchungen, Folgeeingriffe**

Medikamente: Es ist eine individuelle Beurteilung erforderlich, ob eine Antikoagulation nötig ist, voraussichtlich nach arteriopulmonalem Shunt, Stenteinlage in den Ductus arteriosus Botalli, Unifokalisierung, Implantation eines klappentragenden Konduits. Regelmäßige Nachkontrollen nach den Ersteingriffen werden empfohlen (EKG, Echokardiographie) mit der Fragestellung: Herzrhythmusstörungen, Größe der Pulmonalarterien.

Kontrolluntersuchung vor einer Korrekturoperation (Herzkatheter, evtl. MRT) erfolgen mit der Fragestellung: Aufnahmekapazität der Pulmonalarterien (McGoon-Ratio, Nakata-Index), pulmonale Hypertonie, Widerstand in den Pulmonalgefäßen, Doppelperfusion von Lungenabschnitten?

Vor dem Verschluss von MAPCAs muss angiographisch die Perfusionssituation der Lungenabschnitte abgeklärt werden, d. h. ob die Lungenabschnitte von Lungenarterien perfundiert werden, nur von MAPCAs oder bifokal.

Nachkontrollen nach Korrekturoperationen werden regelmäßig in 1- bis 2-jährigen Abständen empfohlen (EKG und Echokardiographie, ggf. Spiroergometrie, Kernspintomographie, CT) mit der Fragestellung: Herzrhythmusstörungen, Aortenklappeninsuffizienz, Pulmonalgefäßstenosen, Dysfunktion des Konduits, pulmonale Hypertonie, Rechtsherzbelastung? Mehrfacheingriffe sind bereits nach den vorbereitenden Eingriffen zu erwarten, z. B. Nachoperationen oder interventionelle Ballondilatationen wegen Stenosen oder zur Okklusion aortopulmonaler Kollateralen. Mögliche Folgeeingriffe nach Korrekturoperationen sind Konduitaustausch, Pulmonalklappenersatz (chirurgisch oder interventionell), Aortenklappenersatz.

> Wenn in der frühen Säuglingsperiode ein Konduit implantiert wurde, rechnet man nach ca. 3 Jahren mit der ersten Austauschoperation. Wenn im Vorschulalter die Implantation erfolgte, ist nach 8–10 Jahren mit einem Austausch zu rechnen.

Zusammenfassend kann nur ca. 40 % (je nach Statistiken bis 70 %) der Kinder durch vollständige Korrektur der Herzfehler (d. h. Trennung von System- und Pulmonalkreislauf) geholfen werden. Bis zur definitiven Korrektur sind fast immer mehrere Eingriffe erforderlich. Das Sterberisiko der Eingriffe ist heute nicht hoch. Die Ergebnisse bzgl. Leistungsfähigkeit und Lebenserwartung sind gut bis mäßig. Eine lebenslange ärztliche Betreuung einschließlich kardiologischer Untersuchungen wird erforderlich. Mit mehreren Folgeeingriffen nach Korrekturoperationen ist zu rechnen.Ca. 60 % von Patienten verhilft man bereits durch sog. Palliativeingriffe, die das Herz entlasten, jedoch keine Kreislauftrennung beinhalten, zu einer besseren Lebensqualität und Lebenserwartung. Beides bleibt hinter den Ergebnissen der Korrekturoperationen zurück. Auch nach Palliativeingriffen wird eine lebenslange ärztliche Betreuung erforderlich. Zudem ist auch nach Palliativoperationen mit Folgeeingriffen zu rechnen.

- **Beurteilung der Behandlungsergebnisse**

Korrekturoperation bei der PA-VSD Typ I: gut.

Korrekturoperation bei der PA-VSD Typ II–IV: gut bis befriedigend.

Palliativmaßnahmen, inkomplette Korrekturen: Befriedigend bis ausreichend.

17.6 Weitere Informationen

- **Inzidenz**

Die Pulmonalatresie mit Ventrikelseptumdefekt ist ein seltenes kongenitales Herzvitium (ca. 1 % aller angeborenen Herzfehler). Jungen sind häufiger als Mädchen betroffen. In deutschen Herzzentren werden jährlich Einzelfälle behandelt.

- **Ursachenforschung**

Erhöhte Inzidenz bei mütterlicher Einnahme bestimmter Antiepileptika (Valproate).

- **Assoziation mit körperlichen Fehlbildungen**

Gelegentlich Lippen-Kiefer-Gaumen-Spalten, Fehlbildungen des Magen-Darm-Trakts, der Lunge, des Urogenitaltrakts oder des Skeletts.

Chromosomenanomalien und Syndrome: Mikrodeletion 22q11 (in bis zu 40 %), das Alagille-Syndrom,, bei dem die Lungenarterien besonders klein angelegt sein können. Bei den Mikrodeletionssyndromen kommen Gesichtsdysmorphien und milde geistige Retardierung vor.

- **Empfehlungen zur Endokarditisprophylaxe**
  - Bei unbehandelten Fehlbildungen und nach Palliativeingriffen Endokarditisprophylaxe.
  - Wenn bei Korrektureingriffen Fremdmaterial im Herzen eingesetzt wurde: 6 Monate lang Endokarditisprophylaxe
  - Nach Implantation eines Konduits oder einer Herzklappe: dauerhafte Endokarditisprophylaxe.

Double Outlet Right Ventricle

Inhaltsverzeichnis

18.1 Anatomie – 198

18.2 Verlauf – 201

18.3 Symptomatik – 204

18.4 Diagnostik – 204

18.5 Therapie – 205
18.5.1 Üblicher Behandlungszeitpunkt – 205
18.5.2 Therapeutisches Vorgehen – 205
18.5.3 Behandlung von Zusatzfehlbildungen – 209
18.5.4 Behandlungsergebnis – 210
18.5.5 Risiko der Eingriffe – 210
18.5.6 Verlauf nach Korrektur des DORV's – 211

18.6 Weitere Informationen – 212

© Springer-Verlag GmbH Deutschland, ein Teil von Springer Nature 2021
U. Blum et al., *Kompendium angeborene Herzfehler bei Kindern*,
https://doi.org/10.1007/978-3-662-61289-7_18

18.1 Anatomie

■ Gesundes Herz

An den Auslass des linken Ventrikels ist die Aorta angeschlossen, an den Auslass des rechten Ventikels die Pulmonalarterie. Die Ventrikel sind durch das Ventrikelseptum voneinander separiert. Der rechte Ventrikel pumpt venöses Blut mit einem systolischen Druck von 20–25 mmHg ohne Hindernis in den Pulmonalkreislauf. Der linke Ventrikel pumpt arterielles Blut mit dem systolischen Druck, den man am Arm messen kann, ohne Hindernis in den Systemkreislauf. Vorhöfe und Ventrikel haben gleiche Größe (◘ Abb. 18.1a). Der Blutfluss im Pulmonalkreislauf (Q_p) entspricht dem Fluss im Systemkreislauf (Q_s).

$$\frac{Q_p}{Q_s} = 1$$

■ Herz mit einem „double outlet right ventricle" (DORV)

Aorta und Pulmonalarterie sind vollständig oder zu mehr als 50 % an den Auslass des rechten Ventrikels angeschlossen. Die Posi-

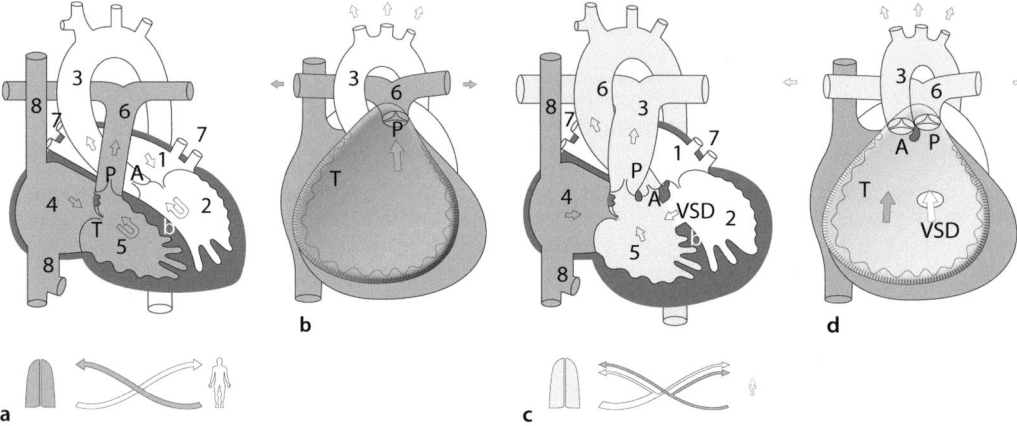

◘ **Abb. 18.1 Herz. a** Gesundes Herz, Herzschema: Arterielles Blut (*weißer Pfeil*) fließt von den Lungenvenen *7* in den linken Vorhof *1*, in den linken Ventrikel *2* und die Aorta *3*. Venöses Blut (*dunkelgrauer Pfeil*) fließt von den Hohlvenen *8* in den rechten Vorhof *4*, den rechten Ventrikel *5* und die Pulmonalarterie *6*. Die Innenräume von *1, 2, 4* und *5* sind gleich groß. Die beiden Kammern sind durch das Ventrikelseptum *b* voneinander getrennt. Aortenklappe *A*, Pulmonalklappe *P*, Trikuspidalklappe *T*. Kreislaufdiagramm: In den Pulmonalkreislauf fließt venöses Blut (*grau*) hinein, in den Systemkreislauf fließt arterielles Blut hinein (*weiß*). Pulmonal- und Systemkreislauf werden mit gleich großen Blutmengen durchflossen ($Q_p=Q_s$). **b** Innenraum der rechten Herzkammer. Die Außenwand des rechten Ventrikels fehlt, man sieht auf das geschlossene Ventrikelseptum und oben auf den Auslass der Kammer. Trikuspidalklappe *T*. Durch die Pulmonalklappe *P* fließt in die Pulmonalarterie *6* venöses Blut (*dunkelgrau*). Hinter dem rechten Ventrikel liegt der linke Ventrikel (nicht sichtbar) und sichtbar die Aorta *3*, in der arterielles Blut fließt (*weiß*). **c** DORV mit vollständiger Verlagerung der großen Arterien in den rechten Ventrikel, ohne Pulmonalstenose, Herzschema: Die Aorta *3* und die Pulmonalarterie *6* setzen beide über dem rechten Ventrikel *5* an. VSD im Ventrikelseptum *b*. Arterielles Blut (*weiß*) fließt durch den VSD in den rechten Ventrikel *5* und mischt sich mit venösem Blut (*dunkelgrau*) aus dem rechten Vorhof *4*. Das Mischblut (*hellgrau*) im rechten Ventrikel fließt in die Aorta *3* und die Pulmonalarterie *6*. *5*, *6* sind durch Zusatzblut, linker Vorhof *1* und linker Ventrikel *2* sind durch das vermehrte Rückflussblut aus dem Lungenkreislauf vergrößert. Kreislaufdiagramm: In den Pulmonal- und den Systemkreislauf fließt Mischblut (*hellgrau*). $Q_p > Q_s$. Zyanose (*grauer Mensch*). **d** Innenraum der rechten Herzkammer bei dem DORV: Die Außenwand des rechten Ventrikels fehlt, man sieht auf das Ventrikelseptum und oben auf den Auslass des Ventrikels. Pulmonalklappe *P*, Trikuspidalklappe *T,* Aortenklappe *A*. Das Ventrikelseptum hat einen Defekt (VSD) durch den arterielles Blut (*weiß*) vom linken in den rechten Ventrikel gepumpt wird. Im rechten Ventrikel Mischblut (*hellgrau*). Oben im Auslass des rechten Ventrikels sind die Aortenklappe *A* und die Pulmonalklappe *P* sichtbar. In der Aorta *3* und der Pulmonalarterie *6* fließt Mischblut

18.1 · Anatomie

tion der großen Arterien ist variabel und kann von einer „Normalstellung" bis zur Transpositionsstellung (◘ Abb. 18.3) reichen. Das Ventrikelseptum endet entweder unter den Herzklappen der großen Arterien als blinde Leiste. Oder man findet bei kompletter Verlagerung der Arterien in die rechte Kammer an unterschiedlichen Stellen im Ventrikelseptum Wanddefekte.

Der linke Ventrikel pumpt arterielles Blut nicht direkt in die Aorta und in den Systemkreislauf, sondern er pumpt es zunächst durch den VSD in den rechten Ventrikel. Von dort wird es zusammen mit dem venösen Blut weiter in die Aorta und den Systemkreislauf gepumpt. In den Pulmonalkreislauf und den Systemkreislauf fließt vermischtes arterielles und venöses Blut. Die Beimengung von venösem Blut im Systemkreislauf verursacht eine Zyanose (◘ Abb. 18.1c). Die Größe von Vorhöfen und Herzkammern und die Perfusionsverhältnisse in den Kreisläufen sind abhängig von assoziierten Herzfehlern. Bestimmend ist eine assoziierte Pulmonalstenose (PS) bei der Hälfte der Fehlbildungen.

Die folgenden Bilder sollen die komplizierten anatomischen Verhältnisse an der Herzbasis erklären. Die Herzbasis mit den Ein- und Auslassventilen der Herzkammern zeigt ◘ Abb. 18.2 im Herzmodell.

- **Einteilung der verschiedenen anatomischen Variationen des DORV**

Die Einteilung ist wichtig für Verlauf und Behandlung der Herzfehler.
Bedeutung haben:
1. Die Lage des Ventrikelseptumdefekts und seine Distanz zur Aortenklappe oder Pulmonalklappe,
2. die Präsenz einer Pulmonalstenose,
3. die Präsenz weiterer komplexer Herzfehler.

Positionsbezeichnung der Ventrikelseptumdefekte:
- Subaortal, ca. 60–70 % beim DORV (nahe der Aortenklappe),
- doubly committed, <5 % beim DORV (zwischen Aortenklappe und Pulmonalklappe),
- subpulmonal, ca. 25 % beim DORV (nahe der Pulmonalklappe),
- non committed, ca. 15 % beim DORV (entfernt von Aorten- und Pulmonalklappe).

Der Grad der Zyanose hängt davon ab, ob der Ventrikelseptumdefekt, aus dem das arterielle Blut in den rechten Ventrikel fließt, näher an der Aortenklappe oder an der Pulmonalklappe liegt. Die Wahl des Operationsverfahrens richtet sich danach, welche Lagebeziehung der Ventrikelsep-

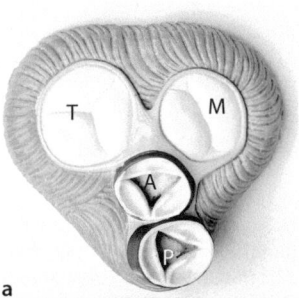
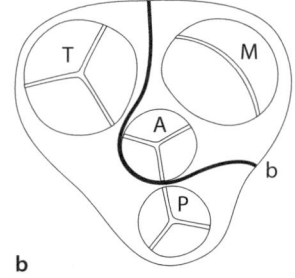
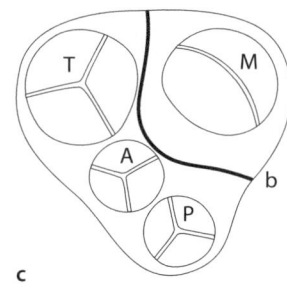

◘ **Abb. 18.2 Ventilebene des Herzens. a** Trikuspidalklappe *T*, Mitralklappe *M*, Aortenklappe *A*, Pulmonalklappe *P*. **b** Schematische Darstellung der Ventilebene und Lage des Ventrikelseptums. Ventrikelseptum *b*. Rechts der Trennwand (links im Bild) liegen das Einlass- und Auslassventil des rechten Ventrikels, links der Trennwand (rechts im Bild) liegen das Ein- und Auslassventil des linken Ventrikels. **c** Ventilebene bei einem DORV: Im Unterschied zu **a** liegen rechts der Trennwand die Trikuspidalklappe *T* und Pulmonalklappe *P*, dazwischen die Aortenklappe *A*. Links der Trennwand ist die Mitralklappe *M* des linken Ventrikels eingezeichnet

tumdefekt zur Aortenklappe oder Pulmonalklappe hat. Die Stellungsanomalien der großen Arterien haben hingegen eine untergeordnete Bedeutung.
- **Gruppe I** DORV vom VSD-Typ (◘ Abb. 18.3)
  - VSD: Subaortal oder doubly committed.
  - PS: Nein.
  - Hämodynamik wie beim Ventrikelseptumdefekt (► Kap. 8)
  - Leitsymptome: Herzinsuffizienz, Überperfusion des Pulmonalkreislaufs, leichte Zyanose.
- **Gruppe II** DORV vom Fallot-Typ (◘ Abb. 18.4)
  - VSD: Subaortal oder doubly committed.
  - PS: Ja.
  - Hämodynamik wie bei der Fallot-Tetralogie (► Kap. 15)
  - Leitsymptom: Schwere Zyanose.
- **Gruppe III** DORV vom TGA-Typ (◘ Abb. 18.5)
  - VSD: Subpulmonal.
  - PS: Möglich.
  - Hämodynamik wie bei Transposition der großen Arterien (► Kap. 29)
  - Leitsymptome: Schwere Zyanose. Bei fehlender PS zusätzlich Herzinsuffizienz durch Überperfusion des Pulmonalkreislaufs. Weitere Symptome sind abhängig von den assoziierten Vitien.
  - Häufig assoziierte Vitien: Aortenbogenobstruktion (CoA, IAA, in ca. 50 %), subaortale oder selten subpulmonale Obstruktion.

> Taussig-Bing-Komplex: Seit-zu-Seit-Stellung der großen Arterien mit subpulmonalem VSD.

- **Gruppe IV** Komplexer DORV (früher gebräuchliche Zusammenfassung für Assoziationen mit komplexen Herzfehlern; ◘ Abb. 18.6)
  - VSDs: Non committed (Lage im muskulären Septum oder im Inlet-Septum)

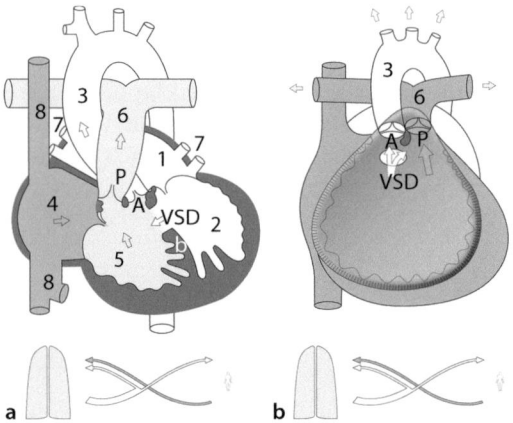
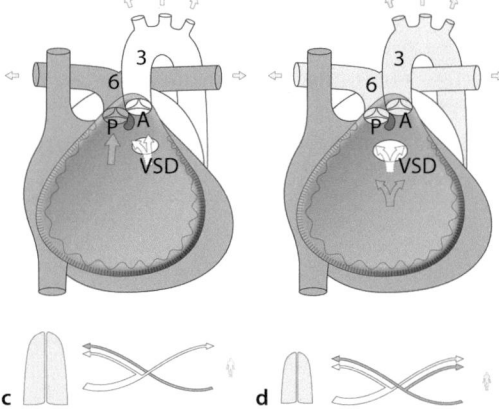
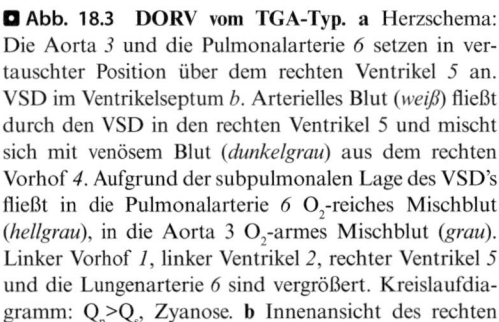

◘ **Abb. 18.3 DORV vom TGA-Typ. a** Herzschema: Die Aorta 3 und die Pulmonalarterie 6 setzen in vertauschter Position über dem rechten Ventrikel 5 an. VSD im Ventrikelseptum *b*. Arterielles Blut (*weiß*) fließt durch den VSD in den rechten Ventrikel 5 und mischt sich mit venösem Blut (*dunkelgrau*) aus dem rechten Vorhof 4. Aufgrund der subpulmonalen Lage des VSD's fließt in die Pulmonalarterie 6 O_2-reiches Mischblut (*hellgrau*), in die Aorta 3 O_2-armes Mischblut (*grau*). Linker Vorhof *1*, linker Ventrikel *2*, rechter Ventrikel *5* und die Lungenarterie *6* sind vergrößert. Kreislaufdiagramm: $Q_p>Q_s$, Zyanose. **b** Innenansicht des rechten Ventrikels beim subpulmonalen VSD: Der VSD liegt unterhalb der Pulmonalklappe *P*, O_2-reiches Mischblut fließt in die Pulmonalarterie 6, O_2-armes Mischblut in die Aorta 3. Kreislaufdiagramm wie **a**. **c** Subpulmonale Lage des VSD's und hochgradige PS: Die Zyanose ist etwas geringer, weil mehr O_2-reiches Mischblut in die Aorta 3 fließt. Kreislaufdiagramm: Mischblut in beiden Kreisläufen, $Q_p<Q_s$, Zyanose. **d** Innenansicht des rechten Ventrikels bei subpulmonalem VSD und hochgradiger PS: O_2-armes Mischblut in der Aorta 3 (*dunkelgrau*), O_2-reiches Mischblut in der Pulmonalarterie 6 (*hellgrau*). Kreislaufdiagramm: $Q_p<Q_s$, Zyanose

18.2 · Verlauf

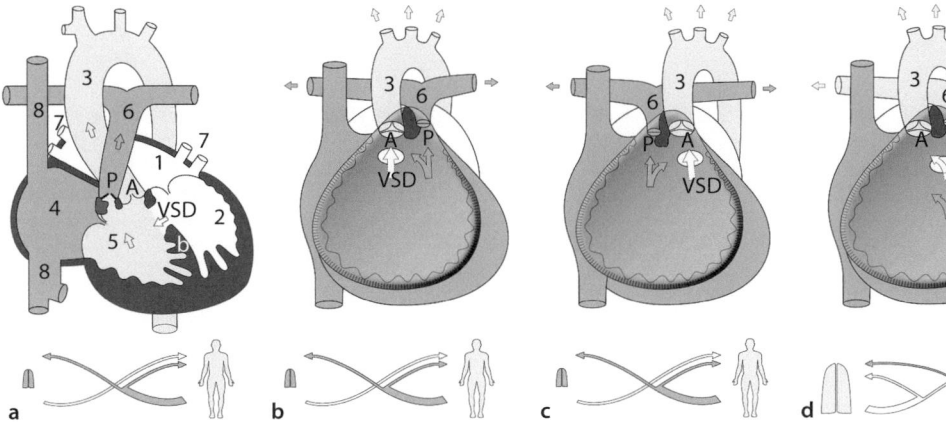

Abb. 18.4 DORV vom Fallot-Typ. a Herzschema: Aorta 3 und Pulmonalarterie 6 kommen aus dem rechten Ventrikel 5 heraus, der Eingang in die Pulmonalarterie 6 ist eng (Pulmonalstenose), das Myokard des rechten Ventrikels ist hypertrophiert. Defekt (VSD) im Ventrikelseptum *b*. Arterielles Blut (*weiß*) fließt durch den VSD in den rechten Ventrikel 5. Dort mischt es sich mit dem venösem Blut (*dunkelgrau*) aus dem rechten Vorhof 4. Das Mischblut im rechten Ventrikel (*grau*) fließt in die Aorta 3, in die Pulmonalarterie 6 fließt überwiegend venöses Blut (*dunkelgrau*). Vorhöfe und Herzkammern haben gleiche Größe. Kreislaufdiagramm: Venöses Blut fließt in den Pulmonalkreislauf, Mischblut in den Systemkreislauf. $Q_p < Q_s$, Zyanose. **b, c** Innenansicht des rechten Ventrikels beim DORV mit PS: Subaortale Lage des Ventrikelseptumdefekts bei unterschiedlicher Stellung der großen Arterien. In die Pulmonalarterie 6 fließt vorwiegend venöses Blut. **d**. Doubly committed VSD beim DORV mit milder PS. Beide Kreisläufe werden mit Mischblut perfundiert. Kreislaufdiagramme **a–c** Perfusion des Pulmonalkreislaufs fast auschließlich mit venösem Blut, Perfusion des Systemkreislauf mit Mischblut, $Q_p < Q_s$, Zyanose. **d** Perfusion von Pulmonal- und Systemkreislauf mit Mischblut, $Q_p = Q_s$, Zyanose

- PS: Möglich.
- Leitsymptome: Bei fehlender PS Herzinsuffizienz, Überperfusion des Pulmonalkreislaufs, leichte Zyanose. Bei PS schwere Zyanose. Weitere Symptome sind abhängig von assoziierten Vitien.
- Häufig assoziierte Vitien: AS, Mitralklappenprobleme beim Inlet-VSD, AVSD, TAPVC.

> Die assoziierten Fehlbildungen in Gruppe III und IV belasten zusätzlich die überforderte rechte Herzkammer und verschlimmern die Auswirkungen des DORV. Sie sind z. T. nur durch aufwändige und risikoreiche Operationsverfahren korrigierbar.

18.2 Verlauf

▪ Dringlichkeit der Behandlung
In der Regel planbare Behandlung, in Gruppe I und III frühzeitige Behandlung. Eine dringliche Behandlung oder Notfallbehandlung kann in Gruppe I, III und IV erforderlich sein bei schwerer Herzinsuffizienz, kritischer Zyanose oder wenn Begleitfehlbildungen assoziiert sind, die selbst Notfälle sind (z. B. präductale CoA, IAA).

▪ Hämodynamik, Schäden durch den DORV
Herz
Der rechte Ventrikel wird in allen 4 Gruppen volumenbelastet und er muss mit dem zu hohen systemarteriellen Druck in die Kreisläufe pumpen. Das Herz muss den O_2-Mangel im Systemkreislauf (Zyanose) kompensieren, es kann bei erhöhtem O_2-Bedarf des Körpers seine Leistung nicht adäquat steigern.
- **Gruppe I**: Zusätzliche Volumenbelastung des linken Ventrikels und des linken Vorhofs nach Überperfusion des Pulmonalkreislaufs, das Herz muss durch Mehr-

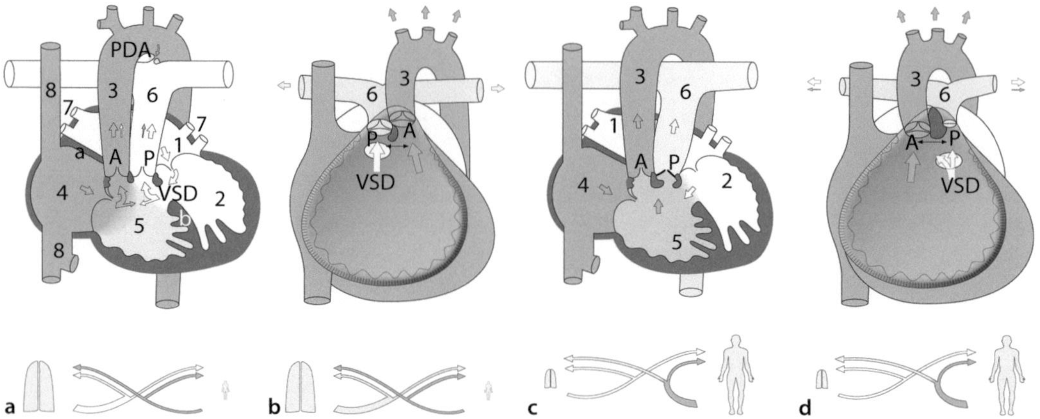

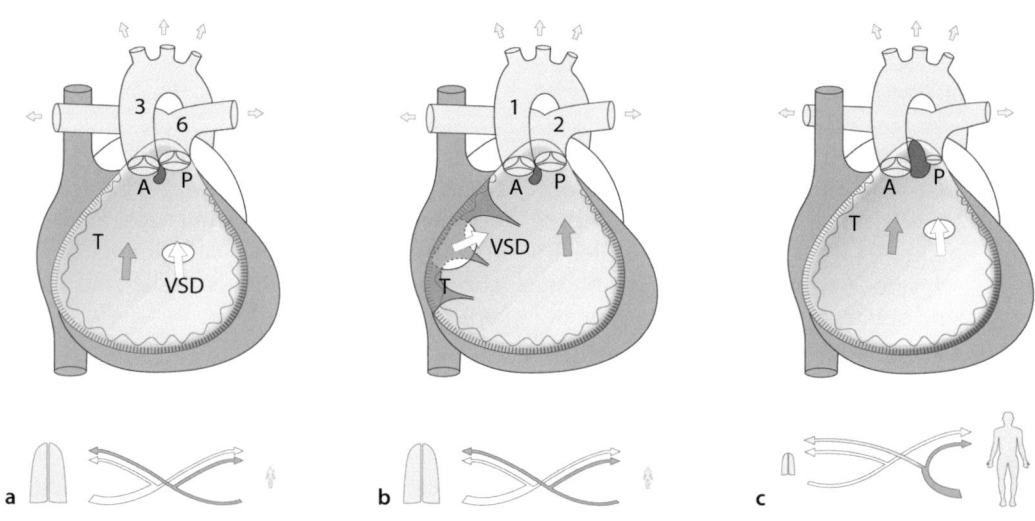

◘ **Abb. 18.5 DORV vom VSD-Typ mi unterschiedlicher Stellung der „großen Arterien". a** Herzschema Abb. 18.1c. Kreislaufdiagramm: In den Systemkreislauf fließt fast ausschließlich arterielles Blut, in den Pulmonalkreislauf Mischblut. Der Pulmonalkreislauf ist besser perfundiert als der Systemkreislauf. **b–d** zeigen verschiedene Positionen der großen Arterien und eine subaortale Lage bzw. „doubly committed" Lage des VSD's. Bei subaortaler Lage ist die O_2-Sättigung in der Aorta höher, als bei einer „doubly commited" Lage. Kreislaufdiagramme **a–c**: O_2-reiches Mischblut im Systemkreislauf, Mischblut im Pulmonalkreislauf, $Q_p > Q_s$, minimale Zyanose. **d** Mischblut mit gleichem O_2-Anteil in beiden Kreisläufen, $Q_p > Q_s$, deutliche Zyanose

◘ **Abb. 18.6 Komplexer DORV mit einem non commited VSD.** Innenansicht des rechten Ventrikels. **a** Der VSD liegt im muskulären Septum. Kreislaufdiagramm: Mischblut in beiden Kreisläufen, $Q_p > Q_s$, Zyanose. **b** Der VSD liegt im Inletseptum. Kreislaufdiagramm: Mischblut in beiden Kreisläufen, $Q_p > Q_s$, Zyanose. **c** Muskulärer VSD, hochgradige PS. Kreislaufdiagramm: Mischblut in beiden Kreisläufen, $Q_p < Q_s$, Zyanose

arbeit das Blutdefizit im Systemkreislauf ausgleichen. Folgen sind eine verkürzte Lebenserwartung, Einschränkung der körperlichen Belastbarkeit, Herzinsuffizienz, Herzrhythmusstörungen, leicht erhöhtes Endokarditisrisiko.

— **Gruppe II**: Zusätzlich Arbeitsbelastung des Herzens zur Kompensation der schweren Zyanose, Pumpschwäche durch O_2-Mangelversorgung des Myokards. Folgen sind eine verkürzte Lebenserwartung, Einschrän-

18.2 · Verlauf

kung der körperlichen Belastbarkeit, Herzrhythmusstörungen, Endokarditisrisiko.
- Gruppe III:
  - Ohne PS: Zusätzliche Belastungen wie in Gruppe I und II. Die Probleme werden durch Hindernisse am Eingang oder innerhalb der Aorta noch verstärkt. Erforderlich wird dann eine erhöhte Kraftanstrengung des rechten Ventrikels, um den Systemkreislauf ausreichend mit Blut zu versorgen.
  - Mit PS: Folgen wie in Gruppe II.
- Gruppe IV:
  - Ohne PS Zusatzprobleme wie in Gruppe I.
  - Mit PS wie in Gruppe II. Hinzu kommen Probleme durch assoziierte Herzfehler.

- **Lunge**
- Gruppe I, Gruppe III und IV ohne PS: Der übermäßige Blutfluss im Pulmonalkreislauf regt die Schleimproduktion an, durch die unphysiologische Druckbelastung kommt es zu einem Umbau der Pulmonalarterien. Folgen sind rezidivierende bronchopulmonale Infekte, eine progrediente Lungengefäßerkrankung mit zunächst reversibler, dann irreversibler Widerstandserhöhung im Pulmonalkreislauf und Eisenmenger-Reaktion. Eine irreparable Schädigung der Lungengefäße in Gruppe I kann nach dem 6. Lebensmonat einsetzen.
- Gruppe II, Gruppe III und IV mit PS: Die Lunge wird nicht geschädigt.

- **Körper**
- Gruppe I: Die körperliche Entwicklung wird durch die Herzinsuffizienz verzögert. Die Zyanose ist meist geringgradig ausgeprägt und wirkt sich nicht schädigend aus.
- Gruppe II: Die körperliche Entwicklung kann durch die Zyanose verzögert sein, spezifische Komplikationen entstehen durch eine schwere Zyanose
- Gruppe III und IV: Verzögerte körperliche Entwicklung durch die Zyanose und bei fehlender PS zusätzlich durch eine Herzinsuffizienz, Probleme durch assoziierte Herzfehler.

- **Natürlicher Verlauf**
- Gruppe I: Ca. 50 % Letalität in der ersten Lebenswoche durch die Herzinsuffizienz, bei Überlebenden ab dem 6. Lebensmonat progrediente Lungengefäßerkrankung.
- Gruppe II: Ca. 30 % Letalität im 1. Lebensjahr, ca. 50 % Letalität vor dem Schulalter, ca. 70 % Letalität vor dem 10. Lebensjahr. Stark eingeschränkte körperliche Belastbarkeit, hypoxämische Anfälle, durch die Zyanose Polyglobulie, Thrombosen, Embolien, Schlaganfälle, Eisenmangelanämie.
- Gruppe III: Letalität im 1. Lebensjahr ca. 70 %, nach dem 1. Lebensjahr progrediente Lungengefäßerkrankung.
- Gruppe IV: Letalität ca. 90 % in den ersten 5 Lebensmonaten.

- **Spontanheilung**

Der Herzfehler kann nicht von alleine ausheilen.

- **Indikation zur Behandlung**

Eine Behandlungsindikation ist in allen 4 Gruppen gegeben.

18.3 Symptomatik

- **Gruppe I**: Zyanose und progrediente Herzinsuffizienz (Tachypnoe, Schwitzen am Kopf beim Trinken, Gedeihstörung und Gewichtsstagnation, Hepato-/Splenomegalie). Mit dem postnatalen Abfall des pulmonalarteriellen Widerstands nimmt die Herzinsuffizienz zu.
- **Gruppe II**: Schwere Zyanose.
- **Gruppe III**: Herzinsuffizienz und schwere Zyanose.
- **Gruppe IV**: Zyanose. Die weitere Symptomatik ist abhängig von Begleitherzfehlern. Wenn keine Zusatzherzfehler vorliegen, stehen die Symptome der Herzinsuffizienz bei fehlender PS und Probleme der Zyanose bei PS im Vordergrund.

18.4 Diagnostik

- **Echokardiographie**

Basisuntersuchung ist die Echokardiographie, alternativ die Kardio-MRT.

Fragestellung: Wo liegt der Ventrikelseptumdefekt – subaortal, doubly committed, subpulmonal, non committed? Ist der Ventrikelseptumdefekt weit genug (Druckgradient?) oder behindert er den Blutabfluss aus dem linken in den rechten Ventrikel?

Beim subaortalen oder doubly committed VSD ohne Pulmonalstenose (Gruppe I): Wie groß ist der Abstand zwischen Trikuspidalklappe und Aortenklappe (größer als der Durchmesser der Aortenklappe? Kann man problemlos eine Verbindung zwischen VSD und Aorta im rechten Ventrikel herstellen?)

Beim subpulmonalen VSD ohne Pulmonalstenose (Gruppe III): Ist der Ductus arteriosus offen, gibt es einen ausreichend großen ASD? Kann man den Ductus arteriosus erweitern? Muss man eine Ballonatrioseptostomie durchführen? Wie verlaufen die Herzkranzgefäße? Erscheint die Umtransplantation der Herzkranzgefäße bei einer arteriellen Switch-Operation möglich? Liegen eine Pulmonalstenose oder eine Aortenstenose vor, die eine arterielle Switch-Operation unmöglich machen würden? Gibt es Begleitfehlbildungen innerhalb der Aorta (Aortenisthmusstenose, unterbrochener Aortenbogen)?

Beim subaortalen oder doubly committed VSD mit Pulmonalstenose (Gruppe II): Liegt eine behandlungsbedürftige Pulmonalstenose (PS) vor (behandlungsbedürftig ab Grad III, ▶ Kap. 14). Kommt die Pulmonalarterie ventral aus dem rechten Ventrikel heraus, sodass man ihren Einlass erweitern könnte? Wie groß ist der Durchmesser der Pulmonalklappe? Kann man die Klappe evtl. bei der Korrekturoperation erhalten? Wie groß sind die Pulmonalarterien? (Wenn die Lungengefäße klein erscheinen, ist die Berechnung des Nakata-Index oder der McGoon-Ratio vor einer Korrekturoperation erforderlich). Verlaufen Herzkranzgefäße quer über die Außenwand der rechten Herzkammer? Verhindern sie eine Inzision des rechtsventrikulären Ausflusstrakts?

Beim „non committed VSD" (Gruppe IV): Liegt eine Pulmonalstenose vor, die das Lungengefäßbett schützt? Erscheint eine biventrikuläre Korrektur technisch durchführbar? Welche Zusatzfehlbildungen liegen vor? Liegt eine TAPVC vor? Eine Mitralstenose? Haben die Pulmonalarterien eine Mindestgröße, um eine Fontanoperation durchzuführen (Berechnung des Nakata-Index oder der McGoon-Ratio). Wie hoch ist der Blutdruck in der Pulmonalarterie? Wenn Verdacht auf eine Lungengefäßerkrankung besteht, muss man den Widerstand in den Lungenadern messen, z. B. während einer Herzkatheteruntersuchung. In allen Gruppen: Welche weiteren Herzfehlbildungen gibt es?

- **Herzkatheteruntersuchung**

Die Herzkatheteruntersuchung beantwortet alle Fragen zu diesen Vitien, wird jedoch wegen der Strahlenbelastung zurückhaltend eingesetzt. Besondere Indikation können die Messung des pumonalen und systemischen Widerstands bei Verdacht auf irreparable Schädigung der Pulmonalgefäße sein, Fragen nach Begleitfehlbildungen, oder ein interventioneller Behandlungsansatz in Gruppe II, III oder IV.

- **EKG**

Nachweis von Herzrhythmusstörungen. Ein überdrehter Lagetyp ist typisch für einen „non committed" Inlet-VSD.

- **O$_2$-Sättigungsmessung**

Einschätzung einer Notfallsituation: Bei einer O$_2$-Sättigung <75 % besteht Lebensgefahr.

- **Röntgenbild des Thorax**

Wenn eine Herzinsuffizienz vorliegt, sieht man einen vergrößerten Herzschatten (CTR >0,5) Darüber hinaus sieht man, ob die Lunge zu stark oder zu schwach durchblutet wird.

- **Vergleichende Blutdruckmessung an Armen und Beinen**

Hinweis auf CoA.

- **Assoziierte Herzfehler**

> PS bei jedem 2. Patienten, weitere Herzfehler bei jedem 3. Patienten.

PS: In bis zu 70 % bei subaortaler Lage des VSDs, in bis zu 40 % bei subpulmonaler Lage des VSDs, seltener beim „non committed" VSD.

ASD in ca. 25 %, PDA in ca. 15 %, restriktiver VSD in bis zu 10 %, intaktes Ventrikelseptum in <3 %, Lageanomalien des Herzens (Criss-cross-Herz, Dextrokardie), Lageanomalien der Aorta oder der Körpervenen, Lageanomalien des Erregungsleitungssystems.

Anomaler Verlauf von Koronararterien: Häufig beim Taussig-Bing-Komplex und beim subaortalen VSD mit PS. In ca. 15 % liegt ein gemeinsames Koronarostium vor.

AVSD, Mitralstenose bzw. Mitralatresie: In bis zu 20 % beim „non committed VSD". Beim subaortalen VSD ohne PS kommten die Zusatzfehlbildungen in ca. 25 % vor, beim subpulmonalen VSD in ca. 15 %.

TAPVC: Selten beim „non committed VSD". CoA, Aortenbogenhypoplasie, IAA: < 25 %, bei subaortaler Lage des VSDs kommen die Fehlbildungen in <20 % vor, bei subpulmonaler Lage des VSDs in fast der Hälfte der Fälle. AS: Beim Taussig-Bing-Komplex in >40 %.

Trikuspidalklappenanomalien: Beim subaortalen VSD ohne PS.

18.5 Therapie

18.5.1 Üblicher Behandlungszeitpunkt

Der übliche Behandlungszeitraum ist in Abhängigkeit vom Therapieverfahren in ◘ Tab. 18.1 dargestellt.

18.5.2 Therapeutisches Vorgehen

- **Therapieziel**

Herstellung normaler Flussverhältnisse im Herzen durch intrakardiale Einleitung des arteriellen Bluts in die Aorta und Korrektur von Begleitfehlbildungen. Wenn eine biventrikuläre Korrektur nicht möglich ist (beide Herzkammern sollen in den richtigen Kreislauf pumpen), bleibt als alternative Lösung die Fontan-Operation.

Für die Korrektur des DORV in Gruppe I (Typ VSD) sind Öffnung des Brustkorbs, Herz-Lungen-Maschine und Öffnung des Herzens erforderlich.

18.5.2.1 VSD-Patch-Tunnel

Im Ausflusstrakt des rechten Ventrikels wird zwischen VSD und der Aortenklappe ein tunnelförmiger Kunststoffpatch implantiert, unter dem das arterielle Blut in die Aorta fließen kann. Außerhalb des „Tunnels" pumpt der rechte Ventrikel venöses Blut in die Pulmonalarterie (◘ Abb. 18.7a).

Tab. 18.1 Behandlungszeitpunkt

DORV-Gruppe	Verfahren	Zeitpunkt
Gruppe I Subaortaler VSD/„doubly commited" VSD ohne PS	VSD-Patch-Tunnel	1.–6. Lebensmonat
	VSD-Patch-Tunnel und Konduit (Rastelli-Operation)	Bevorzugt Kleinkindes-/Kindesalter
Gruppe II Subaortaler VSD/„doubly commited" VSD mit PS	VSD-Patch-Tunnel und Ausflusstrakterweiterung	4.–12. Lebensmonat
	VSD-Patch-Tunnel und Konduit (Rastelli-Operation)	Bevorzugt Kleinkindes-/Kindesalter
	VSD-Patch-Tunnel und REV (Réparation à l'étage ventriculaire)	Bevorzugt Kleinkindes-/Kindesalter
Gruppe III Subpulmonaler VSD	VSD-Patch-Tunnel und arterielle Switch Operation	1. Lebensmonat
	Damus-Kaye-Stansel-Operation	1.–3. Lebensmonat
	VSD-Patch Tunnel und Vorhofumkehroperation (VSD-Patch-Tunnel mit Nikaidoh-Operation, Kawashima-Operation)	Ab 4. Lebensmonat
	Rastelli-Operation, REV-Operation	Ab Säuglingsalter
Gruppe IV „non committed" VSD	Biventrikuläre Korrektur	Kleinkindes-/Kindesalter
	Fontan-Zirkulation	
	Bidirektionaler cavopulmonaler Shunt	Ab 6. Lebensmonat
	Totale cavopulmonale Anastomose	Ab 1. Lebensjahr, bevorzugt bis 4. Lebensjahr
	Begleitfehlbildungen	Operationszeitpunkt je nach Erfordernis der Begleitfehlbildung. Wenn die Begleitfehlbildungen nicht simultan mit dem DORV operiert werden können, werden sie ggf. mit vorbereitenden Maßnahmen kombiniert, um die Wartezeit bis zur Korrektur des DORV zu überbrücken
Ballonatrioseptostomie	In Gruppe III	Notfallmaßnahme nach der Geburt
Dilatation des Ductus arteriosus Botalli	In Gruppe II, III	Notfallmaßnahme nach der Geburt
Bändelung der Pulmonalarterie	In Gruppe I, III und IV	In den ersten 3 Lebensmonaten
Arteriopulmonaler Shunt	In Gruppe II, III und IV	Nach Bedarf jederzeit
Erweiterung eines restriktiven VSDs		Bei starker Behinderung des Blutstromes zeitnah nach Diagnose, ansonsten während der Korrekturoperation des DORV
Ballondilatation einer Pulmonalstenose		Nach Bedarf jederzeit

18.5 · Therapie

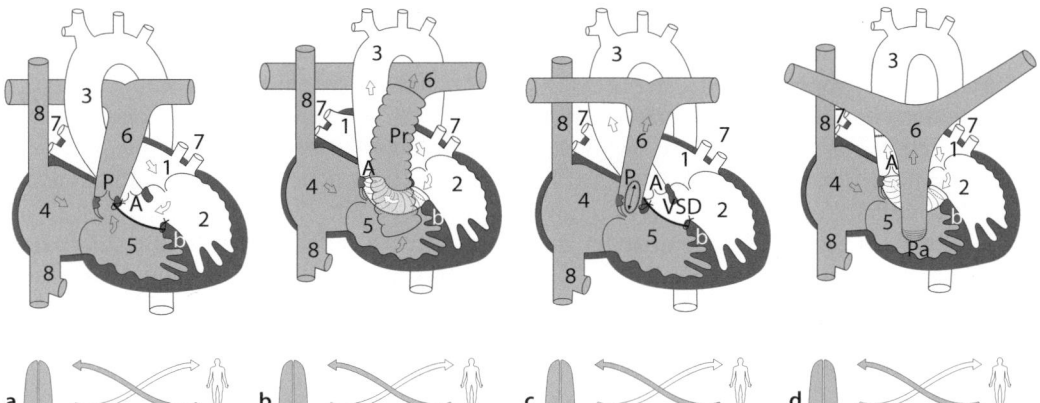

Abb. 18.7 Patch-Tunnel-Korrekturen. a Gruppe I: Patch-Tunnel-Korrektur. Ein tunnelförmiger Patch im rechten Ventrikel 5 leitet das arterielle Blut vom VSD in die Aorta 3. Kreislaufdiagramm: Normale Verhältnisse. **b** Rastelli-Operation: Die Aorta 3 wird durch eine halbrohrförmige Kunststoffwand mit dem VSD verbunden. Die Pulmonalarterie 6 wird durch ein Konduit Pr mit dem rechten Ventrikel 5 verbunden. Kreislaufdiagramm: Normale Verhältnisse. **c** Gruppe II: Patch-Tunnel-Korrektur und Patcherweiterung des rechtsventrikulären Ausflusstrakts: Das arterielle Blut (*weiß*) wurde durch den Patch-Tunnel vom VSD in die Aorta 3 direktioniert. Erweiterung des rechtsventrikulären Ausflusstrakts durch einen transanulären Patch P. Kreislaufdiagramm: Normale Verhältnisse. **d** REV-Operation: Anstelle durch ein Konduit wie in **b** wird die Pulmonalarterie 6 vor die Aorta 3 verlagert und direkt in den rechten Ventrikel 5 implantiert. Kreislaufdiagramm: Normale Kreislaufverhältnisse

- **Voraussetzungen**

Keine akuten oder chronischen Infektionen, Distanz zwischen Aortenklappe und Trikuspidalklappe größer als der Durchmesser der Aortenklappe. Keine irreparable Schädigung der Lungengefäße (Widerstand in den Pulmonalarterien <8–10 E×m²KOF). Ausreichend weiter VSD.

- **Aufwand**

Anhang.

- **Mögliche Voroperationen oder Zusatzoperationen**

Bändelung der Pulmonalarterie, Erweiterung des Ventrikelseptumdefekts.

18.5.2.2 VSD-Patch-Tunnel und Konduit

Alternativer Eingriff in Gruppe I, wenn die Pulmonalklappe und die Trikuspidalklappe zu nahe beisammen liegen.

Die Pulmonalklappe wird im Innern der rechten Herzkammer verschlossen und der Kunststofftunnel zwischen dem VSD und der Aortenklappe wird eingezogen. Zwischen dem blind endenden rechten Ventrikel und der Pulmonalarterie wird eine Gefäßprothese implantiert (Konduit), durch die das venöse Blut in den Pulmonalkreislauf fließt (Abb. 18.7b). (Der Tunnel im Innern der rechten Herzkammer muss zwischen der Pulmonalklappe und der Trikuspidalklappe eingezogen werden. Wenn die beiden Herzklappen zu nahe beisammen liegen, wird er nicht breit genug und behindert den Blutfluss in die Aorta.)

Voraussetzungen, Aufwand und Voroperationen: wie oben.

18.5.2.3 Korrektur des DORV in Gruppe II (Typ Fallot)

Erforderlich sind die Öffnung des Brustkorbs, Herz-Lungen-Maschine, Öffnung des Herzens. Korrekturverfahren sind:
- VSD-Patch-Tunnel und Patch-Erweiterung des rechtsventrikulären Ausflusstrakts (Abb. 18.7c),
- VSD-Patch-Tunnel und Konduit (Abb. 18.7b),
- VSD-Patch-Tunnel und REV (Abb. 18.7d).

Die Eingriffe sind in ▶ Kap. 15 beschrieben. Voraussetzungen und Aufwand ▶ Kap. 15.

Mögliche Voroperationen oder Zusatzoperationen: Erweiterung eines restriktiven VSD's, arteriopulmonaler Shunt bei kritischer Zyanose oder hypoxämischen Anfällen, Ballondilatation und Stentversorgung des Ductus arteriosus Botalli anstelle des arteriopulmonalen Shunts.

18.5.2.4 Korrektur des DORV in Gruppe III (Typ TGA)

Erforderlich sind die Öffnung des Brustkorbs, Herz-Lungen-Maschine, Öffnung des Herzens. VSD-Patch-Tunnel und arterielle Switch-Operation (oben und ▶ Kap. 29). Aorta und Pulmonalarterie werden oberhalb ihrer Herzklappen durchtrennt. Die Gefäße werden vertauscht und an dem gegenseitigen Gefäßstümpfen angenäht. Zusätzlich müssen die Koronararterien aus dem alten Aortenstumpf herausgeschnitten und in die neue Aortenwand eingenäht werden. Anschließend wird im rechten Ventrikel das arterielle Blut durch einen VSD-Patch zur neuen Aorta geleitet (◘ Abb. 18.8).

- **Voraussetzungen**

Keine akuten oder chronischen Infektionen, transplantierbare Koronararterien, keine Pulmonalstenose oder Aortenstenose. Keine irreparable Lungengefäßerkrankung, Widerstand in den Pulmonalgefäßen<8 E×m²KOF.

- **Aufwand**

▶ Kap. 29.

- **Mögliche Voroperationen oder Zusatzoperationen**

Eingriffstechniken bei der Damus-Kaye-Stansel-Operation oder Vorhofumkehroperation ▶ Kap. 29 und ◘ Abb. 18.9a.

Ballonatrioseptostomie, Dilatation und Stentversorgung des Ductus arteriosus Botalli, arteriopulmonaler Shunt, Bändelung der Pulmonalarterie, Erweiterung eines restrikti-

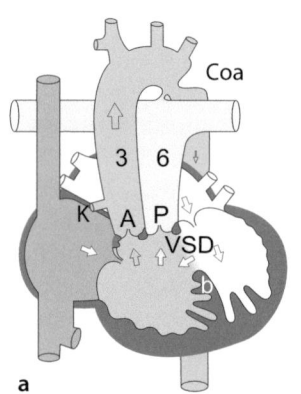
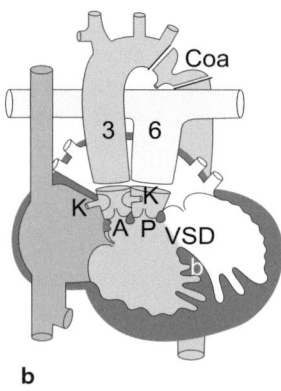
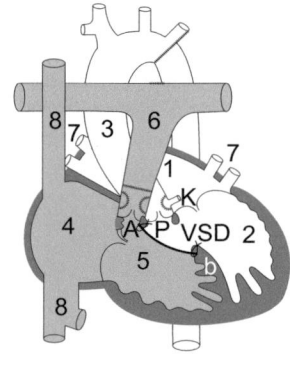
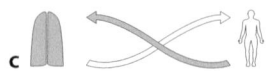

◘ **Abb. 18.8 Gruppe III.** Patch-Tunnel-Korrektur mit arterieller Switch-Operation und Korrektur einer Aortenisthmusstenose. **a** Ausgangsbefund: Subpulmonaler VSD, keine PS, in der Aorta *3* fließt O₂-armes Mischblut, Aortenisthmusstenose *CoA*, geringer Blutfluss distal der Stenose (*dünner Pfeil in 3*). **b** Arterielle Switch-Operation und Korrektur der CoA: Die weit vom VSD entfernt liegende Aorta *3* und die Pulmonalarterie *6* werden durchtrennt, die Koronararterien *K* werden aus dem alten Aortenstumpf herausgeschnitten. Der stenotische Wandanteil der Aorta (CoA) wird reseziert. **c** Aorta *3* und Pulmonalarterie *6* wurden vertauscht und an den gegenseitigen Arterienstümpfen angenäht, sodass die neue Aorta in der Nähe des VSD's liegt. Die Koronararterien wurden in den neuen Aortenstumpf umtransplantiert. Durch den Patch-Tunnel wird das arterielle Blut vom VSD in die neue Aorta eingeleitet. Die Aorta descendens wird an den Aortenbogen anastomosiert. Kreislaufdiagramm: Normale Verhältnisse

18.5 · Therapie

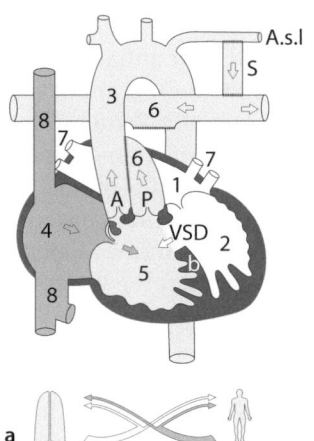 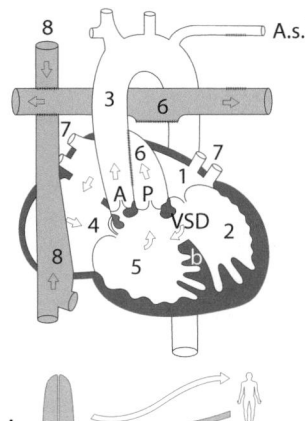 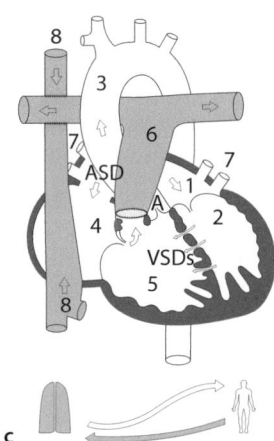

Abb. 18.9 Gruppe IV. a Damus-Kaye-Stansel-Operation bei einem DORV mit AS: Die Pulmonalarterie *6* wird in die Aorta *3* implantiert, um einen hindernisfreien Blutabfluss in den Systemkreislauf zu ermöglichen. Die periphere Pulmonalarterie wird durch eine Gefäßprothese *S* an die linke A. subclavia (*A.s.l*) angeschlossen. Kreislaufdiagramm: Beide Kreisläufe werden gleichmäßig mit Mischblut perfundiert, Zyanose. **b** Komplettierung zum Fontan-Kreislauf: Die Gefäßprothese wird entfernt und die beiden Hohlvenen *8* werden mit der peripheren Pulmonalarterie anastomosiert. Kreislaufdiagramm: in den Systemkreislauf fließt arterielles Blut, in den Pulmonalkreislauf fließt am Herzen vorbei venöses Blut. Keine Zyanose, $Q_p = Q_s$. **c** Fontan-Operation bei einem DORV mit multiplen Ventrikelseptumdefekten: Die Hohlvenen *8* wurden mit der peripheren Pulmonalarterie anastomosiert und der Pulmonalarterienstamm wurde verschlossen. Kreislaufdiagramm: in den Systemkreislauf fließt arterielles Blut, in den Pulmonalkreislauf fließt am Herzen vorbei venöses Blut. $Q_p = Q_s$, keine Zyanose

ven VSD's. Weitere Operationsmöglichkeiten, wenn die arterielle Switch-Operation nicht möglich ist: VSD-Patch-Tunnel und Konduit, Nikaidoh-Operation, Kawashima-Operation.

18.5.2.5 Eingriffe beim komplexen DORV (Gruppe IV „non committed" VSD, Zusatzherzfehler)

Wenn technisch möglich wird eine biventrikuläre Korrekturoperation durchgeführt mit den o. g. Eingriffen. Alternativ steht die Fontan-Operation zur Verfügung. Eingriffstechnik, Voraussetzungen und Aufwand der Fontan-Operation ▶ Kap. 6 (◘ Abb. 18.9b, c).

- **Mögliche Voroperationen und Zusatzoperationen**

Bändelung der Pulmonalarterie, arteriopulmonaler Shunt (bei Pulmonalstenose), Ballondilatation einer Pulmonalstenose, Erweiterung eines restriktiven VSD's.

18.5.3 Behandlung von Zusatzfehlbildungen

Die Behandlungsschritte werden individuell geplant.

Allgemein gilt: PS, restriktiver VSD, AS siehe oben. Meistens Simultanverschluss eines ASD und PDA. Die Zusatzfehlbildungen MS, Trikuspidalklappenprobleme, TAPVC, CoA, IAA, Aortenbogenhypoplasie werden gleichzeitig mit dem DORV korrigiert oder vor der Korrektur des DORVs in einer gesonderten Operation. Ein intaktes Ventrikelseptum oder eine Mitralatresie erfordern die Herstellung eines Fontan-Kreislaufs.

Lageanomalien des Herzens, der Aorta oder der Körpervenen, des Erregungsleitungssystems oder der Koronararterien haben keine Krankheitsbedeutung, können aber die Korrekturoperation des Herzfehlers erschweren.

18.5.4 Behandlungsergebnis

Nach biventrikulärer Korrektur werden die Hämodynamik normalisiert und Folgeschäden des Vitiums verhindert.

Wenn zum Zeitpunkt der Behandlung bereits irreparable Schäden an Herz oder Pulmonalarterien bestanden, können die körperliche Belastbarkeit und die Lebenserwartung reduziert bleiben. Nach physiologischen Korrekturverfahren (Fontan-Operation) bleibt die körperliche Belastbarkeit eingeschränkt, weil das Herz seine Pumpleistung infolge der fehlenden Pumpkammer im Pulmonalkreislauf nicht adäquat steigern kann.

Die Notfallmaßnahmen und vorbereitenden Maßnahmen vor den Korrektureingriffen (Ballonatrioseptostomie, arteriopulmonaler Shunt, Stentversorgung des PDA, Bändelung der Pulmonalarterie) schaffen Bedingungen zum Überleben des Kindes bis zur Korrekturoperation, lindern die Zyanose, und verhüten Schäden an Herz oder Lunge bis zur Korrekturoperation.

18.5.5 Risiko der Eingriffe

Die Letalität in Gruppe I (DORV vom Typ VSD) entspricht im Wesentlichen der Letalität beim Verschluss eines VSD's (in Deutschland bei Operation vor dem 18. Lebensjahr <1 %). Risikoerhöhend sind eine pulmonale Hypertonie mit Widerstandserhöhung im Pulmonalkreislauf sowie die Operation bei kritisch kranken Säuglingen.

Die Letalität in Gruppe II (DORV vom Typ Fallot) ist vergleichbar der Letalität bei Korrektur der Fallot-Tetralogie (▶ Kap. 15). Wird eine Ausflusstrakterweiterung vorgenommen, liegt es in Deutschland bei ca. 1,5 %. Bei der Rastelli-Operation (Konduit) oder REV-Operation muss mit einer Sterblichkeit von bis zu 10 % gerechnet werden.

Die Letalität in Gruppe III (DORV vom Typ TGA mit VSD) ist abhängig von der Art des eingesetzten Operationsverfahrens. Wird eine arterielle Switch-Operation durchgeführt und der Tunnel eingezogen, kann es bis 7 % (in Deutschland ca. 3 %) reichen, aufwändige Tunnelkonstruktionen, eine Damus-Kaye-Stansel-Operation, Rastelli-Operation oder REV-Operation haben ein Sterberisiko von ca. 10 % und höher, das Risiko der Nikaidoh-Operation wird in kleinen Statistiken geringer angegeben. Das Sterberisiko steigt über 10 % an, wenn Begleitfehlbildungen an der Aorta korrigiert werden müssen.

In Gruppe IV („non committed" VSD) liegt die Letalität bei Anlage eines Fontan-Kreislaufs in Deutschland unter 2 %. Aufwändige biventrikuläre Rekonstruktionsverfahren des Herzens haben eine Letalität von 10 % und höher.

Spezifische Risiken der Tunneloperationen oder der Erweiterung des VSD's sind Verletzungen des Erregungsleitungssystems (Herzschrittmacherimplantation in bis zu 15 %). Weitere Risiken sind Restshunts durch Leckagen des eingezogenen Tunnels, Engstellen im Tunnel mit Abflussbehinderung des arteriellen Bluts in den Systemkreislauf, nach arterieller Switch-Operation Probleme der umtransplantierten Koronargefäße mit myokardialer Ischämie.

Weitere Risiken der Korrekturoperationen und Vorbereitungseingriffe ▶ Kap. 8, 15 und 29.

- **Weitere perioperative Probleme**

Nach aufwändigen Operationen kann es zu einem passageren „low cardiac output syndrome" kommen und eine längere intensivmedizinische Behandlung mit medikamentöser und ggf. maschineller Unterstützung des Herzens erforderlich werden. Auch vorbereitende Eingriffe wie ein arteriopulmonaler Shunt oder eine Bändelung der Pulmonalarterie können eine mehrtägige Intensivbehandlung erfordern, da sich das durch den Herzfehler bereits überforderte Herz an die veränderten Kreislaufverhältnisse anpassen muss.

Wenn ein DORV ohne Pulmonalstenose korrigiert wurde, können nach dem Eingriff sog. pulmonal-hypertensive Krisen auftreten. Wenn ein Fontan-Kreislauf hergestellt wurde, muss mit drainagebedürftigen Pleura- und Perikardergüssen gerechnet werden und hierdurch verlängertem Krankenhausaufenthalt (Tage bis Wochen).

18.5.6 Verlauf nach Korrektur des DORV's

Gruppe I: Nach frühzeitiger korrigierender Operation eines DORV vom VSD-Typ ist die körperliche Entwicklung normal. Hinsichtlich sportlicher Aktivitäten, Berufswahl und Schwangerschaftsrisiko wird auf ▶ Kap. 6 verwiesen. Vor der Berufswahl oder vor sportlichen Betätigungen rät man auch beschwerdefreien Patienten zur kardiologischen Untersuchung und Beratung, da eine Tendenz zu Herzrhythmusstörungen besteht und unbemerkt intrakardiale Probleme vorliegen können. Die Lebenserwartung wird bei Korrekturoperation in den ersten 6 Lebensmonaten weitgehend normalisiert. Die 15-Jahres-Lebenserwartung beträgt über 95 %. Wird nach dem ersten Lebensjahr operiert, fällt die Lebenserwartung auf ca. 90 % ab, bei Operation nach dem 2. Lebensjahr auf <90 % und bei Operation nach dem 5. Lebensjahr auf <80 %. Die verringerte Lebenserwartung nach später Korrektur erklärt man sich durch die rasche Entwicklung einer Lungengefäßerkrankung.

Gruppe II: Erbringt die Patch-Tunnel Operation mit Erweiterung der Pulmonalstenose ein optimales Operationsergebnis, so ist mit einer Steigerung der körperlichen Leistungsfähigkeit auf ca. 85 % zu rechnen (bezogen auf eine körperliche Leistungsfähigkeit des gesunden Menschen von 100 %). Die Belastbarkeit gilt als besser, wenn vor dem 10. Lebensjahr operiert wurde. Bis zu 90 % der Patienten geben nach Jahren noch Beschwerdefreiheit oder geringe Beschwerden bei Belastung an. Sportarten der Klasse II können meist wahrgenommen werden und Berufe mit mittlerer körperlicher Belastung. Schwangerschaften haben ein mittleres Risiko. Bei frühzeitiger Operation wird die Lebenserwartung nach 20 Jahren mit >90 % und nach 35 Jahren mit >70 % angegeben. Kann die Pulmonalklappe erhalten werden, leben nach 20 Jahren >90 % der Patienten. Musste die Pulmonalklappe durch einen transanulären Patch erweitert werden, leben nach 20 Jahren >80 % der Patienten. Die Überlebenszeiten sind geringer nach Rastelli-Operation oder REV-Operation, bedingt durch eine höhere Rate an Nachoperationen mit zusätzlicher Letalität. Schwangerschaften gelten als ungefährlich. Wurde eine mechanische Herzklappe eingesetzt, muss die Antikoagulation mit Cumarin während der Schwangerschaft umgestellt werden, was meist eine ärztliche Begleitung der Schwangerschaft und u. U. Klinksaufenthalte erfordert.

Gruppe III: Nach arterieller Switch-Operation zur Korrektur des DORVs entsprechen körperliche Entwicklung, Belastbarkeit im Beruf und beim Sport und das Risiko bei Schwangerschaften denen aus Gruppe II. Die Lebenserwartung innerhalb von 15 Jahren wird auf ca. 90 % verbessert. Wurden Konduits implantiert, die Pulmonalarterie vorverlagert, die Nikaidoh-Operation durchgeführt oder eine Damus-Kaye-Stansel-Operation mit Rekonstruktion des pulmonalen Ausflusstrakts, so wird die Lebenserwartung nach 10 Jahren mit ca. 90 % und nach 20 Jahren mit ca. 50 % angegeben. Wenn eine mechanische Herzklappe eingesetzt wurde, sind Schwangerschaften möglich, jedoch muss die Medikation zur Hemmung der Blutgerinnung umgestellt werden.

Gruppe IV: Operationen, die einen Fontan-Kreislauf herstellen, führen zu einer ungestörten körperlichen Entwicklung mit eingeschränkter körperlicher Belastbarkeit. Berufe ohne oder mit geringer körperlicher Belastung sind möglich und sportliche Aktivitäten der Klasse IV. Schwangerschaften sind mit hohem Risiko für Mutter und Kind möglich. Die Lebenserwartung innerhalb von 20 Jahren wird auf >80 % geschätzt.

- **Postoperative Medikamente, Nachuntersuchungen, Folgeeingriffe**

Es ist eine individuelle Beratung hinsichtlich einer Antikoagulation erforderlich. Die Implantation mechanischer Herzklappen macht eine permanente Antikoagulation nötig, meist auch die Fontan-Operation. Nach allen Eingriffen in den 4 Gruppen wird zu regelmäßigen Nachuntersuchungen geraten (EKG und Echokardiographie). Die Fragestellungen variieren je nach Operationsverfahren. Allgemeine Fragen sind die subaortale Obstruktion durch den Tunnelpatch, Konduitstenose, subpulmonale Obstruktion oder Schließunfähigkeit der Pulmonalklappe.

Mit Folgeoperationen ist in >10 % zu rechnen. Eingriffe wegen Tunnelstenosen nach Wachstum des Herzens, Korrektur von Leckagen des Tunnels, Eingriffe wegen Verkleinerungstendenz des VSD's, Konduitaustausch wegen Verschleiß oder Größen-Mismatch der Gefäßprothese nach Wachstum des Herzens. Nach Patch-Erweiterung einer PS kann eine Pulmonalklappenimplantation erforderlich werden, nach Herzklappenersatz ein Klappenaustausch, nach Korrektur einer CoA oder eines IAA können Nachkorrekturen wegen Anastomosenstenosen nötig werden. In allen 4 Gruppen ist mit behandlungsbedürftigen Herzrhythmusstörungen zu rechnen, die evtl. eine Herzschrittmacherimplantation erfordern. Ein hohes Risiko besteht nach Vorhofumkehroperation (▶ Kap. 29).

Wurde eine Damus-Kaye-Stansel-Operation der Fontan- Operation vorgeschaltet, so besteht eine Tendenz zur Entwicklung einer Aortenklappeninsuffizienz. Das Problem beeinträchtigt u. U. die Ergebnisse einer Fontan-Operation oder zwingt zu einer Nachoperation. Nach Bändelung der Pulmonalarterie kann sich der VSD verkleinern oder eine Subaortenstenose entwickeln und zu einer frühzeitigen Entfernung des Bands und Korrekturoperation des DORV zwingen.

- **Beurteilung der Behandlungsergebnisse**

Tunneloperationen (auch mit Erweiterung einer subpulmonalen Stenose, Gruppe I und II, oder mit arterieller Switch-Operation, Gruppe III): Gut.

Rastelli-Operation, REV-Operation, Nikaidoh-Operation, Damus-Kaye-Stansel-Operation, ausgedehnte Tunnelkonstruktionen, Vorhofumkehroperation: Befriedigend.

Fontan-Operation: Ausreichend.

18.6 Weitere Informationen

- **Inzidenz**

Der DORV ist ein seltenes kongenitales Herzvitium (ca. 1–3 % aller angeborenen Herzfehler). Es sind mehr Jungen als Mädchen betroffen.

Pro Jahr werden in Deutschland <70 chirurgische Eingriffe durchgeführt mit einer Gesamtsterblichkeit <1,5 %. Der überwiegende Teil der Patienten wird im Säuglingsalter operiert.

- **Ursachenforschung**

Erhöhte Inzidenz nach Einnahme von Isoretinoin während der Schwangerschaft. Eine familiäre Häufung ist nicht bekannt.

18.6 · Weitere Informationen

- **Assoziation mit körperlichen Fehlbildungen**

Im Rahmen einer Heterotaxie (Gruppe IV) können eine Milzaplasie oder Polysplenie vorliegen. In ca. 10 % bestehen Chromosomenanomalien, z. B. das DiGeorge-Syndrom.

- **Empfehlungen zur Endokarditisprophylaxe**
- Unbehandelter DORV: Endokarditisprophylaxe.
- Nach Herzklappenersatz, Konduitimplantationen, Restdefekte im Tunnelbereich: Permanente Endokarditisprophylaxe.

Nach Korrektur der Fehlbildungen wird darüber hinaus eine individuelle Beratung empfohlen.

Ebstein-Anomalie

Inhaltsverzeichnis

19.1 Anatomie – 216

19.2 Verlauf – 217

19.3 Symptomatik – 218

19.4 Diagnostik – 219

19.5 Therapie – 220
19.5.1 Üblicher Behandlungszeitpunkt – 220
19.5.2 Therapeutisches Vorgehen – 220
19.5.3 Behandlung von Zusatzfehlbildungen – 224
19.5.4 Behandlungsergebnis – 224
19.5.5 Risiko der Eingriffe – 224
19.5.6 Verlauf nach den verschiedenen Eingriffen – 225

19.6 Weitere Informationen – 226

© Springer-Verlag GmbH Deutschland, ein Teil von Springer Nature 2021
U. Blum et al., *Kompendium angeborene Herzfehler bei Kindern*,
https://doi.org/10.1007/978-3-662-61289-7_19

19.1 Anatomie

■ Gesundes Herz

Pulmonal- und Systemkreislauf sind sequenziell geschaltet, der Blutfluss durch den Pulmonalkreislauf (Q_p) entspricht dem Fluss durch den Systemkreislauf (Q_s). Vorhöfe und Ventrikel haben gleiche Größe. Der rechte Ventrikel pumpt venöses Blut in den Pulmonalkreislauf, der linke arterielles Blut in den Systemkreislauf. Zwischen den Vorhöfen und den Ventrikeln sitzen Rückschlagventile, rechts die Trikuspidalklappe. Die Trikuspidalklappe schließt in der Kontraktionsphase des rechten Ventrikels, sorgt für einen antegraden Blutfluss in den Pulmonalkreislauf und verhindert, dass venöses Blut in den rechten Vorhof zurückgepumpt wird (Druckbelastung: 20–25 mmHg). Die Vorhöfe und Ventrikel sind durch Trennwände von einander separiert, zwischen Aorta und Pulmonalarterie gibt es keine Verbindung (◘ Abb. 19.1a).

■ Herz mit Ebstein-Anomalie

Die Trikuspidalklappe sitzt nicht zwischen rechtem Vorhof und rechtem Ventrikel, son-

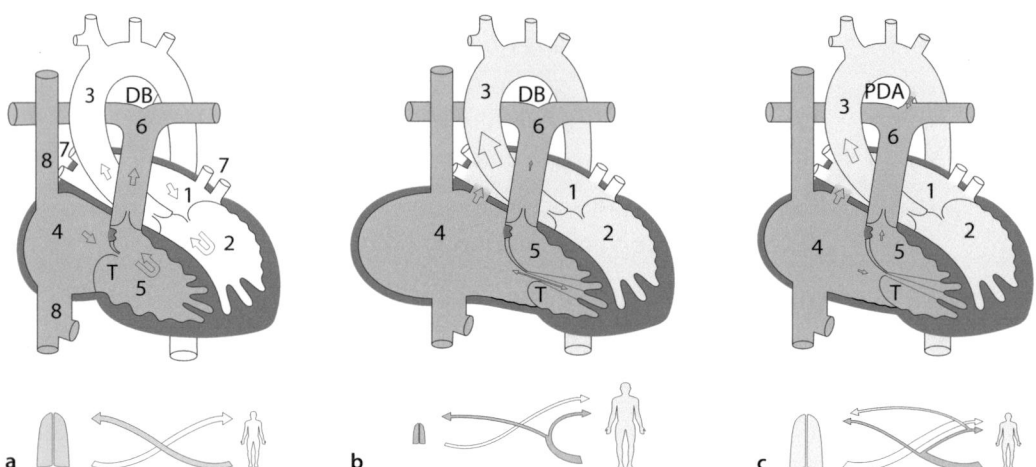

◘ **Abb. 19.1 Herz. a** Gesundes Herz, Herzschema: Arterielles Blut (*weißer Pfeil*) fließt von den Lungenvenen *7* in den linken Vorhof *1*, in den linken Ventrikel *2* und die Aorta *3*. Venöses Blut (*dunkelgrauer Pfeil*) fließt von den Hohlvenen *8* in den rechten Vorhof *4*, den rechten Ventrikel *5* und die Pulmonalarterie *6*. Die Innenräume von *1, 2, 4* und *5* sind gleich groß. Die beiden Vorhöfe sind durch das Vorhofseptum voneinander getrennt, die beiden Kammern durch das Ventrikelseptum. Trikuspidalklappe *T*. Kreislaufdiagramm: In den Pulmonalkreislauf fließt venöses Blut (*grau*) hinein, in den Systemkreislauf fließt arterielles Blut (*weiß*) hinein. Pulmonal- und Systemkreislauf werden mit gleich großen Blutmengen durchflossen. **b** Ebstein-Anomalie mit schließunfähiger Trikuspidalklappe und geschlossenem Ductus arteriosus Botalli. Herzschema: Die Trikuspidalklappe *T* ist in den rechten Ventrikel *5* verlagert und ihre Klappensegel schließen nicht, sodass venöses Blut (*dunkelgrauer Pfeil*) zwischen rechtem Vorhof *4* und rechtem Ventrikel *5* hin-und-her-pendelt. Der rechte Vorhof ist stark vergrößert, seine Wand zwischen der unteren Hohlvene *8* und dem rechten Ventrikel hat Trabekel wie die Wand des rechten Ventrikels Der rechte Pumpventrikel ist klein. Der Blutfluss in der Pulmonalarterie ist geringer (*dünner Pfeil*) als der Blutfluss in der Aorta *3* (*dicker Pfeil*). Im Vorhofseptum *a* ist eine Öffnung, durch die venöses Blut (*dunkelgrau*) in den linken Vorhof *1* fließt, sich mit arteriellem Blut (*weiß*) aus den Lungenvenen *7* mischt (*hellgrau*) und von dem linken Ventrikel *2* in die Aorta *3* gepumpt wird. Der Ductus arteriosus *DB* ist verschlossen. Kreislaufdiagramm: In den Pulmonalkreislauf fließt wenig venöses Blut (*dunkelgrau*) hinein, in den Systemkreislauf fließt vermischtes arterielles und venöses Blut hinein. Der Pulmonalkreislauf wird schwächer durchblutet als der Systemkreislauf. Es besteht eine Zyanose (*grauer Mensch*). **c** Ebstein-Anomalie mit schließfähiger Trikuspidalklappe und offenem Ductus arteriosus Botalli: In die Pulmonalarterie *6* fließt aus dem kleinen rechten Ventrikel *5* venöses Blut und durch den Ductus arteriosus Botalli *PDA* Mischblut. Kreislaufdiagramm: Pulmonal- und Systemkreislauf werden von 2 Quellen aus mit venösem Blut und Mischblut perfundiert, Q_p=Q_s, Zyanose

dern ist in den Innenraum der rechten Kammer verlagert. Der Pumpraum des rechten Ventrikels wird hierdurch verkleinert und die Blutmenge, die er in den Pulmonalkreislauf befördern kann, ist entsprechend gering. Durch die sequenzielle Schaltung der Kreisläufe steht dem linken Ventrikel die gleiche geringe Blutmenge zur Perfusion des Systemkreislaufs zur Verfügung. Je kleiner der rechte Pumpventrikel ist, desto geringer fällt die Perfusion der Kreisläufe aus (erniedrigtes Herz-Zeit-Volumen). Die Klappensegel der Trikuspidalklappe sind asymmetrisch im rechten Ventrikel befestigt und die Herzklappe ist in der Regel schließunfähig, wodurch der antegrade Blutfluss in den Pulmonalkreislauf nochmals verringert wird. Der rechte Vorhof ist bei diesem Vitium vergrößert und besteht aus einem Vorhofanteil und einem Ventrikelanteil, der pumpende Anteil des rechten Ventrikels ist klein, der linke Vorhof und der linke Ventrikel haben normale Größe (◻ Abb. 19.1b).

> Bei ausgeprägter Schließunfähigkeit der Trikuspidalklappe kommt fast kein antegrader Blutfluss in den Pulmonalkreislauf zustande.

Ein Klappensegel der Trikuspidalklappe sitzt meist an richtiger Stelle und die beiden anderen sind in das Innere der Herzkammer verlagert.

Das aufgestaute venöse Blut im rechten Vorhof findet normalerweise Abfluss in den linken Vorhof durch Öffnungen im Vorhofseptum (PFO, ASD). Es vermischt sich mit arteriellem Blut und die Mischung wird vom linken Ventrikel in den Systemkreislauf gepumpt. Wenn der Ductus arteriosus Botalli (PDA), ein embryonaler Verbindungsgang zwischen Aorta und Pulmonalarterie offen ist, kann ein Teil der Blutmischung in den Pulmonalkreislauf übertreten und der venöse Anteil kann oxygenisiert werden (◻ Abb. 19.1c). In die Kreisläufe fließen unterschiedliche Blutmengen. Postnatal bei hohem Widerstand im Pulmonalgefäßsystem fließt in den Pulmonalkreislauf wenig venöses Blut, in den Systemkreislauf fließt viel Mischblut ($Q_p < Q_s$). Die Beimengung von venösem Blut im Systemkreislauf verursacht eine zentrale Zyanose.

19.2 Verlauf

- **Dringlichkeit der Behandlung**

Meist planbare Behandlung an einem für Kind und Eltern günstigem Termin. In ca. 5 % ist der Pumpbereich des rechten Ventrikels so klein oder die Trikuspidalklappe schließt so schlecht, dass die rechte Kammer keinen suffizienten antegraden Blutfluss in den Pulmonalkreislauf zustande bringt und die Pulmonalperfusion überwiegend durch den PDA erfolgt. Diese Situation ist ein Notfall, denn der PDA verschließt sich normalerweise spontan nach der Geburt.

- **Hämodynamik, Schäden durch das Vitium**

Die Auswirkungen des Herzfehlers sind abhängig von der Größe der rechten Pumpkammer und der Schließfunktion der verlagerten Trikuspidalklappe. Sie reichen von unbedeutend bis vital gefährdend.

Eine Einteilung in Schweregrade I–IV orientiert sich an der Größe der rechten Herzkammer, eine andere am Ausmaß der Trikuspidalklappendysfunktion und Fehlbildung der Klappensegel. Bei letzterer unterscheidet man einen Typ A (leichte Form) bis zum Typ D (schwere Form) der Fehlbildung.

- **Herz**

Das Herz leistet Mehrarbeit, um das Handicap des rechten Ventrikels zu kompensieren und die Kreisläufe ausreichend zu perfundieren. Es leistet Mehrarbeit, um das O_2-Defizit im Systemkreislauf (Zyanose) auszugleichen. Bei starker Zyanose kommt es zur schlechten Oxygenierung des Myokards und Pumpschwäche des Herzens. Das Herz kann bei erhöhtem O_2-Bedarf des Körpers seine Auswurfleistung nicht adäquat steigern. Die

Dilatation des rechten Vorhofs schädigt das in seiner Wand verlaufende Erregungsleitungssystem. Folgen sind eine verkürzte Lebenserwartung, Einschränkung der körperlichen Belastbarkeit, Herzrhythmusstörungen sowie erhöhtes Endokarditisrisiko.

- **Lunge**

Die Lunge wird bei diesem Herzfehler nicht geschädigt. Ausnahme: Lungenembolien bei ausgeprägter Zyanose.

- **Körper**

Die Zyanose kann Komplikationen verursachen wie: Polyglobulie, Thrombosen, auf Grund des Rechts-Links Shunts sind Embolien und Schlaganfälle möglich.

- **Natürlicher Verlauf**

Die mittlere Lebenserwartung beträgt ca. 30 Jahre.

Hoher Schweregrad: Schwerste, vital bedrohende Zyanose des Neugeborenen. Letalität ca. 50 %. Postnatal ist der Widerstand im Pulmonalgefäßbett hoch und die kleine rechte Pumpkammer hat unmittelbar nach der Geburt besondere Schwierigkeiten, den Pulmonalkreislauf zu perfundieren. In den folgenden Wochen normalisiert sich der Widerstand. Wenn das Neugeborene die kritische Phase nach der Geburt überlebt und die rechte Pumpkammer minimal erforderliche Blutmengen in die Lungen befördern kann, erholen sich die Kinder, bleiben zyanotisch, in ca. 70 % herzinsuffizient und leistungseingeschränkt, erreichen aber das Kindes- und Jugendlichenalter. Zwischen dem 5. und 10. Lebensjahr verschlechtert sich meist der Zustand: Zyanose und Leistungseinschränkung nehmen zu und es treten gefährliche Herzrhythmusstörungen auf.

Bei geringerem Schweregrad treten Beschwerden erst in der Säuglingsperiode oder Kindheit auf. Die körperliche Belastbarkeit der Patienten ist eingeschränkt. Ein Teil der Patienten entwickelt im Alter zwischen 5 und 18 Jahren eine Rechtsherzinsuffizienz. Es besteht eine Neigung zur Lungenembolie und zum Schlaganfall. Herzrhythmusstörungen können zum plötzlichen Herztod führen. Lebenserwartung: <90 % nach 5 Jahren, <80 % nach 10 Jahren. Einige Betroffene bleiben allerdings bis ins 80. Lebensjahr weitgehend beschwerdefrei.

> Je später der Herzfehler auffällt und Beschwerden bereitet, desto geringer ist sein Schweregrad und desto besser ist die Lebenserwartung.

- **Spontanheilung**

Die Fehlbildung des Herzens ändert sich nicht spontan. Aber die Arbeitsbedingungen des Herzens können durch Reduktion des Lungengefäßwiderstands nach der Geburt so verbessert werden, dass die kleine rechte Pumpkammer mehr Blut in die Lunge befördern kann und die Trikuspidalklappe besser schließt.

- **Indikation zur Behandlung**

Postpartal vital bedrohende Zyanose und Herzinsuffizienz:

Der PDA wird mit Prostaglandin E offen gehalten und der Widerstand in den Pulmonalgefäßen wird medikamentös und durch Gabe von NO gesenkt. Die Behandlung kann bis zu 1 Monat dauern. Bei Erfolglosigkeit stehen verschiedene Operationsmöglichkeiten und Herzkathetertechniken zur Verfügung, mit deren Hilfe der Blutfluss zur Lunge verbessert werden kann.

Beim größeren Kind, Jugendlichen und Erwachsenen sind ein NYHA-Stadium III und IV oder Embolien Operationsindikationen. Tachykarde Herzrhythmusstörungen sind eine Indikation zur medikamentösen oder interventionellen kardiologischen Behandlung.

19.3 Symptomatik

— Hoher Schweregrad: Bei den Neugeborenen schwere Zyanose, Zeichen der Herzinsuffizienz mit Tachydyspnoe, Trink-

schwierigkeiten, Gedeihstörung und Gewichtsstagnation, Hepatomegalie, Halsvenenstau. Bei einigen Neugeborenen wird eine maschinelle Beatmung erforderlich.
- Mittlerer Schweregrad: Aufgedunsenes Gesicht des Kindes mit glühend roten Wangen und Teleangiektasien, Halsvenenstau, paroxysmale Tachykardien.
- Leichter Schweregrad: Bei älteren Kindern eingeschränkte körperliche Belastbarkeit und Zyanose nach Anstrengungen, Herzklopfen, paroxysmale Tachykardien mit Angina pectoris, Synkopen, Reizhusten.

Bei Jugendlichen und Erwachsenen körperliche Leistungseinschränkung und Herzrhythmusstörungen.

19.4 Diagnostik

▪ Echokardiographie

Basisuntersuchung ist die Echokardiographie, alternativ die Kardio-MRT.

Fragestellung: Beim Neugeborenen: Wie groß ist der rechte Pumpventrikel? Welcher Schweregrad der Fehlbildung liegt vor (Berechnung aufgrund Volumetrie der Vorhöfe und Ventrikel: RA+aRV/RV+LV+LA)? (Schweregrad I: <0,5, II: 0,5-0,99, III: 1-1,49, IV: >1,5).

Ist ein antegrader Blutfluss in den Pulmonalkreislauf nachweisbar? Wie hochgradig ist die Trikuspidalinsuffizienz? Kann man die Trikuspidalklappe rekonstruieren? Ist der Blutfluss durch den PDA ausreichend? Kann und muss man den Gang interventionell offen halten? Ist der rechte Pumpventrikel ausreichend groß für eine 1½ ventricle repair-Operation? Ist der rechte Pumpventrikel so klein, dass nur eine Fontan-Operation möglich sein wird? Wie groß ist der Vorhofseptumdefekt? Muss man ihn interventionell vergrößern? Wie groß sind die Pulmonalarterien? (McGoon-Ratio oder Nakata-Index)? Welche Begleitfehlbildungen liegen vor? Beim älteren Kind/Jugendlichen und Erwachsenen: Kann man die Trikuspidalklappe rekonstruieren?

▪ Herzkatheteruntersuchung

Die Herzkatheteruntersuchung beantwortet alle Fragen zu diesem Vitium, wird wegen der Strahlenbelastung zurückhaltend eingesetzt. Indikation sind ein interventioneller Ansatz bei Neugeborenen (Ballonatrioseptostomie, Stentversorgung des PDA), Messung von Druck und Widerstand im Pulmonalgefäßbett vor einer „1½ ventricle repair"-Operation oder einer Fontan-Operation.

▪ EKG

Nachweis von Herzrhythmusstörungen, Diagnose eines WPW- (Wolff-Parkinson-White-) Syndroms (Assoziation in bis zu 40 %).

▪ O2-Sättigungsmessung

Einschätzung einer Notfallsituation. Bei einer O_2-Sättigung <75 % besteht Lebensgefahr. Bei älteren Kindern und Jugendlichen wird die O_2-Sättigung unter körperlicher Belastung gemessen (Rechts-Links-Shunt unter Belastung).

▪ Röntgenaufnahme des Thorax

Man sieht ein vergrößertes Herz, dessen Form an einen Bocksbeutel (besondere Flaschenform) erinnert. Das Ausmaß der Herzvergrößerung korreliert mit der vorliegenden Herzinsuffizienz.

▪ Assoziierte Herzfehler

PFO in ca. 50 %, ASD oder AVSD in ca. 50 %.

Weitere Fehlbildungen sind VSD, PS, PA, PDA, CoA, TOF, Mitralklappenfehler, Cor triatriatum, TGA, diastolische Funktionsstörung des linken Ventrikels durch einen monströsen rechten Vorhof, hypoplastische Pulmonalarterien, rechter Aortenbogen (ohne Krankheitsbedeutung), tachykarde Herzrhythmusstörungen durch überzählige Erregungsleitungsbahnen in <30 %, WPW-Syndrom (5–45 %).

Bei einer ccTGA wird in ca. 30 % eine Ebstein-Anomalie der zwischen linkem Vorhof und rechtem Ventrikel liegenden Herzklappe gefunden.

19.5 Therapie

19.5.1 Üblicher Behandlungszeitpunkt

Typische Therapieoptionen sind mit dem entprechenden Zeitfenster in ◘ Tab. 19.1 dargestellt.

Bei kritisch kranken Säuglingen, die trotz Ausschöpfung aller medikamentösen Behandlungsmöglichkeiten vital bedroht sind, versucht man durch chirurgische oder interventionelle Eingriffe den Blutfluss zur Lunge zu verbessern oder bei Abhängigkeit des Blutflusses von einem PDA, die Verbindung zwischen den großen Arterien zu sichern. Grund für die Zurückhaltung mit Interventionen ist eine hohe postoperative Letalität trotz erfolgreicher Eingriffe. Bei geringerem Schweregrad der Fehlbildung wartet man bis zum Auftreten von Beschwerden. Ein WPW-Syndrom kann (selten) bei vitaler Gefährdung frühzeitig eine Behandlung erfordern.

19.5.2 Therapeutisches Vorgehen

- **Therapieziel**

Herstellung einer suffizienten Perfusion des Pulmonalkreislaufs (bevorzugt unter Einbindung des rechten Ventrikels als Pumpkammer), Konstruktion einer schließfähigen Trikuspidalklappe.

19.5.2.1 Palliativmaßnahmen und physiologische Korrekturmaßnahmen

Verfahren sind die 1½ ventricle repair-Operation und der Fontan-Kreislauf sowie der arteriopulmonale Shunt, Stentversorgung des PDA, Ballonatrioseptostomie, Atrioseptektomie, Starnes-Operation.

19.5.2.2 Verschluss der Trikuspidalklappe und die Anlage eines arteriopulmonalen Shunts (Starnes-Operation)

Erforderlich sind die Öffnung des Brustkorbs, Herz-Lungen-Maschine und Öffnung des Herzens.

Indikation sind eine kleine rechte Pumpkammer, die keine ausreichenden Blutmengen zur Lunge pumpen kann, eine schließunfähige Trikuspidalklappe, Begleitfehlbildungen wie die Pulmonalatresie. Es wird eine Situation wie bei einer Trikuspidalatresie hergestellt, ▶ Kap. 20.

Die Trikuspidalklappe wird durch einen Patch (Kunststoff oder körpereigenes Pericard) bis auf eine kleine Öffnung verschlossen, sodass sie kein Blut mehr aus dem Vorhof erhält. Das Vorhofseptum wird entfernt, damit das venöse Blut hindernisfreien Abfluss in den linken Vorhof hat und zusammen mit O_2-reichem Blut in den Systemkreislauf fließt. Es wird ein arteriopulmonaler Shunt angelegt, durch den ein Teil der Blutmischung in den Pulmonalkreislauf übertreten kann (◘ Abb. 19.2b). Voraussetzungen sind Infektfreiheit und stabile Kreislaufverhältnisse. Ggf. müssen Herzrhythmusstörungen vorbehandelt werden.

Nach dem 6. Lebensmonat kann ggf. bereits der Shunt entfernt werden und ein bidirektionaler cavopulmonaler Shunt (BCPS, Anschluss der V. cava superior an den rechten Ast der Pulmonalarterie) angelegt werden, ab dem 1. Lebensjahr ist die Komplettierung zum Fontan-Kreislauf üblich (durch Anschluss der V. cava inferior an den rechten Ast der Pulmonalarterie). Fontan-Kreislauf (◘ Abb. 19.2c).

Weitere Maßnahmen aus ◘ Tab. 19.1: Anlage eines arteriovenösen Shunts zur

19.5 · Therapie

Tab. 19.1 Behandlungszeitpunkt

Behandlung beim Neugeborenen		
Prostaglandin-E-Infusion Medikamente zur Absenkung des Lungengefäßwiderstandes		Nach der Geburt
Arteriopulmonaler Shunt [a]		Zeitnah nach der medikamentösen Notfallbehandlung
Ballondilatation des PDA und Einlegen eines Stents zum Offenhalten des Gefäßes [a]		Zeitnah nach der medikamentösen Notfallbehandlung
Ballonatrioseptostomie [a]		Zeitnah nach der medikamentösen Notfallbehandlung
Chirurgische Septektomie (Blalock-Hanlon-Operation) [a]		Zeitnah nach der medikamentösen Notfallbehandlung
Operationen nach den Notfalleingriffen		
Verschluss der Trikuspidalklappe (Starnes-Operation) und Anlage eines arteriopulmonalen Shunt's [b]		Neugeborenenperiode
Arteriopulmonaler Shunt	Hypoplastische (kleine) Pulmonalarterien	Säuglingsperiode
Behandlung einer Pulmonalstenose		Zeitnah nach Bedarf
Verschluss eines ASD's durch Operation oder interventionell [c]		Kinder und Jugendliche
1½ ventricle repair-Operation [d]		Ab 6. Lebensmonat
Fontan-Operation [e]		Ab 1. Lebensjahr, bevorzugt 4. Lebensjahr
Trikuspidalklappenrekonstruktion oder -ersatz [f]		12.–20. Lebensjahr
Verkleinerung des rechten Vorhofs [g]		Zusammen mit Rekonstruktionsmaßnahmen an der Trikuspidalklappe
Herzkatheterablation bei Herzrhythmusstörungen		Kinder

[a] Die Eingriffe sind als Notmaßnahmen anzusehen, um das Leben des Neugeborenen zu erhalten
[b] Der Eingriff bereitet einen Fontan-Kreislauf vor
[c] Der Eingriff wird kritisch bewertet, wenn ein Rechts-Links-Shunt besteht. Die Gefahr arterieller Embolien wird beseitigt, aber gleichzeitig wird dem rechten Herzen der ASD als Überlaufventil genommen. Liegt ein Links-Rechts-Shunt vor, so gelten die Indikationskriterien: Verschluss bei Shunt >30 %
[d] Der Eingriff setzt voraus, dass die rechte Herzkammer wenigstens $2/3$ des O_2-armen Bluts in den Lungenkreislauf pumpen kann
[e] Der Eingriff ist sinnvoll, wenn die rechte Herzkammer weniger als $2/3$ des O_2-armen Bluts in den Lungenkreislauf pumpen kann
[f] Rekonstruktive Eingriffe an der Trikuspidalklappe sind mit einer hohen Rate von Reeingriffen belastet. Ein Herzklappenersatz bedeutet Reoperationen, ein hohes Thromboserisiko und permanente Antikoagulation
[g] Die Verkleinerung des rechten Vorhofs kann den Vorwärtsfluss des O_2-armen Bluts in den Lungenkreislauf begünstigen.

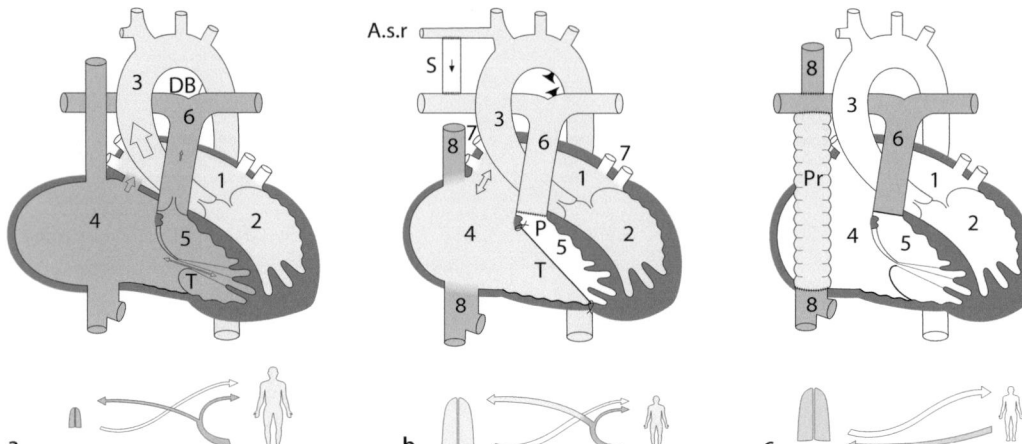

◘ **Abb. 19.2 Operationsschritte bei einer Ebstein-Anomalie mit zu kleiner rechter Herzkammer. a** Ausgangsbefund bei schließunfähiger Trikuspidalklappe und geschlossenem Ductus arteriosus Botalli *DB*: Der Pulmonalkreislauf wird nur schwach perfundiert ($Q_p < Q_s$), es besteht eine schwere Zyanose. **b** Starnes-Operation: Die Trikuspidalklappe *T* wurde verschlossen und die Pulmonalklappe *P* wurde verschlossen. Der rechte Ventrikel *5* hat keine Funktion mehr, die Vergrößerung des rechten Vorhofs *4* hat sich zurückgebildet, nachdem die Schließunfähigkeit der Trikuspidalklappe beseitigt wurde. Das Vorhofseptum wurde entfernt, um einen hindernisfreien Übertritt des venösen Bluts in den linken Vorhof zu gewährleisten. Arterielles Blut (*weiß*) aus den Lungenvenen *7* und venöses Blut (*dunkelgrau*) aus den Hohlvenen *8* mischen sich in den Vorhöfen *1* und *4* (*hellgrau*). Die Mischung wird vom linken Ventrikel *2* in die Aorta *3* gepumpt. Ein Teil fließt durch eine Gefäßprothese *S* aus der rechten A. subclavia (*A.s.r*) in die Pulmonalarterie *6*. Der Ductus arteriosus Botalli wurde durchtrennt. Kreislaufdiagramm: In den Pulmonalkreislauf fließt Mischblut aus dem Systemkreislauf, in den Systemkreislauf fließt Mischblut. $Q_p = Q_s$, Zyanose (*grauer Mensch*). **c** Ebstein-Anomalie mit schließfähiger Trikuspidalklappe. Fontan-Operation: Die V. cava superior *8* wurde direkt, die V. cava inferior *8* durch eine Gefäßprothese *Pr* an den rechten Hauptast der Pulmonalarterie *6* angeschlossen. Im Herzen fließt nur noch arterielles Blut (*weiß*) In der Pulmonalarterie *6* fließt venöses Blut (*dunkelgrau*). Kreislaufdiagramm: In den Pulmonalkreislauf fließt venöses Blut (*dunkelgrau*) extrakardial hinein, in den Systemkreislauf fließt arterielles Blut. $Q_p = Q_s$. Die Zyanose ist beseitigt (*weißer Mensch*)

Wachstumsstimulationen der Pulmonalarterien (► Kap. 15), Behandlung einer PS (► Kap. 14), ASD-Verschluss (► Kap. 7), 1½ ventricle repair-Operation (► Kap. 16), Fontan-Operation (► Kap. 6).

19.5.2.3 Anatomiegerechte Rekonstruktion des Herzens

Erforderliche Maßnahmen sind Trikuspidalklappenrekonstruktion oder -ersatz, Verkleinerung des rechten Vorhofs, ASD-Verschluss (► Kap. 7 und 8). Hierzu werden Brustkorb und Herz geöffnet. Der Einsatz der Herz-Lungen-Maschine ist notwendig.

▪ **Eingriffstechnik**
Trikuspidalklappenrekonstruktion oder -ersatz

Nach Öffnung des rechten Vorhofs erfolgt die Trikuspidalklappenrekonstruktion: Es gibt verschiedene Techniken, die vorhandene Herzklappe so zu rekonstruieren, dass sie schließfest wird, z. B. durch Abtrennung der verlagerten beiden Klappensegel, Reinsertion an korrekter Stelle zwischen rechtem Vorhof und rechter Kammer, Verlängerung ihres Halteapparats. Näheres in Spezialliteratur. Alternativ, wenn die Herzklappe nicht rekonstruierbar ist, erfolgt der Trikuspidalklappenersatz: Nach Öffnung des rechten

19.5 · Therapie

Vorhofs wird in den Trikuspidalklappenring wird eine neue, funktionstüchtige Klappe eingenäht. Bevorzugt wegen der hohen Thrombogenität der Herzklappen trotz Antikoagulation wird eine biologische Klappe der mechanischen vorgezogen.

- **Rekonstruktion des rechten Vorhofs**

Der Bereich des rechten Vorhofs, der Muskulatur der Herzkammer aufweist, wird mit einer Naht aus dem Vorhof excludiert (Plicatur) sodass der arbeitende Vorhof nur noch Vorhofwand besitzt.

- **ASD-Verschluss**

Defekte im Vorhofseptum werden chirurgisch durch direkte Naht oder einen Patch verschlossen. Alternativ kann ein interventioneller Verschluss erfolgen (◘ Abb. 19.3).

- **Voraussetzungen**

Mindestgröße des rechten Ventrikels, kein akuter oder chronischer Infekt, stabile Kreislaufverhältnisse. Ggf. müssen Herzrhythmusstörungen vorbehandelt werden. Voraussetzungen für eine 1½ ventricle repair-Operation: Ausreichend große Pulmonalgefäße und niedriger Widerstand im Pulmonalgefäßbett, ▶ Abschn. 16.5.2.

- **Aufwand**

Anhang.

19.5.2.4 Herzkatheterablation bei tachykarden Herzrhythmusstörungen

Erforderlich sind eine Lokalanästhesie im Leistenbereich sowie die Akzeptanz von Röntgenstrahlen.

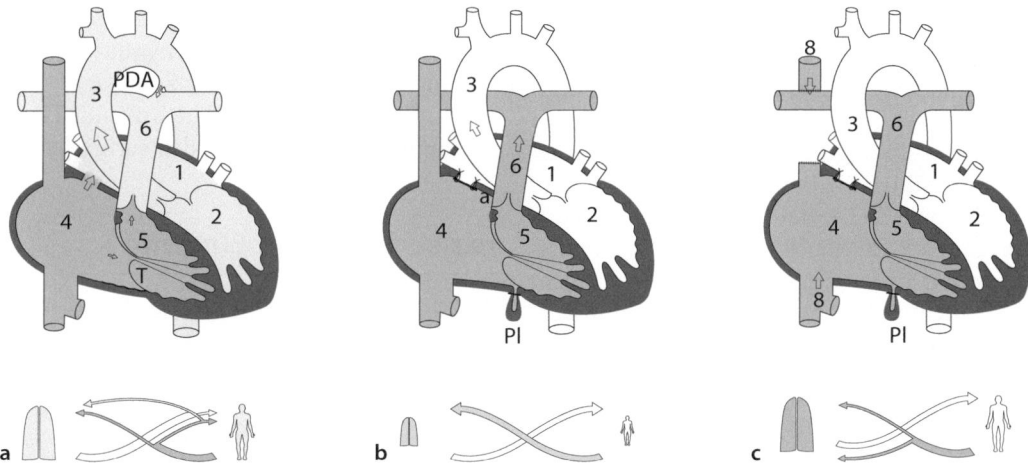

◘ **Abb. 19.3** Operationsschritte bei einer Ebstein-Anomalie mit mäßig großem rechten Ventrikel, vergrößertem rechten Vorhof, ggf. schließunfähiger Trikuspidalklappe und PDA. **a** Ausgangsbefund: ◘ Abb. 19.1c. **b** Konstruktion eines anatomiegerechten Herzens: Die Trikuspidalklappe *T* wurde rekonstruiert und verlagert. Sie schließt beim Pumpen des rechten Ventrikels *5* und der Innenraum des Ventrikels ist etwas größer. Der übergroße rechte Vorhof *4* wurde durch Plicatur *Pl* des ventrikulären Anteils verkleinert, der ASD im Vorhofseptum *a* wurde verschlossen. Venöses Blut (*dunkelgrau*) fließt aus den Hohlvenen *8* in den rechten Vorhof *4*, den rechten Ventrikel *5* und die Pulmonalarterie *6*. Arterielles Blut (*weiß*) fließt aus den Lungenvenen *7* in den linken Vorhof *1*, den linken Ventrikel *2* und die Aorta *3*. Abgesehen von dem grenzwertig großen rechten Ventrikel ähnelt das Herz nach der Operation dem gesunden Herzen (◘ Abb. 19.1a). Kreislaufdiagramm: Normale Verhältnisse (◘ Abb. 19.1a). **c** 1½ ventricle repair. Der rechte Ventrikel hat keine erforderliche Mindestgröße. Rekonstruktion der Trikuspidalklappe bei Schließunfähigkeit, Plicatur *Pl* des ventrikulären Anteils des rechten Vorhofs. Anschluss der V. cava superior *8* an den rechten Hauptast der Pulmonalarterie *6*. Kreislaufdiagramm: $Q_p = Q_s$. Der Pulmonalkreislauf wird von 2 verschiedenen Quellen aus mit venösem Blut perfundiert. Die Zyanose ist beseitigt (*weißer Mensch*)

Aberrierende Erregungsleitungsbahnen werden identifiziert und mittels Herzkathetertechniken zerstört (Ablation durch Kälte oder Hitze). Details siehe Spezialliteratur. Erfolgsraten werden mit ca. 80 % beziffert.

- **Voraussetzungen**

Infektfreiheit.

- **Aufwand**
▶ Kap. 5.

19.5.3 Behandlung von Zusatzfehlbildungen

Die Behandlungsschritte werden individuell geplant.

Der PDA wird im Rahmen anderer operativer Eingriffe oder interventionell verschlossen, wenn er nicht mehr als Zuflussweg zum Lungenkreislauf gebraucht wird. Die CoA wird frühzeitig durch chirurgische Operation oder interventionell korrigiert. Fehlbildungen der Mitralklappe oder ein Cor triatriatum müssen frühzeitig korrigiert werden, um den Blutfluss durch die Lunge zu erleichtern.

Bei einer TGA, dem AVSD und der TOF ist eine individuelle Planung der Operationsschritte erforderlich. Der Umgang mit einem VSD richtet sich nach dem Operationsverfahren, das zur Behandlung der Ebstein-Anomalie gewählt wird. Eine Arbeitsbehinderung des linken Ventrikels durch einen übergroßen rechten Vorhof kann durch operative Verkleinerung des Vorhofs beseitigt werden (oben). Herzrhythmusstörungen oder ein WPW-Syndrom werden medikamentös oder interventionell behandelt (in Ausnahmefällen operativ).

19.5.4 Behandlungsergebnis

- Prostaglandin-E-Infusion: Verhinderung eines Spontanverschlusses des PDA mit u. U. tödlichen Folgen. Medikamentöse Senkung des Lungengefäßwiderstands oder Beseitigung einer Pulmonalstenose: Erleichterung eines antegraden Blutflusses in den Pulmonalkreislauf.
- Arteriopulmonaler Shunt, Ballondilatation und Stentversorgung des Ductus arteriosus Botalli: Sicherung eines Blutflusses aus der Aorta in den Pulmonalkreislauf, bedarfsweise Wachstumsstimulation der Pulmonalarterien.
- Ballonatrioseptostomie oder Atrioseptektomie: Erleichterung des Blutübertritts aus dem rechten in den linken Vorhof.
- Starnes-Operation: Schaffung günstiger Bedingungen für einen Fontan-Kreislauf
- 1½ ventricle repair-Operation: Konstruktion eines Herzens, in dem der rechte Pumpventrikel „mitarbeitet", Egalisierung der Perfusion von Lungen- und Systemkreislauf, Beseitigung der Zyanose.
- Fontan-Operation: Egalisierung der Perfusion von Pulmonal- und Systemkreislauf und Arbeits-/Volumentlastung des Herzens, Beseitigung der Zyanose.
- Katheterablation: Vital bedrohende Herzrhythmusstörungen werden verhindert.

19.5.5 Risiko der Eingriffe

- Risiken bei Eingriffen in der Neugeborenenperiode: Zum Sterberisiko chirurgischer Eingriffe beim Neugeborenen liegen nur kleine Statistiken vor. Das Risiko ist letztendlich abhängig von Funktion und Leistungsfähigkeit der rechten Herzkammer, der Kreislaufsituation vor den Eingriffen und Begleitfehlbildungen. Man schätzt das Risiko mit >10 % ein. Herzkathetereingriffe sind weniger belastend als Operationen und mit einem geringeren Sterberisiko verbunden. Wenn die Trikuspidalklappe verschlossen wird (Starnes-Operation) kann selten das Erregungsleitungssystem verletzt werden und lebenslang eine Abhängigkeit von einem Herzschrittmacher bestehen bleiben.

19.5 · Therapie

- Risiken der „1½ ventricle repair-Operation" und der Fontan-Operation: Das Sterberisiko nach einer Fontan-Operation liegt bei ca. 2 %. Angaben zur Sterbewahrscheinlichkeit nach 1½ ventricle repair-Operation reichen in kleinen Statistiken >5 %. Besonderes Risiko ist bei beiden Eingriffen, dass der passive Blutfluss durch den Lungenkreislauf nicht zufriedenstellend ausfällt, und die Eingriffe rückgängig gemacht werden müssen.
- Risiken der Trikuspidalklappenrekonstruktion und des Trikuspidalklappenersatzes: Das Sterberisiko wird mit >5 % angegeben (in Deutschland <4 %). Ein besonderes Risiko stellt die seltene Verletzung des Erregungsleitungssystems dar.
- Zum Risiko von Herzkatheterablationen: Speziallliteratur.

■ **Weitere perioperative Probleme**

Bei Eingriffen in der Neugeborenenperiode ist mit einer längeren intensivmedizinischen Behandlung zu rechnen. Ggf. muss eine Zeitlang der Blutdruck in den Pulmonalarterien medikamentös oder durch NO gesenkt werden. Nach Anlage eines arteriopulmonalen Shunts tritt (selten) eine Sezernation aus der Kunststoffprothese auf, nach der „1½ ventrikel repair-Operation" und der Fontan-Operation kommt es zu Pleura- oder Perikardergüssen, die meist einer länger dauernden Drainagebehandlung bedürfen. Besondere Komplikationen nach Eingriffen an der Trikuspidalklappe oder Verkleinerung des rechten Vorhofs sind nicht zu erwarten. Wenn der Vorhofseptumdefekt verschlossen wird, kann es bei Blutdruckanstiegen in den Pulmonalarterien oder bei stärkeren Anforderungen an die Herzleistung zu einer Insuffizienz der rechten Herzkammer kommen.

19.5.6 Verlauf nach den verschiedenen Eingriffen

Die Eingriffe in der Neugeborenenperiode stabilisieren nur die Herzfunktion und sichern zunächst das Überleben der Patienten. Die Patienten bleiben jedoch zyanotisch, ihre körperliche Entwicklung kann verzögert sein, ihre Leistungsfähigkeit bleibt eingeschränkt und ihre Lebenserwartung bleibt vermindert. Welche körperliche Belastung zumutbar sein wird, muss individuell mit Belastungstests geklärt werden. Gleiches gilt – falls keine weiteren Operationen erfolgen und das Erwachsenenalter erreicht wird – für die Berufswahl, sportliche Aktivitäten und die Schwangerschaftsberatung.

Nach einer anatomiegerecht „korrigierenden" Operation rechnet man mit einer normalen körperlichen Entwicklung. Die Zyanose ist beseitigt und über 90 % der Patienten geben nach mehr als 20 Jahren noch Beschwerdefreiheit oder geringe Beschwerden an. Belastungstests müssen klären, welche Sportarten möglich sind (kein Leistungssport) und welche Berufe gewählt werden können. In die Überlegungen muss die Neigung zu Herzrhythmusstörungen mit einbezogen werden, die bei der Hälfte der Patienten nach Operation bestehen bleiben und die trotz Katheterablation in ca. 30 % wieder auftreten. Schwangerschaften sind möglich, jedoch wegen der Neigung zu Herzrhythmusstörungen nicht ungefährlich. Auch hier sollte eine kardiologische Beratung nach Belastungstests erfolgen. Die Überlebenswahrscheinlichkeit nach 25 Jahren wird mit >80 % angegeben. Wenn ein Herzklappenersatz durchgeführt wurde, ist die Überlebenswahrscheinlichkeit besser nach Verwendung von biologischem Klappenmaterial (20-Jahres-Lebenserwartung >70 % versus >40 %).

Nach „1½ ventricle repair-Operation" oder Fontan-Operation ist die körperliche Entwicklung meist ungestört, die Zyanose ist beseitigt. Die körperliche Belastbarkeit ist nach beiden Operationsverfahren eingeschränkt. Sportarten der Klasse IV können meist wahrgenommen werden ebenso Berufe mit geringer körperlicher Belastung. Schwangerschaften sind nach beiden Eingriffen risikoreich, nach Fontan-Operation besteht ein hohes Risiko für Mutter und Kind.

- **Postoperative Medikamente, Nachuntersuchungen, Folgeeingriffe**

Hinsichtlich Antikoagulation ist eine individuelle Beratung erforderlich. Nach Eingriffen an der Trikuspidalklappe, der „1½ ventricle repair-Operation" und der Fontan-Operation erfolgt meist eine Antikoagulation. Gleiches gilt für den arteriopulmonalen Shunt und die Stentversorgung des Ductus arteriosus. Darüber hinaus muss ein Großteil von Patienten lebenslang Medikamente zur Stabilisierung des Herzrhythmus einnehmen. Bei ca. 10 % von Patienten wird eine Herzschrittmacherimplantation erforderlich.

Kontrolluntersuchungen mit Echokardiographie und EKG, ggf. Kardio-MRT werden lebenslang empfohlen. Fragestellung: Funktion des rechten und linken Ventrikels, Trikuspidalklappenfunktion, interatrialer Shunt?

Nach Eingriffen an der Trikuspidalklappe ist mit einer hohen Rate an Folgeoperationen zu rechnen zum Austausch der Klappe oder Nachkorrektur nach Rekonstruktion. Die Reoperationsrate beträgt ca. 2–5 %/Patientenjahr ohne signifikanten Unterschied zwischen mechanischen und biologischen Klappen.

- **Beurteilung der Behandlungsergebnisse**

Trikuspidalklappenrekonstruktion, Herzklappenersatz oder anatomiegerechte Rekonstruktion des Herzens: Befriedigend.

1½ ventricle repair-Operation: Befriedigend bis ausreichend.

Fontan-Operation: Ausreichend.

19.6 Weitere Informationen

- **Inzidenz**

Die Ebstein-Anomalie ist ein seltenes kongenitales Herzvitium (0,3–0,5 % aller angeborenen Herzfehler). Geschlechtsverteilung gleich. In deutschen Herzzentren werden jährlich Einzelfälle behandelt.

- **Ursachenforschung**

Erhöhte Inzidenz bei Einnahme von Lithium oder Benzodiazepinen. Der Genuss von Marihuana wird als risikoerhöhender Faktor diskutiert. Eine familiäre Häufung wird selten beobachtet. Es ist eine (seltene) vererbliche Form der Ebstein-Anomalie bekannt.

- **Assoziation mit körperlichen Fehlbildungen**

In bis zu 20 % liegen weitere körperliche Fehlbildungen vor (Fehlbildungen des Gesichts und des Kiefers, unilaterale Nierenaplasie, Leistenbrüche, Leistenhoden, Megacolon, Gallengangsatresie). Chromosomenanomalien liegen in <5 % vor: Trisomie 18, Apert-Syndrom, Noonan-Syndrom, CHARGE-Assoziation.

- **Empfehlungen zur Endokarditisprophylaxe**
  - Unbehandelte Ebstein-Anomalie oder vorbereitende Operationen mit persistierender Zyanose: Endokarditisprophylaxe.
  - Implantation von Fremdmaterial im Herzen: 6 Monate lang postoperativ.
  - Herzklappenersatz: Permanent.

Trikuspidalatresie

Inhaltsverzeichnis

20.1 Anatomie – 228

20.2 Verlauf – 229

20.3 Symptomatik – 231

20.4 Diagnostik – 231

20.5 Therapie – 232
20.5.1 Üblicher Behandlungszeitpunkt – 232
20.5.2 Therapeutisches Vorgehen – 232
20.5.3 Behandlung bei Zusatzfehlbildungen – 235
20.5.4 Behandlungsergebnis – 237
20.5.5 Risiko der Eingriffe – 238
20.5.6 Verlauf nach den verschiedenen Eingriffen – 238

20.6 Weitere Informationen – 240

© Springer-Verlag GmbH Deutschland, ein Teil von Springer Nature 2021
U. Blum et al., *Kompendium angeborene Herzfehler bei Kindern*,
https://doi.org/10.1007/978-3-662-61289-7_20

20.1 Anatomie

- **Gesundes Herz**

Venöses Blut fließt vom rechten Vorhof in den rechten Ventrikel und wird mit geringem Druck (systolischer Blutdruck: 20–25 mmHg) in den Pulmonalkreislauf gepumpt. Am Einlass in die rechte Herzkammer sitzt die Trikuspidalklappe. Arterielles Blut fließt vom linken Vorhof in den linken Ventrikel und wird mit dem systolischen Blutdruck, den man am Arm messen kann, in den Systemkreislauf gepumpt. Vorhöfe und Ventrikel haben gleiche Größe, sie werden durch das Vorhof- und Ventrikelseptum von einander separiert. Zwischen Aorta und Pulmonalarterie gibt es keine Verbindung (◘ Abb. 20.1). Der Blutfluss im Pulmonalkreislauf (Q_p) entspricht dem Fluss im Systemkreislauf (Q_s).

$$\frac{Q_p}{Q_s} = 1$$

- **Herz mit Trikuspidalatresie**

Die Trikuspidalklappe ist aplastisch. Der direkte Weg des venösen Bluts vom rechten Vorhof zum Pulmonalkreislauf ist versperrt. Durch einen Defekt im Vorhofseptum (offenes Foramen ovale, Vorhofseptumdefekt) fließt das venöse Blut in den linken Vorhof

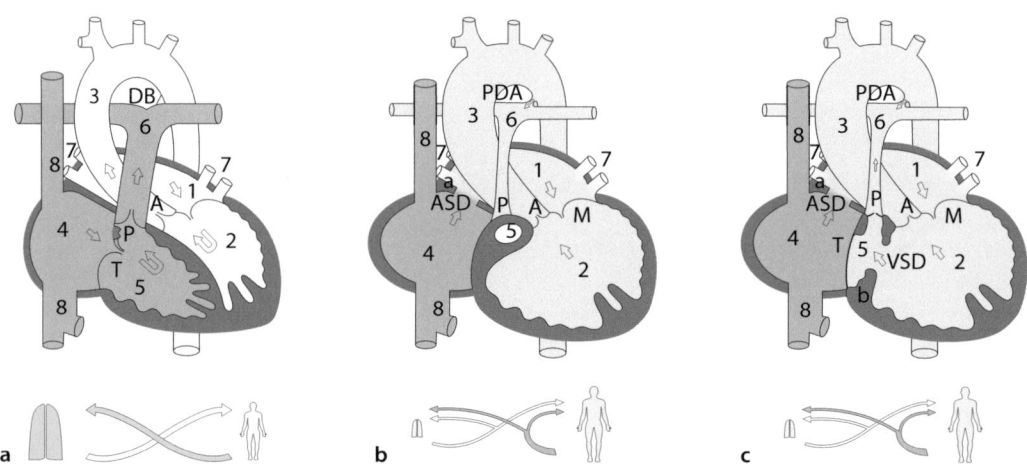

◘ **Abb. 20.1 Herz. a** Gesundes Herz. Herzschema: Arterielles Blut (*weißer Pfeil*) fließt von den Lungenvenen *7* in den linken Vorhof *1*, in den linken Ventrikel *2* und die Aorta *3*. Venöses Blut (*dunkelgrauer Pfeil*) fließt von den Hohlvenen *8* in den rechten Vorhof *4*, den rechten Ventrikel *5* und die Pulmonalarterie *6*. Trikuspidalklappe *T*, Pulmonalklappe *P*, Aortenklappe *A*, verschlossener Ductus arteriosus Botalli *DB*. Die Innenräume von *1, 2, 4* und *5* sind gleich groß. Die beiden Vorhöfe *1, 4* sind durch das Vorhofseptum, die beiden Ventrikel *2, 5* durch das Ventrikelseptum voneinander getrennt. Kreislaufdiagramm: In den Pulmonalkreislauf fließt venöses Blut (*grau*) hinein, in den Systemkreislauf fließt arterielles Blut (*weiß*) hinein. Pulmonal- und Systemkreislauf werden mit gleich großen Blutmengen perfundiert. **b** TrA Typ Ia. Herzschema: Es gibt keine Trikuspidalklappe, die Pulmonalklappe ist verschlossen und der rechte Ventrikel *5* ist ein kleiner Hohlraum ohne Verbindung zu den Blutströmen im Herzen. Venöses Blut (*grau*) fließt vom rechten Vorhof *4* durch einen ASD in den linken *1* und mischt sich mit arteriellem Blut (*weiß*) aus den Lungenvenen *7*. Das Mischblut (*hellgrau*) fließt in den linken Ventrikel *2* und in die Aorta *3*. Über den PDA erreicht ein Teil eine hypoplastische Pulmonalarterie *6*. Die Wand des rechten Vorhofs ist verdickt, rechter Vorhof, linker Vorhof und linker Ventrikel sind erweitert. Kreislaufdiagramm: In den Pulmonalkreislauf fließt weniger Mischblut (*hellgrau*) hinein als in den Systemkreislauf. Es besteht eine Zyanose (*grauer Mensch*). **c** TrA Typ Ib: Herzschema: Trikuspidalklappenaplasie *T*, kleiner rechter Ventrikel *5*, der über einen VSD mit dem linken *2* in Verbindung steht, Pulmonalstenose *P*, hypoplastische Pumonalarterie *6*, PDA. Kreislaufdiagramm: $Q_p<Q_s$, ausgeprägte Zyanose

hinüber und vermischt sich dort mit arteriellen Blut. Die Blutmischung fließt weiter in den linken Ventrikel und wird in die Aorta und den Systemkreislauf gepumpt. Ein Teil des Mischbluts erreicht durch einen Defekt im Ventrikelseptum (VSD) den rechten Ventrikel und den Pulmonalkreislauf. Wenn die Ventrikel nicht miteinander in Verbindung stehen oder die Pulmonalklappe verschlossen ist, kann durch einen embryonalen, offenen Verbindungsgang zwischen Aorta und Pulmonalarterie, den Ductus arteriosus Botalli (PDA), ein Teil des Mischbluts in den Pulmonalkreislauf fließen.

Die linke Herzkammer ist die wichtigste und oft auch einzige Pumpkammer bei diesem Vitium. Der rechte Ventrikel kann ein kleines Kämmerchen sein oder ein abgeschlossener Hohlraum ohne Verbindung zu linkem Ventrikel und Pulmonalarterie, sodass der Übertritt von Blut in den Pulmonalkreislauf dann vom PDA abhängig ist.

Aorta und Pulmonalarterie können an den linken und rechten Ventrikel angeschlossen sein (Normalstellung der „großen Arterien") oder vertauscht sein (Transposition der großen Arterien). Die Innenräume von linkem Vorhof und linkem Ventrikel sind vergrößert, weil das venöse Blut zusätzlich zum arteriellen Blut aufgenommen werden muss. Je nach anatomischer Variante des Vitiums können die Kreisläufe ausgeglichen perfundiert werden ($Q_p=Q_s$), der Pulmonalkreislauf kann überperfundiert sein ($Q_p>Q_s$) oder unterperfundiert ($Q_p<Q_s$). Die Beimengung von venösem Blut in den Systemkreislauf verursacht bei allen anatomischen Varianten der TrA eine Zyanose.

- **Klassifikation der TrA anhand der Position der großen Arterien und der Perfusion des Pulmonalkreislaufs**

Die Klassifikation (◘ Abb. 20.1 und 20.2) ist wichtig für die Auswahl der Vorbereitungsoperationen, die notwendige Voraussetzungen für die Fontan-Operation herstellen.

20.2 Verlauf

- **Dringlichkeit der Behandlung**

Notfälle liegen beim Typ Ia und IIa wegen der ductusabhängigen Lungenperfusion vor. Der Spontanverschluss des PDA führt zum Tod des Kindes. Notfälle liegen vor, wenn der Blutübertritt vom rechten in den linken Vorhof nicht problemlos möglich ist, z. B. durch einen zu kleinen ASD.

Eine zeitnahe Behandlung kann erforderlich werden beim Typ IIc, wenn der Blutstrom zum Systemkreislauf signifikant behindert wird, wenn beim Typ Ic und IIc eine konservativ nicht beherrschbare Herzinsuffizienz auftritt oder beim Typ Ib und IIb eine vital gefährdende Zyanose entsteht.

Ansonsten ist die Behandlung an einem, für Kind und Eltern günstigen Termin planbar.

- **Hämodynamik, Schäden durch die TrA**

Herz

Der linke Ventrikel muss in 2 Kreisläufe pumpen und erhält nur wenig oder gar keine Hilfe von der rechten Kammer. Linker Ventrikel und linker Vorhof müssen doppeltes Blutvolumen aufnehmen (statt 100 % arterielles Blut 200 % Mischblut). Der Ventrikel leistet Mehrarbeit, um das O_2-Defizit (aufgrund der Zyanose) im Systemkreislauf zu kompensieren und kann bei erhöhtem O_2-Bedarf des Körpers seine Auswurfleistung nicht adäquat steigern. Die Zyanose bedeutet O_2-Mangelversorgung für das Myokard. Liegt eine hochgradige PS vor, kann die Zyanose ausgeprägt sein, was Mehrarbeit für das Herz bedeutet und den O_2-Mangel des Myokards verstärkt. Liegt keine Pulmonalstenose (PS) vor, werden linker Ventrikel und linker Vorhof durch vermehrtes Rückflussblut aus der Lunge zusätzlich belastet (Volumenbelastung), die Dilatation der Vorhöfe schädigt das Erregungsleitungssystem. Hindernisse für den Blutfluss in den Systemkreislauf führen zu einer Druckbelastung

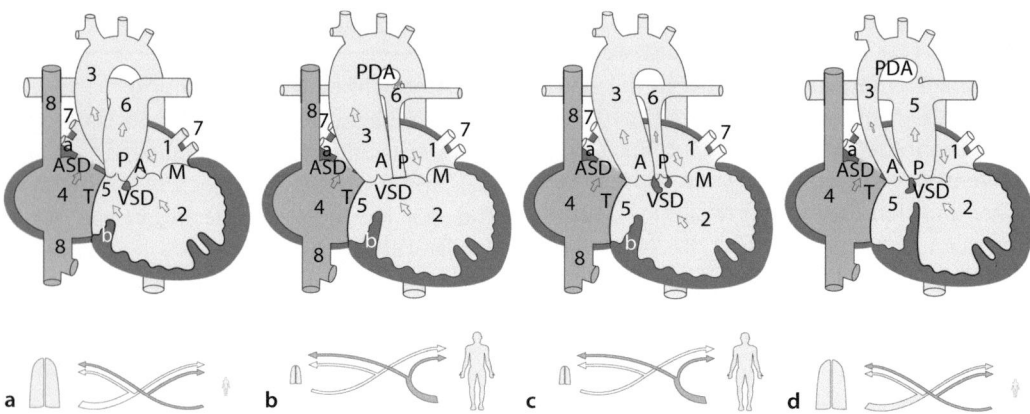

◘ **Abb. 20.2 Variationen der TrA. a** TrA Typ Ic, Herzschema: Trikuspidalklappenaplasie *T*, kleiner rechter Ventrikel *5*, der über einen VSD mit dem linken Ventrikel *2* in Verbindung steht, offene Pulmonalklappe *P*, Normalstellung der „großen Arterien" *3* und *6*. Das Mischblut hat freiem Zugang in den Pulmonal- und Systemkreislauf. Aufgrund des geringen Gefäßwiderstands im Pulmonalkreislauf fließt zu viel Mischblut zur Lunge. Das Rückflussblut aus dem Pulmonalkreislauf stellt eine zusätzliche Volumenbelastung für linken Ventrikel *2* und linken Vorhof *1* dar (Dilatation der Herzhöhlen). Kreislaufdiagramm: $Q_p > Q_s$, Zyanose. **b** TrA Typ IIa, Trikuspidalklappenaplasie *T*, kleiner rechter Ventrikel *5*, der über einen VSD mit dem linken *2* in Verbindung steht, verschlossene Pulmonalklappe *P*. Transposition der „großen Arterien" *3, 6*. In die Aorta *3* fließt Blut vom rechten Ventrikel aus hinein. In die hypoplastische Pulmonalarterie *6* fließt ausschließlich Blut durch den PDA. Kreislaufdiagramm: $Q_p < Q_s$, Zyanose. **c** TrA Typ IIb: Trikuspidalklappenaplasie *T*, kleiner rechter Ventrikel *5*, der über einen VSD mit dem linken *2* in Verbindung steht, muskuläre Stenose am Eingang in die hypoplastische Pulmonalarterie *6*, Transposition der „großen Arterien" *3, 6*, in die Aorta *3* fließt Blut von der rechten Herzkammer aus hinein. Kreislaufdiagramm: $Q_p < Q_s$, ausgeprägte Zyanose. **d** TrA Typ IIc, Trikuspidalklappenaplasie *T*, kleiner rechter Ventrikel *5*, der über einen restriktiven, sehr kleinen VSD mit dem linken *2* in Verbindung steht, an den rechten Ventrikel ist die Aorta *3* angeschlossen, einengendes Muskelbündel am Eingang in die Aorta, die Pulmonalklappe *P* ist offen. Aufgrund des geringen Gefäßwiderstands im Pulmonalkreislauf und der Blutflussbehinderung in den Systemkreislauf fließt zu viel Mischblut zur Lunge. Das Rückflussblut aus dem Pulmonalkreislauf stellt eine zusätzliche Volumenbelastung für den linken Ventrikel und linken Vorhof dar (Dilatation der Herzhöhlen). Kreislaufdiagramm: $Q_p > Q_s$, Zyanose

des Pumpventrikels. Das Endokarditisrisiko ist erhöht. Folgen sind verkürzte Lebenserwartung, Einschränkung der körperlichen Belastbarkeit, Herzinsuffizienz (insbesondere bei der TrA ohne PS) sowie Herzrhythmusstörungen.

■ **Lunge**

Bei der TrA ohne PS (Typ Ic und IIc) regt ein übermäßiger Blutfluss im Pulmonalkreislauf die Schleimproduktion an. Durch die unphysiologische Druckbelastung werden die Pulmonalarterien geschädigt. Folgen sind rezidivierende bronchopulmonale Infekte, Eisenmenger-Reaktion. Beim den anatomischen Varianten mit PS wird die Lunge nicht geschädigt.

■ **Körper**

Bei einer Herzinsuffizienz (TrA ohne PS: TrA Ic und IIc) kommt es zu einer Gedeihstörung mit Gewichtsstagnation. Bei einer TrA mit PS: Ib, IIb bereitet die Zyanose typische Probleme und es treten hypoxämische Anfälle auf. Behinderungen des Blutflusses in den Systemkreislauf (IIc) verstärken die Herzinsuffizienz und können eine Minderdurchblutung von Organen verursachen.

■ **Natürlicher Verlauf**

Die körperliche Belastbarkeit ist stark eingeschränkt. Die mittlere Lebenserwartung ist <6 Jahre. Die Letalität in der Säuglingsperiode beträgt ca. 50 %, bis zum 10. Lebensjahr ca. 90 %. Die mittlere Lebenserwartug bei

Typ Ia, IIa, IIc liegt bei ca. 3 Monaten, bei Typ Ic, IIb bei ca. 8 Jahren, bei Typ Ib bei ca. 11 Monaten.

- **Spontanheilung**

Der Herzfehler bessert sich nicht spontan.

- **Indikation zur Behandlung**

Bei jeder anatomischen Variante der TrA ist die Behandlung indiziert (Fontan-Kreislauf).

20.3 Symptomatik

- **Typ Ia, Ib, IIa, IIb**

Nach der Geburt schwere Zyanose, hypoxämische Anfälle in den ersten Lebenswochen, die körperliche Belastbarkeit überlebender Kinder ist stark eingeschränkt. Sie spielen in Hockstellung, es bilden sich Trommelschlegelfinger und Uhrglasnägel aus und es kommt zu einer Gingivahyperplasie.

- **Typ Ic, IIc**

Zyanose, Herzinsuffizienz mit typischen Symptomen, rezidivierende bronchopulmonale Infektionen, im Kindesalter Verformung des anterioren Thorax (Herzbuckel).

Auf eine Aortenisthmusstenose weisen abgeschwächte Pulse und niedrige Blutdrucke an den Beinen hin.

20.4 Diagnostik

- **Echokardiographie**

Basisuntersuchung zum Nachweis des Herzfehlers ist die Echokardiographie, alternativ die Kardio-MRT.

Fragestellung: Welcher Typ der Fehlbildung liegt vor? Ist die Verbindung zwischen dem rechten und linken Vorhof ausreichend groß? Der Druckgradient sollte <5 mmHg sein. Liegt eine ductusabhängige Lungenperfusion vor? Kann man den Ductus interventionell offen halten? Ist ein Ventrikelseptumdefekt restriktiv? Wie groß sind die Lungenarterien (gemessen als McGoon-Ratio oder Nakata-Index; ▶ Abschn. 15.4). Gibt es eine Engstelle in der Aorta oder am Einlass in die Aorta? Ist die Mitralklappe schließfähig? Liegt eine linke obere Hohlvene vor? Welche Begleitfehlbildungen liegen vor?

- **Herzkatheteruntersuchung**

Bleiben Fragen offen, z. B. nach dem Widerstand in den Pulmonalarterien oder nach Begleitfehlbildungen, steht die Herzkatheteruntersuchung zur Verfügung, in deren Rahmen auch Notfalleingriffe durchgeführt werden können, wie eine Ballonatrioseptostomie, eine Stent-Implantation in den PDA oder die Ballondilatation einer CoA.

- **EKG**

Nachweis von Herzrhythmusstörungen.

- **O_2-Sättigungsmessung**

Einschätzung einer Notfallsituation: Bei einer O_2-Sättigung <75 % besteht Lebensgefahr.

- **Blutdruckmessung an Armen und Beinen**

Einschätzung des Schweregrads einer Aortenisthmusstenose.

- **Röntgenbild des Thorax**

Hinweis auf verminderten oder verstärkten Blutfluss durch den Pulmonalkreislauf, Diagnose von pulmonalen Infektionen, Hinweis auf eine Herzinsuffizienz (CTR >0,5), beim Typ II typische eiförmige Herzsilhouette.

- **Assoziierte Herzfehler**

Neben den überlebensnotwendigen Verbindungen zwischen Pulmonal- und Systemkreislauf (PDA, ASD, VSD) ist in ca 20 % mit weiteren Fehlbildungen des Herzens oder der herznahen Blutgefäße zu rechnen (◘ Abb. 20.3).

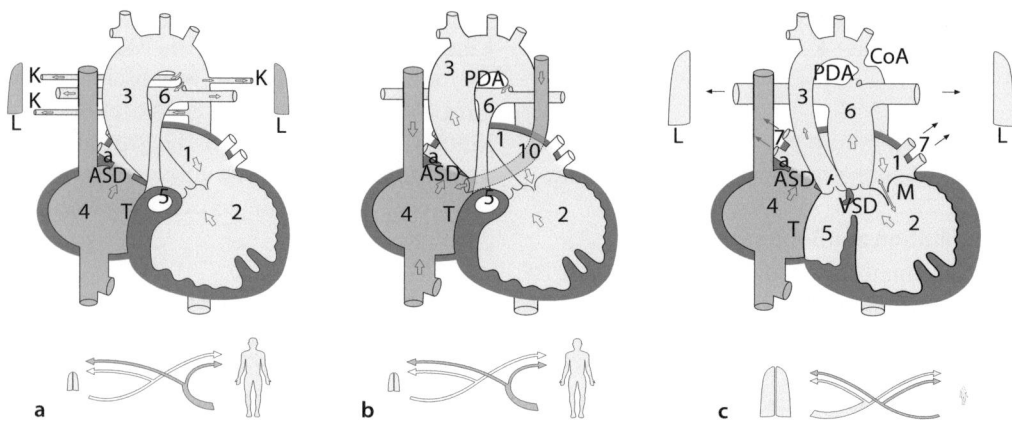

Abb. 20.3 TrA mit Zusatzfehlbildungen. a TrA Typ Ia mit hypoplastischer Pulmonalarterie und systempulmonalen Kollateralen: Die Pulmonalarterie *6* ist hypoplastisch und wird durch den PDA mit Mischblut perfundiert. Zusätzlich fließt durch aortopulmonale Kollateralen *K* Mischblut zu den Lungen. **b** TrA Typ Ia mit linker V. cava superior: Es gibt eine 2. obere Hohlvene, deren Blut in den Sinus coronarius *10* fließt. Die Mündung des Sinus coronarius liegt im rechten Vorhof *4*. **c** TrA Typ IIc mit Subaortenstenose, CoA und MI: Unterhalb der Aortenklappe *A* behindert ein Muskelbündel den Einlass in die Aorta, proximal des PDA liegt eine CoA vor, sodass neben dem Pulmonalkreislauf die untere Körperhälfte vom Stamm der Pulmonalarterie *6* aus durch den PDA perfundiert wird. Die Mitralklappe *M* ist schließunfähig und beim Pumpen der linken Herzkammer *2* fließt Blut in den linken Vorhof *1* und den Pulmonalkreislauf zurück

Für die Operationsplanung entscheidende Fehlbildungen sind: Eine linke obere Hohlvene (ca. 5 %), Mitralklappenanomalien (ca. 45 %), eine interstitielle Fibrose des linken Ventrikels mit Pumpstörung, ein restriktiver (den Blutstrom behindernder) VSD (bis 45 % im Säuglingsalter), eine subaortale Stenose, eine CoA (bei Typ II in bis zu 50 %), ein IAA.

Weitere Fehlbildungen sind PA, aortopulmonale Kollateralen (bis zu ca. 30 %), Ebstein-Anomalie, TAC, Lungenvenenfehleinmündungen, Aortenatresie mit Transposition der großen Arterien, APSD, Aplasie eines Pulmonalarterienhauptastes, Herzrhythmusstörungen (WPW-Syndrom). Dextrokardie, Situs inversus, rechter Aortenbogen oder ein Heterotaxiesyndrom haben keine Krankheitsbedeutung. Das Heterotaxiesyndrom kommt aber mit verschiedensten Zusatzfehlbildungen vor (Körper und Herz).

20.5 Therapie

20.5.1 Üblicher Behandlungszeitpunkt

Notfallsituationen können nach der Geburt bei einer ductusabhängigen Lungenperfusion entstehen. Die Behandlung besteht in der Prostaglandin-E-Infusion zum Offenhalten des Ductus arteriosus Botalli.

Die typischen Behandlungszeitpunkte je nach Symptomatik sind in Tab. 20.1 aufgeführt.

20.5.2 Therapeutisches Vorgehen

- **Therapieziel**

Herstellung erträglicher Arbeitsbedingungen für das Herz

20.5 · Therapie

Tab. 20.1 Behandlungszeitpunkt

1. Systempulmonaler Shunt	Bei Typ Ia, Ib, IIa, IIb	Nach der Geburt, um die Prostaglandininfusionen zu beenden bzw. eine schwere Zyanose zu bessern
2. Interventionelle Stentversorgung des Ductus arteriosus Botalli	Bei Typ Ia, Ib, IIa, IIb	Nach der Geburt, um die Prostaglandininfusionen zu beenden bzw. eine schwere Zyanose zu bessern
3. Bändelung der Pulmonalarterie	Bei Typ Ic und IIc	1.–6. Lebensmonat
4. Ballonatrioseptostomie	Bei Behinderung des Blutflusses durch das Vorhofseptum	Nach der Geburt als Notfallmaßnahme
5. Damus-Kaye-Stansel-Operation	Bei subaortaler Stenose, bei Stenosen der Aorta	Zusammen mit Operation 1 in den ersten 6 Lebensmonaten, mit Operation 6 ab dem 6. Lebensmonat
5a. Operation eines restriktiven VSD		Zusammen mit der Operation 6 in den ersten 6 Lebensmonaten, früher bei kritisch verminderter Durchblutung des Körpers mit Operation 1
6. Glenn-Anastomose, bidirektionaler cavopulmonaler Shunt		Ab 6. Lebensmonat
7. Fontan-Operation		Ab 1. Lebensjahr, bevorzugt 3.–4. Lebensjahr

Die Korrektur des Vitiums ist nur durch eine sog. Fontan-Operation möglich. Die Fontan-Operation erfordert:
- Ein Mindestalter des Kindes, da sonst die Gefahr besteht, dass der unnatürliche Kreislauf nicht funktioniert,
- bis zum Korrekturzeitpunkt eine Perfusion des Pulmonalkreislaufs, die durch einem Verschluss des Ductus arteriosus Botalli nicht eingeschränkt oder unterbrochen wird,
- keine inakzeptable Zyanose,
- keine vital bedrohenden, hypoxämischen Anfälle,
- ausreichende Aufnahmekapazität der Pulmonalgefäße für das venöse Blut,
- Blutdruck und Widerstand im Pulmonalgefäßsystem müssen niedrig sein,
- ein ungehinderter Blutübertritt vom rechten in den linken Vorhof muss gewährleistet werden,
- das Einlassventil des linken Ventrikels muss funktionieren,
- die Pumpkraft des linken Ventrikels muss akzeptabel sein,
- es sollten keine Herzrhythmusstörungen vorliegen und
- der Blutfluss in den Systemkreislauf muss hindernisfrei sein.

Um die Voraussetzungen für die Fontan-Operation herzustellen, sind je nach anatomischer Variante der TrA und Begleitfehlbildungen in der Regel vorbereitende Eingriffe erforderlich. Die technische Durchführung dieser Vorbereitungseingriffe und die Voraussetzungen sind in den ▶ Kap. 6, 8, 15, 27 und 29 beschrieben, ihr Aufwand im Anhang.

> Nur ein Teil der Kinder (<70 %) erreicht nach den Voreingriffen die Voraussetzungen für eine Fontan-Operation.

20.5.2.1 Vorbereitende Eingriffe für die Fontan-Operation

Probleme: Abhängige Perfusion des Pulmonalkreislaufs von einem Ductus arteriosus Botalli, hypoxämische Anfälle, hypoplastische Pulmonalarterien mit unzureichender Aufnahmekapazität (Abb. 20.4a, b).

Eingriffe:
- Systempulmonaler Shunt,
- Stenteinlage in den Ductus arteriosus Botalli.

Probleme: Überperfusion des Pulmonalkreislaufs, Schädigung der Pulmonalgefäße, Schädigung des linken Ventrikels durch zusätzliche Volumenbelastung (Herzinsuffizienz), Schädigung der Erregungsleitung durch zusätzliche Volumenbelastung des linken Vorhofs, Herzrhythmusstörungen; (Abb. 20.4c, d).

Eingriff:
- Bändelung der Pulmonalarterie.

Problem: Erschwerter Übertritt des venösen Bluts vom rechten in den linken Vorhof (Abb. 20.5a, b).

Eingriff:
- Ballonatrioseptostomie,
- alternativ: Blalock-Hanlon-Operation.

Probleme: Erschwerter Bluteinfluss in den Systemkreislauf durch subaortale Muskelbündel, Aortenbogenprobleme, restriktiven VSD bei Transposition der großen Arterien (TrA Typ IIc; Abb. 20.5c, d).

Eingriffe:
- Damus-Kaye-Stansel-Operation,
- bei Stenosen des Aortenbogens evtl. Norwood-Operation,
- Erweiterung des VSDs.

20.5.2.2 Fontan-Operation

Die Fontan-Operation ist einzeitig möglich (totale cavopulmonale Konnektion, TCPC)

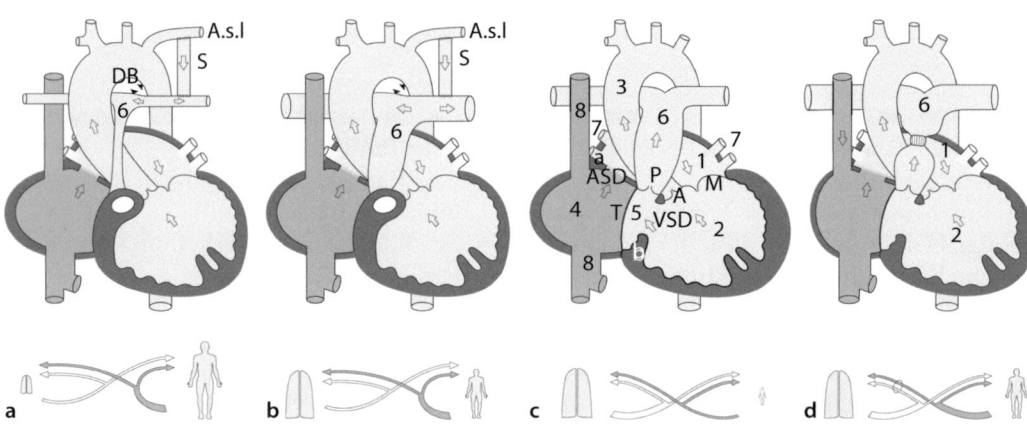

Abb. 20.4 **TrA-Variationen.** **a** TrA Typ Ia mit hypoplastischer Pulmonalarterie, ductusabhängiger Perfusion des Pulmonalkreislaufs, O_2-Sättigung <70 %: Es wurde eine Gefäßprothese S zwischen linker A. subclavia (*A.s.l*) und dem linken Seitenast der Pulmonalarterie 6 eingezogen, die den Blutstrom zur Pulmonalarterie verstärkt, die Arterie zum Wachstum stimuliert, den Ductus arteriosus Botalli ersetzt und die Zyanose abmildert. Der Ductus *DB* wurde verschlossen. **b** Befund vor der Fontan-Operation: Die Pulmonalarterie 6 ist gewachsen, die Fontan-Operation ist möglich. **c** TrA Typ Ic mit Überperfusion des Pulmonalkreislaufs: Der Zugang in die Pulmonalarterie *P* ist frei und der Pulmonalkreislauf wird mit dem Druck des Systemkreislaufs perfundiert, linker Vorhof *1* und linker Ventrikel *2* sind stark vergrößert. **d** Bändelung der Pulmonalarterie: Die Pulmonalarterie 6 wird mit einem Band eingeengt. Blutmenge und Blutdruck im Pulmonalkreislauf werden reduziert und es wird einer Eisenmenger-Reaktion vorgebeugt, die Größe von linkem Vorhof und linkem Ventrikel nimmt ab, die Herzinsuffizienz wird gebessert, die Pumpkraft des linken Ventrikels wird geschont, die Schädigung des Erregungsleitungssystem wird vermindert. $Q_p = Q_s$

20.5 · Therapie

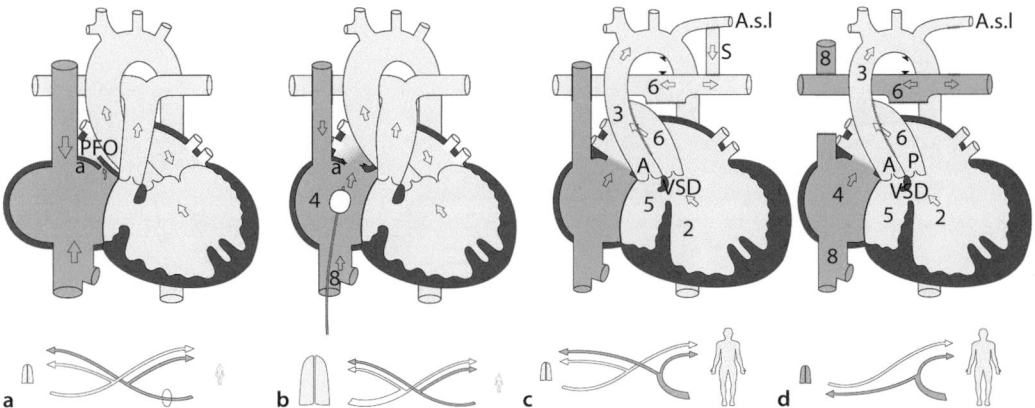

Abb. 20.5 TrA-Variationen. a TrA Typ Ic mit kleinem PFO: Der rechte Vorhof *4* ist durch den Blutstau dilatiert. Kreislaufdiagramm: Reduzierter Blutfluss in beiden Kreisläufen. **b** Ballonatrioseptostomie: Mit dem Ballonkatheter wurde ein großer Defekt in das Vorhofseptum gerissen und der Blutübertritt in den linken Vorhof ist problemlos möglich. Normale Größe des rechten Vorhofs. Kreislaufdiagramm: Stärkere Perfusion des Pulmonalkreislaufs ($Q_p>Q_s$). **c** TrA Typ IIc mit Subaortenstenose und restriktivem VSD: Damus-Kaye-Stansel-Operation mit systempulmonalem Shunt: Der VSD ist klein und behindert den Einfluss in die Aorta *3*, unterhalb der Aortenklappe *A* sitzt ein stenosierendes Muskelbündel. Damus-Kaye-Stansel-Operation: Der Hauptstamm der Pulmonalarterie *6* wurde von den Hauptseitenästen abgetrennt und mit der Aorta ascendens *3* anastomosiert, sodass beide Ventrikel *2* und *5* in den Systemkreislauf pumpen. Den Zufluss zum Pulmonalkreislauf bildet eine Gefäßprothese *S* zwischen linker A. subclavia (*A.s.l*) und linkem Seitenast der Pulmonalarterie *6*. Der Eingriff ist beim Neugeborenen möglich. Kreislaufdiagramm: In beide Kreisläufe fließt Mischblut, $Q_p<Q_s$ **d** TrA Typ IIc. Damus Kaye Stansel-Operation mit bidirektionalem cavopulmonalem Shunt (BCPS) (Säuglingsperiode): Den Zufluss von venösem Blut in den Pulmonalkreislauf stellt die an den rechten Pulmonalarterienast *6* angeschlossene V. cava superior *8* her. Kreislaufdiagramm: In den Pulmonalkreislauf fließt venöses Blut, in den Systemkreislauf Mischblut. $Q_p<Q_s$

oder zweizeitig (bidirektionaler cavopulmonaler Shunt, BCPS) mit nachfolgender Komplettierung zum Fontan-Kreislauf.

Das zweizeitige Vorgehen wird bei Frühgeborenheit, geringem Geburtsgewicht, Operationszeitpunkt vor dem 2. Lebenshalbjahr, suboptimalem Blutdruck und Widerstand in den Pulmonalgefäßen, Myokardschädigung des linken Ventrikels (Ventrikelhypertrophie, interstitielle Fibrose), Problemen an der Pulmonalarterie nach Anlage eines Shunts oder Bändelung, aortopulmonale Kollateralen, TAPVC vom infrakardialen Typ, TrA Typ IIc, Problemen der Mitralklappe und Heterotaxiesyndrom bevorzugt.

Die technische Durchführung dieser Eingriffe, ihre Voraussetzungen und ihr Aufwand sind im ▶ Kap. 6 beschrieben. Erforderlich sind die Öffnung des Brustkorbs, meistens Einsatz der Herz-Lungen-Maschine sowie bei einigen Eingriffen die Öffnung des Herzens.

Nachfolgend beispielhafte Darstellung von anatomischen Variationen der TrA und Blutflüssen nach BCPS und TCPC (Abb. 20.6 und 20.7).

20.5.3 Behandlung bei Zusatzfehlbildungen

Die Behandlungsschritte werden individuell geplant. Eine linke obere Hohlvene schließt man bei der Fontan-Operation an den linken Hauptast der Pulmonalarterie an. Mitralklappenfehler muss man vor der Fontan-

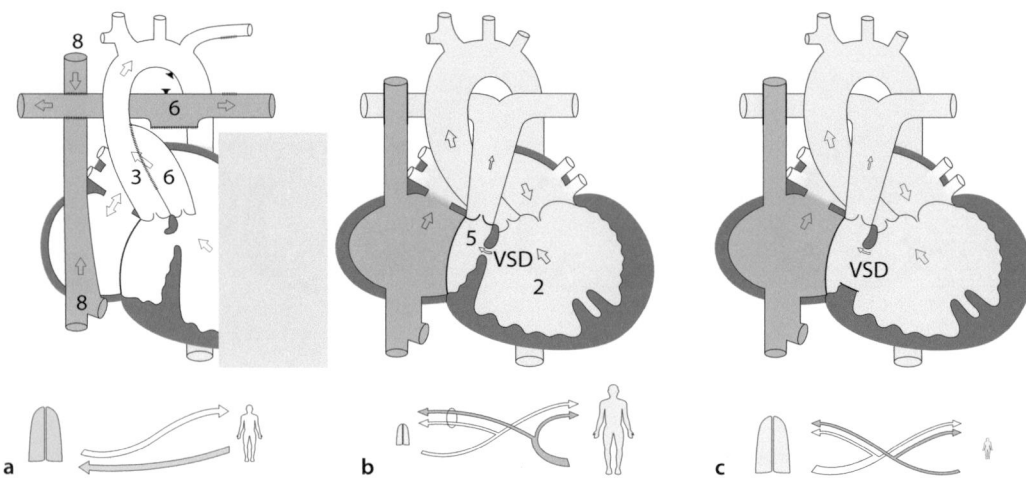

◘ **Abb. 20.6 TrA-Variationen. a** TrA Typ IIc, Zustand nach Damus-Kaye-Stansel-Operation, Fontan-Operation: Die Vv. cava superior und inferior *8* wurden an den rechten Seitenast der Pulmonalarterie *6* angeschlossen. Kreislaufdiagramm: In den Pulmonalkreislauf fließt unter Umgehung der Ventrikel venöses Blut hinein, in den Systemkreislauf wird arterielles Blut gepumpt. $Q_p=Q_s$. Die Zyanose ist beseitigt (*weißer Mensch*). **b** TrA Typ Ic mit restriktivem VSD: Den Einfluss in den Pulmonalkreislauf behindert ein restriktiver VSD. $Q_p<Q_s$. **c** Erweiterung des VSDs: Der Rand des VSDs wird eingeschnitten und so der Defekt erweitert. $Q_p>Q_s$

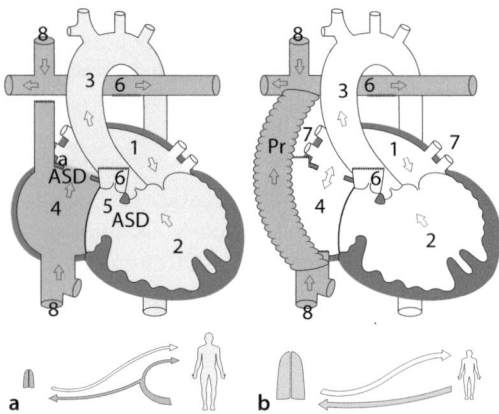

◘ **Abb. 20.7 BCPS. a.** TrA Typ Ic – BCPS: Der Stamm der Pulmonalarterie *6* wurde verschlossen. An den rechten Seitenast *6* der Pulmonalarterie wurde die V. cava superior *8* angeschlossen. Kreislaufdiagramm: Ca. die Hälfte des venösen Blutes fließt am Herzen vorbei in den Pulmonalkreislauf, Mischblut fließt in den Systemkreislauf. $Q_p<Q_s$, Zyanose (*grauer Mensch*). **b** TrA Typ Ic, Fontan-Operation mit extrakardialem Konduit: Die V. cava inferior *8* wurde durch eine außerhalb des Herzens verlaufende Gefäßprothese an den rechten Seitenast der Pulmonalarterie *6* angeschlossen. Venöses Blut (grau) fließt am Herzen vorbei in den Pulmonalkreislauf, arterielles Blut (weiß) wird in den Systemkreislauf gepumpt. $Q_p=Q_s$. Die Zyanose ist beseitigt (weißer Mensch)

Operation korrigieren, sodass die Klappe schließfähig ist. Eine Pumpstörung der linken Herzkammer kann man nicht operativ verbessern. Wenn die Pumpleistung stark eingeschränkt ist, kann die Fontan-Operation nicht durchgeführt werden. Ein restriktiver VSD stellt eine relative Notfallsituation dar und sollte zeitnah korrigiert werden. Eine subaortale Stenose oder eine Aortenatresie werden durch Vorbereitungseingriffe vor der Fontan-Operation korrigiert, z. B. durch eine Damus-Kaye-Stansel-Operation. Die präduktale CoA und ein IAA müssen zeitnah korrigiert werden, ebenso eine TAPVC.

Aortopulmonale Kollateralen oder ein zuvor angelegter arteriopulmonaler Shunt werden verschlossen, bevor eine extrakorporale Zirkulation gestartet wird (chirurgisch oder mit Herzkathetertechniken). Bei einem APSD, einem TAC, dem Fehlen eines Pulmonalarterienhauptasts oder der Ebstein-Anomalie muss individuell eine Behandlungsstrategie entworfen werden, Herzrhythmusstörungen sollten vor einer Fontan-Operation therapiert sein (◘ Abb. 20.8).

20.5 · Therapie

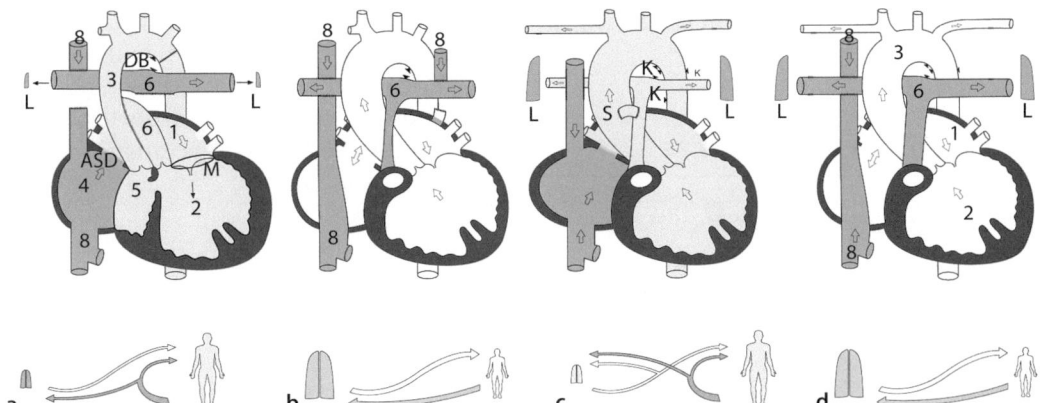

Abb. 20.8 Vorbereitungseingriffe. a Bei einer TrA Typ IIc mit Subaortenstenose, CoA und MI (Abb. 20.3c): Die Subaortenstenose (unterhalb *A*) wurde durch eine Damus-Kaye-Stansel-Operation umgangen (Anastomose von 6 und 3), die CoA wurde reseziert und die Aortenstümpfe End-zu-End anastomosiert, die Mitralklappe *M* musste ersetzt werden (bevorzugt wird rekonstruiert), es wurde eine BCPS angelegt: Anastomose der V. cava superior *8* mit dem rechten Seitenast der Pulmonalarterie *6*. Verschlossener Ductus Botalli *DB*. Kreislaufdiagramm: $Q_p<Q_s$, Zyanose. **b** TrA Typ Ia (Abb. 20.3b) mit 2 oberen Hohlvenen. *TCPC*. Beide oberen Hohlvenen *8* werden mit den Seitenästen der Lungenarterie *6* kurzgeschlossen. Die Verbindung der linken oberen Hohlvene zum Sinus coronarius wird unterbrochen. Anschluss der V. cava inferior *8* an *6*. Kreislaufdiagramm: $Q_p=Q_s$, keine Zyanose. **c** TrA Typ Ia mit systempulmonalen Kollateralen und hypoplastischer Pulmonalarterie (Abb. 20.3a): Anlage eines aortopulmonalen Shunts *S* zwischen Aorta ascendens und dem Stamm der Pulmonalarterie, Verschluss der Kollateralen *K* und des PDA Kreislaufdiagramm: $Q_p<Q_s$, Zyanose. **d** Fontan-Operation und Entfernung des Shunts: Nach Wachstum der Pulmonalarterie *6* wird der Shunt entfernt und die Fontan-Operation durchgeführt (Anschluss von *8* an *6*) Kreislaufdiagramm: In den Pulmonalkreislauf fließt jetzt extrakardial sauerstoffarmes Blut, in den Systemkreislauf arterielles Blut. $Q_p=Q_s$, keine Zyanose

20.5.4 Behandlungsergebnis

- **Fontan-Kreislauf**

Alle negativen Auswirkungen der Fehlbildungen werden beseitigt bis auf die Möglichkeit des Herzens zur adäquaten Leitungssteigerung bei erhöhtem O_2-Bedarf des Körpers. **Bidirektionaler cavopulmonaler Shunt:** Die Herzinsuffizienz durch Volumen- und Arbeitsbelastung der linken Herzkammer wird gebessert: Es muss nur noch ca. 150 % Blut aufgenommen und weggepumpt werden. Die Neigung zu Herzrhythmusstörungen wird verringert, schädigende Einflüsse der Herzfehler auf das Pulmonalgefäßsystem werden verhindert. Die Zyanose bleibt bestehen.

- **Vorbereitungseingriffe**
  - **Arteriopulmonaler Shunt oder Stentversorgung des Ductus arteriosus Botalli**: Die Zyanose wird meist gebessert, hypoxämische Anfälle werden verhindert.
  - **Bändelung der Pulmonalarterie**: Die Herzinsuffizienz bei der TrA Typ Ic und IIc wird gebessert, schädigende Einflüsse der Herzfehler auf das Pulmonalgefäßsystem werden verhindert.
  - **Ballonatrioseptostomie**: Eine vital bedrohende Notfallsituation wird beseitigt.
  - **Damus-Kaye-Stansel- Operation oder die Erweiterung eines restriktiven VSDs**: Entlastung des linken Ventrikels bei der TrA IIc von Zusatzarbeit.

Die Zyanose bleibt nach allen Eingriffen bestehen.

20.5.5 Risiko der Eingriffe

Das Eingriffsrisiko wird in ◘ Tab. 20.2 dargestellt.

- **Weitere perioperative Probleme**

Fontan-Operation
In ca. 30 % länger dauernde Sezernation in den Pleuraraum, Ödeme, Stauungsleber, Aszites, in ca. 5 % Chylothorax. Weitere Komplikationen in ▶ Kap. 6

Bidirektionaler cavopulmonaler Shunt: Pleuraergüsse, V. cava-superior-Syndrom. Weiteres ▶ Kap. 6.

- **Vorbereitungseingriffe**
- **Systempulmonaler Shunt, Ballondilatation des Ductus arteriosus Botalli**: Über- oder Unterperfusion des Pulmonalkreislaufs, thrombotischer Verschluss, Sezernation aus einem Kunststoffshunt, Induktion einer vermehrten Schleimbildung in der Lunge.
- **Bändelung der Pulmonalarterie**: Absinken der O_2-Sättigung auf inakzeptable Werte, unzureichende Absenkung des Blutdrucks in der Pulmonalarterie.
- **Damus-Kaye-Stansel-Operation**, (belastender Eingriff für das überforderte Herz): Passageres Low-cardiac-output-Syndrom mit Nierenversagen oder Leberversagen.
- **Erweiterung des restriktiven VSDs**: Spätprobleme sind nicht zu erwarten.

20.5.6 Verlauf nach den verschiedenen Eingriffen

- **Fontan-Kreislauf**

Die körperliche Entwicklung ist bei den meisten Kindern normal, Lebensqualität gut (auch nach mehr als 10 Jahren), Zyanose überwiegend beseitigt (persistiert bei Ausbildung von arteriovenösen Shunts in der Lunge oder fehleinmündenden Venen in das Herz). Die körperliche Belastbarkeit ist stark eingeschränkt, Berufe mit geringer Belastung und Sport der Klasse IV sind meist möglich, Schwangerschaften sind mit

◘ Tab. 20.2 Eingriffsrisiko

Eingriff	Eingriffstypische Risiken	Letalität
TCPC	Fontan-Operation, ▶ Kap. 6	ca 2 %
BCPS	Fontan-Operation, ▶ Kap. 6, V.-cava-superior-Syndrom	<5 %
Arteriopulmonaler Shunt	▶ Kap. 15	Ca. 5 %
Ballondilatation des Ductus arteriosus Botalli	▶ Kap. 15	<5 %
Erweiterung eines restriktiven VSD's	AV-Block	20 %
Bändelung der Pulmonalarterie	▶ Kap. 8	Ca. 5 %
Damus-Kaye-Stansel Operation	▶ Kap. 18	<4 %

20.5 · Therapie

hohem Risiko verbunden, Überlebensraten nach 20 Jahren >80 %.

Waren die Operationsvoraussetzungen suboptimal, leben nach 20 Jahren noch ca. 60 % der Patienten, wurde im Erwachsenenalter operiert, leben nach 15 Jahren ca. 70 %, wurde ein Fehlbildungstyp IIc operiert, so leben nach 5 Jahren noch ca. 80 % der Kinder.

Etwa jedes 10. Kind leidet im Spätverlauf unter Zweiterkrankungen (unten) und kann deshalb nicht zur Schule gehen.

Typische Spätkomplikationen sind Herzrhythmusstörungen, Enteropathie, Leberzirrhose, Kardiomyopathie u. a. Die 5-Jahres-Überlebenswahrscheinlichkeit nach Auftreten einer Enteropathie mit Eiweißverlustsyndrom liegt bei 40 %.

- **Bidirektionaler cavopulmonaler Shunt**

Besserung der körperlichen Belastbarkeit, bleibende Zyanose mit ihren Problemen, nach 8–10 Jahren Zunahme der Zyanose und Abnahme der Leistungsfähigkeit. Sportarten der Klasse IV sind meist möglich, vor sportlichen Aktivitäten oder einer Berufswahl sollten Belastungstests und eine individuelle kardiologische Beratung erfolgen. Schwangerschaften sind mit hohem Risiko für Mutter und Kind verbunden. Die 5-Jahres-Überlebenswahrscheinlichkeit liegt bei ca. 90 %.

- **Systempulmonaler Shunt, Ballondilatation des Ductus arteriosus, Ballonatrioseptostomie, Bändelung der Pulmonalarterie, Damus-Kaye-Stansel-Operation, Erweiterung eines VSDs**

Persistierende Zyanose mit ihren Komplikationen, stark eingeschränkte körperliche Belastbarkeit. Vor sportlichen Aktivitäten oder – soweit das das Erwachsenenalter erreicht wird – vor einer Berufswahl sollten Belastungstests und eine individuelle kardiologische Beratung erfolgen. Schwangerschaften sind mit hohem Risiko für Mutter und Kind verbunden. Die 5-Jahres-Überlebenswahrscheinlichkeit nach Anlage eines arteriopulmonalen Shunts wird mit ca. 80 % angegeben, die 2-Jahres-Überlebenswahrscheinlichkeit nach Bändelung der Pulmonalarterie mit <90 %.

- **Postoperative Medikamente, Nachuntersuchungen, Folgeeingriffe**

Ob nach den verschiedenen Eingriffen eine Antikoagulation erforderlich ist, muss individuell entschieden werden. Das Thromboserisiko nach Fontan-Operation ist >20 %.

- **Nachuntersuchungen**

Alle Patienten bedürfen einer regelmäßigen kardiologischen Überwachung mit EKG, Echokardiographie und u. U. Laboruntersuchungen.

Fragestellung nach Fontan-Operation: Herzrhythmusstörungen? Anastomosenstenosen? Abflussbehinderung des venösen Bluts in den Pulmonalkreislauf, Enteropathie mit Eiweißverlustsyndrom (1–15 %), intrakardiale Thromben (in ca. 5 % arterielle Embolien), arteriovenöse Shunts (bis zu 20 %), Kardiomyopathie durch arteriopulmonale Shunts, Leberversagen, Niereninsuffizienz, Aszites, Ödeme? Inakzeptables Herzzeitvolumen?

Fragestellung nach BCPS: Herzrhythmusstörungen? Anastomosenstenosen? Abflussbehinderung des venösen Bluts in den Pulmonalkreislauf, arteriovenöse Shunts?

Fragestellung nach arteriopulmonalen Shunts, Ballondilatation des Ductus arteriosus Botalli, Bändelung der Pulmonalarterie: Ausreichender Blutfluss durch den Shunt oder den Ductus, Erweiterung des Bandes erforderlich?

Fragestellung nach Damus-Kaye-Stansel-Operation: Anastomosenstenosen?

- **Folgeeingriffe**

Nach TCPC werden evtl. Herzkatheterablationen wegen tachykarder Herzrhythmusstörungen und Herzschrittmacherimplantation in ca. 3 % notwendig (tödliche Herzrhythmusstörungen in ca 5 %). Die Fenestrierung eines Konduits bei Abflussbehinderung des venösen Bluts, interventionelle oder chirurgische Verschlüsse arteriovenöser Shunts, Ballondilatationen oder chirurgische Revisionen von Anastomosenstenosen können erforderlich werden. werden. Gelegentlich muss der Eingriff rückgängig gemacht werden, weil zu wenig Blut durch den Pulmonalkreislauf fließt oder eine Enteropathie auftritt.

Nach BCPS werden evtl. eine Ballondilatation oder eine chirurgische Revision von Anastomosenstenosen oder ein interventioneller Verschluss arteriovenöser Shunts notwendig. Bei einem V.-cava-superior-Syndrom muss der Eingriff u. U. rückgängig gemacht werden.

Folgeeingriffe nach arteriopulmonalem Shunt, nach Stentversorgung des PDA, nach Bändelung der Pulmonalarterie sind: Austausch des Shunts (wenn ein arteriopulmonaler Shunt beim Neugeborenen angelegt wurde, wird er nach ca. 1½ Jahren zu klein), Erweiterung des Pulmonalisbandes (bei ca. 20 % der Kinder innerhalb von 2 Jahren). Folgeeingriffe nach Damus-Kaye-Stansel-Operation sind die interventionelle oder chirurgische Weitung von narbigen Anastomosenstenosen und u. U. Korrektur einer Aortenklappeninsuffizienz.

- **Beurteilung der Behandlungsergebnisse**

Vorbereitenden Operationen: Ausreichend.

Fontan-Operation: Befriedigend bis ausreichend.

20.6 Weitere Informationen

- **Inzidenz**

Seltenes kongenitales Herzvitium (ca. 1–2 % aller angeborenen Herzfehler). Es sind mehr Jungen als Mädchen betroffen. Der Herzfehler wird relativ selten operiert. Die beschriebenen Operationsverfahren werden jedoch bei anderen Herzfehlern eingesetzt, sodass aussagekräftige Informationen über Risiken und Ergebnisse einzelner Eingriffe vorliegen. In Deutschen Herzzentren werden jährlich ca. 250 Fontan-Operationen vorgenommen.

- **Ursachenforschung**

Ursachen oder ein erbliches Risiko sind nicht bekannt.

- **Assoziation mit körperlichen Fehlbildungen**

Fehlbildungen außerhalb des Herzens werden kaum gesehen, es sei denn, es läge ein Heterotaxiesyndrom mit einer Milzaplasie oder Polysplenie vor. Bei einigen Gendefekten und Syndromen wurde die Fehlbildung beobachtet, z. B. dem Townes-Brocks-Syndrom, der Monosomie 22q11 und dem Cat-eye-Syndrom.

- **Heterotaxiesyndrom**

Doppelte Rechtsseitigkeit oder doppelte Linksseitigkeit. Am Herzen finden man 2 rechte oder 2 linke Vorhöfe, in der Lunge 2 anatomisch rechte oder anatomisch linke Hauptbronchien, im Bauchraum bei doppelter Rechtsseitigkeit eine Aspenie, bei doppelter Linksseitigkeit eine Polysplenie.

- **Empfehlungen zur Endokarditisprophylaxe**
— Unbehandelte Vitien, Z. n. Vorbereitungsoperationen: Endokarditisprophylaxe.
— Fontan-Operation: Nach Einsetzen eines Konduits permanente Endokarditisprophylaxe.

Eine individuelle Beratung erfolgt durch den Kardiologen oder Herzchirurgen.

Linksherzvitien

Inhaltsverzeichnis

Kapitel 21   Aortenstenose – 243

Kapitel 22   Aortenklappeninsuffizienz – 263

Kapitel 23   Unterbrochener Aortenbogen und kritische Aortenisthmusstenose – 273

Kapitel 24   Mitralstenose, Cor triatriatum – 283

Kapitel 25   Mitralklappeninsuffizienz – 295

Kapitel 26   Nicht kritische Aortenisthmusstenose – 305

Aortenstenose

AS, AoS, valvuläre Aortenstenose (AoVS), subvalvuläre Aortenstenose (SAS), discrete fixed membranous subaortic stenosis (DMSS), discrete fibromuscular subaortic stenosis (DFSS), Tunnelstenose, asymmetrische Septumhypertrophie, supravalvuläre Aortenstenose (SVAS), hypertrophische obstruktive Kardiomyopathie (HCM, HOCM), idiopathische hypertrophische subaortale Stenose (IHSS)

Inhaltsverzeichnis

21.1 Anatomie – 244

21.2 Verlauf – 247

21.3 Symptomatik – 249

21.4 Diagnostik – 249

21.5 Therapie – 251
21.5.1 Üblicher Behandlungszeitpunkt – 251
21.5.2 Therapeutisches Vorgehen – 251
21.5.3 Behandlung von Zusatzfehlbildungen – 256
21.5.4 Behandlungsergebnis – 256
21.5.5 Risiko der Eingriffe – 257
21.5.6 Verlauf nach den verschiedenen Eingriffen – 258

21.6 Weitere Informationen – 259

© Springer-Verlag GmbH Deutschland, ein Teil von Springer Nature 2021
U. Blum et al., *Kompendium angeborene Herzfehler bei Kindern*,
https://doi.org/10.1007/978-3-662-61289-7_21

21.1 Anatomie

■ **Gesundes Herz**

Im gesunden Herzen pumpt der linke Ventrikel ohne ein Hindernis arterielles Blut in die Aorta und weiter in den Systemkreislauf. Hinter dem Auslass des Ventrikels am Eingang in die Aorta sitzt die Aortenklappe. Sie öffnet während der Systole und schließt während der Diastole. Distal der Herzklappe liegen die Abgänge der beiden Koronararterien (◘ Abb. 21.1a). Der Blutfluss in dem sequentiell geschalteten Pulmonal- und Systemkreislauf ist gleich ($Q_p = Q_s$).

$$\frac{Q_p}{Q_s} = 1$$

■ **Herz mit einer Aortenstenose (AS)**

Der Blutfluss zwischen dem linkem Ventrikel und dem Aortenbogen wird behindert (innerhalb des Ventrikels, an der Herzklappe oder in der Aorta ascendens). Der linke Ventrikel muss zusätzliche Kraft zur Überwindung des Hindernisses aufbringen und sein Myokard hypertrophiert (◘ Abb. 21.2a). Pulmonal- und Systemkreislauf werden zwar mit gleichen Blutmengen durchströmt ($Q_p = Q_s$). Ist das Hindernis aber zu groß (kritische AS), nimmt in beiden Kreisläufen der Blutfluss ab (reduziertes Herz-Zeit-Volumen).

■ **Einteilung der Aortenstenosen**

Die Einteilung ist wichtig für Verlauf und Therapie.

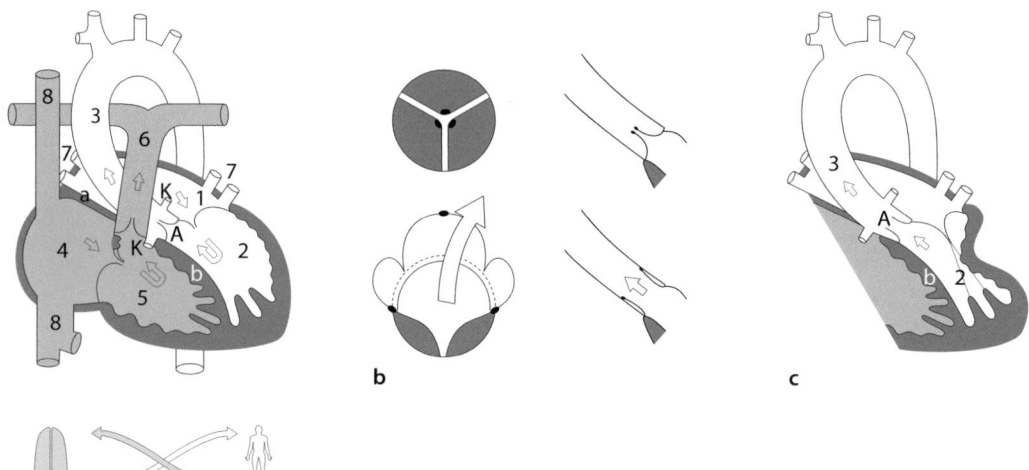

◘ **Abb. 21.1 Herz. a** Gesundes Herz. Herzschema: Arterielles Blut (*weißer Pfeil*) fließt von den Lungenvenen 7 in den linken Vorhof 1, in den linken Ventrikel 2 und die Aorta 3. Venöses Blut (*dunkelgrauer Pfeil*) fließt von den Hohlvenen 8 in den rechten Vorhof 4, den rechten Ventrikel 5 und die Pulmonalarterie 6. Die Innenräume von 1, 2, 4 und 5 sind gleich groß. Die beiden Ventrikel sind durch das Ventrikelseptum *b* voneinander getrennt, die Vorhöfe durch das Vorhofseptum *a*. Aortenklappe *A*, Koronararterien *K*. Kreislaufdiagramm: In den Pulmonalkreislauf fließt venöses Blut (*grau*) hinein und arterielles (*weiß*) kommt heraus, in den Systemkreislauf fließt arterielles Blut hinein und venöses kommt heraus. Pulmonal- und Systemkreislauf werden mit gleich großen Blutmengen durchflossen. **b** Aortenklappe. Links: Aufsicht auf die Aortenklappe: Klappensegelanordnung der geschlossenen Aortenklappe und der offenen Klappe. *Weißer Pfeil* Fließrichtung des arteriellen Blutes. Oben: Die taschenförmigen Segel haben sich mit Blut gefüllt und ihre Ränder liegen im Zentrum der Herzklappe aneinander – die Klappe ist geschlossen. Unten: Die Segel werden durch den Druck des aus dem linken Ventrikel kommenden Blutstromes auseinander gespreizt – die Klappe ist offen. Rechts: Seitliche Ansicht der geschlossenen und offenen Taschenklappe. **c** Kontraktion des linken Ventrikels 2 in der Systole. Die Aortenklappe *A* ist offen

21.1 · Anatomie

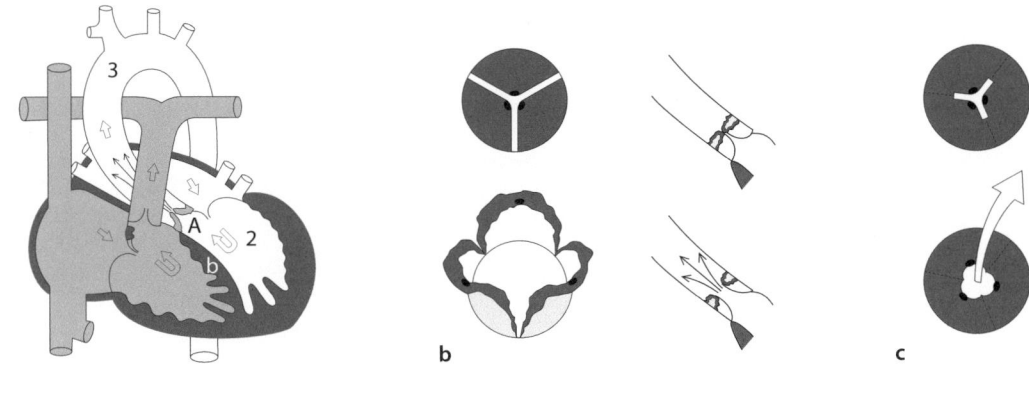

Abb. 21.2 Herz mit einer valvulären AS. **a** Herzschema: Im Vergleich mit **Abb. 21.1a** sind folgende Veränderungen erkennbar. Die Aortenklappe *A* hat verdickte starre Segel. Durch die Klappe wird Blut wie ein Pressstrahl in die Aorta *3* gepumpt, das Myokard des linken Ventrikels *2* ist hypertrophiert. Das Kreislaufdiagramm entspricht **Abb. 21.1b** Aortenstenose, links: Klappensegelanordnung der geschlossenen Aortenklappe oben und der offenen Klappe unten. Die Ränder der Klappensegel sind starr und verdickt. Die Klappe schließt korrekt, öffnet aber beim Pumpen der Herzkammer nicht weit genug. Rechts: Seitenansicht der morphologisch veränderten offenen und geschlossenen Aortenklappe. **c** Verwachsene Segel der Aortenklappe: Die Klappe schließt korrekt (oben), öffnet aber nur im Zentrum (unten)

- **Valvuläre AS**

Häufigste Form der AS. Die Aortenklappe ist fehlerhaft aufgebaut (sie ist meist bicuspid – 2 Segel anstatt 3) und öffnet nicht weit genug. Entweder sind die Klappensegel miteinander verklebt oder die Klappe ist insgesamt zu klein und/oder die Segel sind verdickt und deshalb schlecht beweglich (**Abb. 21.2b, c und 21.3a**).

- **Subvalvuläre AS**

Das Problem liegt im Auslass der linken Herzkammer. Unterhalb der Aortenklappe im Auslass der linken Herzkammer befindet sich entweder eine einengende Membran (DMSS; **Abb. 21.3b**) oder atypisch positionierte Muskel-Bindegewebe-Streifen (DFSS; **Abb. 21.3c, d**) oder der Auslass ist eine starre enge Röhre. Gelegentlich kann auch der Halteapparat der Mitralklappe, die unmittelbar neben dem Auslassventil liegt, den Auslass einengen (Straddeln der Klappe). Häufig hat die Aortenklappe ein zusätzliches Problem (**Abb. 21.2b**). (Shone-Komplex: Subaortenstenose, MS, CoA).

- **Supravalvuläre AS**

Die Engstelle liegt in der Aorta ascendens oberhalb des Bereichs, aus dem die Koronararterien abgehen. Die Engstelle kann wie eine Sanduhr (**Abb. 21.4a**) oder langstreckig oder als Membran (**Abb. 21.4b**) die Aorta ascendens einengen. In mehr als der Hälfte der Fälle hat gleichzeitig die Aortenklappe ein Problem.

- **Hypertrophische obstruktive Kardiomyopathie (HOCM)**

Hierbei stellt das Ventrikelseptum das Problem dar, es kontrahiert sich während des Pumpvorgangs der linken Kammer asymmetrisch und bildet im Auslass des Ventrikels einen stenosierenden Muskelwulst (**Abb. 21.4c, d**).

Man geht bei der hypertrophen Kardiomyopathie von einer besonderen Texturstö-

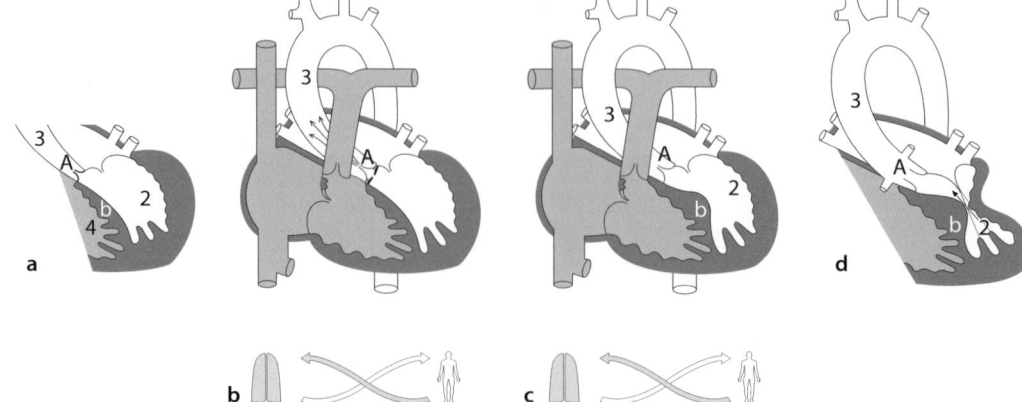

Abb. 21.3 AS-Variationen. a Herzschema bei hypoplastischer Aortenklappe. Die Klappe *A* ist zu klein, das Myokard des linken Ventrikels *2* ist hypertrophiert. **b** Membranöse Subaortenstenose: Unterhalb der Aortenklappe *A* befindet sich eine Membran, die den Eingang in die Aorta *3* einengt. **c** Subaortenstenose durch Muskelbündel: Im Auslass des linken Ventrikels *2* ist das Ventrikelseptum *b* hypertrophiert. **d** Ventrikelkontraktion bei einer Subaortenstenose: Beim Pumpen des linken Ventrikels *2* entsteht eine hochgradige Stenose in seinem Auslass

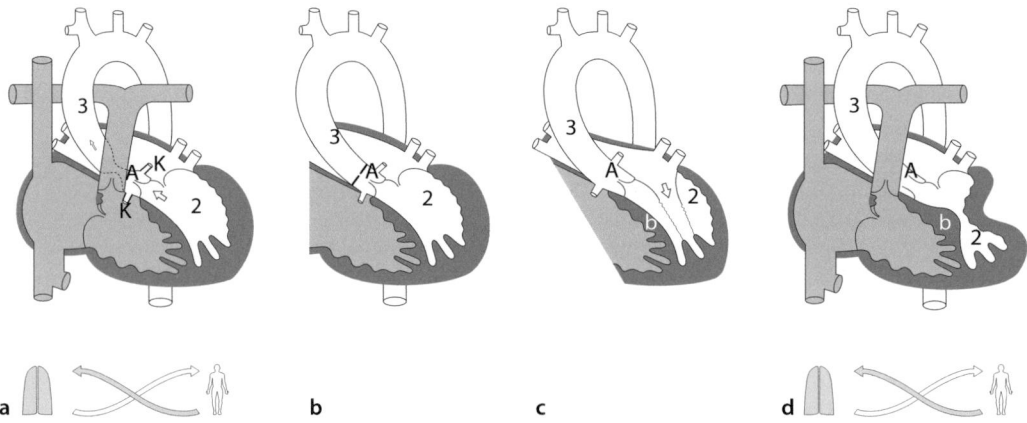

Abb. 21.4 AS-Variationen. a Supravalvuläre AS: Die Aorta *3* ist oberhalb der Aortenklappe *A* wie eine Sanduhr eingeengt. **b** Membranöse supravalvuläre AS: Die Aorta ascendens *3* ist durch eine Membran eingeengt. **c** HOCM. Diastole bei einer HOCM: Verhältnisse wie beim gesunden Herzen. **d** Systole bei einer HOCM: Das Ventrikelseptum *b* wölbt sich in den Auslass der linken Herzkammer *2* vor und behindert den Blutstrom in die Aorta *3*

rung (Erkrankung der Sarkomere) der Muskulatur im Ventrikelseptum aus, die sich ungeordnet kontrahieren. Je stärker der Ventrikel pumpt, desto mehr engt die Septummuskulatur den Auslass ein.

- **Kritische AS**

Problem ist die Aortenklappe, deren Segel sich durch Verklebungen und Fehlgestaltung nur minimal öffnen können. Häufig ist auch der Klappenring zu klein. Meist ist der linke Ventrikel unterentwickelt und/oder zum Zeitpunkt der Geburt bereits schwer geschädigt. In seiner Wand gibt es Ausbuchtungen (Myokardsinusoide), die keine Verbindung zu den Koronargefäßen haben. Beide Kreisläufe sind infolge der hochgradigen Blutflussbehinderung minderperfundiert (Abb. 21.5b).

21.2 · Verlauf

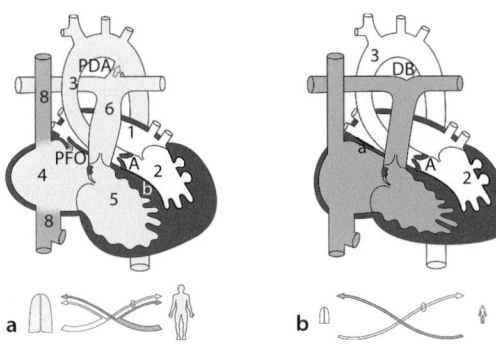

Abb. 21.5 Kritische AS. **a** mit mäßig hypoplastischem linken Ventrikel: Die Aortenklappe *A* öffnet sich fast nicht. Der Innenraum des linken Ventrikels *2* ist klein, es liegen Koronarsinusoide vor (Ausbuchtungen in der Wand des linken Ventrikels), die Aorta ascendens *3* ist hypoplastisch. Etwas O2-reiches Blut kann vom linken Vorhof *1* durch ein offenes Foramen ovale PFO in den rechten Vorhof *4* fließen, vermischt sich mit venösem Blut (*hellgrau*) und wird vom rechten Ventrikel *5* in die Pulmonalarterie *6* gepumpt. Es fließt in den Pulmonalkreislauf und durch den offenen Ductus arteriosus Botalli (*PDA*) in die Aorta *3* und den Systemkreislauf. *4* und *5* sind durch die Aufnahme des Zusatzbluts vergrößert. Kreislaufdiagramm: Beide Kreisläufe werden mit Mischblut perfundiert. **b** mit geschlossenem Vorhofseptum *a* und geschlossenem Ductus arteriosus Botalli (*DB*). Durch die sequenzielle Schaltung der Kreisläufe ist der Blutfluss im Systemkreislauf und Pulmonalkreislauf kritisch reduziert

Wenn die Füllkapazität des linken Ventrikels nicht ausreicht, um den Systemkreislauf ausreichend zu perfundieren, spricht man von einem hypoplastischen Linksherzsyndrom (▶ Kap. 27). Beurteilungskriterien eines hypoplastischen Linksherzsyndroms sind: Füllkapazität der linken Herzkammer <20 ml/m^{2}KOF, Mitralklappendurchmesser <9 mm, Aortenklappendurchmesser <5 mm. (Beschreibung der Hämodynamik: ▶ Kap. 27).

21.2 Verlauf

▪ Dringlichkeit der Behandlung
In der Regel planbare Behandlung an einem für Kind und Eltern günstigem Termin. Nur die kritische AS ist ein Notfall.

Das Überleben des Neugeborenen ist bei der kritischen AS auf einen Blutfluss durch den Ductus arteriosus Botalli und einen Defekt im Vorhofseptum angewiesen (◘ Abb. 21.5a, b). Der Ductus Botalli verschießt sich normalerweise spontan nach der Geburt. Wird er nicht künstlich offen gehalten, und wird nicht bedarfsweise ein ausreichend großer Defekt im Vorhofseptum hergestellt, stirbt das Kind.

▪ Hämodynamik, Schäden durch die Aortenstenose
Herz

Der linke Ventrikel wird chronisch überfordert. Die Koronargefäße können mit der hypertrophierten Wandmuskulatur nicht mitwachsen und ab einer kritischen Wandstärke kommt es zur myokardialen Ischämie, der Ventrikel kann bei erhöhtem O_2-Bedarf des Körpers seine Auswurfleistung nicht adäquat steigern, bei körperlichen Anstrengungen nimmt die Myokardischämie zu. Bei supravalvulären Stenosen entsteht eine Hypertonie in den Koronargefäßen und sie neigen zur Arteriosklerose, der Blutfluss während der Diastole in die Koronargefäße kann durch supravalvuläre Aortenstenosen behindert sein. Bei der kritischen AS kann die Pumpkraft des linken Ventrikels durch eine schwache Perfusion der Koronararterien reduziert werden, es kommt zur Endokardfibroelastose, die Mitralklappe kann bei Aortenstenosen schließunfähig werden, was Zusatzarbeit für den überbeanspruchten linken Ventrikel bedeutet. Folgen sind eine verkürzte Lebenserwartung, Einschränkung der körperlichen Belastbarkeit, Herzinsuffizienz, Herzrhythmusstörungen, Gefahr des plötzlichen Herztods, frühe Koronarsklerose bei supravalvulären Stenosen.

Bei der supravalvulären AS haben häufig auch die Pulmonalarterien Stenosen. Dann muss auch der rechte Ventrikel vermehrt Kraft beim Pumpen aufwenden, sein Myokard hypertrophiert und die myokardiale Oxygenierung kann unzureichend sein (Williams-Beuren-Syndrom).

Lunge
Schäden werden nicht verursacht. Lediglich wenn es zu einem Blutrückstau im linken Vorhof kommt oder eine Mitralinsuffizienz vorliegt, besteht die Neigung zum Lungenödem.

Körper
Schäden werden nicht verursacht. Ausnahme ist die kritische AS, bei der es zur Minderdurchblutung von Gehirn, Darm, Niere und Leber kommen kann.

Natürlicher Verlauf

> Entscheidend ist neben dem Stenosetyp der Schweregrad der AS.

Die Einteilung des Schweregrads erfolgt anhand des Druckgradienten über der Stenose – der Blutdruckdifferenz zwischen linkem Ventrikel und Aorta (Tab. 21.1). Bei valvulären Stenosen wird zusätzlich die Öffnungsfläche der Aortenklappe gemessen. (Es existieren verschiedene Einteilungsschemata).

Valvuläre Aortenstenose und Subaortenstenose: Beim Schweregrad I und II bestehen Beschwerdefreiheit und weitgehend normale Lebenserwartung.

> Wenn ein Schweregrad I vorliegt, muss bei unbehandelten Patienten in 1 % und bei einem Schweregrad II nach starker körperlicher Belastung in 6 % mit plötzlichen Todesfällen gerechnet werden. Ab einem Gradienten von 25 mmHg sollten stärkere körperliche Belastungen gemieden werden. Unter sorgfältiger Betreuung rechnet man heute mit ca. 1 % Sterblichkeit bei einem Schweregrad I und II.

Beim Schweregrad III und IV treten Beschwerden auf und die Lebenserwartung ist verkürzt (10 % Sterblichkeit in der Säuglingsperiode, 60 % vor dem 40. Lebensjahr).

Spontanheilung
Eine spontane Besserung wird nicht gesehen. Beim Schweregrad I und II verzeichnet man bei der Hälfte der Kinder eine Zunahme des Schweregrads.

Indikation zur invasiven Behandlung
Wenn klinische Beschwerden auftreten, wird eine Korrektur ab dem Schweregrad II empfohlen. Wenn die Subaortenstenose eine Aortenklappeninsuffizienz verursacht, ist die Korrektur unabhängig vom Schweregrad der AS indiziert, ab einem Gradienten >50 mmHg wird bei symptomatischen und asymptomatischen Kindern zur Korrektur geraten. (Indikation bei geringerem Schweregrad: Linksventrikuläre Funktionsstörung, Erregungsrückbildungsstörungen im EKG).

Bei supravalvulären Stenosen kommt es im frühen Kindesalter zur koronaren Herzerkrankung (KHK), größere Kinder geben Beschwerden an, beim Williams-Beuren-Syndrom (50 % der Betroffenen) treten Beschwerden im Säuglingsalter auf, es entwickelt sich eine periphere Arteriosklerose. Die Lebenserwartung ist verkürzt, das Er-

Tab. 21.1 Einteilung des Schweregrads einer AS

Schweregrad	Druckdifferenz	Klappenöffnungsfläche
I. Trivial	<25 mmHg	>2 cm^2/m^{2}KOF
II. Leicht	25–49 mmHg	0.8–2 cm^2/m^{2}KOF
III. Mittel	50–69 mmHg	0,5–0,8 cm^2/m^{2}KOF
IV. Schwer	>70 mmHg	<0,5 cm^2/m^{2}KOF

wachsenenalter wird selten erreicht. Es kommt zu keiner Besserung der Befunde, sondern es besteht die Tendenz zur Verschlechterung.

Indikation zur invasiven Behandlung ist ab einem Druckgradient >30 mmHg bei asymptomatischen Kindern gegeben, bei linksventrikulärer Hypertrophie, Erregungsrückbildungsstörungen im EKG, bei Beschwerden.

Bei einem HOCM kommt es ab dem Schulalter zu Beschwerden. Die Lebenserwartung ist verkürzt, die Letalität liegt bei bis zu 6 %/Jahr. Keine Besserung der Befunde, Tendenz zur Verschlechterung und zur Entwicklung einer Mitralinsuffizienz. Eine Indikation zur invasiven Behandlung besteht nach frustraner medikamentöser Behandlung, bei Beschwerden, ab einem Druckgradienten >50–60 mmHg.

Bei der kritischen AS tritt nach der Geburt eine schwere Herzinsuffizienz auf. Die Kinder versterben innerhalb der ersten Lebensmonate. Es ist keine spontane Besserung möglich. Die Indikation zur invasiven Behandlung besteht auf Grund der Notfallsituation.

21.3 Symptomatik

Valvuläre und subvalvuläre AS: Nach dem 10. Lebensjahr schnelle Ermüdbarkeit, Angina pectoris, vereinzelt Herzinsuffizienz mit Lungenödem, Herzklopfen und Herzstolpern, Ohnmachtsanfälle, Bauchweh, starkes Schwitzen bei Belastung, Nasenbluten.

Supravalvuläre AS: Belastungsdyspnoe, Einschränkung der körperlichen Leistungsfähigkeit, Synkopen, Angina pectoris, Herzrhythmusstörungen. Williams-Beuren-Syndrom: Beim Säugling Trinkschwäche mit Gewichtsstagnation, Erbrechen, Wechsel von Diarrhö und Opstipation, Anorexie, Fieberschübe ohne erkennbare Infektion.

HOCM: Ab dem Schulalter kommt es zu Belastungsdyspnoe, Einschränkung der körperlichen Leistungsfähigkeit, frühe Ermüdbarkeit, Schwindelanfälle, Angina pectoris, Herzrhythmusstörungen. Selten bei Säuglingen Herzinsuffizienz und blasses Hautkolorit.

Kritische AS: In den ersten Lebenswochen Tachykardie, Tachydyspnoe, Trinkschwäche, Gedeihstillstand mit Gewichtsstagnation, Lungenödem, Zyanose mit blassgrauer, kühle Haut. Die Symptomatik kann bis zum kardiogenen Schock gehen.

21.4 Diagnostik

■ **Echokardiographie**

Basisuntersuchung ist die Echokardiographie, alternativ die Kardio-MRT (gute Darstellbarkeit peripherer Pulmonalstenosen!).

Fragestellung: Wo sitzt die Engstelle? Liegt eine Kombination aus mehreren Engstellen vor? Welcher Druckgradient besteht?
— Wenn die Aortenklappe betroffen ist: Hat der Klappenring normale Größe? Sind die Klappensegel miteinander verklebt oder wulstig aufgetrieben? Wie groß ist die Klappenöffnungsfläche? Besteht eine Klappeninsuffizienz und wie hochgradig ist sie? Ist eine Herzkatheterweitung der Klappe möglich und erfolgversprechend?
— Wenn eine Subaortenstenose vorliegt: Liegt eine Membran vor? Liegt eine tunnelförmige Engstelle vor? Ist die Mitralklappe verlagert (Straddeln) und verursacht die Stenose?
— Wenn eine supravalvuläre AS vorliegt: Ist auch die Pulmonalarterie eingeengt? Ist eine Aufweitung von Pulmonalstenosen mit Herzkathetertechniken möglich? Ist der Eingang in die Koronararterien eingeengt? Haben die Koronararterien im Verlauf Engstellen?
— Bei einer HOCM: Ist die Mitralklappe Teil der Fehlbildung? Ist die Mitralklappe schließunfähig?

- Bei der kritischen AS: Welche Füllkapazität hat die linke Herzkammer? Liegt eine Endokardfibroelastose vor? Wie groß ist der Mitralklappendurchmesser? Ist die Mitralklappe schließunfähig? Ist die Pulmonalklappe normal aufgebaut und schließfähig? Wie gut ist die linksventrikuläre Auswurfleistung (EF)? Welche Begleitfehlbildungen liegen vor? Können Begleitfehlbildungen mit Herzkathetertechniken behandelt werden?

- **Herzkatheteruntersuchung**

Die Herzkatheteruntersuchung beantwortet alle Fragen zu diesem Herzfehler, wird aber auf Grund der Strahlenbelastung zurückhaltend eingesetzt. Besondere Indikation sind die Darstellung von Koronararterien, von peripheren Pulmonalstenosen oder geplante interventionelle Behandlungen (Ballondilatation von Stenosen).

> Die Herzkatheterdarstellung von Koronarstenosen bei der supravalvulären AS scheint mit einem hohen Risiko verbunden zu sein. Maßnahmen in Narkose gelten bei diesem Fehlbildungstyp insgesamt als risikoreich. Blutdruckabfälle können zu einer verminderten Koronarperfusion und zum plötzlichen Herztod führen.

- **Stethoskop**

Typisch ist ein systolisches Herzgeräusch mit Fortleitung in die A. carotis.

- **EKG**

Nachweis von Herzrhythmusstörungen, Hinweis auf Schäden am Myokard.

- **Ergometrie**

Hinweis auf Belastungsischämie des Myokards, bei HOCM Indikationsstellung zum Defibrillator.

> Die Ergometrie ist bei symptomatischen Patienten gefährlich und wird als kontraindiziert angesehen.

- O_2-Sättigungsmessung

Periphere oder zentrale Zyanose.

- **Stressechokardiographie**

Bestimmung des Druckgradienten bei schlechter Pumpfunktion des linken Ventrikels, bei HOCM: Evaluation des Schweregrads unter Belastung.

- **Angiographie oder CT-Angiographie**

Darstellung peripherer arterieller Stenosen beim Williams-Beuren-Syndrom, Darstellung der Koronargefäße.

- **Assoziierte Herzfehler**

Valvuläre AS: In ca. 20 % sind weitere Fehlbildungen assoziiert: AI (ca. 20 %), CoA, PDA, VSD, PS, ASD, TOF.

Subvalvuläre AS.: In ca. 60 % sind weitere Fehlbildungen assoziiert: AI (ca. 50 %), MI, Malalignment-VSD, PDA, ASD, PS. Die subvalvuläre AS ist auch Komponente des Shone-Syndroms.

Supravalvuläre AS: MI, MS, Aortenklappenfehler (ca. 30 %), Ostiumstenosen der Koronararterien, valvuläre PS, Subaortenstenose, CoA, ASD, VSD. Die supravalvuläre AS ist in ca. 50 % Bestandteil des Williams-Beuren-Syndroms. Syndromspezifische Fehlbildungen: In bis zu 50 % Stenosen der Arm- oder Halsschlagadern, Nierenarterien und Darmarterien, in ca. 50 % Stenosen der Pulmonalarterien.

HOCM: MI <10 %, weitere seltene Fehlbildungsassoziationen: VSD, CoA, PDA, AI Mitralklappenprolaps, tachykarde Herzrhythmusstörungen (WPW-Syndrom), bei assoziiertem Noonan-Syndrom gelegentlich PS.

Kritische AS: Mehrheitlich Hypoplasie des linken Ventrikels mit Fibroelastose und Myokardsinusoiden (ohne Verbindung zu den Koronararterien), sporadisch Ausdünnung des linksventrikulären Myokards. Weitere Fehlbildungen: AI (ca. 15 %), MS (>30 %), MI (ca. 40 %), CoA, Kombinationen mit sub- und supravalvulären Stenosen (>10 %), partielle Lungenvenenfehleinmündung.

21.5 Therapie

21.5.1 Üblicher Behandlungszeitpunkt

Der übliche Therapiezeitpunkt ist in ◘ Tab. 21.2 dargestellt.

21.5.2 Therapeutisches Vorgehen

- **Therapieziel**

Beseitigung der Stenose oder Reduktion bis zu einem Schweregrad I–II oder Umleitung des Blutflusses. Das Wachstumspotenzial von Aorta, Aortenklappe und linksventrikulärem Ausflusstrakt soll möglichst erhalten bleiben.

21.5.2.1 Interventionelle Ballondilatation

Erforderlich sind eine Lokalanästhesie im Leistenbereich sowie die Akzeptanz von Röntgenstrahlen. Von den Leistengefäßen aus wird ein Ballonkatheter in die Aortenklappe geschoben und verwachsene Klappensegel werden an den Verwachsungsstellen auseinander gesprengt (◘ Abb. 21.6a). Nach der Dilatation der Klappe sind die Klappensegel wieder beweglich, es besteht meist eine leichte Schließunfähigkeit der Klappe. Die Aortenklappe behält ihr Wachstumspotenzial.

Ein hypoplastischer Klappenring kann mit dieser Methode nicht vergrößert werden. Nach Dehnung des Klappenrings würden beim Klappenschluss die Segel im Zentrum der Aortenklappe nicht mehr aneinander liegen und die Klappe wäre undicht. Eine höhergradige Aortenklappeninsuffizienz (>Grad II) wird von der linken Herzkammer ebenso wenig toleriert wie eine Stenose. Wenn die Klappensegel starre aufgetriebene Platten sind und deshalb die Klappe nicht korrekt öffnet, bessert man die Stenose mit der Ballondilatation kaum.

- **Voraussetzungen**

Infektfreiheit, keine höhergradige Aorteninsuffizienz (≤ Grad II), ausreichend großer Aortenklappenring, keine wulstig aufgetriebenen Klappensegel.

- **Aufwand**

Anhang.

21.5.2.2 Chirurgische Komissurotomie

Erforderlich sind die Öffnung des Brustkorbs und Herz-Lungen-Maschine. Die Aorta wird geöffnet und die zusammengewachsenen Segel der Aortenklappe werden unter Sicht an ihren Verklebungsstellen mit dem Skalpell voneinander getrennt (◘ Abb. 21.6b). Wulstige Auflagerungen auf den Segeln werden mit dem Skalpell entfernt (Shaping). Die Aortenklappe behält ihr Wachstumspotenzial.

- **Voraussetzungen**

Infektfreiheit, ausreichend großer Aortenklappenring.

- **Aufwand**

Anhang.

21.5.2.3 Ross-Operation

Erforderlich sind die Öffnung des Brustkorbs und Herz-Lungen-Maschine. Der Anfangsteil der Pulmonalarterie mit der Pulmonalklappe wird aus dem Auslass der rechten Herzkammer herausgeschnitten, und als Aorta ascendens in den Auslass der linken Herzkammer eingenäht Die Koronararterien werden aus der originären Aortenwand ausgeschnitten und in das Autograft implantiert. Das fehlende Stück der Pulmonalarterie mit seiner Herzklappe wird durch ein klappentragendes Homograft/Xenograft ersetzt (◘ Abb. 21.6c, d). Die Aortenklappe behält ihr Wachstumspotenzial, die Pulmonalklappe hat kein Wachstumspotenzial.

- **Voraussetzungen**

Infektfreiheit, funktionierende Pulmonalklappe.

Tab. 21.2 Behandlungszeitpunkt

AS-Typ	Symptomatik	Verfahren	Zeitpunkt
Aortenklappenstenose und Subaortenstenose	Keine Beschwerden	Chirurgische Rekonstruktion oder Ballondilatation	Vorschulalter
	Beschwerden, Zunahme des Druckgradienten, beginnende Aorteninsuffizienz	Chirurgische Rekonstruktion oder Ballondilatation	Zeitnah
		Chirurgische Eingriffe mit Ersatz der Aortenklappe, Ross-Operation, Konno-Operation u. a.	Schulalter
Supravalvuläre Aortenstenose		Chirurgische Erweiterung	Säuglingsalter bis Vorschulalter
HOCM	Beschwerden trotz medikamentöser Behandlung	Chirurgischer Eingriff	Altersunabhängig, auch im Säuglingsalter
		Herzkathetereingriff, Verödung	(Jugendliche), Erwachsene
Kritische Aortenklappenstenose		Ballondilatation	Zeitnah nach Geburt
		Chirurgische Klappenrekonstruktion	Zeitnah nach Geburt, wenn die Herzkatheterweitung nicht erfolgsversprechend ist
		Ross-Operation	1. Lebensmonat
		Damus-Kaye-Stansel-Operation	1. Lebensmonat
		Bidirektionaler cavopulmonaler Shunt	6. Lebensmonat
		Fontan-Operation	Ab 1. Lebensjahr

- **Aufwand**

Anhang.

21.5.2.4 Herzklappenersatz

Erforderlich sind die Öffnung des Brustkorbs und Herz-Lungen-Maschine. Die Aorta wird geöffnet, die Segel der Aortenklappe aus dem Ring herausgeschnitten und eine neue Herzklappe in den Ring eingenäht. Als Ersatzklappen stehen mechanische Klappen und biologische Klappen zur Verfügung. Die mechanischen Klappen gibt es nicht in kleinen Größen, die biologischen liegen in altersentsprechenden Größen vor. Nach Implantation mechanischer Klappen ist eine permanente Antikoagulation erforderlich.

- **Voraussetzungen**

Infektfreiheit.

- **Aufwand**

Anhang.

21.5 · Therapie

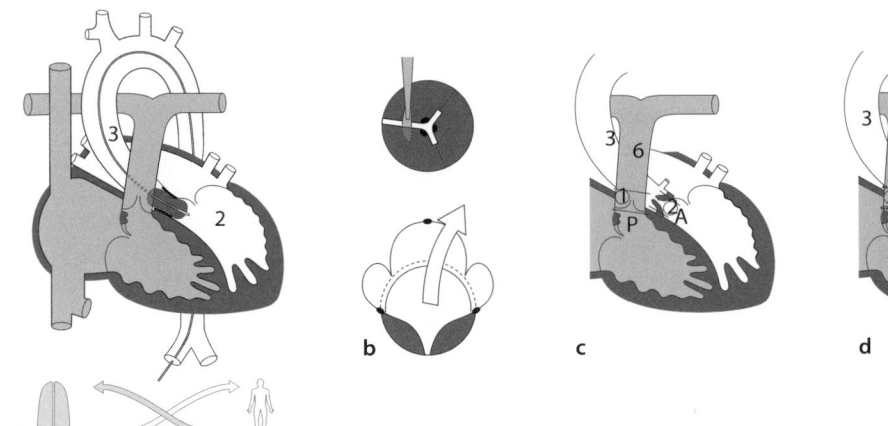

Abb. 21.6 Therapieoptionen. a Ballondilatation der Aortenklappenstenose: Der Ballonkatheter wird retrograd durch die Aorta *3* bis in die Aortenklappe hineingeschoben, der Ballon wird aufgeblasen und hierdurch werden die verklebten Segel voneinander getrennt. **b** Komissurotomie der Aortenklappe. Oben: Unter Sicht werden die verklebten Segel der Klappe voneinander getrennt. Unten: Bewegliche Klappensegel nach Ballondilatation oder Komissurotomie. **c** Ross-Operation: Der Anfangsteil der Pulmonalaterie mit der gesunden Pulmonalklappe *1* wird aus der Arterie herausgeschnitten. Aortenklappe *2*. **d** Es wird ein Ersatz für den Anfang der Pulmonalarterie und die Pulmonalklappe eingenäht *3*, z. B. ein Homograft gleicher Größe. Die verdickten Segel der Aortenklappe *2* werden aus dem Aortenring ausgeschnitten und entfernt. Der ausgeschnittene Pulmonalarterienabschnitt mit der gesunden Pulmonalklappe wird in den Anfangsteil der Aorta eingenäht *1*. Die Koronararterien müssen neu in das Teil eingesetzt werden. Linker Ventrikel *2*, Aorta *3*, rechter Ventrikel *5*, Pulmonalarterie *6*

21.5.2.5 Resektion einer Membran bei der Subaortenstenose

Erforderlich sind die Öffnung des Brustkorbs und Herz-Lungen-Maschine. Die Aorta wird geöffnet und durch die auseinander gespreizten Aortenklappensegel wird die Membran reseziert (◘ Abb. 21.7a). Die Aortenklappe behält ihr Wachstumspotenzial.

In günstigen Fällen kann eine Ballondilatation der Membran versucht werden (ohne Öffnung des Thorax und ohne Herz-Lungen-Maschine).

- **Voraussetzungen**

Infektfreiheit.

- **Aufwand**

Anhang.

21.5.2.6 Septumplastik wegen einer Tunnelstenose

Erforderlich sind die Öffnung des Brustkorbs, Herz-Lungen-Maschine und Öff-

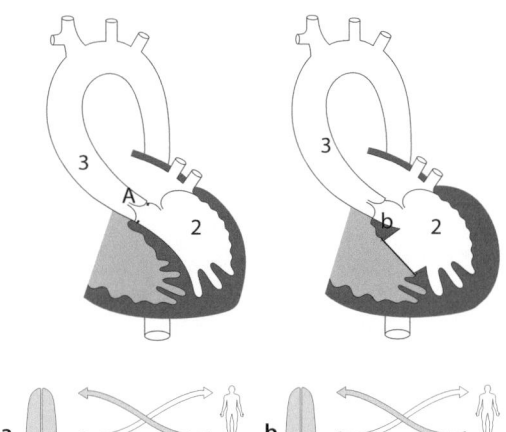

Abb. 21.7 Subaortenstenose. a Resektion einer membranösen Subaortenstenose. Die Membran lag im linken Ventrikel *2* unterhalb der Aortenklappe *A*. Zustand nach Resektion der Membran. Die Stenose ist beseitigt. **b** Korrektur einer muskulären subaortalen Stenose: Das hypertrophierte, stenosierende Ventrikelseptum *b* wurde inzidiert und in den Defekt „akontraktiles" Kunststoffgewebe eingenäht

nung des Herzens. Das hypertrophierte Ventrikelseptum wird im Bereich der Stenose inzidiert und es wird ein Kunststoffpatch eingenäht. Das Wachstumspotenzial der Aortenklappe wird nicht eingeschränkt (◘ Abb. 21.7b).

- **Voraussetzungen**

Infektfreiheit.

- **Aufwand**

Anhang.

21.5.2.7 Ausflusstrakterweiterung und Erweiterung des Aortenrings wegen einer subaortalenTunnelstenose und hypoplastischer Aortenklappe

Für die Operationen nach Rastan, Konno, Koncz sind die Öffnung des Brustkorbs, Herz-Lungen-Maschine und Öffnung des Herzens erforderlich. Der Auslass des linken Ventrikels, der Aortenklappenring und der Anfangsteil der Aorta werden durch einen Kunststoffpatch erweitert. Es wird eine größere Aortenklappe implantiert (◘ Abb. 21.8). Die Aortenklappe hat kein Wachstumspotenzial.

- **Voraussetzungen**

Infektfreiheit.

- **Aufwand**

Anhang.

21.5.2.8 Patcherweiterung einer supravalvulären AS

Erforderlich sind die Öffnung des Brustkorbs und Herz-Lungen-Maschine. Die Aorta ascendens wird in Längsrichtung aufgeschnitten und durch einen Kunststoffpatch erweitert. Die Aortenklappe hat Wachstumspotenzial (◘ Abb. 21.9a, b).

- **Voraussetzungen**

Infektfreiheit.

- **Aufwand**

Anhang.

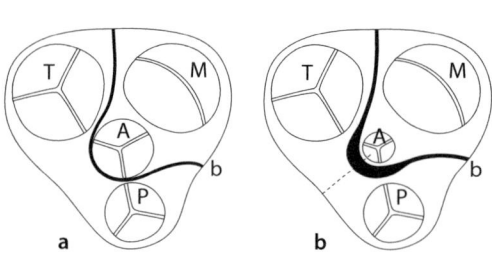

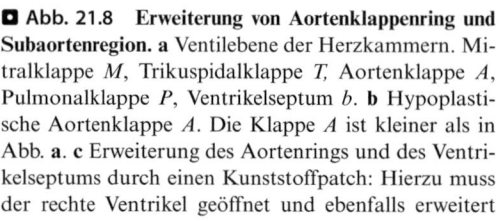

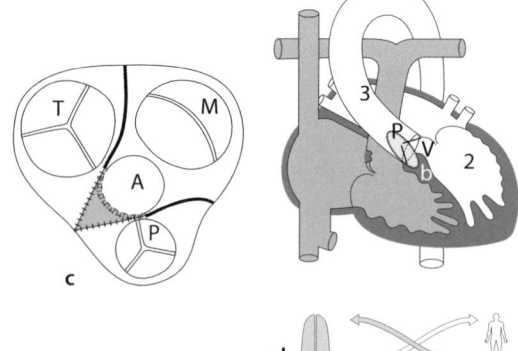

◘ **Abb. 21.8** Erweiterung von Aortenklappenring und Subaortenregion. **a** Ventilebene der Herzkammern. Mitralklappe *M*, Trikuspidalklappe *T,* Aortenklappe *A*, Pulmonalklappe *P*, Ventrikelseptum *b*. **b** Hypoplastische Aortenklappe *A*. Die Klappe *A* ist kleiner als in Abb. **a**. **c** Erweiterung des Aortenrings und des Ventrikelseptums durch einen Kunststoffpatch: Hierzu muss der rechte Ventrikel geöffnet und ebenfalls erweitert werden. **d** Ergebnis der Korrektur: Durch Kunststoffgewebe *P* wurden das Ventrikelseptum *b*, der Aortenklappenring und der Anfangsteil der Aorta *3* erweitert. Der Bereich zwischen linkem Ventrikel *2* und Aorta *3* hat normale Größe. Es wurde in den erweiterten Aortenklappenring eine Kunststoffherzklappe eingenäht. (Aus Darstellungsgründen wurde die Aorta vor der Pulmonalarterie eingezeichnet)

21.5.2.9 Ersatz der Aorta ascendens (bei ausgewachsenen Herzen)

Erforderlich sind die Öffnung des Brustkorbs und Herz-Lungen-Maschine. Aortenklappe und Aorta ascendens werden reseziert und durch eine klappentragende Kunststoffgefäßprothese ersetzt. In die Prothese werden die Koronararterien reinseriert. Aorta und Aortenklappe haben kein Wachstumspotenzial.

- **Voraussetzungen**

Infektfreiheit.

- **Aufwand**

Anhang.

21.5.2.10 Seltene Operationsverfahren

- **Resektion einer Membran in der Aorta ascendens**

Erforderlich sind die Öffnung des Brustkorbs und Herz-Lungen-Maschine. Die Membran wird nach Öffnung der Aorta reseziert (◘ Abb. 21.9c).

- **Apicoaortales Konduit**

Erforderlich sind die Öffnung des Brustkorbs, Herz-Lungen-Maschine und Öffnung des Herzens. Zwischen dem linken Ventrikel und der Aorta descendens wird eine Gefäßprothese eingesetzt, um die Aortenstenose zu umgehen (◘ Abb. 21.9d).

- **Damus-Kaye-Stansel-Operation mit nachfolgender Fontan-Operation (◘ Abb. 21.10)**

21.5.2.11 Myotomie oder Myektomie des Ventrikelseptums bei der HOCM

Erforderlich sind die Öffnung des Brustkorbs, Herz-Lungen-Maschine und u. U. Öffnung des Herzens. Die Aorta wird geöffnet und durch die offene Aortenklappe werden die Muskulatur des Ventrikelseptums inzidiert oder schmale Muskelstreifen exzidiert, damit das Septum sich nicht mehr „wulstartig" kontrahieren kann.

- **Voraussetzungen**

Infektfreiheit.

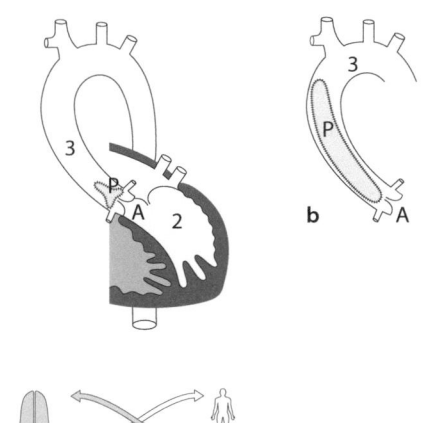
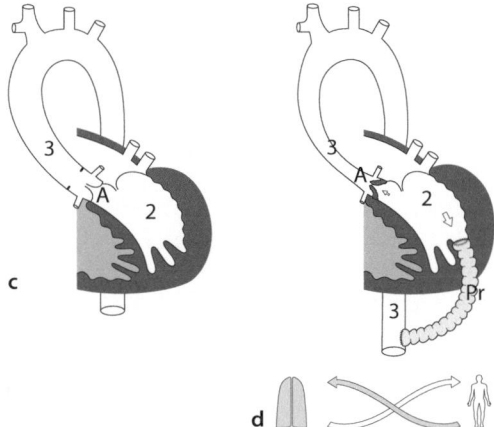

◘ Abb. 21.9 **Patcherweiterung von 2 verschiedenen supravalvulären Aortenstenosen. a** Patchplastik bei einer kurzstreckigen Stenose. Aorta *3*, Patch *P*. **b** Patchplastik bei einer langstreckigen Stenose. **c** Resektion einer supravalvulären Membran. Das Hindernis aus ◘ Abb. 21.4b ist beseitigt. **d** Apicoaortales Konduit: Die linke Herzkammer *2* wird durch eine Gefäßprothese *P* mit der Aorta descendens *3* verbunden. Das Hindernis wurde belassen

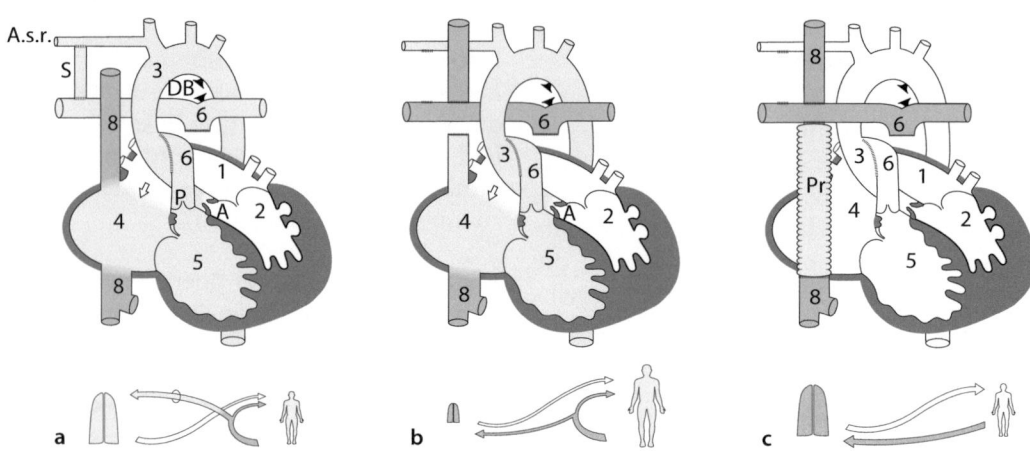

● **Abb. 21.10 Damus-Kaye-Stansel-Operation bei kritischer AS und kleinem linken Ventrikel. a** Das Septum zwischen dem linken *1* und rechten *4* Vorhof ist entfernt, der Stamm der Pulmonalarterie *6* wurde an die Aorta *3* angeschlossen. Die periphere Pulmonalarterie *6* wurde durch eine Gefäßprothese *S* an die rechte A. subclavia (*A.s.r*) angeschlossen, der Ductus arteriosus Botalli (*DB*) wurde verschlossen. Arterielles Blut fließt vom linken Vorhof in den rechten und mischt sich mit venösem Blut (*hellgrau*). Die Mischung wird vom rechten Ventrikel *5* durch die Pulmonalklappe *P* und den Pulmonalarterienstamm *6* in die Aorta *3* gepumpt. Ein Teil fließt in den Systemkreislauf, eine begrenzte Menge durch die Gefäßprothese in den Pulmonalkreislauf. Kreislaufdiagramm: Beide Kreisläufe werden mit Mischblut perfundiert. Zyanose (*grauer Mensch*). **b** BCPS: Die Gefäßprothese wurde entfernt und die V. cava superior *8* wurde an die periphere Pulmonalarterie *6* angeschlossen. Kreislaufdiagramm: In den Pulmonalkreislauf fließt extrakardial ca. die Hälfte des venösen Bluts. Kreislaufdiagramm: $Q_p<Q_s$, Zyanose. **c** Fontan-Operation: Die V. cava inferior *8* wurde mit Hilfe einer Gefäßprothese *Pr* an die periphere Pulmonalarterie *6* angeschlossen. Kreislaufdiagramm: Venöses Blut fließt extrakardial in den Pulmonalkreislauf, arterielles Blut fließt in den Systemkreislauf. $Q_p=Q_s$. Die Zyanose ist beseitigt (*weißer Mensch*)

- **Aufwand**

Anhang.

21.5.2.12 Transkoronare Katheterablation

Ohne Operationsschnitt und ohne Herz-Lungen-Maschine wird von den Leistengefäßen aus einen Herzkatheter in die linke Koronararterie eingeführt und es wird in den Gefäßast, der den kranken Anteil des Septums mit Blut versorgt, eine Substanz, die das Gefäß verschließt (z. B. Alkohol) injiziiert. Es wird einen „Herzinfarkt" im Ventrikelseptum induziert, der Infarktbezirk vernarbt und wird akontraktil. Die Eingriffe werden derzeit bei Erwachsenen durchgeführt.

21.5.3 Behandlung von Zusatzfehlbildungen

Die Behandlungsschritte werden individuell geplant. Allgemein gilt:
- Ein VSD, ASD oder die TOF werden simultan oder in einem nachfolgenden Eingriff korrigiert.

21.5.4 Behandlungsergebnis

Bei optimalem Behandlungsergebnis und wenn keine Schäden am Herzen zurückbleiben, werden alle Störungen beseitigt. Wenn eine Druckgradient bestehen bleibt (Schweregrad >II), kann es bei körperlichen Anstrengungen zu einer gefährlichen Mangeldurchblutung der Herzmuskulatur kommen. Wenn irreparable Schäden an der linken Herzkammer vorliegen, wie u. U. bei der kritischen Aortenstenose, bleiben die Leistungsfähigkeit des Herzens und damit die körperliche Belastbarkeit eingeschränkt. Die Lebenserwartung ist dann vermindert.

21.5.5 Risiko der Eingriffe

- **Ballondilatation der Aortenklappenstenose**

Letalität <3 %, bei kritischer Aortenstenose <10 %. Aorteninsuffizienz durch Einreißen der Klappensegel an der falschen Stelle, Reststenose, Herzrhythmusstörungen, Mitralinsuffizienz. Eine bereits bestehende Schließunfähigkeit der Aortenklappe verstärkt sich bei der Dilatation meist um einen Schweregrad.

- **Valvotomie/Komissurotomie der Aortenklappe**

Letalität <2 %, bei kritischer Aortenstenose <10 %. Aorteninsuffizienz, Reststenose.

- **Resektion einer subaortalen Membran**

Letalität gering, selten Verletzung des Erregungsleitungssystems und Bedarf eines Herzschrittmachers, Verletzung von Mitralklappensegeln oder der Aortenklappensegel, iatrogener VSD.

- **Ballondilatation einer subaortalen Membran**

Letalität vermutlich gering. Es liegen keine aussagekräftigen Statistiken vor. Weiter: Verletzung des Erregungsleitungssystems und Bedarf eines Herzschrittmachers, Verletzung von Mitralklappensegeln oder der Aortenklappensegel. Der Eingriff kann erfolglos bleiben, wenn die Membran nicht zerreißt.

- **Septumplastik bei der subaortalen Tunnelstenose**

Letalität <5 %, Verletzung des Erregungsleitungssystems und Herzschrittmacherbedarf.

- **Erweiterung von Aortenklappenring und Auslass der linken Herzkammer**

Die Operation nach Rastan-Konno ist mit einer Letalität <5 % vergesellschaftet. Es besteht das Risiko einer Verletzung des Erregungsleitungssystems und Herzschrittmacherbedarf, einer Mitralklappeninsuffizienz, eines iatrogenen VSDs.

- **Aortenklappenersatz durch die körpereigene Pulmonalklappe**

Die Ross-Operation geht mit einer Letalität <2 % einher, Letalität Säuglinge: ca. 12 %, Letalität Kinder: <1 % (Zahlen aus Deutschland). Es kann zur Schließunfähigkeit der transplantierten Pulmonalklappe, Verletzung des Erregungsleitungssystems und Herzschrittmacherbedarf kommen.

- **Aortenklappenersatz durch Fremdklappen**

Paravalvuläres Leck, Hämolyse, Verletzung des Erregungsleitungssystems. Die Letalität von Säuglingen ist <8 %, von Kindern <1 %.

- **Patch-Plastik an der Aorta**

Letalität bei isolierter Fehlbildung <1 %, Koronarkomplikationen, AI. Bei Zusatzfehlbildungen Anstieg der Letalität.

- **Resektion einer Membran in der Aorta**

Letalität bei isolierter Fehlbildung <1 %.

- **Myotomie oder Myektomie des Ventrikelseptums**

Seltener Eingriff mit geringer Letalität. Eine Verletzung des Erregungsleitungssystems mit Herzschrittmacherbedarf kommen ebenso vor wie ein Defekt im Ventrikelseptum, der mit Kunststoffgewebe verschlossen werden muss. Eine Schließunfähigkeit der Aortenklappe, die u. U. einen Herzklappenersatz erfordert ist möglich.

- **Transkoronare Katheterablation im Ventrikelseptum**

Bei Kindern in Erprobung, keine aussagekräftigen Statistiken zu Letalität oder Komplikationen, Letalität bei Erwachsenen <15 %.

- **Weitere perioperative Probleme**

Herzrhythmusstörungen, nach aufwändigen Eingriffen oder bei schwer geschädigter linker Herzkammer Low-cardiac-output-Syndrom, Nierenversagen, Leberversagen.

21.5.6 Verlauf nach den verschiedenen Eingriffen

Eingriffe wegen einer Aortenstenose schaffen in der Regel keine „gesunden" Verhältnisse im Herzen. Sie bessern aber die aktuelle Arbeitssituation des Herzens, verringern Beschwerden, verlängern die Lebenserwartung und schaffen in einigen Fällen günstige Voraussetzungen für Nachkorrekturen.

- **Nichtkritische Aortenstenose**

Bei nicht kritischen Aortenstenosen ist die körperliche Entwicklung meist normal. Die körperliche Belastbarkeit und Leistungsgrenzen sind abhängig von Operationsergebnis, persistierenden Schäden am linken Ventrikel und Herzrhythmusstörungen. Bleibt postoperativ ein höherer Restgradient bestehen, kann es bei erhöhtem O_2-Bedarf des Herzens unter körperlicher Belastung zu einer gefährlichen O_2-Mangelversorgung der Herzmuskulatur kommen, u. U. mit Todesfolge. Vor Wahl des Berufs und vor sportlichen Aktivitäten wird deshalb eine kardiologische Beratung empfohlen.

Erfahrungswerte für sportliche Aktivitäten sind abhängig vom Restgradienten:
- Restgradient <20 mm Hg und Aorteninsuffizienz <Grad II: Sportarten der Gruppe II sind möglich.
- Restgradient 20–40 mmHg: Sportarten der Gruppe III sind möglich.
- Restgradient >40 mmHg: Sportarten der Gruppe IV sind möglich. Schwangerschaften sind risikoarm bei einem Restgradient <50 mmHg bzw. einer Aortenklappenöffnungsfläche >1 cm².
- Restgradient >50 mmHg: Indikation zur Reoperation vor geplanter Schwangerschaft. Antikoagulation mit Cumarin: Umstellung der Medikation wegen Teratogenität des Cumarins.

- **Kritische Aortenstenose**

Es ist mit persistierenden schweren Schäden an der Herzmuskulatur zu rechnen, mit einer persistierenden Herzinsuffizienz, einer verzögerten körperlichen Entwicklung und stark eingeschränkten körperlichen Belastbarkeit.

Überlebenswahrscheinlichkeit bei nicht kritischen Aortenstenosen:
- Ballondilatation oder Komissurotomie der Aortenklappe: Nach 15 Jahren ca. 95 %, nach 25 Jahren ca. 80 %, nach 30 Jahren ca. 70 %.
- Resektion oder Ballondilatation einer Subaortenstenose (Membran): Nach 20 Jahren ca. 80 %.
- Aufwändige Erweiterungsoperationen des Ventrikelauslasses: Nach 2½ Jahren ca. 85 %, nach 20 Jahren ca. 40 %, mit Aortenklappenersatz: nach 5–7 Jahren ca. 80–90 %.
- Ross-Operation: Nach 10 Jahren >90 %, nach 20 Jahren >70 %.
- Apicoaortales Konduit: nach 2½ Jahren >10 %.
- Korrektur der supravalvulären Aortenstenose: Überlebenswahrscheinlichkeit nach 20 Jahren bis >90 %.
- Operation der hypertrophischen obstruktiven Kardiomyopathie: Überlebenswahrscheinlichkeit nach 10 Jahren >80 %, nach 20 Jahren >70 %.

Überlebenswahrscheinlichkeit bei kritischer Aortenstenose: nach 4–8 Jahren ca. 70–85 %.

Ursache für Spättodesfälle sind Herzrhythmusstörungen, Antikoagulationsprobleme, Herzinsuffizienz, Embolien, Endokarditis und Letalität bei Folgeoperationen.

- **Postoperative Medikamente, Nachuntersuchungen, Folgeeingriffe**

Dauerhafte Antikoagulation nach Implantation von mechanischen Herzklappen und nach Herstellung einer Fontan-Zirkulation, 3 Monate Antikoagulation nach Implantation biologischer Herzklappen, individuelle Entscheidung bei der HOCM.

Erforderlich werden regelmäßige Nachkontrollen (EKG, Echokardiographie) mit der Fragestellung: Behandlungsbedürftige Herzrhythmusstörungen? Restgradient? Klappeninsuffizienz? Paravalvuläres Leck nach Klappenersatz? Funktionelle Restenosierung? Kardiomyopathie? Werden Folgeeingriffe erforderlich?

Aortenklappenstenosen und Subaortenstenosen: Nach Ballondilatation der Aortenklappe oder Valvotomie entwickelt ca. die Hälfte der Patienten innerhalb von 15 Jahren erneute Engstellen an der Aortenklappe oder eine behandlungsbedürftige Klappeninsuffizienz. Erforderlicher Folgeeingriff ist meist ein Herzklappenersatz. Nach Operation von Subaortenstenosen können sich ebenfalls neue Engstellen bilden und darüber hinaus kann die Aortenklappe schließunfähig werden.

Folgeeingriffe nach Resektion der subaortalen Membran werden bei jedem 4. Patienten erforderlich, nach aufwändigen Erweiterungseingriffen subaortaler Stenosen in 50–90 % innerhalb weniger Jahre. Darüber hinaus wird die Mitralklappe häufig schließunfähig und muss behandelt werden. Herzrhythmusstörungen können die Implantation eines Herzschrittmachers erfordern.

Liegt ein Ullrich-Turner-Syndrom vor, so können behandlungsbedürftige Aneurysmata an der Aorta auftreten.

Autotransplantation der Pulmonalklappe (Ross-Operation): Man rechnet mit ca. 15 % Reoperationen innerhalb von 15 Jahren.

Apicoaortales Konduit: Man rechnet mit <15 % Reoperationen innerhalb weniger Jahre.

Supraaortale Aortenstenosen ohne Williams-Beuren-Syndrom: Es können neue Engstellen im Operationsbereich auftreten, die Nachkorrekturen erfordern. Gelegentlich muss auch die Aortenklappe im Spätverlauf ersetzt werden (Reoperationen in bis zu ca 10 %).

Hypertrophische obstruktive Kardiomyopathie: In <5 % entwickelt sich eine Schließunfähigkeit der Aortenklappe und erfordert einen Herzklappenersatz. Häufiger wird eine Herzschrittmacherimplantation oder die Implantation eines Defibrillators wegen Herzrhythmusstörungen erforderlich.

Kritische Aortenstenose: Man rechnet mit bis zu 40 % Folgeoperationen innerhalb von 4–8 Jahren.

- **Beurteilung der Behandlungsergebnisse**

Gut bis ausreichend, je nach erforderlichem Operationsverfahren und postoperativem Befund.

21.6 Weitere Informationen

- **Inzidenz**

Valvuläre Aortenstenose: Häufiges kongenitales Herzvitium (ca. 7 % aller angeborenen Herzfehler). Jungen sind 4-mal häufiger betroffen als Mädchen. Pro Jahr werden in Deutschland ca. 500 chirurgische Eingriffe an der Aortenklappe durchgeführt wegen angeborener Fehlbildungen, bei Säuglingen >50, bei Kindern und Jugendlichen <200. Hinzu kommt die Zahl der Herzkathetereingriffe (Ross-Operationen: ca. 70/Jahr).

Subaortenstenose: Seltene Fehlbildung (ca. 0,15 % aller angeborenen Herzfehler). In Deutschen Herzzentren werden jährlich Einzelfälle operiert. Sie kommt isoliert und als Teilkomponente anderer seltener Fehlbildungen vor (Shone-Komplex).

Supravalvuläre Aortenstenose: Seltene Fehlbildung (ca. 0,5 % der angeborenen Herzfehler). Mädchen und Jungen sind gleich häufig betroffen.

Hypertrophische Kardiomyopathie: Seltenes kongenitales Herzvitium (<0,5 % der angeborenen Herzfehler). Mädchen und Jungen sind gleich häufig betroffen.

Kritische Aortenklappenstenosen: Seltene Herzvitien (<0,3 % aller angeborenen Herzfehler). Häufiger Komponente des hypoplastischen Linksherzsyndroms (▶ Kap. 27). Jungen sind 3-mal häufiger betroffen als Mädchen.

Ursachenforschung

Valvuläre AS: Erhöhte Inzidenz bei Einnahme bestimmter Antiepileptika. Kommt familiar gehäuft vor. Wenn die Mutter betroffen war, erhöht sich das Risiko für das Kind auf ca. 15 %, bei väterlicher Erkrankung auf 4 %. Das Wiederholungsrisiko für Geschwisterkinder liegt bei 4 %.

Die HOCM wurde als genetisch bedingt mit autosomal dominantem Erbgang (Übertragungsrisiko auf Kinder 50 %) und als sporadische Form mit vorwiegend männlichen Krankheitsträgern identifiziert. Erhöhte Inzidenz bei mütterlichem Diabetes.

Supravalvuläre Aortenstenosen kommen familiär gehäuft vor (autosomal dominanter Erbgang oder sporadisch), in 50 % liegt das Williams-Beuren-Syndrom vor.

Assoziation mit körperlichen Fehlbildungen

Gelegentlich isolierte körperliche Fehlbildungen. In 5 % Chromosomenanomalien und Syndrome:

- Subvalvuläre Stenosen → Ullrich-Turner-Syndrom,
- supravalvulären Stenose → Williams-Beuren-Syndrom,
- HOCM → (Noonan-Syndrom, Down-Syndrom, Leopard-Syndrom).

Williams-Beuren-Syndrom

Chromosomenanomalie (7q 11.23), autosomal dominant vererbt, Gesichtsanomalie (koboldartiges Aussehen), geistige Entwicklung normal bis retardiert, raue, metallische Stimme, Minderwuchs, Strabismus, Nierenfehlbildungen, Leistenbrüche, Kryptorchismus, Pubertas präcox, Zahnmissbildungen, Hyperkalzämie, periphere Gefäßstenosen in ca. 25 % (Aortenisthmusstenose, Stenosen der hirnversorgenden Arterien, der Mesenterialarterien, der Nierenarterien, der Armarterien). Hypertonie mit Induktion einer generalisierten Arteriosklerose. In ca. 50 % Assoziation mit einer supravalvulären Aortenstenose und Pulmonalstenosen (◘ Abb. 21.11).

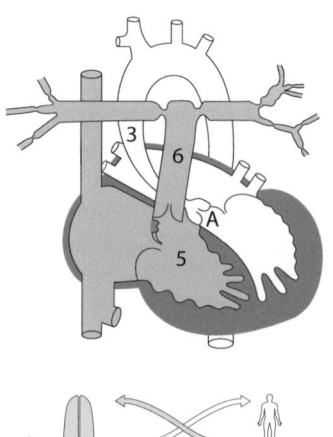
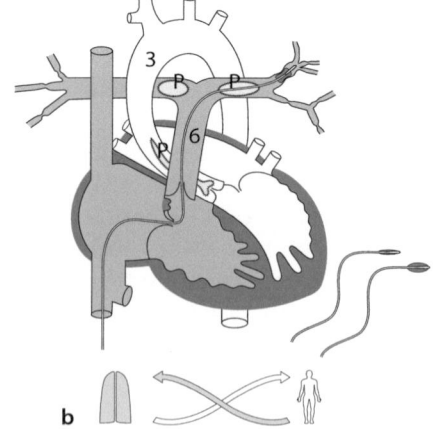
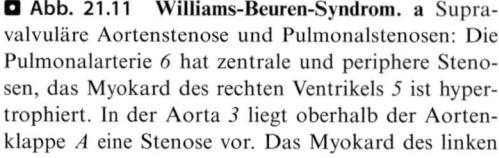

◘ **Abb. 21.11 Williams-Beuren-Syndrom. a** Supravalvuläre Aortenstenose und Pulmonalstenosen: Die Pulmonalarterie *6* hat zentrale und periphere Stenosen, das Myokard des rechten Ventrikels *5* ist hypertrophiert. In der Aorta *3* liegt oberhalb der Aortenklappe *A* eine Stenose vor. Das Myokard des linken Ventrikels *2* ist hypertrophiert. **b** Hybrideingriff: Die Stenose der Aorta *3* wurde durch einen Kunststoffpatch *P* erweitert, die zentralen Stenosen in der Pulmonalarterie *6* wurden chirurgisch durch Perikardpatches *P* erweitert, die peripheren z. T. mit einem Ballonkatheter dilatiert

21.6 · Weitere Informationen

- **Empfehlungen zur Endokarditisprophylaxe**
- Unbehandelte Fehlbildungen: Nach abgelaufener Endokarditis.
- Nach Implantation vom Fremdmaterial: 6 Monate postoperativ Endokarditisprophylaxe.
- Nach Implantation von Konduits oder Herzklappen: Lebenslang Endokarditisprophylaxe.

Aortenklappeninsuffizienz

Aorteninsuffizienz, AI

Inhaltsverzeichnis

22.1 **Anatomie – 264**

22.2 **Verlauf – 264**

22.3 **Symptomatik – 267**

22.4 **Diagnostik – 267**

22.5 **Therapie – 268**
22.5.1 Üblicher Behandlungszeitpunkt – 268
22.5.2 Therapeutisches Vorgehen – 268
22.5.3 Behandlung von Zusatzfehlbildungen – 269
22.5.4 Behandlungsergebnis – 269
22.5.5 Risiko der Eingriffe – 270
22.5.6 Verlauf nach Korrektur der Aorteninsuffizienz – 270

22.6 **Weitere Informationen – 271**

© Springer-Verlag GmbH Deutschland, ein Teil von Springer Nature 2021
U. Blum et al., *Kompendium angeborene Herzfehler bei Kindern*,
https://doi.org/10.1007/978-3-662-61289-7_22

22.1 Anatomie

- **Gesundes Herz**

Im dem gesunden Herzen pumpt der linke Ventrikel arterielles Blut in die Aorta und weiter in den Systemkreislauf. Am Eingang in die Aorta sitzt die Aortenklappe. Sie schließt während der Diastole, verhindert einen Blutrückstrom in den Ventrikel und wird in geschlossenem Zustand mit dem diastolischen arteriellem Blutdruck, den man am Arm messen kann belastet. Vorhöfe und Ventrikel haben gleiche Größe. Die Koronararterien oberhalb der Aortenklappe werden überwiegend während der Diastole durch das zur Aortenwurzel rückfließende Blut perfundiert (◘ Abb. 22.1 und 22.2).

- **Aorteninsuffizienz**

Bei einer Aorteninsuffizienz schließt die Aortenklappe nicht korrekt und während der Diastole fließt Blut in den linken Ventrikel zurück. Im Systemkreislauf entsteht ein Blutdefizit. Die Koronararterien werden schlechter perfundiert. Der diastolische Blutdruck in der Aorta sinkt, der systolische ändert sich nicht. Der linke Ventrikel dilatiert durch die Volumenbelastung (◘ Abb. 22.3).

Das Beispiel in ◘ Abb. 22.4b ist ein typischer Klappenschaden durch einen kleinen Ventrikelseptumdefekt nahe der Aortenklappe (▶ Kap. 8), das Beispiel in ◘ Abb. 22.4a wird beim Marfan-Syndrom oder Ehlers-Danlos-Syndrom gesehen.

22.2 Verlauf

- **Dringlichkeit der Behandlung**

Meist planbare Behandlung an einem für Kind und Eltern günstigem Termin. Nur die (erworbene) akute Aorteninsuffizienz erfordert eine dringliche, zeitnahe Behandlung.

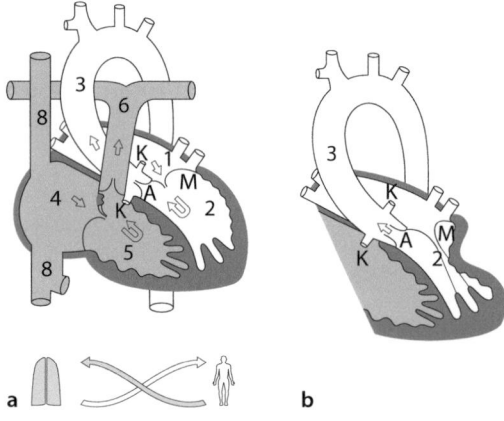 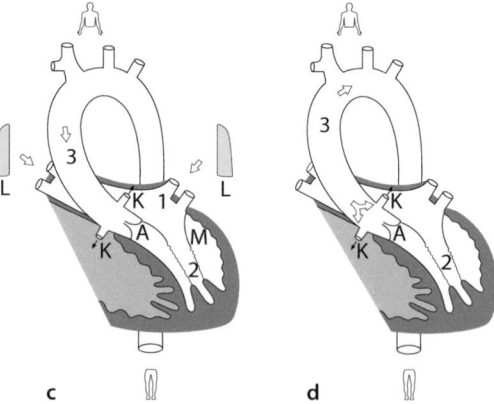

◘ **Abb. 22.1 GesundesHerz. a** Herzschema: Arterielles Blut (*weißer Pfeil*) fließt von den Lungenvenen in den linken Vorhof *1*, in den linken Ventrikel *2* und die Aorta *3*. Venöses Blut (*dunkelgrauer Pfeil*) fließt von den Hohlvenen *8* in den rechten Vorhof *4*, den rechten Ventrikel *5* und die Pulmonalarterie *6*. Die Innenräume von *1*, *2*, *4* und *5* sind gleich groß. Aortenklappe *A*, Mitralklappe *M*, Koronararterien *K*. Kreislaufdiagramm: In den Pulmonalkreislauf fließt venöses Blut (*grau*) hinein und arterielles (*weiß*) kommt heraus, in den Systemkreislauf fließt arterielles Blut hinein und venöses kommt heraus. Pulmonal- und Systemkreislauf werden mit gleich großen Blutmengen durchflossen ($Q_p=Q_s$). **b** Blutfluss in der Aorta während der Systole des linken Ventrikels: Die Aortenklappe *A* ist offen, die Mitralklappe *M* ist geschlossen. Antegrader Blutstrom vom linken Ventrikel *2* in die Aorta *3* (*weißer Pfeil*). **c** Blutfluss in der Aorta während der Diastole: Die Mitralklappe *M* ist offen, die Aortenklappe *A* ist geschlossen. Retrograder Blutstrom in der Aorta *3* in Richtung der Koronararterien *K*. **d** Blutströme in der Aorta *3* während der Diastole. Der antegrade Blutstrom zur oberen und unteren Körperhälfte bleibt erhalten, retrograder Blutfluss in die Koronararterien

22.2 · Verlauf

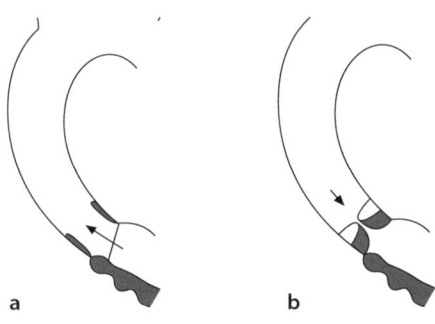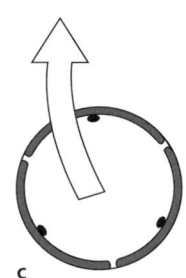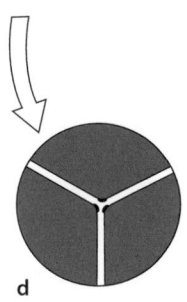

a b c d

Abb. 22.2 GesundesHerz. a Seitliche Ansicht der Aortenklappe während der Systole: Offene Herzklappe. Die Segel der Taschenklappen werden durch den Blutstrom (*Pfeil*) an die Aortenwand gedrückt. **b** Seitliche Ansicht der Aortenklappe während der Diastole: Geschlossene Klappe. Die Taschenklappen füllen sich durch den retrograden Blutstrom in der Aorta mit Blut und ihre freien Ränder legen sich im Zentrum der Klappe aneinander. **c** Aufsicht auf die Aortenklappe, geöffneter Zustand. Die Klappensegel sind auseinander gespreizt und geben den Blutstrom frei. **d** Aufsicht auf die Aortenklappe, geschlossener Zustand. Die Ränder der Klappensegel legen sich im Zentrum des Ventils aneinander und verhindern einen Blutrückstrom in den linken Ventrikel

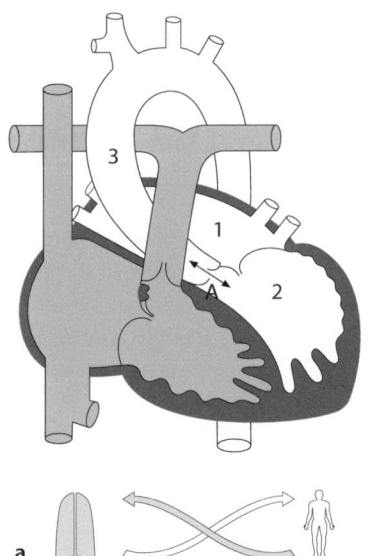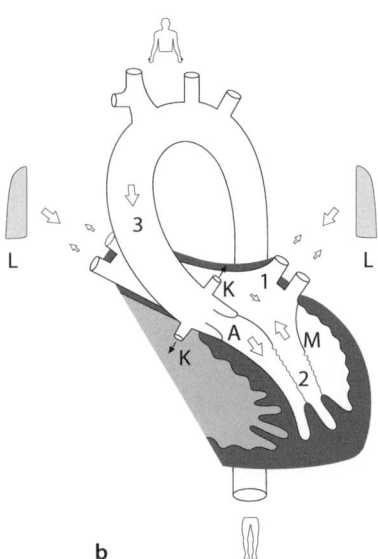

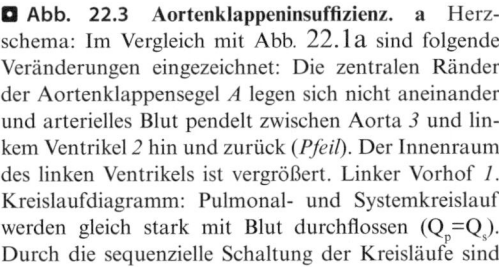

a b

Abb. 22.3 Aortenklappeninsuffizienz. a Herzschema: Im Vergleich mit Abb. 22.1a sind folgende Veränderungen eingezeichnet: Die zentralen Ränder der Aortenklappensegel *A* legen sich nicht aneinander und arterielles Blut pendelt zwischen Aorta *3* und linkem Ventrikel *2* hin und zurück (*Pfeil*). Der Innenraum des linken Ventrikels ist vergrößert. Linker Vorhof *1*. Kreislaufdiagramm: Pulmonal- und Systemkreislauf werden gleich stark mit Blut durchflossen ($Q_p = Q_s$). Durch die sequenzielle Schaltung der Kreisläufe sind bei großem retrogradem Blutstrom Q_p und Q_s vermindert. **b** Blutfluss in der Aorta während der Diastole: Die Mitralklappe *M* ist offen, die Aortenklappe *A* ist offen. Retrograder Blutstrom in der Aorta *3* in den Ventrikel, retrograder Blutstrom aus oberer und unterer Körperhälfte zum Herzen, schwacher Blutstrom in die Koronararterien *K*. Da der linke Ventrikel von 2 Seiten gefüllt wird, kann sich der linke Vorhof *1* schlecht entleeren und Blut staut sich in den Lungenvenen *zurück bis in das pulmonale Gefäßbett* L

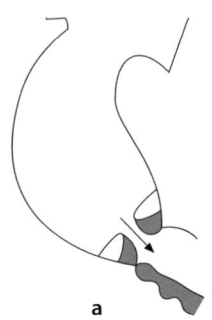 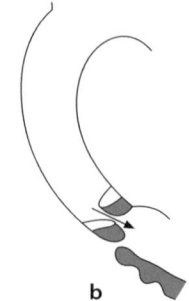 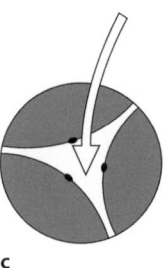

a b c

Abb. 22.4 Aortenklappeninsuffizienz. a Seitliche Ansicht der Aortenklappe während der Diastole bei dilatiertem Aortenklappenring: Die blutgefüllten Klappensegel sind zu klein für den Ring, ihre Ränder können sich im Zentrum des Ventils nicht aneinander legen. **b** Seitliche Ansicht der Aortenklappe während der Diastole bei einem prolabierenden Segel: Ein Klappensegel schlägt in den Ventrikel durch und sein Rand kann sich nicht an die der korrespondierenden Segel anlegen. **c** Aufsicht auf eine schließunfähige Aortenklappe bei Dilatation des Klappenrings: Die Ränder der Klappensegel legen sich im Zentrum des Ventils nicht aneinander und lassen einen Blutrückstrom in den linken Ventrikel zu

- **Hämodynamik, Schäden durch die Aorteninsuffizienz**

Herz

Der linke Ventrikel leistet Mehrarbeit, um das Blutdefizit im Systemkreislauf zu kompensieren und kann bei erhöhtem O_2-Bedarf des Körpers seine Auswurfleistung nicht adäquat steigern. Er wird durch das Rückflussblut volumenbelastet und pumpschwach. Eine unzureichende Koronarperfusion führt zur Myokardischämie. Die erhöhte diastolische Füllung des linken Ventrikels kann Ursache eines Blutrückstaus im linken Vorhof mit Dilatation des Vorhofs und Schädigung des Erregungsleitungssystems werden. Die Vorhofdilatation kann wiederum zu einer Dilatation des Mitralklappenrings und Mitralklappeninsuffizienz führen. Durch einen Blutrückstau im Pulmonalkreislauf steigt der Blutdruck in den Pulmonalgefäßen und in der Pulmonalarterie an und belastet den rechten Ventrikel. Folgen sind eine verkürzte Lebenserwartung, Einschränkung der körperlichen Belastbarkeit, Herzinsuffizienz und Herzrhythmusstörungen.

- **Lunge**

Bei schwerem Blutrückstau im Pulmonalkreislauf tritt ein Lungenödem auf.

- **Körper**

Meist ausreichende Perfusion des Systemkreislaufs, da der linke Ventrikel das Blutdefizit kompensiert.

- **Natürlicher Verlauf**

Entscheidend ist der Schweregrad des Herzfehlers.

Klassifizierung:
- Grad I–IV nach Länge des retrograden Blutstroms im linken Ventrikel oder
- Grad I–III auf Basis der linksventrikulären Dilatation, des Füllvolumens des Ventrikels und dem prozentualen Blutrückfluss in die Kammer.

Statistisch relevante Daten über den natürlichen Verlauf stehen von Erwachsenen zur Verfügung.
- Grad I und II: Geringe Beschwerden, gering eingeschränkte Leistungsfähigkeit, Lebenserwartung fast normal.
- Grad III und IV: Beschwerden mäßig bis stark, eingeschränkte Leistungsfähigkeit, Lebenserwartung verkürzt.

Auch ein hoher Schweregrad der AI wird unter konservativer Behandlung oft einige Jahre gut toleriert. Die AI wird von Erwachsenen unter medikamentöser Behandlung schlecht toleriert bei einem diastolischen Blutdruck <40 mmHg, bei ausgeprägter Dilatation des linken Ventrikels oder einer myokardialen Hypertrophie des linken Ventrikels. Das Risiko einer Herzinsuffizienz oder Tod innerhalb von 6 Jahren ist >80 %. Mittlere Überlebenszeit bei Angina pectoris: 5 Jahre, 2-Jahres-Letalität bei Linksherzinsuffizienz 90 %, 2-Jahres-Letalität bei pulmonaler Hypertonie (mittlerer Pulmonalarteriendruck >30 mmHg) 70 %.

> Bei akuter AI Grad IV beträgt die mittlere Überlebenszeit unter konservativer Behandlung ca. 6 Monate.

- **Spontanheilung**

Der Schweregrad der Aorteninsuffizienz kann sich bessern, wenn der Schaden an der Klappe durch andere Herzfehler verursacht wurde und diese Herzfehler korrigiert werden (z. B. Schaden durch einen VSD, durch Subaortenstenosen, durch eine TOF).
Ein Schweregrad I–II kann geringer werden, höhere Schweregrade nicht.

- **Indikation zur invasiven Behandlung**

Herzinsuffizienz nach frustraner konservativer Behandlung, myokardiale Ischämie, Verschlechterung der linksventrikulären Pumpleistung.

22.3 Symptomatik

Der größte Teil der Kinder ist beschwerdefrei. Die AI ist häufig ein Zufallsbefund auf Grund des niedrigen diastolischen Blutdrucks. Wenn Beschwerden beklagt werden, stehen eine Belastungsdyspnoe und belastungsabhängige Herzschmerzen im Vordergrund.

22.4 Diagnostik

Basisuntersuchung ist die Echokardiographie, alternativ die Kardio-MRT. Weitere Alternativen sind die Herzkatheteruntersuchung und Angio-CT. Die MRT-Untersuchung berechnet prozentual das Rückflussblut aus der Aorta, die Herzkatheteruntersuchung stellt mit Kontrastmittel den Rückfluss aus der Aorta dar, kann bei einem Kawasaki-Syndrom Koronarstenosen nachweisen und macht evtl. interventionelle Eingriffe begleitender Herzfehlbildungen möglich.

- **Echokardiographie**

Fragestellung: Welcher Schweregrad liegt vor (◻ Abb. 22.5)? Welche Ursache hat die Klappeninsuffizienz? Sind ein Ventrikelseptumdefekt oder eine Subaortenstenose Ursache? Wie groß ist die Aortenwurzel? Liegt

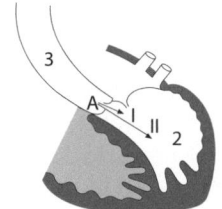
a
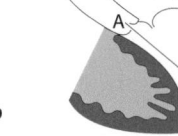
b
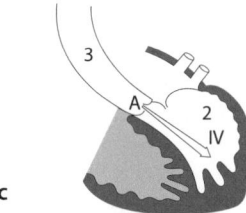
c

◻ **Abb. 22.5 Schweregrade der AI (Echokardiographie).** Der Schweregrad der AI wird echokardiographisch anhand der Länge und Breite des Blutrückstroms im linken Ventrikel eingeschätzt. Der Blutrückstrom in Schema **a** wird als Schweregrad I und II eingeschätzt, in Schema **b** als Schweregrad III und in Schema **c** als Schweregrad IV. Aortenklappe *A*, linker Ventrikel *2*, Aorta *3*

ein Marfan-Syndrom vor? Wie sieht die Anatomie der Herzklappe aus? Kann man die Herzklappe rekonstruieren und wenn ja, wie? Wie gut ist die linksventrikuläre Auswurfleistung (EF)? Wie groß ist die linke Herzkammer? Wie groß sind der LVEDD und der LVESD? Liegen Begleitfehlbildungen vor? Liegt eine Aortenisthmusstenose vor? Liegen ein Ehlers-Danlos-Syndrom oder ein Kawasaki-Syndrom vor? Ist die Mitralklappe schließfähig?

- **EKG**

Nachweis von Herzrhythmusstörungen, Hinweis auf Myokardischämie.

- **Spiroergometrie**

Beurteilung der körperlichen Belastbarkeit während der medikamentösen Behandlung, Information über eine Abnahme der Belastbarkeit trotz konservativer Behandlung.

- **Röntgenbild des Thorax**

Hinweis auf Blutrückstau in der Lunge oder Lungenödem, Hinweis auf Herzinsuffizienz (CTR >0,5).

- **Assoziierte Herzfehler**

Gelegentlich CoA (meist bei bicuspider Aortenklappe), MI als kardialer Folgeschaden der AI. Die AI kann Komponente anderer Herzfehler sein, z. B. zusammen mit der AS, Subaortenstenose, dem VSD, der TOF vorkommen.

Ehlers-Danlos-Syndrom: Zusätzliche Mitralklappenprobleme.

Marfan-Syndrom: Zusätzliche Aortenaneurysmata oder Aortendissekate.

22.5 Therapie

22.5.1 Üblicher Behandlungszeitpunkt

Man versucht, die Korrekturoperationen durch Ausschöpfung konservativer Therapieoptionen so lange wie möglich hinauszuschieben, um sie am ausgewachsenen Herzen durchführen zu können. Dies vermeidet Folgeeingriffe.

> Nur die erworbene, akute Aortenklappeninsuffizienz wird zeitnah operiert.

22.5.2 Therapeutisches Vorgehen

- **Therapieziel**

Schließfähige Aortenklappe.
Es gibt 3 Behandlungsoptionen:
— Rekonstruktion der Klappe,
— Autotransplantation der Pulmonalklappe und
— Herzklappenersatz.

22.5.2.1 Rekonstruktion der Aortenklappe

Erforderlich sind die Öffnung des Brustkorbs und der Einsatz der Herz-Lungen-Maschine.

Beispiel: Rekonstruktion eines deformierten Klappensegels: Die Aorta ascendens wird geöffnet und der Rand des übergroßen „durchschlagenden" Klappensegels wird durch Raffnähte verkleinert, sodass er sich wieder an die Ränder der korrespondierenden Segel anlegen kann (O Abb. 22.6). Die Herzklappe behält nach dieser Operation ihr Wachstumspotenzial.

Beispiel: Rekonstruktionsmöglichkeit der Aortenklappe bei einer Dilatation des Aortenklappenrings durch ein Aneurysma der A. ascendens: Ersatz der Aorta ascendens durch eine Gefäßprothese korrekter Größe und Refixation der Klappensegel in der Prothese. Als Folge des verkleinerten Klappenrings können sich die Ränder der Klappensegel wieder zentral aneinander legen. Die Herzklappe hat nach dieser Operation kein Wachstumspotenzial.

- **Voraussetzungen**

Infektfreiheit.

22.5 · Therapie

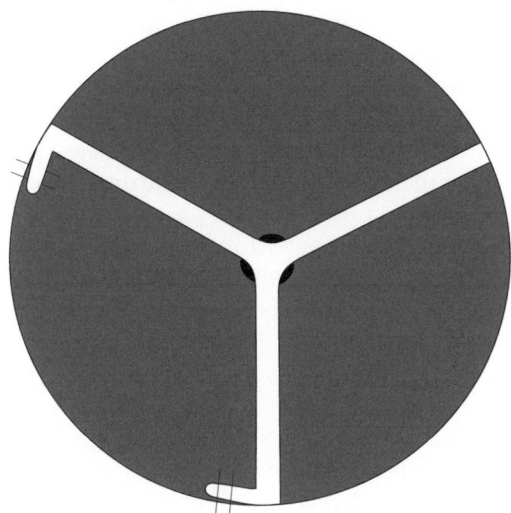

Abb. 22.6 Schematische Darstellung der Rekonstruktionstechnik eines prolabierenden Klappensegels. Der Rand des kranken Segels wird gerafft und an der Aortenwand mit Nähten befestigt. Die gebogenen Ränder der Klappensegel können sich dann wieder beim Klappenschluss aneinanderlegen und die Klappe wird schließfähig

- **Aufwand**

Anhang.

22.5.2.2 Autotransplantation der Pulmonalklappe

Für die Ross-Operation sind die Öffnung des Brustkorbs und der Einsatz der Herz-Lungen-Maschine erforderlich (▶ Kap. 21). Die Aortenklappe behält ihr Wachstumspotenzial, die Pulmonalklappe nicht.

- **Voraussetzungen**

Infektfreiheit, funktionstüchtige Pulmonalklappe.

- **Aufwand**

Anhang.

22.5.2.3 Herzklappenersatz

Erforderlich sind die Öffnung des Brustkorbs und der Einsatz der Herz-Lungen-Maschine.

Die Aorta ascendens wird geöffnet, die Segel der defekten Klappe reseziert und eine funktionstüchtige Herzklappe in den Aortenklappenring eingenäht. Die Ersatzherzklappe hat kein Wachstumspotenzial.

Herzklappenersatz
Mechanische Herzklappen erfordern eine permanente Antikoagulation und sind in kleinen Größen nicht erhältlich. Da sie kein Wachstumspotenzial haben, muss, wenn sie zu klein werden, ein Austausch erfolgen.
Biologische Herzklappen (Heterografts und Homografts) erfordern keine lebenslange Antikoagulation, haben ebenfalls kein Wachstumspotenzial, degenerieren bei Kindern rasch und müssen wegen Größe oder Funktionsuntüchtigkeit ausgetauscht werden. Inwieweit ein interventioneller Aortenklappenersatz bei Kindern möglich wird, der z. Z. bei Erwachsenen im fortgeschrittenen Alter zur Anwendung kommt, bleibt abzuwarten.
Der Aortenklappendurchmesser beim Neugeborenen beträgt ca. 6–8 mm, beim Erwachsenen ca. 20–25 mm.

- **Voraussetzungen**

Infektfreiheit.

- **Aufwand**

Anhang.

22.5.3 Behandlung von Zusatzfehlbildungen

Die Behandlungsschritte werden individuell geplant.

Eine CoA wird frühzeitig entweder operiert oder interventionell durch Ballondilatation behandelt. Die Planung eines Eingriffs an der Mitralklappe erfolgt individuell, wobei der Schweregrad des Zusatzfehlers und die Möglichkeiten einer spontanen Besserung nach Korrektur der AI berücksichtigt werden.

22.5.4 Behandlungsergebnis

Bei optimalem Behandlungsergebnis wird die Hämodynamik normalisiert und alle Folgeschäden des Vitiums werden verhindert. Der linke Ventrikel kann sich erholen und das Herz arbeitet wie ein normales Herz.

22.5.5 Risiko der Eingriffe

Das Risiko der Eingriffe ist in ◘ Tab. 22.1 aufgeführt.

- **Weitere perioperative Probleme**

Spezielle Risiken nach Herzklappenrekonstruktion: Fehlfunktionen der Klappe (ca. 3 %) mit erforderlicher Nachrekonstruktion oder Herzklappenersatz.

Spezielles Risiko nach Herzklappenersatz: Nahtausriss mit paravalvulärem Leck, einem inneren Defekt zwischen Herzklappe und Aortenwand, und/oder Hämolyse (mechanischer Zerstörung der Blutzellen durch das Leck). Es wird eine Nachoperation oder ein interventioneller Verschluss des Lecks erforderlich.

22.5.6 Verlauf nach Korrektur der Aorteninsuffizienz

Die körperliche Entwicklung ist normal. Die körperliche Belastbarkeit ist abhängig von Operationsergebnis, von persistierenden kardialen Schäden und Herzrhythmusstörungen (individuelle Austestung). Im Idealfall können Berufe ohne starke körperliche Belastung ergriffen werden und es sind sportliche Aktivitäten der Klasse II möglich. Schwangerschaften haben ein mittleres Risiko auf Grund der Tendenz zu Herzrhythmusstörungen.

Die 7-Jahres-Überlebenszeit wird nach Klappenrekonstruktion mit über 95 % angegeben. Ursache von Spättodesfällen sind Folgeoperationen und Endokarditis. Nach Ross-Operation beträgt die 10-Jahres-Lebenserwartung >90 %. Nach Herzklappenersatz ist die 10-Jahres-Lebenserwartung >85 %. Todesursachen sind Probleme der Antikoagulation wie Blutung, Thromboembolie, Schlaganfälle oder Endokarditis.

Im Rahmen einer Antikoagulation können Verletzungen zu starken Blutungen führen, was bei der Berufswahl und sportlichen Aktivitäten berücksichtigt werden muss. Cumarin ist teratogen, Schwangerschaften erfordern eine Umstellung der Medikation, ärztliche Begleitung, u. U. stationäre Behandlung.

- **Postoperative Medikamente, Nachuntersuchungen, Folgeeingriffe**

Einen Überblick über die postoperative Betreuung gibt ◘ Tab. 22.2.

Nach Rekonstruktionseingriffen rechnet man innerhalb von 5 Jahren in 10 % und innerhalb von 20 Jahren in 20 % mit Nachoperationen.

Nach Herzklappenersatz mit biologischem Material müssen innerhalb von 10 Jahren ca. 70 % von Xenografts und 30 % von Homografts ausgetauscht werden.

◘ Tab. 22.1 Eingriffsrisiko

Eingriff	Letalität	Eingriffstypische Komplikationen
Aortenklappenrekonstruktion oder -ersatz, Eingriffe im Säuglingsalter	<8 % (enthalten sind in den Statistiken auch Eingriffe wegen Aortenklappenstenosen)	Selten nach Klappenersatz: Verletzung der Erregungsleitung, die u. U. die Implantation eines Herzschrittmachers erfordert
Eingriffe bei Jugendlichen und Erwachsenen	<1 %	Wie oben
Ross-Operation	<2 %	▶ Kap. 21

Nach Ross-Operation benötigen ca. 10 % der Patienten innerhalb von 8 Jahren einen Folgeeingriff (► Kap. 21).

Beim Marfan-Syndrom sind zusätzliche Kontrolluntersuchungen der Aorta wegen der Tendenz zur Aneurysma- und Dissekatbildung erforderlich.

- **Beurteilung der Behandlungsergebnisse**

Die Ergebnisse kann man als gut bis befriedigend bezeichnen.

22.6 Weitere Informationen

- **Inzidenz**

Als eigenständiges Krankheitsbild seltener Herzfehler. Aber die AI ist häufige Komponente oder Komplikation anderer Herzfehler und tritt im Rahmen verschiedener Erkrankungen auf (z. B. Endokarditis, rheumatisches Fieber, Kawasaki-Syndrom, Perforation einen Sinus-valvsalva-Aneurysmas) oder ist Komplikaiton nach Herzoperationen oder Herzkathetereingriffen.

Aortenklappenrekonstruktionen werden bei Kindern wie auch bei Erwachsenen selten durchgeführt. In jüngerer Zeit (2002) wurden Herzkathetertechniken entwickelt, mit denen Herzklappen aus biologischem Material in die Aorta eingesetzt werden können. In wie weit diese Techniken bei Kindern zur Anwendung kommen können, bleibt abzuwarten.

- **Ursachenforschung**

Risikofaktoren, die die Entstehung dieser seltenen Fehlbildung begünstigen würden, sind nicht bekannt. Bezüglich einer genetische Disposition oder eines Vererbungsrisikos liegen keine Daten vor.

- **Assoziation mit körperlichen Fehlbildungen**

Eine Häufung isolierter körperlicher Fehlbildungen wird nicht beobachtet. Die Aortenklappeninsuffizienz wird bei einigen seltenen angeborenen Bindegewebserkrankungen wie dem Marfan-Syndrom, der Osteogenesis imperfecta oder dem Ehlers-Danlos-Syn-

Tab. 22.2 Postoperative Betreuung

Eingriff	Medikamente	Nachkontrollen	Fragestellung bei den Nachkontrollen	Folgeeingriffe
Aortenklappenrekonstruktion ohne Fremdmaterial		EKG und Echokardiographie regelmäßig, lebenslang	Behandlungsbedürftige Herzrhythmusstörungen, Probleme an der Aortenklappe?	Klappenaustausch
Aortenklappenrekonstruktion mit Fremdmaterial	Individuelle Entscheidung überr Antikoagulation			
Herzklappenersatz	Antikoagulation			Nachoperationen nach Herzklappenersatz werden in Abhängigkeit von der implantierten Klappengröße oder bei Dysfunktion notwendig

drom gesehen. Sie kommt auch vor bei der Wegener-Granulomatose und dem Kawasaki-Syndrom. Bei diesen Syndromen hat der Patient zusätzliche körperliche Fehlbildungen (▶ Kap. 2).

- **Empfehlungen zur Endokarditisprophylaxe**
  - Unbehandelte Aorteninsuffizienz: Nach abgelaufener Endokarditis.
  - Klappenrekonstruktion mit Fremdmaterial: 6 Monate lang postoperativ.
  - Herzklappenersatz: Lebenslang.

Unterbrochener Aortenbogen und kritische Aortenisthmusstenose

Interrupted aortic arch, IAA, Coarctation der Aorta, CoA, Ista

Inhaltsverzeichnis

23.1 Anatomie – 274

23.2 Verlauf – 275

23.3 Symptomatik – 276

23.4 Diagnostik – 277

23.5 **Therapie – 278**
23.5.1 Üblicher Behandlungszeitpunkt – 278
23.5.2 Therapeutisches Vorgehen – 278
23.5.3 Behandlung von Zusatzfehlbildungen – 279
23.5.4 Behandlungsergebnis – 280
23.5.5 Risiko der Eingriffe – 280
23.5.6 Verlauf nach vollständiger Korrektur – 281

23.6 **Weitere Informationen – 282**

© Springer-Verlag GmbH Deutschland, ein Teil von Springer Nature 2021
U. Blum et al., *Kompendium angeborene Herzfehler bei Kindern*,
https://doi.org/10.1007/978-3-662-61289-7_23

23.1 Anatomie

■ **Situs beim Gesunden**

Die Blutversorgung der oberen Körperhälfte und der Herzmuskulatur erfolgt aus der Aorta ascendens und dem Aortenbogen, die der unteren Körperhälfte aus der Aorta descendens und der Aorta abdominalis. Am Übergang des Aortenbogens in die Aorta descendens verbindet der postnatal verschlossene Ductus arteriosus Botalli als dünner, fibröser Strang die Pulmonalarterie mit der Aorta. Der Systemkreislauf wird durch den linken Ventrikel mit arteriellem Blut perfundiert, der Pulmonalkreislauf durch den rechten Ventrikel mit venösem Blut. Die Ventrikel sind durch das Ventrikelseptum voneinander getrennt. Vorhöfe und Ventrikel haben gleiche Größe (◘ Abb. 23.1a). Der Blutfluss durch den Pulmonalkreislauf (Q_p) entspricht dem Fluss durch den Systemkreislauf (Q_s).

$$\frac{Q_p}{Q_s} = 1$$

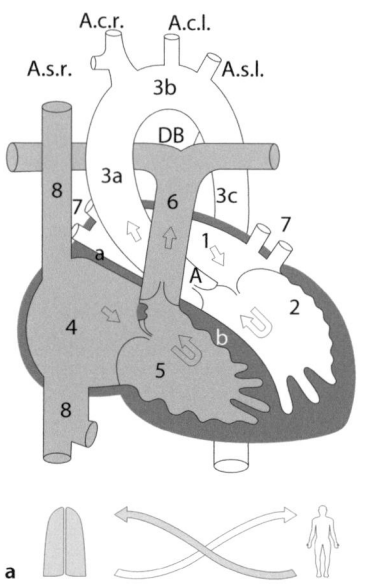
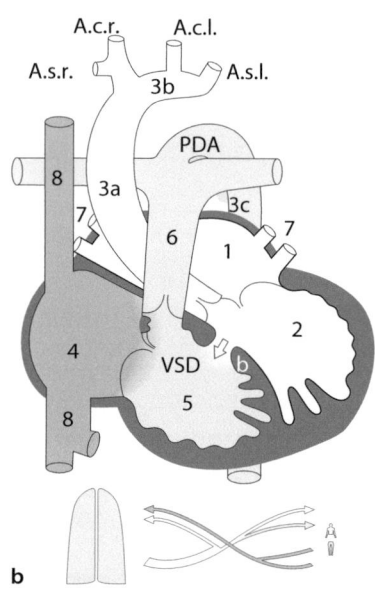
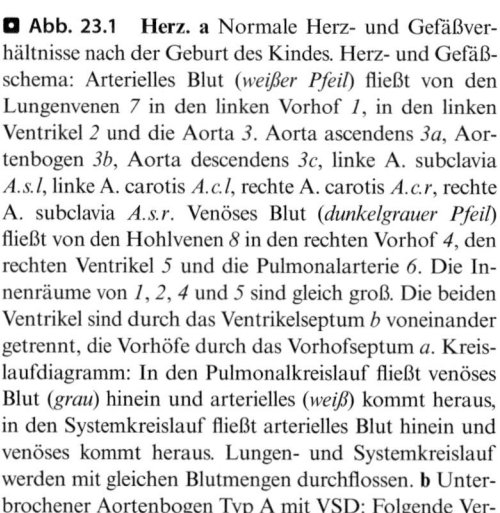

◘ **Abb. 23.1** Herz. **a** Normale Herz- und Gefäßverhältnisse nach der Geburt des Kindes. Herz- und Gefäßschema: Arterielles Blut (*weißer Pfeil*) fließt von den Lungenvenen *7* in den linken Vorhof *1*, in den linken Ventrikel *2* und die Aorta *3*. Aorta ascendens *3a*, Aortenbogen *3b*, Aorta descendens *3c*, linke A. subclavia *A.s.l*, linke A. carotis *A.c.l*, rechte A. carotis *A.c.r*, rechte A. subclavia *A.s.r*. Venöses Blut (*dunkelgrauer Pfeil*) fließt von den Hohlvenen *8* in den rechten Vorhof *4*, den rechten Ventrikel *5* und die Pulmonalarterie *6*. Die Innenräume von *1*, *2*, *4* und *5* sind gleich groß. Die beiden Ventrikel sind durch das Ventrikelseptum *b* voneinander getrennt, die Vorhöfe durch das Vorhofseptum *a*. Kreislaufdiagramm: In den Pulmonalkreislauf fließt venöses Blut (*grau*) hinein und arterielles (*weiß*) kommt heraus, in den Systemkreislauf fließt arterielles Blut hinein und venöses kommt heraus. Lungen- und Systemkreislauf werden mit gleichen Blutmengen durchflossen. **b** Unterbrochener Aortenbogen Typ A mit VSD: Folgende Veränderungen sind in das Schema eingezeichnet: Der Aortenbogen endet hinter dem Abgang der linken A. subclavia *A.s.l*. Die Pulmonalarterie *6* ist durch den offenen Ductus arteriosus Botalli (*PDA*) mit der Aorta descendens *3c* verbunden. Das Ventrikelseptum hat einen Defekt (*VSD*). Arterielles Blut (*weiß*) fließt vom linken Ventrikel in den rechten, mischt sich mit venösem Blut und die Mischung (*hellgrau*) wird in die Pulmonalarterie und die Aorta descendens gepumpt. Prefusion der oberen Körperhälfte wie in a. Die Innenräume des linken Vorhofs, beider Herzkammern und der Pulmonalarterie sind vergrößert. Kreislaufdiagramm: Venöses Blut fließt aus der oberen und unteren Körperhälfte zur Lunge, zusammen mit arteriellem Blut. Übermäßig viel arterielles Blut kommt aus der Lunge zurück. Arterielles Blut fließt zur oberen Körperhälfte, venöses und arterielles Blut zur unteren. Der Pulmonalkreislauf wird stärker perfundiert, als der Systemkreislauf. Es besteht eine Zyanose der unteren Körperhälfte (*grauer Unterkörper*)

- **Unterbrochener Aortenbogen und kritische Aortenisthmusstenose**

Die Kontinuität des Aortenbogens ist unterbrochen oder es liegt eine hochgradige Stenose/Verschluss am Übergang des Aortenbogens in die Aorta descendens vor. Der linke Ventrikel pumpt arterielles Blut in die Aorta ascendens und bis zur Stelle der Unterbrechung/Stenose in den Aortenbogen. Distal der Unterbrechung/Stenose kommt kein Blut aus dem linken Ventrikel an. Das Neugeborene ist nur lebensfähig, wenn der Ductus arteriosus Botalli postnatal offen bleibt und der rechte Ventrikel venöses Blut nicht nur zur Lunge, sondern auch durch den Ductus zur unteren Körperhälfte pumpen kann. In der Regel liegt beim IAA zusätzlich ein Ventrikelseptumdefekt (VSD) mit Übertritt von arteriellem Blut in den rechten Ventrikel vor. Die untere Körperhälfte und die Lunge werden mit dieser Blutmischung perfundiert (Blutflüsse beim VSD ▶ Kap. 8) Da der pulmonale Gefäßwiderstand niedriger ist, als der systemische Gefäßwiderstand der unteren Körperhälfte und der rechte Ventrikel mit gleichem Druck in die Kreisläufe pumpt, wird der Pulmonalkreislauf vom rechten Ventrikel mit größeren Blutmengen perfundiert, als die untere Körperhälfte. Das vermehrte Rückflussblut belastet den linken Vorhof und die linke Kammer mit Volumen. Beide Herzhöhlen sind vergrößert, meist auch der rechte Ventrikel. Die Beimengung von venösem Blut verursacht eine Zyanose der unteren Körperhälfte (◘ Abb. 23.1b).

$$\frac{Q_p}{Q_s} > 1$$

Bei der kritischen Aortenisthmusstenose ist die Hämodynamik vergleichbar. Es liegt meist zusätzlich eine Hypoplasie des distalen Aortenbogens vor (◘ Abb. 23.2a). Assoziierte Herzfehler, vornehmlich Vitien mit Links-Rechts-Shunt, findet man in ca. 50 %.

Wichtig für die Behandlung des IAA ist die Lage des Verschlusses, die durch die Klassifizierung in einen Typ A–C beschrieben wird (◘ Abb. 23.1b und 23.2b, c).

— Typ A: Der Verschluss liegt am Übergang des Aortenbogens in die Aorta descendens (◘ Abb. 23.1b). Hier liegt auch die kritische Aortenisthmusstenose. Häufigkeit ca. 30 %.
— Typ B: Der Verschluss liegt im Bogenstück der Aorta zwischen linker A. carotis und linker A. subclavia (◘ Abb. 23.2b). Häufigkeit ca. 70 %.
— Typ C: Der Verschluss liegt zwischen Truncus brachiocephalicus und linker A. carotis (◘ Abb. 23.2c). Häufigkeit <5 %.

23.2 Verlauf

- **Dringlichkeit der Behandlung**

Beim Neugeborenen besteht eine Notfallsituation. Sobald sich der Ductus arteriosus Botalli (regulär spontan) verschließt, meist einige Stunden bis wenige Tage nach der Geburt, stirbt das Kind.

- **Hämodynamik, Schäden durch die Fehlbildungen**

Herz

Das Herz leistet Mehrarbeit, um die Zyanose der unteren Körperhälfte auszugleichen. Der rechte Ventrikel ist überfordert, weil er mit zu viel Kraft in 1½ Kreisläufe Blut pumpen muss. Bei assoziierten septalen Defekten werden linker Ventrikel, linker Vorhof, rechter Ventrikel und je nach assoziiertem Shuntvitium auch der rechte Vorhof mit Zusatzblut belastet. Die Volumenbelastung der Ventrikel schwächt ihre Pumpkraft, die Dilatation der Vorhöfe schädigt das Erregungsleitungssystem. Das Herz kann bei erhöhtem O_2-Bedarf des Körpers seine Auswurfleistung nicht adäquat steigern. Folgen sind eine verkürzte Lebenserwartung, Einschränkung der körperlichen Belastbarkeit, Herzinsuffizienz und Herzrhythmusstörungen.

- **Lunge**

Der übermäßige Blutfluss im Pulmonalkreislauf regt die Schleimproduktion an, durch die

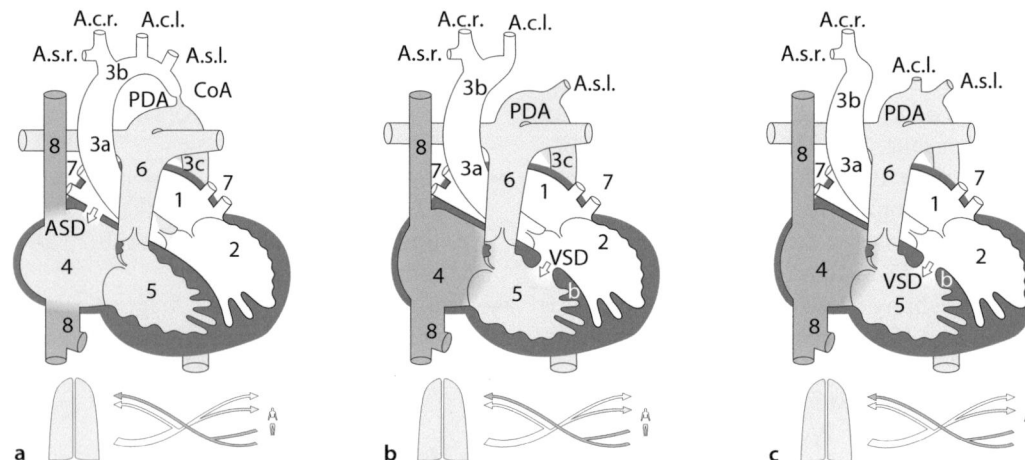

Abb. 23.2 Fehlbildung. a Kritische Aortenisthmusstenose mit Vorhofseptumdefekt: Der distale Aortenbogen *3b* ist hypoplastisch, am Übergang vom Aortenbogen in die Aorta descendens *3c* liegt die Aortenisthmusstenose CoA. Das Vorhofseptum hat einen Defekt (*ASD*), durch den arterielles Blut (*weiß*) vom linken Vorhof *1* in den rechten *4* fließt, sich mit venösem Blut mischt, und die Blutmischung (*hellgrau*) weiter in den rechten Ventrikel *5*, die Pulmonalarterie *6*, den offenen Ductus arteriosus Botalli (*PDA*) und die Aorta descendens *3c* fließt. Ansonsten entsprechen das Schema und das Kreislaufdiagramm 1b. Der rechte Vorhof *4* ist zusätzlich vergrößert. **b** IAA Typ B mit VSD: Die Unterbrechung des Aortenbogens *3b* liegt zwischen dem Abgang der linken A. carotis (*A.c.l*) und der linken A. subclavia (*A.s.l*). Mit Mischblut werden die Pulmonalarterien, die linke A. subclavia und die Aorta descendens perfundiert. Kreislaufdiagramm 1b. **c** IAA Typ C mit VSD: Die Unterbrechung des Aortenbogens liegt zwischen dem Abgang der Truncus brachiocephalicus und der linken A. carotis. Mit Mischblut werden die Pulmonalarterien, die linke A. carotis, die linke A. subclavia und die Aorta descendens perfundiert. Kreislaufdiagramm Abb. 23.1b

unphysiologische Druckbelastung kommt es zu einem Umbau der Pulmomalarterien. Folgen sind rezidivierende bronchopulmonale Infekte, progrediente Lungengefäßerkrankung mit zunächst reversibler, dann irreversibler Widerstandserhöhung im Pulmonalkreislauf und Eisenmenger-Reaktion.

- **Körper**

Es besteht ein O_2-Mangel der unteren Körperhälfte. Wenn der Blutfluss durch den Ductus arteriosus Botalli abnimmt, kommt es zur Minderdurchblutung der unteren Körperhälfte. Die Gefahr besteht in einer Schädigung von Niere, Darm und Leber sowie einem O_2-Mangel der Beinmuskulatur.

- **Natürlicher Verlauf**

Kritische Aortenisthmusstenose: Ca. 50 % Letalität in der Säuglingsperiode, bei assoziierten inneren Herzfehlern überlebt fast kein Kind das erste Lebensjahr. Falls ein Kind überlebt, ist von einer sehr stark eingeschränkten körperlichen Belastbarkeit auszugehen, Lungenproblemen, Bauchproblemen und Schmerzen in den Beinen beim Laufen.

Unterbrochener Aortenbogen: Ca. 75 % Letalität im 1. Lebensmonat, fast kein Kind überlebt das erste Lebensjahr.

- **Spontanheilung**

Die Fehlbildung kann sich nicht von allein bessern.

- **Indikation zur Behandlung**

Bei allen Formen des IAA und bei der kritischen Aortenisthmusstenose ist die Behandlung indiziert.

23.3 Symptomatik

Zyanose der unteren Körperhälfte, je nach assoziiertem Herzfehler auch Zyanose des

23.4 · Diagnostik

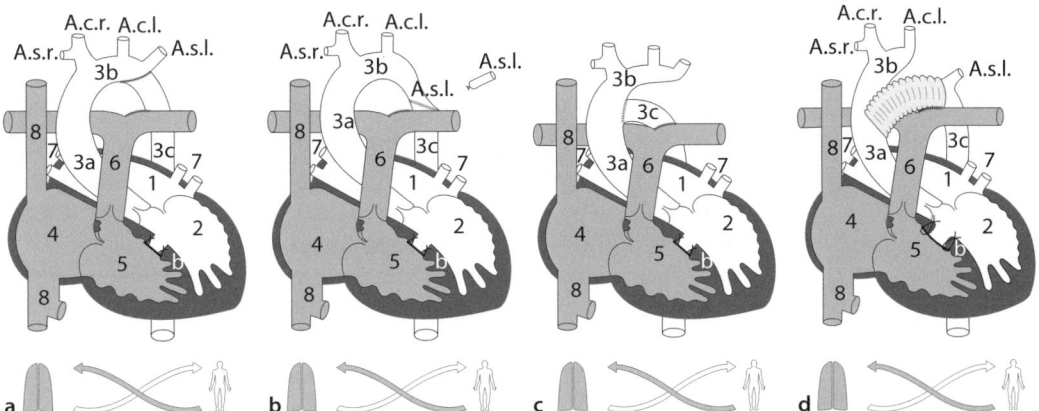

Abb. 23.3 Korrektur eines IAA. a Typ A mit VSD: Die Aorta descendens *3c* wurde mit dem Aortenbogen *3b* anastomosiert und der Ventrikelseptumdefekt (im Septum *b*) wurde verschlossen. Die Veränderungen im Herzen haben sich zurückgebildet, die Blutflüsse sind normalisiert. Kreislaufdiagramm: Abb. 23.1a. **b** Korrektur einer kritischen CoA mit VSD: Die linke A. subclavia *A.s.l.* wurde durchtrennt und zur Erweiterung der Stenose verwandt. Der VSD wurde verschlossen. Die Veränderungen im Herzen haben sich zurückgebildet, die Blutflüsse sind normalisiert. Kreislaufdiagramm: Abb. 23.1a. **c** Korrektur eines IAA Typ A mit VSD: Die Aorta descendens *3c* wurde mit der Aorta ascendens *3a* anastomosiert. Der VSD wurde verschlossen. Die Veränderungen im Herzen haben sich zurückgebildet, die Blutflüsse sind normalisiert. **d** Korrektur eines IAA Typ B mit VSD: Die Aorta descendens *3c* wurde mit Hilfe einer Gefäßprothese an die Aorta ascendens *3a* angeschlossen und der VSD wurde verschlossen. Die Veränderungen im Herzen haben sich zurückgebildet, die Blutflüsse sind normalisiert

gesamten Körpers. Wenn der Spontanverschluss des Ductus arteriosus Botalli beginnt, werden die Beine blass, kühl und die Haut sieht marmoriert aus. Einige Tage nach der Geburt nimmt der Widerstand im Pulmonalkreislauf ab und es beginnt vermehrt Blut durch den Pulmonalkreislauf zu fließen, was die Durchblutung der unteren Körperhälfte verschlechtert und zur Herzinsuffizienz führt. Symptome sind Tachydyspnoe, Hepatomegalie, Schwitzen am Kopf beim Trinken, Gewichtsstagnation, Ödeme – sichtbar an Augenlidern und Fußrücken.

23.4 Diagnostik

▪ Echokardiographie

Basisuntersuchung ist die Echokardiographie, alternativ die Magnetresonanztomographie.

Fragestellung: Wo ist die Aorta eng oder unterbrochen? Fließt Blut durch den Ductus arteriosus Botalli in die Aorta? Liegt ein rechter Aortenbogen vor? Ist der Aortenbogen hypoplastisch? Welchen Durchmesser hat er? Kann man eine Aortenisthmusstenose interventionell mit dem Ballonkatheter aufdehnen? Welche Begleitfehlbildungen liegen vor? Liegen Begleitfehlbildungen vor, die mittels einer Fontan-Operation korrigiert werden sollten?

▪ Computertomographie

Eine gute Darstellung der Aorta liefert auch die Computertomographie. Nachteil ist die hohe Strahlenbelastung mit dem Vorteil einer im Gegensatz zur Kernspintomographie kurzen Untersuchungsdauer.

▪ Herzkatheteruntersuchung

Die Herzkatheteruntersuchung beantwortet alle Fragen zur Fehlbildung einschließlich der Frage nach inneren Herzfehlern und weiteren Gefäßfehlbildungen. Sie wird wegen der Strahlenbelastung zurückhaltend eingesetzt. Besondere Indikation besteht bei geplanter interventioneller Behandlung einer kritischen CoA.

- **Stethoskop**

Gelegentlich maschinenähnliches Geräusch im linken oberen Thorax, das durch den offenen Ductus arteriosus Botalli hervorgerufen wird.

- **Röntgenbild des Thorax**

Hinweis auf verstärkten Blutflusses durch den Lungenkreislauf, Hinweis auf Herzinsuffizienz (CTR >0,5).

- **O$_2$-Sättigungsmessung an Händen und Füßen**

Zeigt eine Zyanose an und gelegentlich einen Unterschied des Zyanosegrads zwischen oberer und unterer Extremität.

- **Assoziierte Herzfehler**

Die kritische CoA ist in ca. 80 % mit einem hypoplastischen distalen Aortenbogen kombiniert, bei jedem 2. Patienten liegen darüber hinaus Zusatzfehlbildungen des Herzens vor: VSD >40 %, ASD, PFO >5 %, Subaortenstenose oder Aortenstenose >15 %, MS (ca. 2 %) oder MI, AVSD, TGA, AI, TrA, DORV, UVH, bikuspide Aortenklappe (ohne hämodynamische Auswirkung) in bis zu 80 %.

Der IAA ist nahezu immer mit Herzfehlbildungen kombiniert, gelegentlich auch mit Fehlanlagen anderer Gefäße: VSD in ca. 80 % bei Typ B, Subaortenstenose in bis zu 50 % oder AS, AI, ASD, PFO, AVSD, TAC, APSD, TAPVC, TGA, HLHS, TrA, MS, MI, DORV, UVH, bikuspide Aortenklappe ohne hymodynamische Wirksamkeit in bis zu 60 %, doppelter Aortenbogen, rechter Aortenbogen (ohne Krankheitswert).

Die unterbrochenen Aortenbögen werden hinsichtlich der Kombination mit Zusatzherzfehlern in 3 Gruppen eingeteilt.
— Gruppe I fasst die Kombinationen mit einem Malalignment-VSD und ggf. einer Subaortenstenose zusammen,
— Gruppe II die Kombinationen mit einem Truncus arteriosus communis oder einem aortopulmonalen Fenster,
— Gruppe III die Kombination mit anderen komplexen Fehlbildungen.

23.5 Therapie

23.5.1 Üblicher Behandlungszeitpunkt

Sobald die Verdachtsdiagnose des IAA oder einer kritischer CoA besteht, wird eine Prostaglandin-E-Behandlung zum Offenhalten des Ductus arteriosus Botalli eingeleitet.

Nach diagnostischem Nachweis eines IAA oder einer kritischer CoA sollte zeitnah die Korrektur der Aortenfehlbildungen und wenn möglich Simultanoperation der assoziierten Vitien erfolgen. Bei assoziierten intrakardialen Fehlbildungen erfolgt entweder eine Simultanoperation oder die Korrektureingriffe an der Aorta werden vor der Korrektur der Herzfehler durchgeführt.

23.5.2 Therapeutisches Vorgehen

- **Therapieziel**

Rekonstruktion der Aorta, um einen hindernisfreien Fluss des arteriellen Bluts in den Systemkreislauf zu gewährleisten, Korrektur der Zusatzvitien.

23.5.2.1 Chirurgische Rekonstruktion der Aorta

Erforderlich ist die Öffnung des Brustkorbs, beim IAA meist Einsatz der Herz-Lungen-Maschine, bei intrakardialen Zusatzfehlbildungen Einsatz der Herz-Lungen-Maschine und Öffnung des Herzens.

Beispielhaft werden einige Korrekturmöglichkeiten bei verschiedenen anatomischen Variationen beschrieben.

23.5 · Therapie

- **Behandlungsmöglichkeit des IAA Typ A und der kritischen Aortenisthmusstenose, kombiniert mit einem VSD**

Der Aortenbogen und die Aorta descendens werden mit Gefäßklemmen vorübergehend verschlossen, der unterbrochene Bereich oder der Stenosebereich der Aorta werden zusammen mit der Mündung des Ductus arteriosus Botalli reseziert und die Aortenstümpfe werden End-zu-End anastomosiert (◘ Abb. 23.3a). Ist bei der kritischen Aortenisthmusstenose der Aortenbogen hypoplastisch, kann die „Subclavian-flap"-Technik angewandt werden (◘ Abb. 23.3b). Der VSD wird verschlossen (► Kap. 8). Bei kritisch kranken Kindern kann in günstigen Fällen die interventionelle Ballondilatation zur Weitung einer CoA eingesetzt werden.

Wenn keine intrakardialen Fehler korrigiert werden, können die chirurgischen Eingriffe von einer linksseitigen Thorakotomie aus ohne Herz-Lungen-Maschine durchgeführt werden. Der interventionelle Eingriff einer isolierten kritischen CoA erfordert weder Thorakotomie noch Herz-Lungen-Maschine.

- **Korrekturmöglichkeit des IAA Typ A und B mit VSD**

Erforderlich sind die Öffnung des Brustkorbs, der Einsatz der Herz-Lungen-Maschine und die Öffnung des Herzens. Der distale (abgetrennte) Teil der Aorta wird aus dem umgebenden Bindegewebe herausgelöst, in den vorderen Thorax verlagert und mit der Aorta ascendens End-zu-Seit anastomosiert (◘ Abb. 23.3c). Der VSD wird verschlossen (► Kap. 8).

Die Aorta descendens wird durch eine Gefäßprothese mit der Aorta ascendens verbunden (◘ Abb. 23.3d).

Weitere Operationstechniken, auch beim seltenen IAA Typ C in der weiterführenden Literatur.

- **Zweizeitige Korrektur des IAA Typ A mit VSD**

Erforderlich sind die Öffnung des Brustkorbs und der Einsatz der Herz-Lungen-Maschine. Der distale (abgetrennte) Teil der Aorta wird aus dem umgebenden Bindegewebe herausgelöst, in den vorderen Thorax verlagert und mit der Aorta ascendens End-zu-Seit anastomosiert. Der VSD wird nicht mitkorrigiert und es besteht eine Herzinsuffizienz aufgrund der Volumenbelastung des linken Ventrikels durch den Links-Rechts-Shunt mit vermehrtem Rückflussblut aus dem Pulmonalkreislauf (◘ Abb. 23.4a). Die Herzinsuffizienz wird durch eine Bändelung der Pulmonalarterie behandelt (◘ Abb. 23.4b). In einer Folgeoperation werden das Pulmonalisband entfernt und der VSD verschlossen.

- **Korrekturmöglichkeit des IAA Typ A mit VSD und einer Subaortenstenose**

Erforderlich sind die Öffnung des Brustkorbs und der Einsatz der Herz-Lungen-Maschine. Die Aorta descendens wird an die Aorta ascendens angeschlossen. Der Stamm der Pulmonalarterie wird an die Aorta ascendens angeschlossen (Damus-Kaye-Stansel-Operation, ► Kap. 21), damit arterielles Blut durch den Ventrikelseptumdefekt und den rechten Ventrikel hindernisfrei in den Anfangsteil der Pulmonalarterie und weiter in die Aorta hineingepumpt werden kann. Die Seitenäste der Pulmonalarterie werden durch eine Gefäßprothese an die rechte A. subclavia angeschlossen. Nächster Operationsschritt wird die Fontan-Operation sein: ► Kap. 20.

- **Voraussetzungen**

Infektfreiheit. Bei assoziiertem DiGeorge-Syndrom: Präoperative Normalisierung des Serumkalziumspiegels und Bereitstellung bestrahlter Blutkonserven.

- **Aufwand**

Anhang.

23.5.3 Behandlung von Zusatzfehlbildungen

Die Behandlungsschritte werden individuell geplant. Üblicherweise Simultanoperation bei

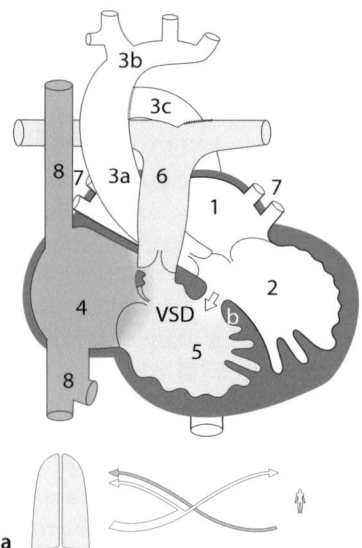
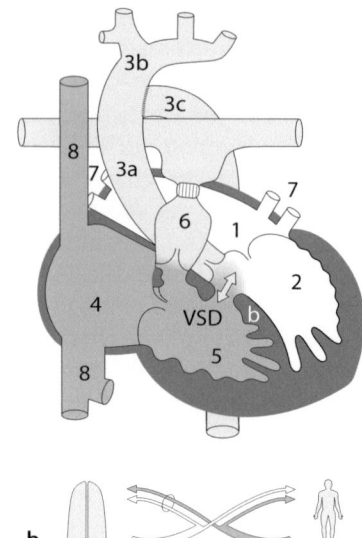

Abb. 23.4 Korrekturoperationen. a Zweizeitige Korrektur eines IAA Typ A mit VSD: Die Aorta descendens *3c* wurde End-zu-Seit mit der Aorta ascendens *3a* anastomosiert, der VSD im Ventrikelseptum *b* wurde offen gelassen. Arterielles Blut tritt aus dem linken Ventrikel *2* in den rechten *5* und den Pulmonalkreislauf über, der rechte Ventrikel *5* ist vergrößert. Durch das vermehrte Rückflussblut aus dem Pulmonalkreislauf sind linker Vorhof *1* und linker Ventrikel *2* vergrößert. **b** Bändelung der Pulmonalarterie: Der Stamm der Pulmonalarterie *6* ist eingeengt, die Vergrößerung von linkem Vorhof *1*, linkem *2* und rechtem *5* Ventrikel haben sich zurückgebildet, die Wand des rechten Ventrikels ist hypertrophiert. In Pulmonalarterie *6* und Aorta *3* fließt Mischblut (*hellgrau*). Kreislaufdiagramm: Pulmonal- und Systemkreislauf werden gleichmäßig mit Mischblut perfundiert, es besteht eine Zyanose (*grauer Mensch*)

der TGA, dem TAC, dem APSD, der TAPVC, dem doppeltem Aortenbogen.

Wahlweise Simultaneingriff oder zweizeitiges Vorgehen beim VSD, ASD, PFO.

Wahlweise Kombination der Aortenkorrektur mit einer Pulmonalisbändelung (▶ Kap. 8) oder einem arteriopulmonalen Shunt (▶ Kap. 15) zur Vorbereitung der späteren Korrektur des assoziierten Herzfehlers: VSD, AVSD, DORV, UVH.

23.5.4 Behandlungsergebnis

Wenn der unterbrochene Aortenbogen oder die kritische Aortenisthmusstenose einzige Fehlbildungen waren, liegen nach Rekonstruktion der Aorta normale Fließverhältnisse für das Blut vor. Die negativen Auswirkungen der Fehlbildung werden vollständig beseitigt.

Das gleiche gilt, wenn zusätzliche innere Herzfehler vollständig korrigiert werden können. Bei zweizeitigem Vorgehen verhindert man durch die Korrektur des Aortenproblems, dass der Patient beim Verschluss des Ductus arteriosus Botalli stirbt. Der rechte Ventrikel wird entlastet, die schwache Durchblutung und Zyanose der unteren Körperhälfte wird beseitigt, man beugt Organschäden vor, die Pulmonalprobleme werden, soweit sie ausschließlich durch den IAA oder die kritische Aortenisthmusstenose bedingt sind, behoben.

23.5.5 Risiko der Eingriffe

Das Risiko der Eingriffe ist in ◘ Tab. 23.1 aufgeführt.

Durch die Simultanoperation assoziierter Herzvitien wird das Operationsrisiko je

Tab. 23.1 Eingriffsrisiko

Isolierte Fehlbildung der Aorta, Eingriff	Letalität	Eingriffstypische Komplikationen
IAA Typ A, kritische CoA; Eingriffe ohne Herz-Lungen-Maschine	<1 % (Jahresstatistiken aus Deutschland); bei kritisch kranken Säuglingen muss mit einer höheren Sterblichkeit gerechnet werden (in kleinen Statistiken bis 10 %)	Selten: Paraplegie, Schäden an Niere, Darm oder Leber, Nervenverletzungen (N. recurrens: Heiserkeit, N. phrenicus: Atemstörung, N. sympathicus: Horner-Syndrom)
IAA Typ A, B, C; Eingriffe mit Herz-Lungen-Maschine	Letalität (in kleinen Statistiken seit dem Jahr 2000) <1 %	Wie oben
Kritische CoA, interventionelle Ballondilatation	<1 %	Verletzungen der Aortenwand (Ruptur, Dissektion, Aneurysma), Dislokation eines Stents, der interventionell oder operativ entfernt werden muss. Selten: Paraplegie nach Einsetzen eines Stents

nach Art der intrakardialen Fehlbildung erhöht und eingriffstypische Komplikationen kommen hinzu.

- **Weitere perioperative Probleme**

Gelegentlich wird eine paradoxe Hypertonie beobachtet (▶ Kap. 6). Gelegentlich scheinen auch pulmonalhypertensive Krisen aufzutreten (▶ Kap. 6).

23.5.6 Verlauf nach vollständiger Korrektur

Die körperliche Entwicklung verläuft ungestört. Bei gutem Korrekturergebnis (Druckgradient im Operationsgebiet <20 mmHg) und normalem Blutdruck gibt es meist nur eine Einschränkung für Berufe mit schwerer körperlicher Belastung. Sportarten der Klasse III werden voraussichtlich möglich sein, Schwangerschaften haben ein mittleres Risiko. Lagen zusätzlich intrakardiale Fehler vor, so entspricht die weitere Entwicklung des Patienten der Entwicklung nach Korrektur der Herzfehler. Die Lebenserwartung nach Korrektur einer isolierten kritischen CoA ist gut, reicht aber nicht an die Lebenserwartung gesunder Menschen heran. Die Lebenserwartung verringert sich durch intrakardiale Fehler.

Die 6-Jahres-Lebenserwartung nach Korrektur der isolierten, kritischen CoA ist >90 %, einer CoA mit VSD >70 %, einer CoA mit komplexen inneren Herzfehlern >50 %.

Die Lebenserwartung nach Korrektur des unterbrochenen Aortenbogens ist etwas schlechter, möglicherweise bedingt durch die häufigere Vergesellschaftung mit intrakardialen Fehlern. Die 10-Jahres-Lebenserwartung nach Korrektur des IAA ist >60 %.

- **Postoperative Medikamente, Nachuntersuchungen, Folgeeingriffe**

Nach Rekonstruktionseingriffen an der Aorta sollten eine Echokardiographie, ggf. eine MRT-Untersuchung sowie Blutdruckmessungen an Armen und Beinen durchgeführt werden, um behandlungsbedürftige Stenosen oder Aneurysmata der Aorta (im Operationsgebiet) festzustellen. Des Weitern sollte nach behandlungsbedürftigen intrakardialen Problemen sowie arterieller Hypertonie (bei <5 % der Kinder) gefandet werden.

Folgeeingriffe werden bei jedem 2. Kind innerhalb von 10 Jahren notwendig.

Medikamente, Nachkontrollen und Folgeeingriffe bei Korrektur assoziierter intrakardialer Fehlbildungen siehe jeweilige spezielle Herzfehlerkapitel.

Liegt ein DiGeorge-Syndrom vor, so sind regelmäßige Serumkalziumbestimmungen erforderlich und ggf. Kalziumsubstitution.

- **Beurteilung der Behandlungsergebnisse**

Die Ergebnisse kann man als gut bis befriedigend bezeichnen

23.6 Weitere Informationen

- **Inzidenz**

Die kritische Aortenisthmusstenose wird häufig gesehen, etwa die Hälfte aller Aortenisthmusstenosen sind kritische Stenosen.

Der unterbrochene Aortenbogen ist eine seltene Fehlbildung (ca. 0,4 % aller kongenitalen Vitien). Mädchen und Jungen sind gleich häufig betroffen. In deutschen Herzzentren werden pro Jahr Einzelfälle operiert.

- **Ursachenforschung**

Erhöhte Inzidenz des IAA bei Einnahme bestimmter Antiepileptika und Antiaknemitteln. Beim unterbrochenen Aortenbogen Typ B besteht eine familiäre Häufung. CoA: ▶ Kap. 26.

- **Assoziation mit körperlichen Fehlbildungen**

Eine Häufung zusätzlicher körperlicher Fehlbildungen wird nicht beobachtet. Beim unterbrochenen Aortenbogen Typ B wird häufig das DiGeorge-Syndrom gesehen.

- **Empfehlungen zur Endokarditisprophylaxe**
  - Unbehandelte Fehlbildungen: Nach abgelaufener Endokarditis und bei assoziierten zyanotischen Herzvitien.
  - Korrigierte Fehlbildungen: Bei Insertion von Fremdmaterial 6 Monate lang postoperativ.

Mitralstenose, Cor triatriatum

Mitralklappenstenose, supravalvuläre Mitralstenose (supravalvulärer Ring, supravalvuläre Membran)

Inhaltsverzeichnis

24.1 Anatomie – 284

24.2 Verlauf – 285

24.3 Symptomatik – 287

24.4 Diagnostik – 287

24.5 Therapie – 288
24.5.1 Üblicher Behandlungszeitpunkt – 288
24.5.2 Therapeutisches Vorgehen – 288
24.5.3 Behandlung von Zusatzfehlbildungen – 289
24.5.4 Behandlungsergebnis – 289
24.5.5 Risiko der Eingriffe – 290
24.5.6 Verlauf nach den verschiedenen Eingriffen – 290

24.6 Weitere Informationen – 292

© Springer-Verlag GmbH Deutschland, ein Teil von Springer Nature 2021
U. Blum et al., *Kompendium angeborene Herzfehler bei Kindern*,
https://doi.org/10.1007/978-3-662-61289-7_24

24.1 Anatomie

■ Gesundes Herz

An die Hinterwand des linken Vorhofs schließen 4 Lungenvenen an, durch die arterielles Blut aus dem Pulmonalkreislauf in den Vorhof abfließt. Zwischen linkem Vorhof und linkem Ventrikel sitzt die Mitralklappe. Sie öffnet in der Diastole und schließt in der Systole. Das Ventil wird in der Kontraktionsphase der Kammer mit dem systolischen Blutdruck des Systemkreislaufs belastet. Die Mitralklappe besteht aus einem fibrösen Klappenring, an dem 2 membranartige Klappensegel ansetzen. Ihre freien zentralen Ränder sind mit Sehnenfäden an 2 Muskelzapfen, den Papillarmuskeln, im Innern der linken Kammer aufgehängt. Das Fassungsvermögen von Vorhöfen und Ventrikeln ist im gesunden Herzen gleich groß (◘ Abb. 24.1a). Der Blutfluss im Pulmonalkreislauf (Q_p) entspricht dem Fluss im Systemkreislauf (Q_s).

■ Herz mit Mitralstenose

Bei einer Mitralstenose wird der Bluteinstrom in den linken Ventrikel behindert, weil die Mitralklappe nicht weit genug öffnen kann (valvuläre Mitralstenose) oder weil oberhalb der Herzklappe eine stenosierende Membran sitzt (supravalvuläre Mitralstenose). Da die Kreisläufe sequenziell geschaltet sind, reduziert die Mitralstenose den Blutfluss im System- und Pulmonalkreislauf. Der linke Vorhof dilatiert durch das rückgestaute Blut und sein Innenraum vergrößert sich. Im Pulmonalkreislauf kommt es zum Blutrückstau und der rechte Ventrikel benötigt mehr Kraft, um venöses Blut hinein zu pumpen. Die Stärke seiner Wandmuskulatur nimmt zu (◘ Abb. 24.2a).

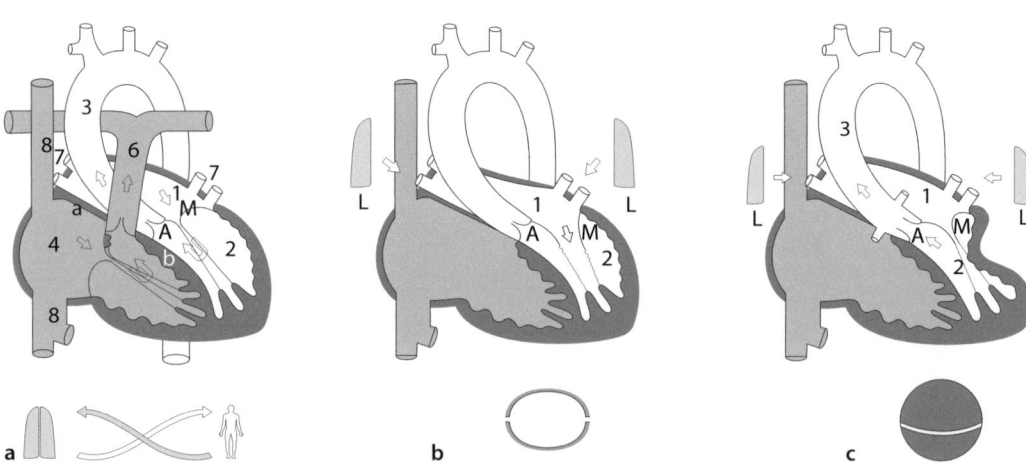

◘ **Abb. 24.1 Herz. a** Gesundes Herz. Herzschema: Arterielles Blut (*weißer Pfeil*) fließt aus den Lungenvenen *7* in den linken Vorhof *1*, in den linken Ventrikel *2* und die Aorta *3*. Venöses Blut (*dunkelgrauer Pfeil*) fließt von den Hohlvenen *8* in den rechten Vorhof *4*, den rechten Ventrikel und die Pulmonalarterie *6*. Zwischen dem linken Vorhof und dem linken Ventrikel sitzt die Mitralklappe *M*. Die zentralen Ränder der beiden Klappensegel sind mit Sehnenfäden an 2 Papillarmuskeln befestigt. *1, 2, 4* und *5* haben gleiche Größe. Aortenklappe *A*. Kreislaufdiagramm: In den Pulmonalkreislauf fließt venöses Blut (*grau*) hinein und arterielles (*weiß*) kommt heraus, in den Systemkreislauf fließt arterielles Blut hinein und venöses kommt heraus. Pulmonal- und Systemkreislauf werden mit gleich großen Blutmengen durchflossen. **b, c** Funktion der Mitralklappe im gesunden Herzen. **b** Diastole: Oben: Offene Mitralklappe *M* während der Diastole, die Aortenklappe *A* ist geschlossen. Unten: Aufsicht auf die offene Klappe *M* vom linken Vorhof aus **c** Systole. Oben: Geschlossene Mitralklappe *M* während der Systole, die Aortenklappe *A* ist offen.. Unten: Aufsicht auf die geschlossene Klappe *M* vom linken Vorhof aus

24.2 · Verlauf

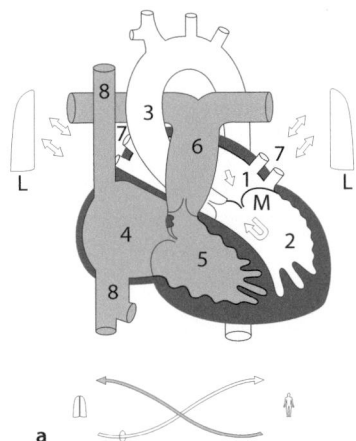
a

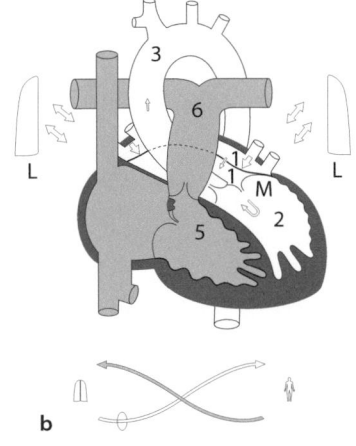
b

Abb. 24.2 Mitralstenose. a Valvuläre Mitralstenose. Herzschema: Folgende Änderungen zu Abb. 24.1 sind in das Schema eingezeichnet: Die Mitralklappensegel *M* sind verdickt, die Klappe öffnet nicht korrekt und behindert den Bluteinstrom in den linken Ventrikel *2*. Der linke Vorhof *1* ist vergrößert, weil sich Blut in ihm staut. Arterielles Blut (*weiße Pfeile*) staut sich in die Lungen *L* zurück. Das Myokard des rechten Ventrikels *5* ist hypertrophiert, weil er mit vermehrter Kraft in den Pulmonalkreislauf pumpen muss. Die Pulmonalarterie *6* ist vergrößert durch aufgestautes venöses Blut, das nicht durch die Lunge fließen kann. Kreislaufdiagramm: Der Abfluss des arteriellen Bluts aus der Lunge wird behindert (*Ring*). Pulmonal- und Systemkreislauf werden mit geringeren Blutmengen durchflossen, als Abb. 24.1a. **b Cor triatriatum**. Herzschema: Folgende Änderungen sind in das Schema eingezeichnet: Durch den linken Vorhof *1* zieht eine Membran mit kleiner Öffnung, die ihn in 2 Bereiche teilt. Das arterielle Blut (*weiße Pfeile*) fließt aus den Lungen *L* durch die Lungenvenen *7* in den oben eingezeichneten Teil des Vorhofs. Es muss vom oberen Teil des Vorhofs in den unteren Teil fließen und weiter in den linken Ventrikel *2* und die Aorta *3*. Arterielles Blut staut sich in den Lungen zurück. Das Myokard des rechten Ventrikels *5* ist hypertrophiert. Die Pulmonalarterie *6* ist vergrößert. Kreislaufdiagramm: Abb. 24.2a

■ **Cor triatriatum**

Durch den linken Vorhof zieht eine Membran mit einer engen Öffnung, die ihn in 2 Bereiche teilt. In den dorsalen Teil münden die Lungenvenen, der ventrale Teil steht über die Mitralklappe mit dem linken Ventrikel in Verbindung. Die Membran behindert den Blutabstrom des Lungenvenenbluts. Die Auswirkungen entsprechen denen einer Mitralstenose bis auf einen Unterschied: Nur der rückwärtige Anteil des linken Vorhofs dilatiert und ist vergrößert (◘ Abb. 24.2b).

Wichtig für die Behandlung der Mitralklappenstenosen ist die Anatomie der Fehlbildungen (◘ Abb. 24.3).

Darüberhinaus kann die Mitralklappe hypoplastisch sein (► Kap. 27).

24.2 Verlauf

■ **Dringlichkeit der Behandlung**

Meist planbare Behandlung an einem für Kind und Eltern günstigem Termin. Wenn der Blutabfluss aus dem Pulmonalkreislauf stark behindert wird, kann eine dringliche Behandlung erforderlich werden.

■ **Hämodynamik, Schäden durch die Fehlbildungen**

Herz

Das Herz leistet Mehrarbeit, um das Blutdefizit im Systemkreislauf zu kompensieren und kann bei erhöhtem O_2-Bedarf des Körpers seine Auswurfleistung nicht adäquat steigern. Der Innenraum des linken Ventrikels verkleinert sich, es kann sich eine

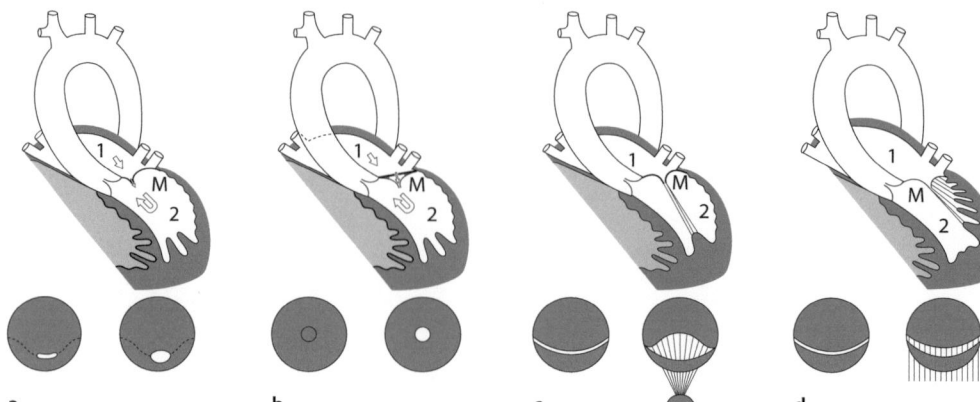

Abb. 24.3 Mitralstenosen. a Mitralklappenstenose durch verwachsene Komissuren, Aufsicht auf die Klappe, links: Geschlossene Mitralklappe. Das Ventil dichtet fast vollständig ab. Rechts: Offene Klappe: Da die beiden Klappensegel an den Rändern mit einander verwachsen sind, öffnet sich die Klappe nur im Zentrum. **b** Supravalvuläre Mitralstenose: Oben: Oberhalb der Mitralklappe *M* sitzt eine Membran mit einer kleinen Öffnung, die den Blutabfluss von linken Vorhof *1* in den linke Ventrikel *2* behindert. Die Segel der Mitralklappe sind an der Membran teilweise angewachsen. Unten links: Geschlossene Klappe: Bei einer supravalvulären Mitralstenose schließt die Klappe gut. Unten rechts: Offene Klappe: Die Membran gibt nur ein kleines Loch zum Durchtritt des Blutes frei. **c** Parachute-Mitralklappe (Fallschirm). Oben: Die Mitralklappensegel *M* sind an einem einzigen Papillarmuskel befestigt. Unten: Aufsicht auf die Mitralklappe vom linken Vorhof aus, links geschlossene Mitralklappe. Das Ventil dichtet vollständig ab. Rechts: offene Klappe: Die Aufhängung der Segel verhindert, dass sie sich in der Diastole vollständig an die Ventrikelwand anlegen und die Klappe öffnet wie ein „Trichter". **d** Hammock-Mitralklappe: Oben: Die Mitralklappensegel *M* sind an der gleichen Seitenwand des linken Ventrikels befestigt und ihr Halteapparat ist fehlgestaltet. Unten: Aufsicht auf die Mitralklappe vom linken Vorhof aus, links Geschlossene Mitralklappe. Das Ventil dichtet vollständig ab. Rechts offene Klappe: Da die beiden Klappensegel mit ihren Haltefäden an der gleichen Wand der Herzkammer befestigt sind, können sie in der Diastole nicht ausreichend auseinander gespreizt werden und die Klappe öffnet nicht vollständig

Endokardfibrose ausbilden, mit negativem Einfluss auf die Pumpleitung des Herzens und eine Rechtsherzinsuffizienz infolge einer pulmonalen Hypertonie. Bei Aufweitung des linken Vorhofs wird das Erregungsleitungssystem geschädigt, der Mitralklappenring kann durch die Dilatation des Vorhofs weiter werden mit der Folge einer zusätzlichen MI, das Endokarditisrisiko ist erhöht. Folgen sind eine verkürzte Lebenserwartung, Einschränkung der körperlichen Belastbarkeit, Neigung zur Herzinsuffizienz, Neigung zur Mitralinsuffizienz sowie Herzrhythmusstörungen.

- **Lunge**

Der Blutrückstau im Pulmonalkreislauf regt die Schleimproduktion an. Neigung zum Lungenödem, wenn das Herz den Blutfluss durch die Kreisläufe steigern will. In einigen Fällen irreparable Schädigung der Pulmonalgefäße. Folgen sind rezidivierende bronchopulmonale Infekte, Lungenödem unter Belastung und Eisenmenger-Reaktion.

> Ein Lungenödem tritt auf, wenn der Blutdruck im linken Vorhof >25 mmHg ist.

- **Körper**

Oft verzögerte körperliche Entwicklung, Organschäden können durch Embolien bei Vorhofflimmern entstehen.

- **Natürlicher Verlauf**

Der Verlauf ist abhängig vom Ausmaß der Stenose. Die Mitralstenose wird in 3 Schweregrade eingeteilt. Um den Schweregrad zu definieren, ermittelt man den Druckgradienten über der Klappe und die Mitralöffnungsfläche. Ab einem Druckgradienten von 8 mm Hg geht man davon aus, dass die Stenose hämodynamisch relevant ist. Wenn der Druckgradient über der Engstelle >18 mm Hg ist, schätzt man die Engstelle als schwerwiegend ein.

Wenn die Öffnungsfläche der Mitralklappe deutlich unter den minimalen Normwerten liegt und klinische Beschwerden bestehen, wird die mittlere Lebenserwartung auf 3 Jahre geschätzt. Bei supravalvulären Mitralstenosen wird eine mittlere Lebenserwartung von 5 Jahren angenommen. Liegt eine Parachute-Mitralklappe vor, nimmt man eine mittlere Lebenserwartung von 10 Jahren an. Bei dem Cor triatriatum hängt die Lebenserwartung von dem Schweregrad der Blutflussbehinderung ab. Bei den meisten Kindern wird eine schwere Abflussbehinderung des Lungenvenenbluts beschrieben und die Sterblichkeit wird in der Säuglingsperiode mit über 70 % angegeben (ältere Statistiken), wobei es darauf ankommt, wie lange das Kind herzinsuffizient ist. Es werden jedoch auch milde Verläufe mit geringen Beschwerden bis in das Erwachsenenalter gesehen.

- **Spontanheilung**

Die Fehlbildungen bessern sich nicht von allein.

- **Indikation zur Behandlung**

Druckgradient über der Stenose >18 mmHg, medikamentös nicht beherrschbare Herzinsuffizienz, rezidivierende Lungenödeme, nachweisbare pulmonale Hypertonie mit pulmonaler Widerstandserhöhung, die eine progrediente Schädigung der Lungengefäße erwarten lässt.

> Beim Shone-Syndrom kommt es frühzeitig zu einer schweren Herzinsuffizienz und Lungengefäßerkrankung.

24.3 Symptomatik

Säuglinge mit schwerer Mitralstenose: Tachydyspnoe, Halsvenenstau, Hepatomegalie, Fußrückenödeme, Trinkschwäche mit Gewichtsstagnation, rezidivierende bronchopulmonale Infektionen.

Kinder: Anfallsartige Atemnot, Hustenattacken (Stauungshusten), gelegentlich Lungenöden, gelegentlich Hämopthysen, rezidivierende bronchopulmonale Infektionen, gelegentlich Synkopen, selten Heiserkeit durch Druck des vergrößerten linken Vorhof auf den N. recurrens, eingeschränkte körperliche Leistungsfähigkeit, verzögerte körperliche Entwicklung.

24.4 Diagnostik

- **Echokardiographie**

Basisuntersuchung ist die Echokardiographie, alternativ die Kardio-MRT.

Fragestellung: Wird die Mitralstenose durch die Mitralklappe hervorgerufen oder durch eine supravalvuläre Mitralstenose? Liegt ein Cor triatriatum vor? Wie groß ist der Mitralklappendurchmesser? Liegt eine double orifice valve vor? Liegt eine Parachute-Mitralklappe vor? Welcher Schweregrad der Mitralstenose liegt vor? Wie hoch ist der mittlere Druckgradient über der Mitralklappe? Welche Klappenöffnungsfläche kann errechnet werden? Welcher Druckgradient liegt über dem Cor triatriatum vor? (Ist der linke Vorhof vergrößert: LA-Ao-Ratio >1,5)? Welcher Blutdruck liegt in der Pulmonalarterie vor? Welche Begleitfehlbildungen liegen vor? Können Begleitfehlbildungen mit Herzkathetertechniken behandelt werden? Kann der Schweregrad der Mitralstenose mit Herzkathetertechniken verringert werden? Liegt eine Endokardfibroelastose vor?

- **Herzkatheteruntersuchung**

Durch Herzkatheteruntersuchung können der Blutdruck im linken Vorhof, der Druckgradient über der Mitralklappe und Druck und Widerstand im Pulmonalgefäßsystem exakt bestimmt werden.

> Ein Wedge-Druck zwischen 15 und 30 mmHg weist auf eine schwere Mitralstenose hin. Bei einem pulmonalen Widerstand <650 dyn/cm^2 liegt erfahrungsgemäß noch keine progrediente Lungengefäßerkrankung vor.

Weitere Indikationen sind die Darstellung von Lungenvenenstenosen sowie vorgesehene interventionelle Eingriffe.

- **Diagnostische Probleme beim Cor triatriatum**

Bei Kombination mit anderen Fehlbildungen wie einer TOF, einer TGA oder einer Aortenklappenanomalie kann die Diagnose schwierig sein mit u. U. tödlichen Folgen bei der Korrektur dieser Vitien, wenn die Fehlbildung nicht erkannt wird.

- **EKG**

Nachweis von Herzrhythmusstörungen.

- **Stethoskop**

Hinweis auf eine zusätzliche Mitralinsuffizienz.

- **Röntgenbild des Thorax**

Vergrößerung des Herzschattens als Zeichen der Herzinsuffizienz (CTR >0,5), pulmonale Infektionen, Lungenödem.

- **Assoziierte Herzfehler**

Valvuläre Mitralstenose: In >50 % VSD, AS, PS. Die Mitralstenose ist auch Komponente eines hypoplastischen Linksherzsyndroms (► Kap. 27).

Parachute-Mitralklappe: In bis zu 80 % supravalvuläre Mitralstenosen, Subaortenstenosen, CoA (Shone-Komplex), PDA, PS, VSD, Aortenklappenstenosen, TOF, DORV, doppelter Aortenbogen, Probleme an der Trikuspidalklappe, AVSD, ASD, (Lutembacher-Syndrom), Endokardfibroelastose des linken Vorhofs und des linken Ventrikels.

Supravalvuläre Mitralstenose: Mitralklappenstenosen, Parachute-Mitralklappenstenose, Shone-Komplex, VSD, TOF.

Hammock-Mitralklappe: Aortenklappenstenose.

Cor triatriatum: ASD, Lungenvenenfehleinmündungen, PDA, bikuspide Aortenklappen, TOF, Lutembacher-Syndrom, TGA.

24.5 Therapie

24.5.1 Üblicher Behandlungszeitpunkt

Der übliche Behandlungszeitpunkt ist in ▣ Tab. 24.1 dargestellt.

> Wenn das Herz noch nicht ausgewachsen ist, bevorzugt man zur Korrektur des Klappenfehlers die Rekonstruktion, da die eigene Herzklappe mitwachsen kann.

Ein Herzklappenersatz erfordert einen späteren Klappenaustausch. Durchmesser der Mitralklappe beim Neugeborenen: ca. 1,5 cm. Durchmesser der Mitralklappe beim Erwachsenen: >3 cm. Einen Herzklappenersatz nimmt man vorzugsweise bei Jugendlichen und Erwachsenen vor.

Falls Herzkathetertechniken zur Verbesserung der Probleme beitragen können, werden diese Methoden zeitnah nach Diagnose des Herzfehlers eingesetzt.

24.5.2 Therapeutisches Vorgehen

- **Therapieziel**

Verbesserte Mitralklappenfunktion, wenn möglich hindernisfreier Abfluss des Lungenvenenblutes in den linken Vorhof.

24.5.2.1 Mitralstenosen

Die Mitralklappen werden so rekonstruiert, dass sie ausreichend weit öffnen. Wenn keine Rekonstruktion möglich ist, erfolgt ein Klappenersatz. Im Folgenden werden verschie-

24.5 · Therapie

Tab. 24.1 Behandlungszeitpunkt

Stenosetyp	Symptomatik	Zeitpunkt
Mitralstenose	Beschwerden medikamentös behandelbar	Nach dem 3. Lebensjahr
	Konservativ nicht behandelbare Herzinsuffizienz, Lungenödeme, Hinweis auf progrediente Lungengefäßerkrankung	Säuglingsperiode
Shone-Syndrom		Je nach Dringlichkeit zwischen Neonatalperiode und dem 1. Lebenshalbjahr
Supravalvuläre Mitralstenose		Elektiv nach Diagnosestellung
Cor triatriatum		Elektiv nach Diagnosestellung

dene Operationsmöglichkeiten dargestellt. Erforderlich sind die Öffnung des Brustkorbs, Einsatz der Herz-Lungen-Maschine sowie die Öffnung des Herzens.

- **Komissurotomie**

Die verwachsenen Mitralklappensegel werden mit dem Skalpell auseinander getrennt (◘ Abb. 24.4a). Alternative zu dem Eingriff kann in geeigneten Fällen eine Ballonvalvuloplastie sein, die ohne Öffnung des Brustkorbs und ohne Herz-Lungen-Maschine möglich ist.

- **Spaltung eines gemeinsamen Papillarmuskels bei der Parachute-Mitralklappe**

Der Papillarmuskel wird gespalten, sodass 2 separate Muskelzapfen mit 2 separaten Aufhängungen für die Klappensegel entstehen (◘ Abb. 24.4c).

- **Klappenersatz**

Bei der Hammock-Klappe ist meist keine Rekonstruktion möglich. Auf dem Ring der defekten Klappe wird eine funktionierende Herzklappe implantiert.

- **Resektion einer supravalvulären Membran**

Die Mitralklappensegel werden von der Membran gelöst und die Membran wird reseziert (◘ Abb. 24.4b).

- **Voraussetzung**

Keine Infektionen. Bei Mitralklappenrekonstruktionen ausreichende Größe des Klappenrings.

- **Aufwand**

Anhang

24.5.2.2 Cor triatriatum

- **Resektion der Membran**

Die Membran wird im Vorhof identifiziert und komplett reseziert (◘ Abb. 24.4d).

- **Voraussetzung**

Keine Infektionen.

- **Aufwand**

Anhang.

24.5.3 Behandlung von Zusatzfehlbildungen

Die Behandlungsschritte werden individuell geplant.

24.5.4 Behandlungsergebnis

Eingriffe an der Mitralklappe verbessern meist die Situation, schaffen jedoch keine gesunde Herzklappe.

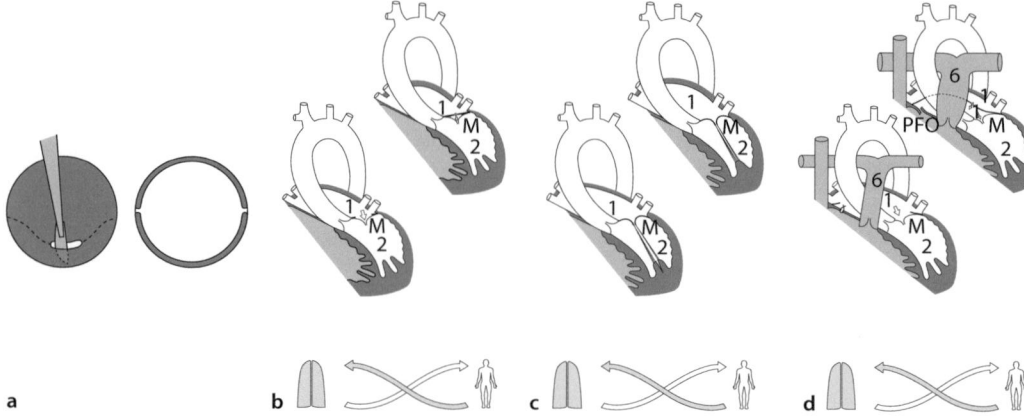

Abb. 24.4 Operationsverfahren. a Komissurotomie einer Mitralklappe. Die Klappensegel werden an ihren Verwachsungsstellen von einander getrennt. **b** Operation einer supravalvuläre Mitralstenose. Die Membran wird reseziert. **c** Operation der Parachute-Mitralklappe: Der gemeinsame Papillarmuskel wird gespalten, damit die Klappensegel in der Diastole weiter auseinander gespreizt werden können. **d** Cor triatriatum: Die Membran wird reseziert. Kreislaufdiagramme nach Rekonstruktion wie in Abb. 24.1a

> Postoperativ werden häufig noch Druckgradienten zwischen 6 und 10 mmHg gemessen.

Eine reduziertes Aufnahmekapazität des linken Ventrikels und eine Endokardfibroelastose bleiben u. U. bestehen. Ein Endokarditisrisiko bleibt ebenso wie ein Embolierisiko bei persistierendem Vorhofflimmern und nach Implantation von Kunststoffklappen bestehen.

Operation einer supravalvulären Mitralstenose oder eines Cor triatriatum: Die Schäden werden bis auf die obigen u. U. persistieren Veränderungen beseitigt.

24.5.5 Risiko der Eingriffe

Letalität der Mitralklappenrekonstruktion: In der Säuglingsperiode ca. 10 %, bei Jugendlichen <1 %. (Zahlen aus kleinen Studien, in denen Eingriffe wegen Mitralinsuffizienzen und Simultaneingriffe von Begleitherzfehlern eingehen).

Letalität beim Mitralklappenersatz: 6–7 %, nach dem 2. Lebensjahr ca. 3 %, bei Korrektur des Shone-Komplex 3–15 %. (Deutsche Statistiken: Letalität unterschiedlicher Mitralklappeneingriffe bei Säuglingen <2 %, vor dem 18. Lebensjahr ca 1 %).

Letalität bei Korrektur der supravalvulären Stenose oder des Cor triatriatums <5 %.

Weitere Risiken bei Klappeneingriffen sind die unzureichende Besserung der Klappenfunktion mit der Notwendigkeit einer Nachoperation, Herzrhythmusstörungen (AV-Block), Indikation zur Herzschrittmacherimplantation.

- **Weitere perioperative Probleme**

Vereinzelt treten pulmonal hypertensive Krisen auf.

24.5.6 Verlauf nach den verschiedenen Eingriffen

- **Mitralklappenrekonstruktion**

Der Verlauf ist abhängig vom Operationsergebnis. Geringer Restgradient über der Klappe: Die körperliche Entwicklung verläuft normal, die Belastbarkeit bleibt gering eingeschränkt (vor Berufswahl, Sport und Schwangerschaften werden Belastungstests empfohlen). 10-Jahres-Überlebensraten wer-

24.5 · Therapie

den in älteren Statistiken mit ca. 60 % angegeben. Neuere sehr kleine Statistiken geben 20-Jahres-Überlebensraten >80 % an.

■ Mitralklappenersatz

Die körperliche Entwicklung verläuft normal, die Belastbarkeit kann leicht eingeschränkt sein. Belastungstests vor Berufswahl, Sport und Schwangerschaft werden empfohlen. Limitationen ergeben sich durch die Antikoagulation und die zu erwartenden Folgeoperationen. Die 10-Jahres-Überlebensraten nach Mitralklappenersatz beim Kind wurden in älteren Statistiken mit 30 % angegeben. Neuere kleine Statistiken geben 35-Jahres-Überlebensraten von >70 % an.

Nach Herzklappenersatz bestehen neben einem Blutungsrisiko ein Risiko von Thrombenbildung im Herzen (ca. 3 %), ein Schlaganfallrisiko von ca. 2 % und ein Endokarditisrisiko.

■ Supravalvuläre Mitralstenose und Cor triatriatum

Wenn keine irreparablen Schäden an Herz oder Pulmonalarterien zum Zeitpunkt der Korrektur bestanden, ist mit einer normalen körperliche Entwicklung, normalen körperlichen Leistungsfähigkeit, keinen Einschränkungen hinsichtlich Berufswahl oder Sport sowie risikoarmen Schwangerschaften und normaler Lebenserwartung zu rechnen.

■ Postoperative Medikamente, Nachuntersuchungen, Folgeeingriffe

Das postoperative Vorgehen wird in ◘ Tab. 24.2 dargestellt.

■ Mitralklappenrekonstruktion

Folgeeingriffe innerhalb von 10 Jahren: Bei ca 20 % der Kinder. Nach Operation eines Shone-Komplexes wird die Nachoperationsrate innerhalb von 8 Jahren mit 30 % beziffert.

■ Mitralklappenersatz

Folgeeingriffe innerhalb von 35 Jahren: Bei ca. 40 % der Kinder. Je früher der erste Herzklappenersatz erfolgte, desto früher muss die Klappe ausgetauscht werden. Nach einem Klappenersatz vor dem 5. Lebensjahr ist innerhalb weiterer 5 Jahre bei ca. 20 % der Kinder mit Reoperationen zu rechnen.

◘ Tab. 24.2 Postoperatives Vorgehen

Eingriff	Medikamente	Nachkontrollen	Fragestellung bei den Nachkontrollen	Folgeeingriffe
Mitralklappenrekonstruktion	Individuelle Entscheidung über Antikoagulation	EKG und Echokardiographie regelmäßig	Behandlungsbedürftige Herzrhythmusstörungen? Verschlechterung der Klappenfunktion	Herzschrittmacher, Reoperationen an der Mitralklappe
Mitralklappenersatz	Antikoagulation		Herzrhythmusstörungen? Klappenaustausch erforderlich?	Herzschrittmacher, Mitralklappenaustausch
Supravalvuläre Membran und Cor triatriatum		EKG und Echokardiographie bei persistierenden Schäden am Herzen	Behandlungsbedürftige Herzrhythmusstörungen? Progrediente Pulmonalgefäßerkrankung?	

- **Supravalvuläre Membran und Cor triatriatum**

Es ist nicht mit Folgeoperationen zu rechnen.

- **Beurteilung der Behandlungsergebnisse**

Mitralklappenrekonstruktion oder Mitralklappenersatz: Gut bis befriedigend.

Korrektur einer supravalvulären Membran oder eines Cor triatriatum: Ausgezeichnet.

24.6 Weitere Informationen

- **Inzidenz**

Mitralstenosen sind selten, ca. 0,5 % aller angeborenen Herzfehler. (Mitralklappeneingriffe/Jahr in Deutschland wegen unterschiedlicher kongenitaler und erworbener Vitien: ca. 200, bei Säuglingen ca. 40, bei Jugendlichen ca. 100). Mädchen sind häufiger betroffen.

- **Ursachenforschung**

Man kennt bislang keine schädigenden Einflüsse, die beim Feten die Herzfehler hervorrufen würden. Ebenso wenig bekannt ist, ob ein Übertragungsrisiko auf Kinder besteht oder ein Wiederholungsrisiko bei einem Geschwisterkind.

- **Assoziation mit körperlichen Fehlbildungen**

Eine Häufung zusätzlicher körperlicher Fehlbildungen wird nicht berichtet.

- **Shone-Komplex**

Kombination einer Parachute-Mitralklappe mit einer supravalvulären Mitralstenose, einer Aortenklappenstenose und Subaortenstenose, einem hypoplastischen Aortenbogen und einer Aortenisthmusstenose (◘ Abb. 24.5a). Es müssen nicht alle Bestandteile des Komplexes vorliegen und die Fehlbildungskomponenten können unterschiedliche Schweregrade haben. Das arterielle Lungenvenenblut muss bei einem Shone-Komplex mehrere Engstellen passieren, bis es im Systemkreislauf ankommt

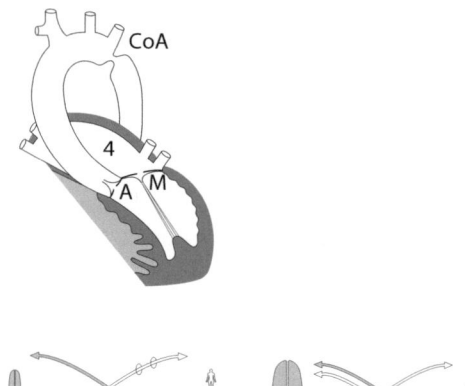

◘ **Abb. 24.5 Shone-Komplex und Lutembacher-Syndrom. a** Shone-Kompex: Es liegen 3 Fehlbildungen am Herzen vor: Mitralstenose M (Kombination aus supravalvulärer Mitralstenose und Parachute-Mitralklappe), Aortenklappenstenose A mit Subaortenstenose und Aortenisthmusstenose (CoA). Kreislaufdiagramm: Das arterielle Blut aus der Lunge muss auf dem Weg zur unteren Körperhälfte 3 Hindernisse (*Ringe*) überwinden. In den System- und Pulmonalkreislauf fließen wenig arterielles und venöses Blut hinein. System- und Pulmonalkreislauf werden mit gleichen, geringen Blutmengen durchflossen. **b** Kreislaufdiagramm bei einem Lutembacher-Syndrom: Das arterielle Blut aus der Lunge muss auf dem Weg in den linken Ventrikel 1 Hindernis überwinden (*Ring*). Nur ein Teil fließt weiter in den Systemkreislauf, ein Teil fließt in den Pulmonalkreislauf zurück. Der Pulmonalkreislauf wird stärker durchblutet, als der Systemkreislauf

und letztendlich auch die untere Körperhälfte erreicht.

Es liegt häufig eine kritische Situation und dringliche Operationsindikation in der Säuglingsperiode vor, die Operation mit Beseitigung aller Engstellen ist aufwändig und belastend, in günstigen Fällen ist eine interventionelle Ballondilatation der Aortenisthmusstenose möglich.

Bedarf an Reoperationen in 15 Jahren besteht bei ca. 50 % der Kinder. Die 15-Jahres-Lebenserwartung beträgt ca 70 %.

- **Lutembacher-Syndrom**

Eine Mitralstenose ist mit einem Vorhofseptumdefekt assoziiert. Das Lungenvenenblut staut sich nicht in der Lunge zurück, sondern findet durch den Vorhofseptumdefekt Ab-

24.6 · Weitere Informationen

fluss in den rechten Vorhof, in den rechten Ventrikel und zurück in den Pulmonalkreislauf. Die Auswirkungen entsprechen denen eines Vorhofseptumdefekts (Abb. 24.5b).

> Der Vorhofseptumdefekt darf erst verschlossen werden, wenn die Mitralstenose beseitigt ist.

- **Empfehlungen zur Endokarditisprophylaxe**
  - Unbehandelte Fehlbildungen: Nach abgelaufener Endokarditis.
  - Nach Rekonstruktionseingriffen an der Mitralklappe unter Verwendung von Fremdmaterial: 6 Monate lang postoperativ.
  - Nach Herzklappenersatz: lebenslang.

Mitralklappeninsuffizienz

Mitralinsuffizienz, MI

Inhaltsverzeichnis

25.1 Anatomie – 296

25.2 Verlauf – 297

25.3 Symptomatik – 298

25.4 Diagnostik – 298

25.5 Therapie – 299
25.5.1 Üblicher Behandlungszeitpunkt – 299
25.5.2 Therapeutisches Vorgehen – 299
25.5.3 Behandlung von Zusatzfehlbildungen – 301
25.5.4 Behandlungsergebnis – 301
25.5.5 Risiko der Eingriffe – 302
25.5.6 Verlauf nach den verschiedenen Eingriffen – 302

25.6 Weitere Informationen – 303

© Springer-Verlag GmbH Deutschland, ein Teil von Springer Nature 2021
U. Blum et al., *Kompendium angeborene Herzfehler bei Kindern*,
https://doi.org/10.1007/978-3-662-61289-7_25

25.1 Anatomie

▪ Gesundes Herz

Der linke Ventrikel pumpt antegrad arterielles Blut in den Systemkreislauf. Die Mitralklappe verhindert während des Pumpvorgangs einen retrograden Blutfluss in den linken Vorhof und zurück in die Lungenvenen. Das Ventil wird mit dem systolischen Druck des Systemkreislaufs belastet. Vorhöfe und Ventrikel haben im gesunden Herzen gleiche Größe (◘ Abb. 25.1a). Der Blutfluss im Pulmonalkreislauf (Q_p) entspricht dem Fluss im Systemkreislauf (Q_s).

Die gesunde Mitralklappe besteht aus einem fibrösen Ring (Anulus), in dem 2 membranartige Klappensegel anheften. Der zentrale freie Rand der Segel ist mit dünnen Fäden (Chordae tendineae) an 2 Muskelzapfen (Papillarmuskeln) im Innern des linken Ventrikels befestigt. In der Systole werden die Klappensegel durch den Blutstrom wie Fallschirme aufgespannt. Die zentralen, gebogenen Ränder der Segel werden anein-

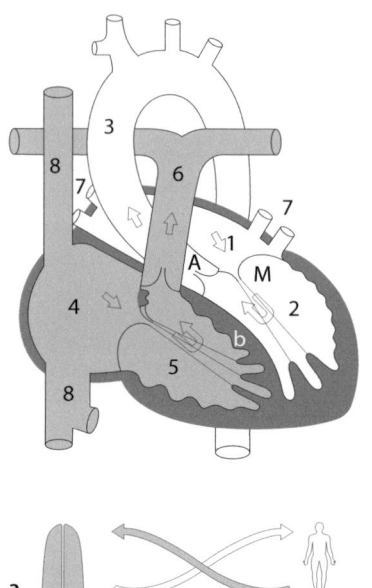 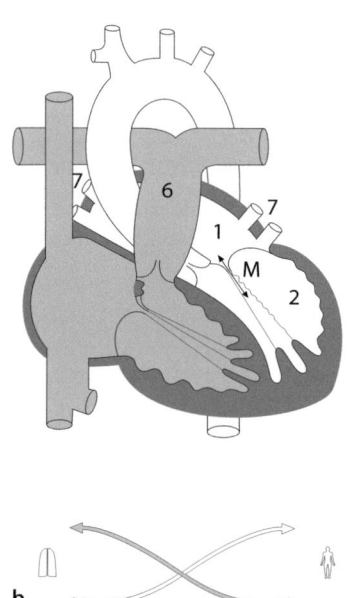

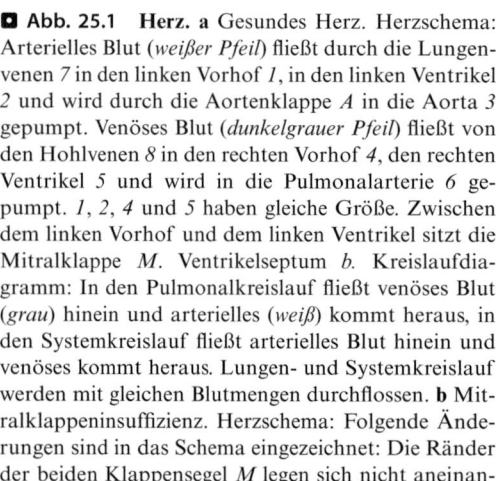

◘ **Abb. 25.1 Herz. a** Gesundes Herz. Herzschema: Arterielles Blut (*weißer Pfeil*) fließt durch die Lungenvenen *7* in den linken Vorhof *1*, in den linken Ventrikel *2* und wird durch die Aortenklappe *A* in die Aorta *3* gepumpt. Venöses Blut (*dunkelgrauer Pfeil*) fließt von den Hohlvenen *8* in den rechten Vorhof *4*, den rechten Ventrikel *5* und wird in die Pulmonalarterie *6* gepumpt. *1*, *2*, *4* und *5* haben gleiche Größe. Zwischen dem linken Vorhof und dem linken Ventrikel sitzt die Mitralklappe *M*. Ventrikelseptum *b*. Kreislaufdiagramm: In den Pulmonalkreislauf fließt venöses Blut (*grau*) hinein und arterielles (*weiß*) kommt heraus, in den Systemkreislauf fließt arterielles Blut hinein und venöses kommt heraus. Lungen- und Systemkreislauf werden mit gleichen Blutmengen durchflossen. **b** Mitralklappeninsuffizienz. Herzschema: Folgende Änderungen sind in das Schema eingezeichnet: Die Ränder der beiden Klappensegel *M* legen sich nicht aneinander und die Herzklappe kann nicht korrekt schließen. O_2-reiches Blut (*weißer Pfeil*) pendelt zwischen linkem Vorhof *1* und linkem Ventrikel *2* hin und her. Der linke Vorhof ist vergrößert, weil sich Blut in ihm staut. Das Blut staut sich bis in die Lungenvenen *7* und die Lungen zurück. Der linke Ventrikel ist vergrößert, weil er zu viel Blut aufnehmen und wegpumpen muss. Die Pulmonalarterie *6* ist erweitert, weil sich O_2-armes Blut in ihr staut und nicht durch die Lunge fließen kann. Das Myokard des rechten Ventrikels ist hypertrophiert, weil er vermehrt Kraft aufwenden muss, um Blut durch die Lunge zu pumpen. Kreislaufdiagramm: In den Systemkreislauf fließt wenig arterielles Blut hinein und wenig venöses kommt heraus, in den Pulmonalkreislauf fließt wenig venöses Blut (*grau*) hinein und wenig arterielles (*weiß*) kommt heraus. Pulmonal- und Systemkreislauf werden mit gleichen, geringen Blutmengen durchflossen

25.2 · Verlauf

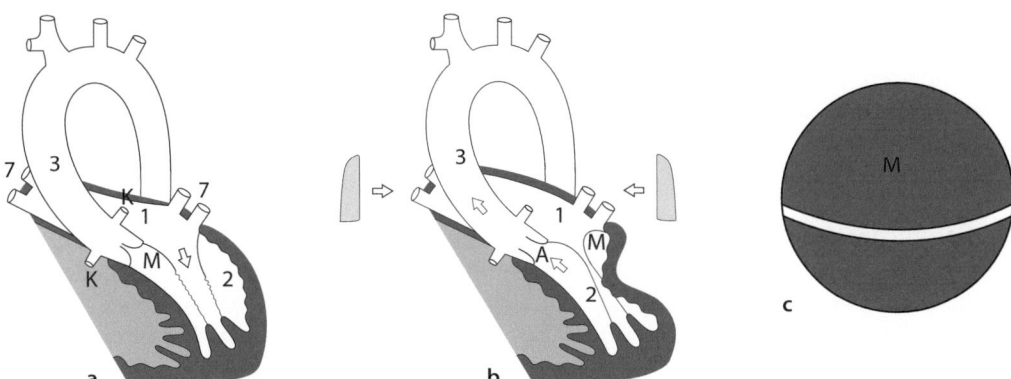

Abb. 25.2 Die gesunde Mitralklappe besteht aus einem fibrösen Ring (Anulus), in dem 2 membranartige

ander gepresst und damit ist das Ventil geschlossen (○ Abb. 25.2).

- **Mitralklappeninsuffizienz**

Das Ventil schließt nicht vollständig und bei jeder Kontraktion des linken Ventrikels fließt Blut sowohl antegrad in die Aorta als auch retrograd in den linken Vorhof und die Pulmonalgefäße. Der linke Vorhof und der linke Ventrikel dilatieren durch das Pendelblutvolumen, ihr Innenraum vergrößert sich. Der rechte Ventrikel benötigt mehr Kraft, um Blut durch den Pulmonalkreislauf zu pumpen, weil sich Blut im Lungenkreislauf staut. Sein Myokard hypertrophiert (○ Abb. 25.1b). Bei diesem Herzfehler werden Pulmonal- und Systemkreislauf zwar mit gleichen Blutmengen durchflossen. Der Blutfluss durch die hintereinander geschalteten Kreisläufe ist aber schwächer als normal, weil in den Systemkreislauf zu wenig Blut hinein fließt.

Die Mitralinsuffizienz kann durch eine fehlerhafte Entwicklung des Klappenrings, der Klappensegel oder des Halteapparats der Segel entstehen. Verschiedene anatomische Varianten sind bekannt (► Abschn. 25.5.2).

25.2 Verlauf

- **Dringlichkeit der Behandlung**

Meist planbare Behandlung an einem für Kind und Eltern günstigem Termin. Lediglich eine akute, schwere MI erfordert eine zeitnahe Behandlung.

- **Hämodynamik, Schäden durch die MI**

Herz

Das Herz leistet Mehrarbeit, um das Blutdefizit im Systemkreislauf zu kompensieren, kann bei erhöhtem O_2-Bedarf des Körpers seine Auswurfleistung nicht adäquat steigern, der linke Ventrikel muss zusätzliches Blut aufnehmen, um einen adäquaten antegraden Blutfluss im Systemkreislauf herzustellen, er dilatiert und die Volumenbelastung führt zur Pumpschwäche, der rechte Ventrikel arbeitet mit zu viel Kraftaufwand, um Blut durch den Pulmonalkreislauf zu befördern, das Erregungsleitungssystem wird durch die Dilatation des linken Vorhofs geschädigt. Folgen sind eine verkürzte Lebenserwartung, Einschränkung der körperlichen Belastbarkeit, Herzinsuffizienz sowie Herzrhythmusstörungen.

- **Lunge**

Der Blutstau im Pulmonalkreislauf führt zu einer vermehrten Schleimproduktion, bei hohem Druck im linken Vorhof kommt es zum Lungenödem und es treten Hämopthysen auf. Die Pulmonalarterien können irreparabel geschädigt werden. Folgen sind rezidivierende bronchopulmonale Infekte, Neigung zum Lungenödem bei körperlicher Belastung, Eisenmenger-Reaktion.

- **Körper**

Die körperliche Entwicklung kann durch den verminderten Blutfluss im Systemkreislauf oder durch eine Herzinsuffizienz verzögert sein. Organschäden können durch arterielle Embolien bei Vorhofflimmern entstehen.

- **Natürlicher Verlauf**

Der Verlauf ist abhängig vom Grad der Mitralinsuffizienz (▶ Abschn. 25.4).

Insuffizienz Grad I–II: Geringe Beschwerden, leichte Einschränkung der Leistungsfähigkeit, keine größeren Schäden an Herz oder Lunge, Neigung zum Vorhofflimmern, Risiko arterieller Embolien, Lebenserwartung gering vermindert.

Insuffizienz Grad III–IV: Geringe bis stärkere Beschwerden, Leistungsfähigkeit mäßiggradig vermindert, Neigung zum Vorhofflimmern, Risiko arterieller Embolien, Schäden an Herz und Lunge wahrscheinlich, progrediente Herzinsuffizienz, Lebenserwartung verkürzt. Überlebenswahrscheinlichkeit nach 5 Jahren ca. 80 %, nach 10 Jahren ca. 60 %.

- **Spontanheilung**

Eine Spontanheilung ist nicht möglich. Nur wenn die Mitralinsuffizienz Begleitproblem anderer Herzfehler ist, besteht nach Korrektur dieser Herzfehler die Chance einer spontanen Besserung.

- **Indikation zur Behandlung**

Wenn Hinweise auf eine Schädigung des Herzens bei Klappeninsuffizienz Grad III und IV bestehen oder starke Beschwerden vorliegen (NYHA-Stadium III und IV), rät man zur Operation.

25.3 Symptomatik

Säuglinge mit schwerer Mitralinsuffizienz: Angestrengte Atmung, rezidivierende bronchopulmonale Infekte, bei Herzinsuffizienz Halsvenenstau, Hepatomegalie, Fußrückenödeme sowie Trinkschwäche mit Gewichtsstagnation.

Kinder mit schwerer Mitralinsuffizienz: Anfallsartige Atemnot und Hustenattacken (Stauungshusten), gelegentlich Lungenödem und Hämoptysen, Synkopen, bei ausgeprägter Dilatation des linken Vorhofs Kompression der Bronchien und Auslösung eines Asthma cardiale, bei Kompression des N. recurrens Heiserkeit, rezidivierende bronchopulmonale Infektionen, Einschränkung der körperlichen Leistungsfähigkeit und verzögerte körperliche Entwicklung.

25.4 Diagnostik

- **Echokardiographie**

Basisuntersuchung ist die Echokardiographie, alternativ die Kardio-MRT.

Fragestellung: Welche Ursache hat die Mitralinsuffizienz? Prolabierendes Segel, Cleft, vergrößerter Klappenring? Wie groß ist der Mitralklappendurchmesser? Wie groß ist der linke Vorhof? Wie groß ist die linke Herzkammer? Welcher Schweregrad der Insuffizienz liegt vor (◘ Tab. 25.1)? Der Schweregrad korreliert mit Größe des linken Vorhofs und der linken Herzkammer und ist anhand des Farb-

◘ Tab. 25.1 Schweregrad der Mitralinsuffizienz in der Farbechokardiographie

Schweregrad	Farbechobefund
Leicht	Reflux bis in das proximale Drittel des linken Vorhofs
Mittelgradig	Reflux bis zur Mitte des erweiterten linken Vorhofs
Schwer	Reflux bis in die Lungenvenen, linker Vorhof und Ventrikel sind dilatiert

25.5 · Therapie

Tab. 25.2 Schweregrad der Mitralinsuffizienz in der Herzkatheterangiographie

Schweregrad	Herzkatheterangiographiebefund
I Minimaler Reflux	<20 % Reflux
II Komplette Anfärbung des linken Vorhofs nach mehreren Herzschlägen	20–40 % Reflux
III Wie II, Kontrastmitteldichte in Vorhof und Ventrikel aber identisch	40–60 % Reflux
IV Reflux sofort bis in Lungenvenen	>60 % Reflux

jets im linken Vorhof echokardiographisch bestimmbar. Welche Auswurfleistung hat die linke Herzkammer (EF>40 %)? Wie hoch ist der Blutdruck in der Pulmonalarterie? Welche Zusatzfehlbildungen liegen vor? Ist die Mitralinsuffizienz Bestandteil eines anderen Herzfehlers?

- **Herzkatheteruntersuchung**

Die zweite Möglichkeit zur Bestimmung des Insuffizienzgrads ist indiziert, wenn zusätzlich der Widerstand im Pulmonalgefäßsystem bestimmt werden soll (Tab. 25.2).

- **EKG**

Nachweis von Herzrhythmusstörungen.

- **Stethoskop**

Herzfehlertypisch ist ein systolisches Geräusch über der Herzspitze.

- **Röntgenbild des Thorax**

Diagnose von pulmonalen Infektionen, Lungenödem, Hinweis auf Herzinsuffizienz (CTR >0,5).

- **Assoziierte Herzfehler**

Die Mitralinsuffizienz ist in bis zu 40 % Zusatzproblem anderer Herzfehler, wie bei den Vitien: AVSD, TGA AS, AI, Bland-White-Garland-Syndrom. Wenn ein Mitralklappenprolaps (übergroßes Mitralklappensegel) Ursache der Schließunfähigkeit ist, wird gehäuft ein ASD gesehen.

Tab. 25.3 Behandlungszeitpunkt

Grad	Symptomatik	Zeitpunkt
Grad III	Mäßige Beschwerden (NYHA II), keine Schäden an Herz oder Lungengefäßen	Im Kindesalter oder bei Jugendlichen
Grad III und IV	Beschwerden entsprechend NYHA-Stadium III und IV, Schäden an Herz oder Lungengefäßen	Zeitnah

25.5 Therapie

25.5.1 Üblicher Behandlungszeitpunkt

Der übliche Behandlungszeitpunkt ist in Tab. 25.3 dargestellt.

25.5.2 Therapeutisches Vorgehen

- **Therapieziel**

Konstruktion einer schießfähigen Mitralklappe.

25.5.2.1 Rekonstruierende Eingriffe

Die Mitralklappe wird vorzugsweise rekonstruiert, damit sie ihr Wachstumspotenzial behält. Wenn keine Rekonstruktionsmöglichkeit besteht (in ca. 10 %), kommt ein Herzklappen-

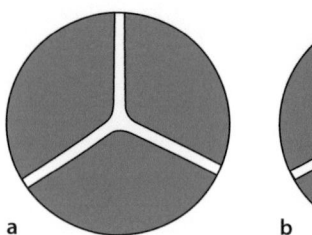 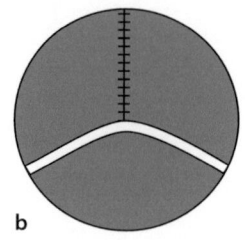 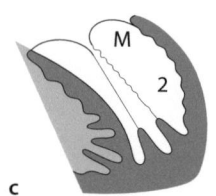 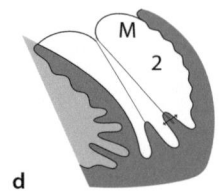

○ **Abb. 25.3** Mitralklappenrekonstruktion bei einem Cleft. **a** Spalt (Cleft) im vorderen Klappensegel: Es gibt anstelle von 2 Klappensegeln 3 Klappensegel. Die Mitralklappe neigt zur Undichtigkeit im anterioren Segelbereich. **b** Rekonstruktion: Die beiden anterioren Segel werden durch eine Naht adaptiert. **c, d** Mitralklappenrekonstruktion bei überlangen Sehnenfäden. **c** Prolabierendes Klappensegel durch überlange Sehnenfäden. Beim Pumpen der linken Herzkammer legen sich die Ränder der Klappensegel nicht aneinander. **d** Rekonstruktion: Kürzung von langen Sehnenfäden durch Spaltung des Papillarmuskels und Einnähen der Sehnenfäden in den Muskel (Mitralklappe *M*, linker Ventrikel *2*)

ersatz (ohne Wachstumspotenzial) in Frage (Klappendurchmesser beim Neugeborenen ca. 1,5 cm, beim Erwachsenen >3 cm).

Erforderlich für die Eingriffe sind die Öffnung des Brustkorbs, der Einsatz der Herz-Lungen-Maschine und die Öffnung des Herzens.

- **Verschluss eines Clefts**

Die Mitralklappe hat 3 Klappensegel anstatt 2 und neigt zur Schließunfähigkeit, insbesondere zwischen den beiden anterioren Segeln. Die beiden anterioren Segel werden durch Nähte an einander adaptiert (○ Abb. 25.3a, b). Die Mitralklappe behält ihr Wachstumspotenzial.

- **Anuloplastie**

Der Klappenring ist dilatiert und die beiden Klappensegel legen sich im Zentrum der Klappe nicht an einander (○ Abb. 25.4). Der Klappenring wird durch Raffnähte verkleinert und die Mitralklappe behält ihr Wachstumspotenzial. Alternativ bei fast ausgewachsenen Herzen wird der dilatierte Klappenring an einem kleineren Kunststoffring befestigt und auf diese Weise verkleinert. Die Mitralklappe hat dann kein Wachstumspotenzial mehr.

- **Sehnenfädenkürzung**

Ein Segel prolabiert während der Systole in den linken Vorhof und sein Rand kann sich nicht an den Rand des korrespondierenden

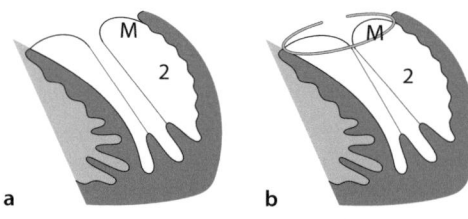

○ **Abb. 25.4** Mitralklappenrekonstruktion bei dilatiertem Klappenring. **a** Ringdilatation. Die Klappensegel der Mitralklappe *M* sind zu klein für den Klappenring und können sich im Zentrum der Klappe nicht aneinander legen (linker Ventrikel *2*). **b** Anuloplastie durch einen Kunststoffring: Der Bindegewebsring, an dem die beiden Segel der Mitralklappe angewachsen sind, wird an einem (kleineren) Kunststoffring befestigt, einem „Formbügel" für den nativen Klappenring

Segels anlegen, weil Sehnenfäden des Halteapparats zu lang sind (○ Abb. 25.3c, d). Die überlangen Sehnenfäden werden durch Einnähen in ihren Papillarmuskel verkürzt. Die Mitralklappe behält ihr Wachstumspotenzial.

- **Trapezresektion**

Sehnenfäden fehlen im Zentrum des posterioren Segels und an dieser Stelle schlägt das Segel während der Systole in den linken Vorhof durch (○ Abb. 25.5). Der betroffene Bereich des Klappensegels wird reseziert und die gesunden Segelanteile werden zusammen genäht. Die Klappe behält ihr Wachstumspotenzial.

25.5 · Therapie

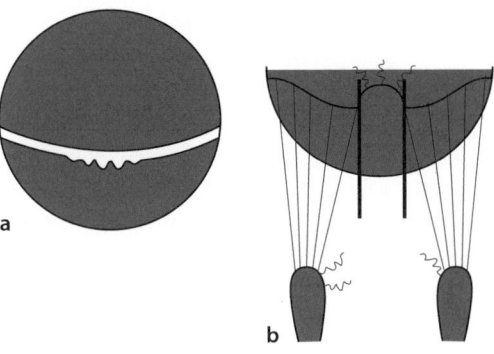
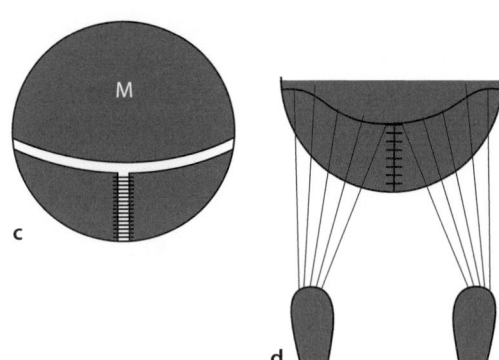

Abb. 25.5 Mitralklappenrekonstruktion bei fehlenden Sehnenfäden. **a** Aufsicht auf die Klappe. Am zentralen Rand des posterioren Segels fehlen Sehnenfäden und der Rand des Segels schlägt bei Pumpen des Ventrikels in den Vorhof durch. **b** Trapezresektion. Seitliche Ansicht des Segels: Der betroffene Klappenanteil wird reseziert. **c** Ergebnis der Trapezresektion (Aufsicht auf die Klappe): Die gesunden Klappenanteile wurden aneinander genäht. Die Klappe ist schließfähig. **d** Ergebnis der Trapezresektion (seitliche Ansicht der Klappe).

- **Voraussetzungen**

Keine akuten oder chronischen Infektionen. Ausreichend großer Mitralklappenring. (Nach den Rekonstruktionseingriffen, außer Kürzung von Sehnenfäden, wird die Klappenöffnungsfläche kleiner.) Wenn die minimal erforderliche Klappenöffnungsfläche, diese ist aus Normwerttabellen entnehmbar, unterschritten wird, entsteht eine Mitralstenose, die ebenso schlecht toleriert wird, wie die Insuffizienz.

- **Aufwand**

Anhang.

25.5.2.2 Herzklappenersatz

Die Klappensegel werden entweder reseziert oder am Klappenring fixiert. Oberhalb des Klappenrings wird vorhofseitig die neue Herzklappe am Klappenring angenäht. Die Mitralklappe hat kein Wachstumspotenzial.

- **Voraussetzungen**

Keine akuten oder chronischen Infektionen. Um einen Mitralklappenersatz durchführen zu können, muss der Klappenring eine Mindestgröße >1,5 cm haben.

- **Aufwand**

Anhang.

25.5.3 Behandlung von Zusatzfehlbildungen

Die Behandlungsschritte werden individuell geplant.

Simultan korrigiert wird zumeist ein VSD. Wenn die Mitralinsuffizienz Zusatzproblem anderer Herzfehler ist, wird sie entweder „mitoperiert" oder es wird abgewartet, ob sich die Schließfähigkeit der Herzklappe nach Korrektur des anderen Herzfehlers bessert. Bleibt die Schließunfähigkeit bestehen, wird in einer Zweitoperation die Korrektur an der Mitralklappe durchgeführt.

25.5.4 Behandlungsergebnis

Dem Systemkreislauf wird mehr Blut zugeführt, der linke Vorhof wird von rückgestautem Blut entlastet, der Blutstau in der Lunge wird beseitigt. Im Idealfall werden alle schädigenden Einflüsse des Herzfehlers auf Herz, Lunge und den Körper beseitigt. Falls das Operationsergebnis nicht zufriedenstellend ist, wenn bereits irreparable Schäden an Herz oder Lungengefäßen bestanden oder wenn Herzrhythmusstörungen nicht mehr rückbildungsfähig sind, wird das Herz weiterhin mit Zusatzarbeit belastet und es kann seine Pumpleistung bei erhöhtem O_2-Bedarf des Körpers nicht adäquat steigern. Bei Vorhofflimmern oder Implantation einer Kunststoffherzklappe besteht ein Throboembolierisiko.

25.5.5 Risiko der Eingriffe

Das Risiko der Eingrifft ist in ◘ Tab. 25.4 aufgeführt. (Deutsche Statistiken: Letalität unterschiedlicher Mitralklappeneingriffe bei Säuglingen <2 %, vor dem 18. Lebensjahr ca 1 %).

- **Weitere perioperative Probleme**

Es kann zu einer passageren Pumpschwäche des linken Ventrikels kommen, der bei schließfähigem Einlassventil alles Blut antegrad in den Systemkreislauf auswerfen muss und dem der linke Vorhof (niedriger Blutdruck) nicht mehr als „Entlastung" zur Verfügung steht. Bestand vor der Operation eine Lungengefäßerkrankung, konnte die Mitralinsuffizienz nicht zufriedenstellend beseitigt werden oder hat die Mitralklappe nach der Operation Öffnungsschwierigkeiten, so können nach der Operation pulmonal hypertensiven Krisen auftreten.

25.5.6 Verlauf nach den verschiedenen Eingriffen

Die Lebensqualität nimmt zu und die körperliche Entwicklung verläuft in der Regel normal. Die körperliche Belastbarkeit ist abhängig von der Güte des Operationsergebnisses, vorbestehenden Schäden des Herzens, Schäden an den Pulmonalarterien und Herzrhythmusstörungen.

In günstigen Fällen gibt es keine Einschränkungen bei der Berufswahl oder bei sportlichen Aktivitäten und Schwangerschaften verlaufen unproblematisch. Wenn eine Antikoagulation erforderlich wird, können Verletzungen zu schweren Blutungen führen. Dies ist bei Berufswahl und sportlichen Aktivitäten zu berücksichtigen. Schwangerschaften erfordern dann meist eine Umstellung der Medikation und bedürfen ärztlicher Betreuung, u. U. stationärer Behandlung.

Es besteht nach Herzklappenersatz mit mechanischen Herzklappen oder Vorhofflimmern das Risiko von Embolien und Schlaganfällen. Lebenserwartung nach Mitralklappenrekonstruktion: >90 % nach 15 Jahren. Lebenserwartung nach Herzklappenersatz: ca. 70 % nach 10 Jahren.

◘ **Tab. 25.4** Eingriffsrisiko

Eingriff	Letalität	Eingriffstypische Komplikationen
Mitralklappenrekonstruktion beim Säugling	Ca. 2 % (Daten aus Deutschland, die MI und MS einschließen)	Persistierende Klappeninsuffizienz, Klappenstenose
Mitralklappenrekonstruktion bei Jugendlichen	Ca. 1 %	Persistierende Klappeninsuffizienz, Klappenstenose
Herzklappenersatz bei Säuglingen und Kleinkindern	6–7 %	Verletzung der Erregungsleitung, Herzschrittmacherbedarf, Klappenstenose
Herzklappenersatz nach dem 2. Lebensjahr	Ca. 3 %	Verletzung der Erregungsleitung, Herzschrittmacherbedarf, Klappenstenose

- **Postoperative Medikamente, Nachuntersuchungen, Folgeeingriffe**

Medikamente
— Nach Klappenrekonstruktion mit Kunststoffmaterialien oder nach Implantation einer biologischen Herzklappe: 3 Monate lang Antikoagulation,
— nach Implantation einer mechanischen Herzklappe oder bei Vorhofflimmern: permanente Antikoagulation.

- **Nachuntersuchungen**

Nach allen Eingriffen lebenslange Kontrolluntersuchungen (EKG und Echokardiographie) mit der Fragestellung: Behandlungsbedürftige Herzrhythmusstörungen? Verschlechterung der Klappenschließfunktion? Klappendegeneration? Entstehung einer Mitralstenose?

- **Folgeoperationen**

Nach Mitralklappenrekonstruktion werden bei ca. 30 % der Kinder innerhalb von 15 Jahren Folgeoperationen notwendig.

Nach Herzklappenersatz ist die Häufigkeit abhängig vom Alter des Kindes bei der Erstoperation, d. h. von der Größe der implantierten Herzklappe. Beispiel: Erstimplantation im Alter von 5 Jahren: bei 30 % der Kinder Reoperation innerhalb von 5 Jahren. Biologische Herzklappen verschleißen innerhalb weniger Jahre und müssen bei jungen wie älteren Patienten frühzeitig ausgetauscht werden, mechanische Herzklappen nur dann, wenn sie zu klein geworden sind.

- **Beurteilung der Behandlungsergebnisse**

Mitralklappenrekonstruktion: Gut bis befriedigend.

Mitralklappenersatz: Befriedigend bis ausreichend.

25.6 Weitere Informationen

- **Inzidenz**

Die isolierte Mitralklappeninsuffizienz ist ein seltenes kongenitales Herzvitium (ca. 0,4 % aller angeborenen Herzfehler). Häufiger (in bis zu 40 %) ist sie Zusatzproblem anderer Herzfehler: Ein Mitralklappenprolaps mit Tendenz zur Klappeninsuffizienz wird bei ca. 4 % aller Menschen gesehen. (Mitralklappeneingriffe/Jahr in Deutschland wegen unterschiedlicher kongenitaler Vitien: ca 200, bei Säuglingen ca 40, bei Jugendlichen ca 100).

- **Ursachenforschung**

Man kennt bisher weder schädigenden Einflüsse während der Schwangerschaft, die mit einer erhöhten Inzidenz der Vitien korrelieren würden noch ein genetisches Risiko.

Beim Mitralklappenprolaps ist eine familiäre Häufung bekannt. Diskutiert wird auch eine Degeneration des Klappensegelgewebes aus unbekannter Ursache.

- **Assoziation mit körperlichen Fehlbildungen**

Eine Häufung zusätzlicher körperlicher Fehlbildungen wird nicht beobachtet. Verschiedene, z. T. vererbbare Erkrankungskomplexe können mit einer MI kombiniert sein, wie das Marfan-Syndrom, das Ehlers-Danlos-Syndrom oder das Ullrich-Turner-Syndrom. Die Syndrome gehen mit körperlichen Fehlbildungen einher.

Einen Mitralklappenprolaps (mit und ohne Mitralinsuffizienz) findet man gehäuft beim Klinefelter-Syndrom, Marfan-Syndrom, Ehlers-Danlos-Syndrom, Beals-Syndrom, Coffin-Lowry-Syndrom.

- **Empfehlungen zur Endokarditisprophylaxe**
— Unbehandelte Mitralklappeninsuffizienz: Nach abgelaufener Endokarditis.
— Rekonstruktionseingriffe unter Verwendung von Fremdmaterial: 6 Monate lang postoperativ.
— Herzklappenersatz: Lebenslang.

Nicht kritische Aortenisthmusstenose

Coarctation der Aorta, CoA, Ista

Inhaltsverzeichnis

26.1 Anatomie – 306

26.2 Verlauf – 307

26.3 Symptomatik – 309

26.4 Diagnostik – 309

26.5 Therapie – 310
26.5.1 Üblicher Behandlungszeitpunkt – 310
26.5.2 Therapeutisches Vorgehen – 310
26.5.3 Behandlung von Zusatzfehlbildungen – 313
26.5.4 Behandlungsergebnis – 313
26.5.5 Risiko der Eingriffe – 313
26.5.6 Verlauf nach Korrektur der CoA – 313

26.6 Weitere Informationen – 315

Ergänzende Information Die elektronische Version dieses Kapitels enthält Zusatzmaterial, auf das über folgenden Link zugegriffen werden kann https://doi.org/10.1007/978-3-662-61289-7_26. Die Videos lassen sich durch Anklicken des DOI Links in der Legende einer entsprechenden Abbildung abspielen, oder indem Sie diesen Link mit der SN More Media App scannen.

© Springer-Verlag GmbH Deutschland, ein Teil von Springer Nature 2021
U. Blum et al., *Kompendium angeborene Herzfehler bei Kindern*,
https://doi.org/10.1007/978-3-662-61289-7_26

26.1 Anatomie

- **Situs beim Gesunden**

Die Aorta zieht als großlumiges Gefäß ohne Engstellen vom Auslass des linken Ventrikels in den mittleren Bauchraum. Aus der hinter dem Sternum liegenden Aorta ascendens und dem Aortenbogen gehen die Versorgungsgefäße für das Herz und die obere Körperhälfte ab, aus der links neben der Wirbelsäule verlaufenden Aorta descendens und der Aorta abdominalis die für die untere Körperhälfte. Der systolische Blutdruck in Arterien der oberen und unteren Körperhälfte ist gleich (Prinzip der kommunizierenden Röhren). Den Übergang des Aortenbogens in die Aorta descendens bezeichnet man als Aortenisthmus. Dieser Bereich stand in der Embryonalzeit durch den Ductus arteriosus Botalli mit der Pulmonalarterie in Verbindung. Der Ductus Botalli verschließt sich spontan nach der Geburt des Kindes (◘ Abb. 26.1a).

- **Situs bei einer Aortenisthmusstenose (CoA)**

Der Aortenisthmus ist signifikant eingeengt (um mehr als 25 % seines Durchmessers). Der linke Ventrikel muss mehr Kraft aufwenden, um die untere Körperhälfte mit Blut zu versorgen und sein Myokard hypertrophiert. Die obere Körperhälfte wird besser perfundiert, als die untere und der Blutdruck in den Arterien der oberen Körperhälfte ist höher als unten (◘ Abb. 26.1b).

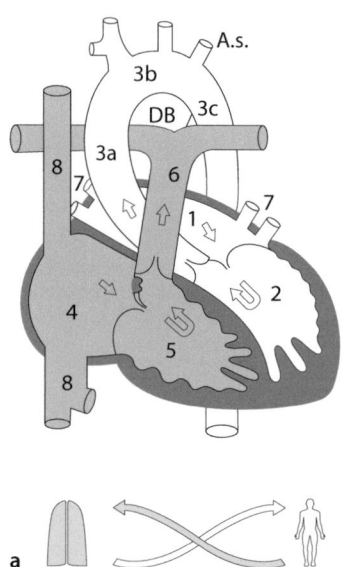
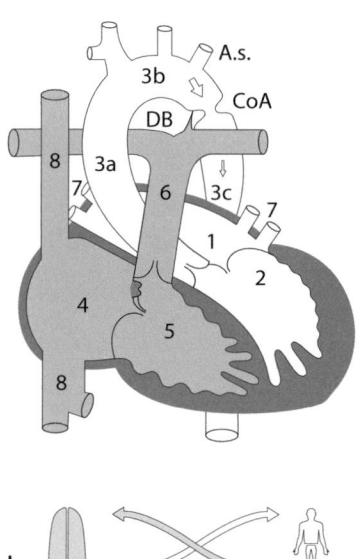
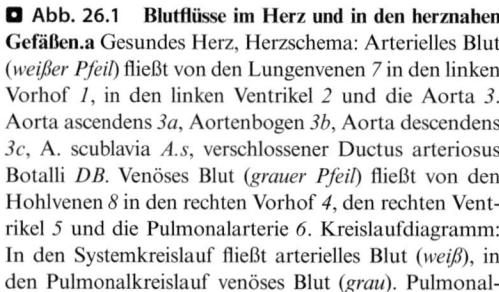

◘ **Abb. 26.1 Blutflüsse im Herz und in den herznahen Gefäßen.** a Gesundes Herz, Herzschema: Arterielles Blut (*weißer Pfeil*) fließt von den Lungenvenen *7* in den linken Vorhof *1*, in den linken Ventrikel *2* und die Aorta *3*. Aorta ascendens *3a*, Aortenbogen *3b*, Aorta descendens *3c*, A. scublavia *A.s*, verschlossener Ductus arteriosus Botalli *DB*. Venöses Blut (*grauer Pfeil*) fließt von den Hohlvenen *8* in den rechten Vorhof *4*, den rechten Ventrikel *5* und die Pulmonalarterie *6*. Kreislaufdiagramm: In den Systemkreislauf fließt arterielles Blut (*weiß*), in den Pulmonalkreislauf venöses Blut (*grau*). Pulmonal- und Systemkreislauf sind gleich stark perfundiert. b Aortenisthmusstenose. Folgende Änderungen sind in das Schema eingezeichnet: Zwischen dem Aortenbogen *3b* und der Aorta descendens *3c* liegt eine Engstelle *CoA*. In der Aorta descendens fließt weniger Blut (*dünner Pfeil*) als in der in der Aorta ascendens *3a* und dem Aortenbogen. Das Myokard des linken Ventrikels ist hypertrophiert. Kreislaufdiagramm: Wie ◘ Abb. 26.1a, aber ungleiche Perfusion der oberen und unteren Körperhälfte (*geteilter weißer Mensch*)

26.2 · Verlauf

- **Position der CoA**

Diese ist wichtig für Verlauf und Behandlung. Die Stenose kann proximal, gegenüber oder distal der Mündung des Ductus arteriosus Botalli liegen (◘ Abb. 26.2). Frühere gebräuchliche Einteilung: präductale, juxtraductale und postductale CoA, bzw. die adulte und infantile Form der CoA. Unterschiede sind:

- Die postductale CoA (adulte Form, nicht kritische CoA) war bereits in der Embryonalperiode hämodynamisch wirksam und es wurden Kollateralarterien zur Überbrückung der Stenose ausgebildet (u. a. Erweiterung der Intercostalarterien).
- Die prä- und juxtraductale CoA (infantile Form, kritische CoA) war bis zur Geburt hämodynamisch nicht wirksam und es wurden keine Kollateralarterien ausgebildet. Wirksam werden die prä- und juxtraductalen Stenosen nach der postnatalen Kreislaufumstellung. Dann wird der linke Ventrikel unvorbereitet mit einem hochgradigen Hindernis konfrontiert, gegen das er anpumpen soll.

Beim Embryo pumpt der linke Ventrikel Mischblut durch Aorta ascendens und Aortenbogen in die obere Körperhälfte, der rechte Ventrikel pumpt Mischblut durch den Ductus arteriosus Botalli zur unteren Körperhälfte. Eine postductale Aortenisthmusstenose behindert beim Embryo die Durchblutung der unteren Körperhälfte, die präductale Aortenisthmusstenose ist beim Embryo weder für die obere noch die untere Körperhälfte ein Blutflusshindernis.

- **Klassifikation der CoA**

Man unterscheidet heute nur noch die nicht kritische CoA (postductal, mit ausgebildeten Kollateralarterien) von der kritischen CoA (prä- und juxtraductal, ohne ausgebildete Kollateralarterien).

Die kritische CoA hat vergleichbare hämodynamische Auswirkungen wie der unterbrochene Aortenbogen (▶ Kap. 23) und wird dort beschrieben. Die Korrektureingriffe bei der nicht kritischen und kritischen CoA sind vergleichbar.

26.2 Verlauf

- **Dringlichkeit der Behandlung**

Meist planbare Behandlung an einem für Kind und Eltern günstigem Termin. Notfall: kritische CoA > ▶ Kap. 23.

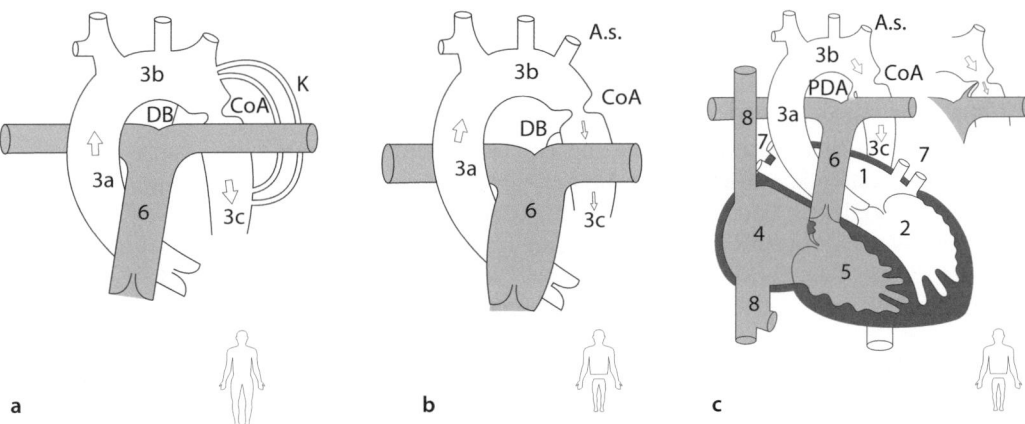

◘ Abb. 26.2 **Position der CoA. a** Nicht kritische postductale CoA: Die Stenose liegt distal des verschlossenen Ductus arteriosus Botalli *DB*. Es gibt Kollateralarterien *K*. Die obere und untere Körperhälfte werden relativ gleichmäßig durchblutet. **b** Kritische präductale CoA: Die Stenose CoA liegt proximal des verschlossenen Ductus arteriosus Botalli *DB*. Es gibt keine Kollateralarterien. Die untere Körperhälfte wird schlechter durchblutet als die obere. **c** Kritische juxtraductale CoA: Die Stenose liegt gegenüber der Mündung des Ductus arteriosus Botalli. Bei offenem PDA (links) ist die CoA hämodynamisch nicht wirksam, nach postnatalem spontanem Verschluss des Gangs (rechts) entsteht eine hochgradige Stenose mit Auswirkungen wie in ◘ Abb. 26.2b

- **Hämodynamik, Schäden durch die CoA**

Herz

Der linke Ventrikel benötigt mehr Kraft als üblich, um die untere Körperhälfte ausreichend zu perfundieren und kann bei erhöhtem O_2-Bedarf des Körpers seine Auswurfleistung nicht adäquat steigern. Seine Wandmuskulatur hypertrophiert und da die Koronargefäße nicht in gleichem Maße wie die Muskulatur wachsen, kommt es ab einem bestimmten Grad der Muskelhypertrophie zu einer Mangeldurchblutung des Myokards. An der oberen Körperhälfte entwickelt sich eine Hypertonie und diese begünstigt die Entstehung einer Koronarsklerose. Das Endokarditisrisiko ist leicht erhöht. Folgen sind verkürzte Lebenserwartung, Einschränkung der körperlichen Belastbarkeit, Koronar- und Herzinsuffizienz.

- **Lunge**

Es entstehen keine Schäden.

- **Körper**

Durch die Hypertonie im Bereich der oberen Körperhälfte entwickelt sich frühzeitige eine Arteriosklerose von Arterien, die im Hochdruckgebiet liegen (Gefäßstenosen, Aneurysmata, Gefäßdissektionen). Das Risiko von Hirnblutungen bei gleichzeitig vorliegenden Aneurysmata der Hirnarterien ist erhöht, eine Steigerung der Durchblutung der unteren Körperhälfte bei Belastung ist nicht adäquat möglich. Folgen sind die Neigung zum apoplektischen Insult, zu Gefäßnotfällen (Verschluss, Dissektion) und eine eingeschränkte Belastbarkeit der Beinmuskulatur.

- **Natürlicher Verlauf**

Ca. $1/3$ der Patienten wird im Säuglingsalter herzinsuffizient. Bei dem Rest der Patienten tritt eine Herzinsuffizienz durch Überbelastung des linken Ventrikels, Koronarsklerose und Ischämie des hypertrophierten Myokards ab dem 20. Lebensjahr auf. Erste arteriosklerotische Schäden an den Arterien in der oberen Körperhälfte (Engstellen oder Aneurysmata) entstehen bereits nach dem 2. Lebensjahr. Nach dem 10. Lebensjahr werden Komplikationen durch Hirnaneurysmata (Hirnblutungen) beobachtet, nach dem 18. Lebensjahr lebensbedrohliche Aortendissektionen. Hinzu kommt das Endokarditisrisiko.

> Die Arteriosklerose ist nach heutiger Erkenntnis auch bei Patienten progredient, bei denen das Blut aus der oberen Körperhälfte durch Kollateralarterien guten Abfluss hat.

Die mittlere Lebenserwartung beträgt 30–35 Jahre (älteren Statistiken). Ein Viertel der Patienten verstirbt innerhalb der ersten 20 Lebensjahre, ca. die Hälfte der Patienten ist nach 30 Lebensjahren verstorben. Länger als 60 Jahre leben weniger als 10 % der Betroffenen. Eine Analyse der Todesursachen aus den vorliegenden Statistiken ergab, dass ca. ¼ der Patienten aufgrund ihrer Herzinsuffizienz verstarben, ca. 1/5 durch eine Aortenruptur, ca. 1/5 durch eine Endokarditis und über 10 % durch Hirnblutungen.

- **Spontanheilung**

Der Stenosegrad nimmt beim Wachstum der Aorta nicht ab.

- **Indikation zur Behandlung**

Konsens besteht, dass die CoA bei einer systolischen Blutdruckdifferenz von 20–30 mmHg zwischen oberer und unterer Körperhälfte oder einer relevanten Einengung des Aortenisthmus

$$\frac{\text{Durchmesser der Aorta am Aortenisthmus}}{\text{Durchmesser der Aorta descendens oberhalb des Zwerchfells}} < 0{,}8$$

und einer Hypertonie in der oberen Körperhälfte korrigiert werden sollte.

Auch eine Belastungshypertonie auf dem Fahrradergometer kann Indikation zur Korrektur der Aortenisthmusstenose sein, um eine medikamentöse Behandlung ermöglichen. Ohne Beseitigung der Engstelle kann der Blutdruck nicht gesenkt werden, weil die untere Körperhälfte dann nicht adäquat mit Blut versorgt würde.

26.3 Symptomatik

Der größere Teil der Kinder bleibt bis zur Pubertät beschwerdefrei. Nach der Pubertät klagen Betroffene häufig über Kopfschmerzen, Schwindel, Ohrensausen, Nasenbluten und Schmerzen in den Beinen beim Laufen, Treppensteigen, Rennen, bei Laufsportarten.

Tritt eine Herzinsuffizienz in der Säuglingsperiode auf, stehen Tachydyspnoe, Schwitzen am Kopf beim Trinken und eine Gedeihstörung mit Gewichtsstagnation im Vordergrund.

26.4 Diagnostik

Richtungsweisend sind die Blutdruckmessung an Armen und Beinen und das Ertasten der Pulse an Armen und Beinen.

Der Dopplerquotient:

$$\frac{\text{systolischer Blutdruck der unteren Extremität}}{\text{systolischer Blutdruck der oberen Extremität}} \text{ ist normalerweise} > 1$$

Bei einer Aortenisthmusstenose ist er <1.

Wenn viele Kollateralarterien vorliegen, kann die Blutdruckdifferenz fehlen. Die Pulse an den Beinen sind im Vergleich mit den Pulsen an den Armen aber abgeschwächt oder fehlen.

- **Echokardiographie**

Basisuntersuchung zum Nachweis der Fehlbildung und zur Beantwortung aller für die

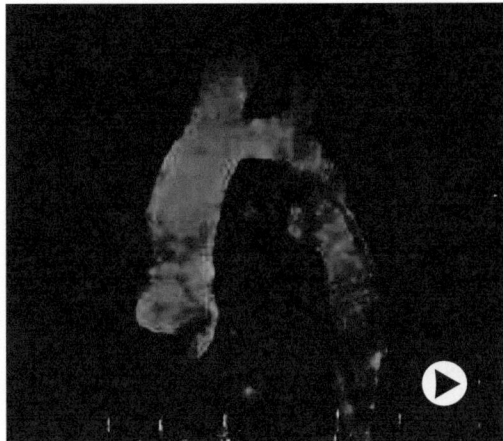

Abb. 26.3 MRT-Angiographie einer Aortenisthmusstenose. im 3 D Bild. (▶ https://doi.org/10.1007/000-311)

Behandlung wichtigen Fragen ist die Echokardiographie, alternativ die Magnetresonanztomographie (**Abb. 26.3**). Eine gute Darstellung der Aorta liefert auch die Computertomographie (hohe Strahlenbelastung!).

Fragestellung: Wie groß ist der Druckgradient zwischen Aortenbogen und Aorta descendens? Welche Länge hat die Engstelle? Kann man sie evtl. interventionell aufweiten? Welchen Durchmesser hat die Aorta vor und hinter der Engstelle? Welchen Durchmesser hat die Aorta descendens oberhalb des Zwerchfells? Welchen Durchmesser hat die CoA? Ist der Aortenbogen hypoplastisch? Welche Wanddicke hat der linke Ventrikel? Ist die Aortenklappe bikuspid? Ist der Ductus arteriosus Botalli offen? Welche weiteren Begleitfehlbildungen liegen vor? Liegt ein Shone-Komplex vor?

- **Herzkatheteruntersuchung**

Die Herzkatheteruntersuchung beantwortet alle Fragen zu dieser Fehlbildung, wird wegen der Strahlenbelastung aber zurückhaltend eingesetzt. Besondere Indikation ist die interventionelle Behandlung der CoA.

- **Stethoskop**

Pulssynchrones Geräusch im Rücken zwischen Wirbelsäule und linkem Schulterblatt.

- **Röntgenuntersuchung des Thorax**

Bei ca. $1/_3$ von Schulkindern und ¾ von Erwachsenen findet man Rippenusuren durch die erweiterten Interkostalarterien. Dies sind Aussparungen am Unterrand der Rippen. Betroffen sind häufig die 4. und 5. Rippe. Hinweis auf Herzinsuffizienz ist eine CTR >0,5.

- **Assoziierte Herzfehler**

Die Aortenisthmusstenose ist häufig mit weiteren Herzfehlern oder Gefäßfehlbildungen kombiniert: Hypoplasie des distalen Aortenbogens, bikuspide Aortenklappe in bis zu > 80 %, AS in ca. 8 %, AI in bis zu 20 %, MS oder MI in bis zu 10 %, PDA, VSD, Shone-Komplex, HLHS, AVSD, TGA, DORV, rechter Aortenbogen, linke obere Hohlvene, anomale Verläufe der Armarterien.

26.5 Therapie

26.5.1 Üblicher Behandlungszeitpunkt

Der übliche Therapiezeitpunkt ist in ◘ Tab. 26.1 dargestellt.

26.5.2 Therapeutisches Vorgehen

- **Therapieziel**

Herstellung einer gradientenfreien, normalkalibrigen Aorta

26.5.2.1 Chirurgische Behandlung

Erforderlich ist eine linkslaterale Thorakotomie.

- **Operationsverfahren I**

Resektion der Aortenisthmusstenose mit End-zu-End-Anastomose: Die Aorta wird vor und hinter der Stenose mit Gefäßklemmen zugeklemmt und die Stenose wird komplett mit der Mündung des Ductus arterio-

◘ Tab. 26.1 Behandlungszeitpunkt

Symptomatik	Ausgewähltes Behandlungsverfahren	Zeitpunkt
Herzinsuffizienz beim Säugling	Chirurgische Korrektur	Zeitnah
Herzinsuffizienz, beim Säugling im 1. Lebenshalbjahr, keine Operationsmöglichkeit	Ballonangioplastie	Zeitnah (die Ballonangioplastie erfolgt meist als Palliativmaßnahme, später wird eine chirurgische Korrektur durchgeführt)
Herzinsuffizienz beim Säugling nach dem 1. Lebenshalbjahr	Ballonangioplastie	Zeitnah, bei ausgewählten Patienten
Beschwerdefreiheit	Chirurgische Korrektur	Kleinkind
Beschwerdefreiheit	Ballonangioplastie	Kleinkind (bei ausgewählten Patienten)
Restenose	Ballonangioplastie oder chirurgische Korrektur	Nach Diagnosestellung

26.5 · Therapie

sus Botalli aus der Aorta herausgeschnitten. Die Gefäßstümpfe der Aorta werden mobilisiert, zusammengeführt und anastomosiert (◘ Abb. 26.4).

Die Methode wird bevorzugt, solange die Aorta mobilisierbar ist. Ergebnis ist eine Aorta ohne Kalibersprung mit einer gesunden Wand. Die gesamte Aortenwand kann wachsen.

▪ Operationsverfahren II
Plastische Erweiterung der CoA (Patchplastik): Nach Zuklemmen der Aorta vor und hinter der CoA wird der Aortenisthmus in Längsrichtung aufgeschnitten Die Engstelle wird durch Einnähen von Kunststoffgewebe erweitert (◘ Abb. 26.5a, b).

Die Operationstechnik wählt man, wenn die Engstelle langstreckig ist und die gesunden Aortenbereiche nach Resektion der Stenose nicht weit genug mobilisiert und zusammengeführt werden könnten. Ergebnis ist eine Aorta ohne Kalibersprung. Die Aorta im Bereich der ehemaligen Engstelle besteht teils aus Arterienwand mit Wachstumspotenzial und teils aus Kunststoff ohne Wachstumspotenzial. Das Wachstumspotenzial der körpereigenen Wand sichert im weiteren Verlauf die Größenzunahme der Aorta.

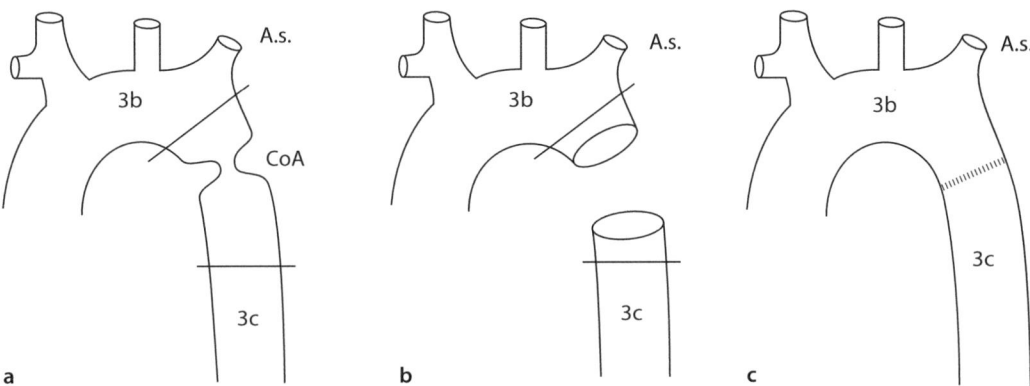

◘ **Abb. 26.4 Resektion der Aortenisthmusstenose mit End-zu-End-Anastomose der Aortenstümpfe.** Der Aortenbogen 3b und die Aorta descendens 3c werden zugeklemmt, der verengte Abschnitt *CoA* wird reseziert und die Aortenstümpfe werden anastomosiert. A. subclavia *A.s*

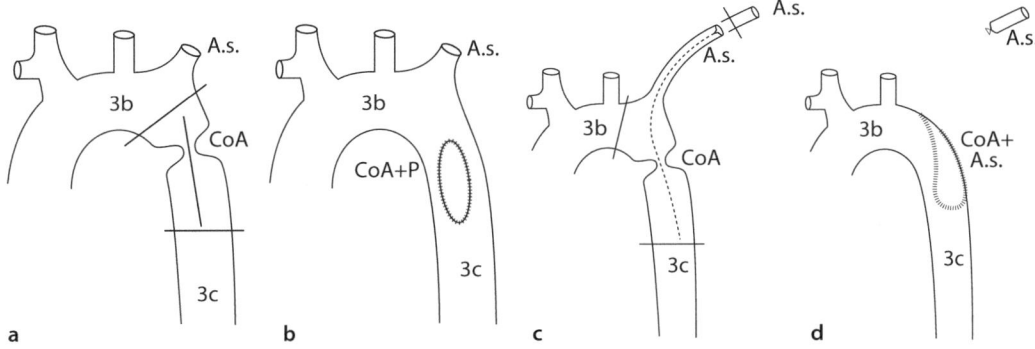

◘ **Abb. 26.5 Operationsverfahren II und III.a, b** Patchplastik: In die aufgeschnittene CoA wird zur Erweiterung Kunststoffgewebe eingenäht. Aortenbogen *3b*, Aorta descendens *3c*, Aortenisthmusstenose *CoA*, A. subclavia *A.s.* Patcherweiterung der CoA *P+CoA*. **c, d** Subclavian-flap-Aortoplasty. Die proximale linke Armarterie *A.s* wird durchtrennt, inzidiert, umgeschlagen und in die CoA zur Erweiterung eingenäht. Der armwärts gelegene Teil der Arterie wird verschlossen

- **Operationsverfahren III**

Subclavian-flap-Aortoplasty: Wie bei Eingriff II wird nach Zuklemmen der Aorta der Aortenisthmus in Längsrichtung aufgeschnitten. Zusätzlich wird die proximale A. subclavia vom distalen Teil abgesetzt, der proximale Teil in Längsrichtung inzidiert und zur Erweiterung in die Stenose eingenäht (◘ Abb. 26.5c, d).

Die Operationstechnik wählt man bei kleinen Gefäßverhältnissen, wenn nach den Verfahren I und II Reststenosen befürchtet werden. Ergebnis ist eine Aorta ohne Kalibersprung. Die gesamte Aortenwand kann wachsen.

> Die Durchblutung des linken Arms bleibt nach der Operation erhalten, weil Halsarterien die vollständige Blutversorgung des Arms übernehmen. In ca. 1 % wird eine Wachstumsverzögerung des linken Arms beobachtet.

- **Operationsverfahren IV**

Interposition einer Gefäßprothese: Wie bei Eingriff I wird die Engstelle aus der Aorta herausgeschnitten. Der fehlende Teil der Aorta wird durch eine Kunststoffgefäßprothese ersetzt (◘ Abb. 26.6a).

Die Operationstechnik kann man wählen, wenn die Aorta ausgewachsen ist. Ergebnis ist eine Aorta ohne Kalibersprung. Die Gefäßprothese hat kein Wachstumspotenzial.

- **Voraussetzungen**

Infektfreiheit.

- **Aufwand**

Anhang.

26.5.2.2 Interventionelle Ballonangioplastie

Erforderlich ist die Lokalanästhesie im Leistenbereich sowie die Akzeptanz von Röntgenstrahlen.

Mit dem Herzkatheter wird von Leistengefäßen aus ein Ballonkatheter in die Stenose hinein geschoben. Durch Aufblasen des Ballons dehnt man die Engstelle vorsichtig auf (◘ Abb. 26.6b, c). In der Engstelle sitzt häufig eine stenosierende Membran, die beim Aufblasen des Ballons zerreißt. Zur Sicherung des Ergebnisses kann ein Stent implantiert werden. Stents sind interventionell nachdehnbar und können auf diese Weise dem Aortenwachstum angepasst werden.

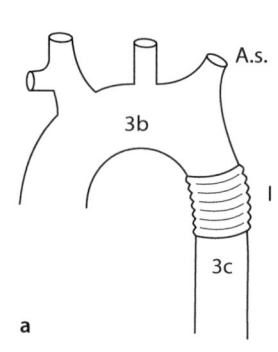 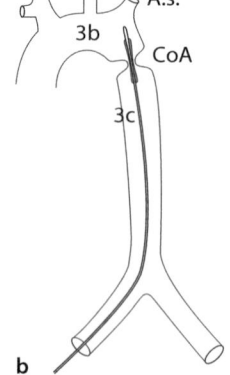 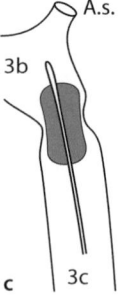

◘ Abb. 26.6 Operationsverfahren IV und Ballonangioplastie. a Interposition einer Gefäßprothese: Der herausgeschnittene Abschnitt der Aorta wird durch ein Kunststoffgefäß *I* ersetzt. Aortenbogen *3b*, Aorta descendens *3c*, A. subclavia *A.s.* b Ballonangioplastie: Ein Ballonkatheter wird von der Leistenarterie durch die A. descendens *3c* in die Aortenisthmusstenose *CoA* geschoben. c Durch Aufblasen des Ballons wird die Engstelle geweitet

- **Voraussetzungen**
Infektfreiheit.

- **Aufwand**
Anhang.

> Patienten mit einem Ullrich-Turner-Syndrom neigen zu Aortendissektionen und haben ein erhöhtes Eingriffsrisiko bei der Anwendung interventioneller Techniken.

26.5.3 Behandlung von Zusatzfehlbildungen

Die Behandlungsschritte werden individuell geplant. Die Aorta muss meist vor der Korrektur innerer Herzfehler ohne Gradient sein, damit das rekonstruierte Herz ohne Hindernis in den Systemkreislauf pumpen kann. In günstigen Fällen sind Simultaneingriffe möglich, wenn nicht wird eine Korrektur der CoA vor der Korrektur assoziierter Herzfehler angestrebt.

Die Aortenisthmusstenose liegt im hinteren linken Thorax. Die chirurgische Operation ist technisch am einfachsten durchführbar, wenn sie vom linken lateralen Thorax aus erfolgt. Zur Operation von Herzfehlern ist jedoch normalerweise die Öffnung des vorderen Brustkorbs erforderlich, von wo aus die Aorta descendens schwieriger erreichbar ist.

26.5.4 Behandlungsergebnis

Der linke Ventrikel wird entlastet, Leistungsfähigkeit und Lebenserwartung des Patienten werden verbessert. Die progrediente linksventrikuläre Myokardhypertrophie (und die damit verbundene Minderdurchblutung des Myokards) wird gestoppt, einer linksventrikulären Kardiomyopathie wird dadurch vorgebeugt. Die Progression der Arteriosklerose wird in günstigen Fällen aufgehalten. Eine antihypertensive Therapie kann nach Beseitigung der Engstelle durchgeführt werden, ohne die Durchblutung der unteren Körperhälfte zu gefährden. Die Minderdurchblutung der unteren Extremität wird beseitigt.

26.5.5 Risiko der Eingriffe

Das Risiko der Eingriffe ist in ◘ Tab. 26.2 dargestellt.

- **Weitere perioperative Probleme**
Chirurgische Eingriffe
Bei bis zu 80 % der Patienten tritt 4–8 Tage postoperativ eine „paradoxe arterielle Hypertonie" auf (Postcoarctectomiesyndrom). Die Symptomatik hält etwa 5 Tage lang an.

- **Interventionelle Behandlung**
Nach komplikationsloser Ballondilatation der Engstelle sind keine weiteren Probleme zu erwarten.

26.5.6 Verlauf nach Korrektur der CoA

Wenn ein optimales Korrekturergebnis erzielt wurde (Blutdruckgradient im Operationsgebiet <20 mmHg), und keine Hypertonie vorliegt, werden Lebenserwartung und körperliche Belastbarkeit deutlich verbessert. Es gibt meist nur Einschränkungen bei Berufen mit schwerer körperlicher Belastung. Sportarten der Klasse III sind voraussichtlich möglich, wobei eine individuelle Beratung empfohlen wird. Sportarten mit hoher statischer Belastung sind voraussichtlich zu meiden. Schwangerschaften haben ein mittleres Risiko.

Trotz erfolgreicher Korrektur der CoA bleibt bei einem Teil der Patienten eine Hypertonie bestehen oder tritt nach Jahren wieder auf. Das Risiko scheint mit dem Operationsalter zu korrelieren (◘ Tab. 26.3).

Hypertoniker behalten ein hohes Arterioskleroserisiko. Ihre körperliche Belastbarkeit bleibt eingeschränkt, was bei der Berufswahl

Tab. 26.2 Eingriffsrisiko

Eingriff	Letalität	Eingriffstypische Komplikationen
Chirurgische Korrektur	<1 % (Jahresstatistiken aus Deutschland), die Operationen werden vorwiegend im Säuglingsalter durchgeführt. Bei kritisch kranken Säuglingen muss mit einer höheren Letalität gerechnet werden (in kleinen Statistiken bis 10 %)	Seltene Risiken: Paraplegie, Schäden an Niere, Darm und Leber, Verletzung des N. laryngeus, N. vagus, Ductus thoracicus
Interventionelle Ballondilatation	<1 %	Verletzungen der Aortenwand (Ruptur, Dissektion, Aneurysma), Stentdislokation, Stentfraktur, Stenose im Stent, Verletzung von Leistengefäßen, selten Paraplegie

Bei den Operationen wird die Blutzufuhr zum Rückenmark kurzzeitig unterbrochen. 20-minütige Unterbrechungen werden im Allgemeinen problemlos vertragen. Nach längeren Blutstromunterbrechungen kann das Rückenmark irreparabel geschädigt werden. Das Risiko ist bei Reoperationen im Erwachsenenalter erhöht, wenn nur wenige Kollateralarterien vorliegen. Es gibt auch sehr selten Lageanomalien der A. spinalis anterior, die während der Korrekturoperationen verletzt werden kann

Tab. 26.3 Postoperatives Hypertonierisiko

Zeit des Eingriffs (Lebensjahre)	Wahrscheinlichkeit einer bleibenden Hypertonie
0–5 Jahre	ca. 5 %
6–10 Jahre	ca. 20 %
10–16 Jahre	ca. 30 %
16–19 Jahre	ca. 40 %
20–40 Jahre	bis 60 %

berücksichtigt werden muss. Sportarten der Klasse III mit geringer dynamischer und ohne größere statische Belastung sind meist möglich. Schwangerschaften sind möglich, erfordern jedoch eine Beratung hinsichtlich der Blutdruckmedikation und sollten ärztlich betreut werden.

Lebenserwartung nach Korrektur einer CoA: >90 % nach 10 Jahren, >85 % nach 20 Jahren, >70 % nach 30 Jahren. Die Lebenserwartung scheint besser zu sein, wenn die Eingriffe in der Säuglingszeit erfolgen (ca. 90 % Überlebende nach 25 Jahren).

Ursachen für Spättodesfälle sind koronare Herzerkrankung in <40 %, plötzlicher Herztod in >10 %, Herzinsuffizienz in <10 %, Schlaganfall in >10 %, Ruptur eines Aortenaneurysmas >5 % sowie Probleme bei Folgeeingriffen.

- **Postoperative Medikamente, Nachuntersuchungen, Folgeeingriffe**

Bei persistierender Hypertonie ist eine antihypertensive Behandlung erforderlich.

Es werden lebenslange regelmäßige Nachkontrollen, jährlich vergleichende Blutdruckmessung an Armen und Beinen, alle 3–4 Jahre Belastungsuntersuchungen, kombiniert mit einer Echokardiographie von Herz und Aorta, alternativ MRT oder CT, empfohlen. **Fragestellung**: Behandlungsbedürftige Hypertonie? Probleme an der Aorta (Restenose, Aneurysma) oder im Herzen (Aortenstenose, Aorteninsuffizienz)? Zusätzlich sollten auch regelmäßige Ultraschalluntersuchungen der Hirnarterien durchgeführt werden zum Ausschluss von Aneurysmata.

Nach chirurgischen Eingriffen werden Folgeeingriffe wegen Restenosen erwartet in: <3,5 % nach 10 Jahren, <8 % nach 20

Jahren, <11 % nach 30 Jahren. Restenosen treten anscheinend häufiger auf, wenn früh operiert wurde: Bei Operation vor dem 3. Lebensjahr werden sie doppelt so häufig gesehen, wie bei Operationen nach dem 3. Lebensjahr.

Die Operationstechniken scheinen ebenfalls Einfluss auf die Restenoserate und Aneurysmatarate im Spätverlauf zu haben. Folgeoperationen sind seltener erforderlich nach End-zu-End-Anastomose der Aorta. Aneurysmata treten häufiger auf, wenn eine Patchplastik durchgeführt wurde (Zahlenangaben reichen bis zu 30 %).

Für die Ballonangioplastie liegen noch keine Zahlenangaben aus großen Patientenkollektiven vor. Säuglingen, die jünger als 6 Monate alt sind, scheinen ein höheres Restenoserisiko und Aneurysmarisiko zu haben als ältere Patienten. Zahlenangaben bei jungen Säuglingen reichen von 0–70 %, bei älteren Kindern von 10–30 %. Wenn der Druckgradient im Bereich des Aortenisthmus >20 mmHg beträgt und eine Hypertonie besteht, empfiehlt man eine Nachkorrektur. Bevorzugt wird bei Folgeeingriffen die Ballonangioplastie, die anscheinend ein geringeres Eingriffsrisiko hat als die Reoperation. Allerdings werden nach Ballonangioplastie in ca. 30 % nochmals Restenosierungen gesehen. Das Risiko einer Aneurysmabildung wird mit bis zu 4 % eingeschätzt.

- **Beurteilung der Behandlungsergebnisse**

Die Ergebnisse kann man als gut bis befriedigend bezeichnen.

26.6 Weitere Informationen

- **Inzidenz**

Häufige kongenitale Fehlbildung (ca. 5 % aller angeborenen Fehlbildungen des Herzens und der herznahen Gefäße). Jungen sind doppelt so häufig wie Mädchen betroffen. Pro Jahr werden in Deutschland ca. 250 Operationen durchgeführt, >80 % im Säuglingsalter. Ballondilatationen werden seltener durchgeführt, Tendenz steigend.

- **Ursachenforschung**

Erhöhte Inzidenz bei Alkoholkonsum der Mutter, Einnahme bestimmter Antiepileptika, mütterlichem Diabetes oder einer Phenylketonurie. Kommt familiär gehäuft vor (► Kap. 2).

Wenn die Mutter eine CoA hat, erhöht sich das Risiko für das Kind auf ca. 5 %, ist der Vater betroffen auf ca. 2 %.

- **Assoziation mit körperlichen Fehlbildungen**

Die CoA kommt in ca 25 % mit weiteren körperlichen Fehlbildungen vor, u. a. tracheoösophageale Fisteln und Zwerchfellhernien. Die Patienten neigen zur Ausbildung von Aneurysmata im Bereich der Hirnschlagadern und der Aorta abdominalis. Als Ursache wird neben der Gefäßwandschädigung durch hohen Blutdruck eine Aufbaustörung der Arterienwände vermutet. Neurologische Probleme werden in einigen Studien mit bis zu 20 % beziffert.

In über 10 % liegen Chromosomenanomalien vor (Ullrich-Turner-Syndrom, Williams-Beuren-Syndrom, CHARGE-Assoziation, VACTERL-Assoziation, Kabuki-Syndrom, PHACE-Syndrom, Marfan-Syndrom, Holt-Oram-Syndrom, Noonan-Syndrom, Down-Syndrom, Trisomie 13, Trisomie 15 und Trisomie 18).

> Beim Marfan-Syndrom besteht die Tendenz zur Bildung von Aneurysmata, zur Dilatation der Aorta ascendens und zur Aortendissektion.

- **Shone-Komplex**

Kombination einer CoA mit einer AS, einer MS (Parachute-Mitralklappe) (◘ Abb. 26.7)

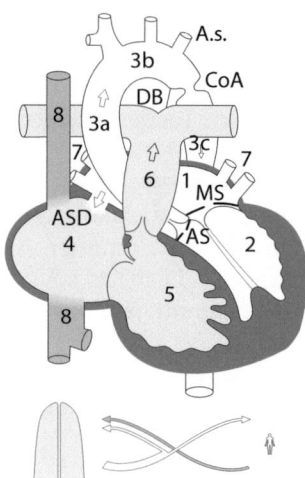

und evtl. weiteren Fehlbildungen des Herzens (▶ Abschn. 24.6).

- **Empfehlungen zur Endokarditisprophylaxe**
- Unbehandelte Fehlbildung: Nach abgelaufener Endokarditis.
- Korrigierte Fehlbildung nach Implantation von Kunststoffmaterial oder Stents: Postoperativ 6 Monate lang.

◻ **Abb. 26.7 Shone-Komplex.** Es liegt eine Aortenisthmusstenose (*CoA*) vor, eine Mitralstenose (*MS*), eine Subaortenstenose (*AS*) und ein Vorhofseptumdefekt (*ASD*). Das arterielle Blut (*weiß*) kann wegen der 3 Hindernisse (*MS*, *AS*, *CoA*) nur schwer in den Systemkreislauf fließen. Ein Teil fließt vom linken Vorhof *1* durch den ASD in den rechten Vorhof *4*. Es mischt sich mit venösem Blut (*hellgrau*), fließt weiter in den rechten Ventrikel *5* und wird in die Pulmonalarterie *6* gepumpt. Rechter Vorhof, rechter Ventrikel und Pulmonalarterie sind dilatiert, weil sie das O_2-reiche Zusatzblut aufnehmen müssen. Kreislaufdiagramm: In den Systemkreislauf fließt O_2-reiches Blut hinein, in den Pulmonalkreislauf Mischblut. Der Körper ist zu schwach durchblutet, die Lunge zu stark

Komplexe Vitien, Gefäßringe, Koronaranomalien

Inhaltsverzeichnis

Kapitel 27   Hypoplastisches Linksherzsyndrom – 319

Kapitel 28   Univentrikuläres Herz – 331

Kapitel 29   Transposition der großen Arterien – 347

Kapitel 30   Angeboren korrigierte Transposition der großen Arterien – 365

Kapitel 31   Gefäßringe und Gefäßschlingen – 373

Kapitel 32   Koronarfistel – 381

Kapitel 33   Bland-White-Garland-Syndrom – 391

Hypoplastisches Linksherzsyndrom

Inhaltsverzeichnis

27.1 Anatomie – 320

27.2 Verlauf – 321

27.3 Symptomatik – 323

27.4 Diagnostik – 323

27.5 Therapie – 324
27.5.1 Üblicher Behandlungszeitpunkt – 324
27.5.2 Therapeutisches Vorgehen – 324
27.5.3 Behandlung von Zusatzfehlbildungen – 328
27.5.4 Behandlungsergebnis – 328
27.5.5 Risiko der Eingriffe – 328
27.5.6 Verlauf nach den Eingriffen – 329

27.6 Weitere Informationen – 330

© Springer-Verlag GmbH Deutschland, ein Teil von Springer Nature 2021
U. Blum et al., *Kompendium angeborene Herzfehler bei Kindern*,
https://doi.org/10.1007/978-3-662-61289-7_27

27.1 Anatomie

■ Gesundes Herz

Der rechte Ventrikel pumpt mit geringem Druck (systolischer Blutdruck 20–25 mmHg) venöses Blut in den Pulmonalkreislauf, der linke Ventrikel mit dem systolischem Blutdruck (der am Arm gemessen wird) arterielles Blut in den Systemkreislauf. Die Ventrikel und die Vorhöfe haben gleiche Größe, Ventrikel und Vorhöfe sind durch Trennwände voneinander separiert. Zwischen Aorta und Pulmonalarterie gibt es keine Verbindung (◘ Abb. 27.1a). Der Blutfluss im Pulmonalkreislauf (Q_p) entspricht dem Fluss im Systemkreislauf (Q_s).

$$\frac{Q_p}{Q_s} = 1$$

■ Hypoplastischen Linksherzsyndrom

Der linke Ventrikel ist nicht funktionstüchtig und kann den Systemkreislauf nicht ausreichend mit arteriellem Blut versorgen, entweder ist der Ventrikel hypoplastisch und/oder Mitralklappe/Aortenklappe sind stenotisch bzw. verschlossen. Darüber hinaus ist meist der Anfangsteil der Aorta hypoplastisch. Der

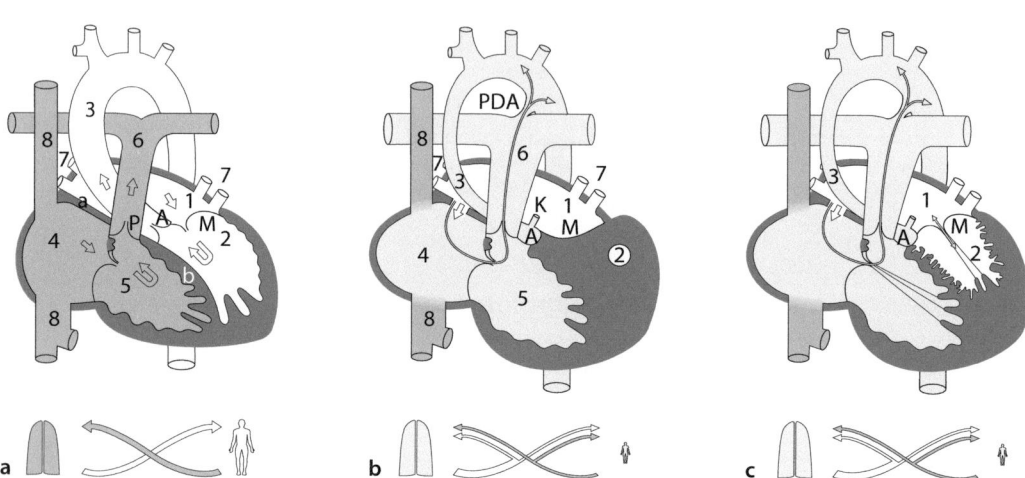

◘ **Abb. 27.1 Herz. a** Gesundes Herz, Herzschema: Arterielles Blut (*weißer Pfeil*) fließt von den Lungenvenen *7* in den linken Vorhof *1*, in den linken Ventrikel *2* und die Aorta *3*. Venöses Blut (*grauer Pfeil*) fließt von den Hohlvenen *8* in den rechten Vorhof *4*, den rechten Ventrikel *5* und die Pulmonalarterie *6*. Die Innenräume von *1*, *2*, *4* und *5* sind gleich groß. Die beiden Vorhöfe sind durch das Vorhofseptum *a* und die beiden Ventrikel durch das Ventrikelseptum *b* voneinander getrennt. Aortenklappe *A*, Pulmonalklappe *P*, Mitralklappe *M*. Kreislaufdiagramm: In den Pulmonalkreislauf fließt venöses Blut (*grau*) hinein und arterielles (*weiß*) kommt heraus, in den Systemkreislauf fließt arterielles Blut hinein und venöses kommt heraus. Pulmonal- und Systemkreislauf werden mit gleich großen Blutmengen durchflossen. **b** HLHS (Typ I, IA), Herzschema: Der linke Ventrikel *2* ist ein winziger Hohlraum in der Herzmuskulatur, der weder mit dem linken Vorhof *1* noch mit der Aorta *3* in Verbindung steht (ca. 30 % der HLHS). Ein Teil des arteriellen Bluts (*weißer Pfeil*) fließt aus dem linken Vorhof durch den Defekt im Vorhofseptum in den rechten Vorhof *4*, mischt sich mit dem venösem Blut aus den Hohlvenen *8* (*hellgrau*), fließt in den rechten Ventrikel *5*, in die Pulmonalarterie *6*, partiell zu den Lungen und partiell durch den offenen Ductus arteriosus Botalli (*PDA*) zur Aorta descendens und ascendens *3*. *1*, *4*, *5* und *6* sind vergrößert. Der *weiße Pfeil* zeigt den Weg des arteriellen Bluts in den Systemkreislauf. Kreislaufdiagramm: In den Pulmonal- und Systemkreislauf fließt arterielles (*weiß*) und venöses (*grau*) Blut hinein. Der Pulmonalkreislauf wird mit größeren Blutmengen durchflossen, als der Systemkreislauf (Q_p>Q_s). Es besteht eine Zyanose (grauer Mensch). **c** HLHS (Typ II, IB) Der linke Ventrikel *2* ist hypoplastisch und steht mit dem linken Vorhof *1* durch eine schlecht öffnende Mitralklappe *M* in Verbindung, jedoch nicht mit der Aorta *3* (ca. 30 % der HLHS). Aortenklappe *A*. In der Wand des linken Ventrikels *2* liegen Hohlräume mit Verbindung zu den Koronargefäßen vor (Sinusoide). Der *weiße Pfeil* zeigt den Weg des arteriellen Bluts in den Systemkreislauf

27.2 · Verlauf

rechte Ventrikel muss die Arbeit des linken zusätzlich übernehmen und in beide Kreisläufe pumpen. Voraussetzung für das Überleben des Kindes sind Verbindungen zwischen den Kreisläufen. Das arterielle Blut aus der Lunge muss vom linken in den rechten Herzbereich hinüberfließen können und dann einen Weg zurück in die Aorta finden:
— Weg des arteriellen Bluts zum rechten Ventrikel: Durch einen Vorhof oder Ventrikelseptumdefekt.
— Weg vom rechten Ventrikel in die Aorta: Durch einen offenen Ductus arteriosus Botalli (◘ Abb. 27.1b, c oder ◘ Abb. 27.2).

Meist pumpt der rechte Ventrikel mehr Blut in den Pulmonal- als in den Systemkreislauf. ($Q_p > Q_s$). Die Blutflüsse sind abhängig vom Widerstand (R_p) im Pulmonalkreislauf und dem Durchmesser des Ductus arteriosus Botalli. Rechter Vorhof und Ventrikel sowie die Pulmonalarterie sind durch das arterielle Zusatzblut vergrößert, ebenso der linke Vorhof, wenn er bei Überperfusion des Pulmonalkreislaufs vermehrt Rückflussblut aus der Lunge aufnimmt. Die Beimengung des venösen Bluts in den Systemkreislauf verursacht eine zentrale Zyanose.

Ein hypoplastisches Linksherzsyndrom kann in unterschiedlichen anatomischen Variationen vorliegen. Entscheidende Bedeutung für die Behandlung haben die Variationen nicht.

■ **Hypoplastischer Linksherzkomplex**
Unterschiedliche Herzfehler mit kleinem linken Ventrikel, die durch eine Fontan-Operation korrigiert werden (anatomische Variationen des DORV, AVSD, ccTGA, AS).

27.2 Verlauf

■ **Dringlichkeit der Behandlung**
Notfall! Das Überleben des Neugeborenen ist von den Querverbindungen zwischen Pulmo-

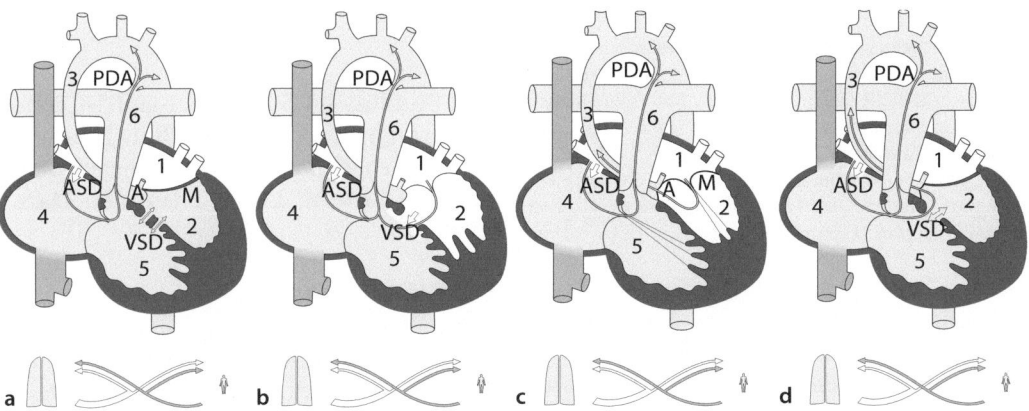

◘ Abb. 27.2 HLHS. **a** Typ IIA: Der linke Ventrikel *2* ist hypoplastisch und steht durch Ventrikelseptumdefekte (*VSD*) mit dem rechten *5* in Verbindung, hat aber keine Verbindung zum linken Vorhof *1* oder zur Aorta *3*. Aortenklappe *A* (IIA und IIB kommen in ca. 5 % vor). Der *weiße Pfeil* zeigt den Weg des arteriellen Bluts in den Systemkreislauf. Ein Teil des Mischbluts pendelt zwischen den Ventrikeln hin und her. **b** Typ IIB: Der linke Ventrikel *2* ist mäßig hypoplastisch und steht durch einen Ventrikelseptumdefekt (*VSD*) mit dem rechten *5* in Verbindung, hat Verbindung zum linken Vorhof *1* aber keine Verbindung zur Aorta *3*. Der *weiße Pfeil* zeigt den Weg des arteriellen Bluts in den Systemkreislauf. **c** Typ III (ca. 20 % der HLHS): Der linke Ventrikel *2* ist zu klein, die Mitralklappe *M* hat verdickte Klappensegel und öffnet schlecht, die Aortenklappe *A* ist hypoplastisch, die Aorta ascendens *3* ist hypoplastisch. Der *weiße Pfeil* zeigt den Weg des arteriellen Bluts in den Systemkreislauf. **d** Typ IV (ca. 5 % der HLHS): Der linke Ventrikel *2* ist hypoplastisch und steht durch einen Ventrikelseptumdefekt (VSD) mit dem rechten *5* in Verbindung, hat keine Verbindung zum linken Vorhof *1*, aber eine Verbindung zur Aorta *3*. Der *weiße Pfeil* zeigt den Weg des arteriellen Bluts in den Systemkreislauf

nal- und Systemkreislauf abhängig. Ist eine Verbindung zu klein oder kommt es zum regelhaften postpartalen Verschluss des Ductus arteriosus Botalli, stirbt das Kind.

- **Hämodynamik, Schäden durch das HLHS Herz**

Der schwächere rechte Ventrikel muss mit hohem Druck in den System- und den Lungenkreislauf pumpen und stößt damit an seine Leistungsgrenze. Er muss das gesamte Rückflussblut aus dem System- und Pulmonalkreislauf aufnehmen und wegpumpen Anstelle mit 100 % Blutvolumen wird er mit 200 % gefüllt. Der Ventrikel vergrößert sich und die Wandmuskulatur wird gedehnt (Volumenbelastung), was die Pumpkraft schwächt. Bei Überperfusion des Pulmonalkreislaufs muss der Ventrikel nochmals Zusatzblut aufnehmen. Im ungünstigen Fall wird er mit 250 % Blutvolumen belastet, was die Pumpkraft weiter schwächt.

Der Widerstand in den Lungengefäßen fällt einige Tage nach der Geburt ab und die Lungengefäße sind in der Lage, viel Blut aufzunehmen. Da der rechte Ventrikel durch den gemeinsamen Stamm der Pulmonalarterie mit gleichem Druck in System- und Pulmonalkreislauf Blut pumpt, fließt entsprechend den unterschiedlichen Widerstandsverhältnissen zwischen Pulmonal- und Systemkreislauf mehr Blut zur Lunge als in den Körper. Die Gabe von Sauerstoff zur Atemluft beschleunigt die Abnahme des Lungengefäßwiderstands und verschlimmert die Herzinsuffizienz.

Bei Überperfusion des Pulmonalkreislaufs entsteht ein Blutdefizit im Systemkreislauf, was der rechte Ventrikel durch Mehrarbeit ausgleichen muss. Zudem muss er den O_2-Mangel (Zyanosefolge) im Systemkreislauf durch Mehrarbeit ausgleichen. Beides überfordert den rechten Ventrikel.

Darüber hinaus arbeitet der Ventrikel unökonomisch, da nur die Hälfte des Bluts in der Lunge mit Sauerstoff aufgesättigt wird und nur die Hälfte von O_2-gesättigtem Blut im Systemkreislauf ankommt. Die O_2-Versorgung der Ventrikelwandmuskulatur ist auf Grund der zentralen Zyanose mäßig, was die Pumpkraft weiter schwächt.

Der Blutfluss in die Koronararterien kann zudem abgeschwächt sein, weil er retrograd durch den Ductus Botalli, den Aortenbogen und eine hypoplastische Aorta ascendens stattfindet.

Der rechte Ventrikel kann einen erhöhten O_2-Bedarf des Körpers (z. B. bei Fieber) nicht ausgleichen, weil er schon bei geringem O_2-Bedarf des Körpers überfordert ist. Katastrophal wird es, wenn auch die Trikuspidalklappe schließunfähig wird. Dann pumpt der rechte Ventrikel einen Teil des Bluts in den rechten Vorhof zurück anstatt antegrad in System- und Pulmonalkreislauf und muss weitere Zusatzarbeit leisten. Folge ist ein akutes Rechtsherzversagen.

- **Lunge**

Ein übermäßiger Blutfluss im Pulmonalkreislauf regt die Schleimproduktion an. Durch die unphysiologische Druckbelastung werden die Pulmonalarterien geschädigt. Folgen sind rezidivierende bronchopulmonale Infekte und eine progrediente pulmonalvaskuläre Erkrankung.

- **Körper**

Der Blutfluss im Systemkreislauf ist gering und erfolgt mit O_2-armem Blut. Hierdurch können Schäden an O_2-empfindlichen Organen, wie Gehirn, Leber, Niere und Darm, entstehen.

- **Natürlicher Verlauf**

Ohne Behandlung sterben die meisten Kinder in der ersten Lebenswoche und fast alle bis zum Ende des ersten Lebensmonats. In seltenen Fällen wird das erste 1 Lebensjahr überlebt. Die wenigen überlebenden Patienten sind körperlich nicht belastbar und zyanotisch.

- **Spontanheilung**

Der Herzfehler bessert sich nicht spontan.

- **Indikation zur Behandlung**

Vitale Indikation, wenn das Leben des Kindes erhalten werden soll.

> Das HLHS ist eine der Ursachen für ein intrauterines Absterben des Feten.

27.3 Symptomatik

In den ersten Lebenstagen Tachypnoe. Wenn sich der Ductus arteriosus Botalli verschließt kardiogener Schock mit Tachydyspnoe, Hypotension, blass grauer Hautfarbe, Leber- und Niereninsuuffizienz.

27.4 Diagnostik

Da bei diesem Herzfehler die Erfolgsaussichten der außerordentlich belastenden Korrekturmaßnahmen am Herzen begrenzt sind, und gleichzeitig schwere Organfehlbildungen an Hirn, Lunge, Leber Niere und dem Magen-Darm-Trakt sowie genetische Defekte und Syndrome vorliegen können, wird vor der Planung von Herzeingriffen eine entsprechende Diagnostik durchgeführt. Man wählt die am geringsten belastenden Untersuchungen wie Röntgen, EEG, Ultraschall, Blutuntersuchung. Eine Hirnblutung muss vor Herzoperationen mit Herz-Lungen-Maschine ausgeschlossen werden.

- **Echokardiographie**

Basisuntersuchung ist die Echokardiographie.
Fragestellung: Wie groß ist die linke Herzkammer (>20 ml/m²KOF). Ist eine anatomische Korrektur denkbar? Welche Teile der Aorta sind hypoplastisch? Haben die Aa. carotis Engstellen oder sind sie hypoplastisch? Liegt eine Aortenisthmusstenose vor? Hat die Trikuspidalklappe ein Problem? Münden die Lungenvenen in den linken Vorhof? Haben sie Stenosen? Ist die Verbindung zwischen dem rechten und linken Vorhof ausreichend groß? Der Druckgradient sollte <5 mmHg sein. Gibt es eine A. lusoria? Gibt es eine linke obere Hohlvene? Welche Herzfehlbildungen liegen zusätzlich vor?

Alternativ kann eine Kardio-MRT zur Beantwortung der Fragen eingesetzt werden.

- **Herzkatheteruntersuchung**

Gefährliche, belastende Untersuchung für das schwerkranke Neugeborene, zusätzlich Belastung mit Röntgenstrahlen. Indiziert, wenn Fragen bei Echokardiographie oder MRT offen bleiben (z. B. Frage nach Fehleinmündung oder Stenosen der Lungenvenen). Indiziert, wenn interventionelle Notfallmaßnahmen während der Untersuchung geplant sind (z. B. Ballonatrioseptostomie, Ballondilatation einer Aortenisthmusstenose oder von Lungenvenenstenosen, Ballondilatation des PDA).

- **EKG**

Hinweis auf Myokardischämie, Nachweis von Herzrhythmusstörungen.

- **O_2-Sättigungsmessung**

Verifizierung der Zyanose. Werte <70 % weisen auf ein restriktives PFO hin.

- **Röntgenbild des Thorax**

Hinweis auf verstärkten Blutflusses durch den Lungenkreislauf, Diagnose von pulmonalen Infektionen, Lungenödem, Hinweis auf Herzinsuffizienz (CTR >0,5).

- **Blutdruckmessung an Armen und Beinen**

Hinweis auf eine CoA.

- **Assoziierte Herzfehler**

Bei 20 % der Patienten ist mit weiteren Fehlbildungen am Herzen zu rechnen: CoA, IAA, Bland-White-Garland-Syndrom, TAPVC, Stenosen der Lungenvenen, APSD, TAC, Anomalien der Trikuspidalklappe, TGA, ccTGA, PS, PA, Trikuspidalatresie mit Transposition der großen Arterien. Ein anomaler Verlauf der Koronararterien, eine Doppelanlage der oberen Hohlvenen, eine Fehlanlage der Armschlagadern und eine rechts descendierende Aorta sind ohne Krankheitswert.

27.5 Therapie

27.5.1 Üblicher Behandlungszeitpunkt

Notfallbehandlungen sind eine Prostaglandin-E-Infusion zum Offenhalten des Ductus arteriosus Botalli, wenn erforderlich eine interventionelle Artrioseptostomie, um den Blutübertritt vom linken in den rechten Vorhof zu erleichtern, eine Ballondilatation von Lungenvenenstenosen oder einer Aortenisthmusstenose. Anschließend erfolgt die Auswahl des Korrekturverfahrens.

Folgende Möglichkeiten gibt es: Herstellung einer Fontan-Zirkulation durch die Norwood-Operationen, Herztransplantation oder biventrikuläre Korrektur (Konstruktion eines Herzens, das mit 2 Herzkammern pumpt). Die üblichen Behandlungszeitpunkte sind in aufgeführt (◘ Tab. 27.1).

27.5.2 Therapeutisches Vorgehen

- **Therapieziel**

Herstellung erträglicher Arbeitsbedingungen für das Herz.

◘ **Tab. 27.1** Behandlungszeitpunkt

Maßnahme	Indikation	Zeitpunkt
Notfallmaßnahmen		
Prostaglandin-E-Infusion	Offenhalten des Ductus arteriosus Botalli	Nach der Geburt, wenn der Herzfehler nachgewiesen wurde oder bei Verdacht auf Vorliegen des Herzfehlers
Ballonatrioseptektomie	Bei enger Lücke im Vorhofseptum	Nach Einleitung der Prostaglandinbehandlung
Ballondilatation von Lungenvenenstenosen	Wenn die Stenosen nachgewiesen wurden	Nach Einleitung der Prostaglandinbehandlung
Ballondilatation einer Aortenisthmusstenose	Wenn die CoA nachgewiesen wurde	Zeitnah nach der Geburt, eine chirurgische Nachkorrektur kann elektiv nach der Norwood-I-Operation durchgeführt werden. Wenn keine Ballondilatation möglich ist, Simultaneingriff während der Norwood-I-Operation
Korrekturoperationen		
Norwood-I-Operation		Ende der 1. Lebenswoche
Hybrideingriff anstelle der Norwood-I-Operation		Nach Einleitung der Prostaglandinbehandlung
Norwood-II-Operation		4.–6. Lebensmonat
Norwood-III-Operation		2.–3. Lebensjahr
Herztransplantation	(Details in Spezialliteratur zu finden)	1. Lebensmonat oder im Anschluss an die Norwood-I-Operation zwischen dem 1. und 3. Lebensjahr
Biventrikuläre Korrektur	Ausnahmefälle, ca. 5 %	1. Lebensmonat

27.5.2.1 Interventionelle Notfalleingriffe

Ziel ist die Sicherung des Überlebens und Herstellung von günstigen Voraussetzungen für die Korrekturoperationen. Erforderlich sind je nach Zugangsweg z. B. Lokalanästhesie im Leistenbereich, Röntgenstrahlen/Ultraschall.

Beschreibung der Interventionstechniken, Voraussetzungen und Aufwand in ▶ Kap. 26 und 29.

27.5.2.2 Norwood-I-Operation

Ziele sind:
- Begrenzung des Blutflusses durch den Pulmonalkreislauf zur Arbeitsentlastung des rechten Ventrikels,
- Korrektur des Anfangsstücks der Aorta, als Vorbereitung für nachfolgende Rekonstruktionsmaßnahmen und zur Stimulation des Aortenwachstums durch verbesserten Blutfluss,
- Gewährleistung eines kurzstreckigen und sicheren Blutzuflusses zu den Koronararterien.

> Diese Operation entlastet den rechten Ventrikel nur zu einem kleinen Teil von seiner übermäßigen Arbeit.

Erforderlich sind die Öffnung des Brustkorbs, Einsatz der Herz-Lungen-Maschine, Öffnung des Herzens und meist Kreislaufstillstand.

Der Stamm der Pulmonalarterie wird von den beiden Hauptästen abgetrennt und mit der Aorta ascendens anastomosiert. Durch seine Wand wird die enge Aorta erweitert. Wenn nicht genug eigenes Gewebe zur Erweiterung zur Verfügung steht, wird zusätzlich Kunststoffgewebe eingesetzt. Die Pulmonalklappe am Auslass der rechten Herzkammer wird zur Aortenklappe für die neue Aorta umfunktioniert. Der rechte Ventrikel pumpt anschließend direkt durch die Pulmonalklappe und eine rekonstruierte, ausreichend weite Aorta Mischblut in den Systemkreislauf und in die Koronararterien. Die Passage des Bluts durch den Ductus arteriosus Botalli ist nicht mehr erforderlich und der Gang wird occludiert. Die beiden Seitenäste der Pulmonalarterie werden über eine Gefäßprothese (Shunt) an den Systemkreislauf angeschlossen. Damit wird der Blutfluss durch den Pulmonalkreislauf begrenzt. Das Vorhofseptum wird entfernt, um einen ungestörten Übertritt des arteriellen Bluts aus dem linken Vorhof in den rechten zu gewährleisten (◘ Abb. 27.3a).

- **Voraussetzungen**

Kreislaufstabilität, keine Infektion, keine Hirnblutung, keine Organschäden an Niere oder Darm, normale Leberfunktion.

- **Aufwand**

Aufwändige, belastende Operation: Anhang.

27.5.2.3 Modifikationen und Alternativen zur Norwood-I-Operation

- **Gießen-Prozedur (Hybridoperation)**

Erforderlich ist die Öffnung des Brustkorbs. In einem Hybrideingriff wird eine Bändelung der Pulmonalarterienäste und eine interventionelle Stentimplantation in den Ductus arteriosus Botalli durchgeführt. Die Aorta wird zunächst nicht rekonstruiert. Die Norwood-I-Operation wird angeschlossen, wenn sich das Neugeborene erholt hat.

Derzeitige Indikationen sind: Hochrisikokinder, z. B. Kinder mit einem Gewicht <2500 g, Frühgeborene, Hirnblutung, nekrotisierende Enterokolitis, Alter >1 Monat und beginnende Lungengefäßerkrankung, Durchmesser der Aorta <2 mm, Koronarfisteln.

- **Sano-Operation**

Erforderlich sind die Öffnung des Brustkorbs, Einsatz der Herz-Lungen-Maschine, Öffnung des Herzens und zumeist Kreislaufstillstand.

Die Seitenäste der Pulmonalarterie werden nicht mit der A. subclavia, sondern mit dem rechten Ventrikel durch eine Gefäßprothese verbunden.

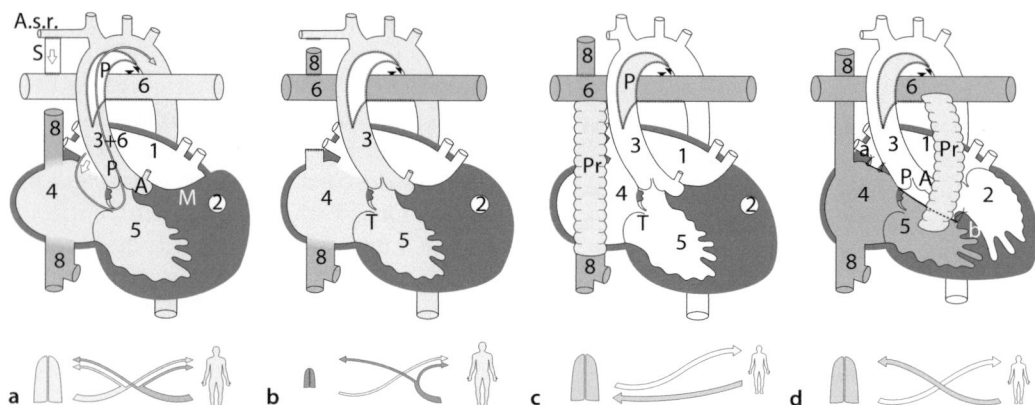

Abb. 27.3 Operationsverfahren. a Norwood-I-Operation beim HLHS (Typ I): Der Stamm der Pulmonalarterie 6 fehlt. Er ist zur Erweiterung der engen Aorta 3 verwendet worden, zusammen mit einem Patch P. Die beiden Seitenäste der Pulmonalarterie sind über eine Gefäßprothese S mit der rechten A. subclavia A.s.r. verbunden worden. Das Vorhofseptum wurde entfernt. Der Ductus arteriosus Botalli ist verschlossen. Der *weiße Pfeil* zeigt den neuen Weg des arteriellen Bluts in den Systemkreislauf. Kreislaufdiagramm: In den Pulmonal- und Systemkreislauf fließt Mischblut. Im günstigen Fall werden beide Kreisläufe gleich stark mit Blut durchflossen ($Q_p=Q_s$). Es besteht eine Zyanose (*grauer Mensch*). **b** Norwood-II-Operation beim HLHS (Typ I): Der Shunt zwischen der A. subclavia und der rechten A. pulmonalis ist entfernt. Stattdessen wurde die obere Hohlvene 8 an die Pulmonalarterien 6 angeschlossen. Tricuspidalklappe T. In den Pulmonalkreislauf fließt jetzt ausschließlich venöses Blut (*dunkelgrau*). Kreislaufdiagramm: Venöses Blut fließt in den Lungenkreislauf hinein, Mischblut fließt in den Systemkreislauf. Der Systemkreislauf ist stärker durchblutet als der Pulmonalkreislauf ($Q_p<Q_s$). Es besteht eine Zyanose (*grauer Mensch*). **c** Norwood-III-Operation beim HLHS (Typ I): Die V. cava inferior 8 ist mit den Pulmonalarterien 6 durch eine Gefäßprothese Pr verbunden. Arterielles Blut (*weiß*) fließt aus den Lungenvenen 7 in den linken Vorhof 1, den rechten Vorhof 4, den rechten Ventrikel 5 und in die rekonstruierte Aorta 3. Venöses Blut (*dunkelgrau*) fließt aus den Körpervenen 8 in die beiden Hauptäste der Pulmonalarterie 6. Tricuspidalklappe T. Kreislaufdiagramm: In den Pulmonalkreislauf fließt venöses Blut (*grau*) am Herzen vorbei hinein, in den Systemkreislauf fließt arterielles Blut hinein. Pulmonal- und Systemkreislauf werden mit gleichen Blutmengen durchflossen ($Q_p=Q_s$). Die Zyanose ist beseitigt (*weißer Mensch*). **d** Biventrikuläre Korrektur bei HLHS Typ IIB: Die Hauptäste der Lungenschlagader 6 wurden von ihrem Anfangsstück abgetrennt. Der Stamm der Pulmonalarterie 6 wurde mit der hypoplastischen Aorta 3 anastomosiert und ein Teil durch einen Patch erweitert. Rückschlagventil der Aorta ist die Pulmonalklappe P, verschlossene Aortenklappe A. Vom Rand des Ventrikelseptumdefekts wird durch den oberen Teil des rechten Ventrikels 5 eine tunnelförmige Kunststoffwand gezogen, die das Blut von der linken Herzkammer 2 in die Neoaorta 3 leitet. Der inzwischen blind endende rechte Ventrikel 5 wird durch eine Gefäßprothese Pr mit den Hauptästen der Pulmonalarterie verbunden. Kreislaufdiagramm: Normale Verhältnisse wie in ◘ Abb. 27.1a

- **Voraussetzungen und Aufwand**

Anhang.

27.5.2.4 Norwood-II-Operation

Ziel: Der rechte Ventrikel soll nur noch in einen Kreislauf pumpen und von der Volumenbelastung durch das Venenblut der oberen Körperhälfte befreit werden. Die Herzkammer soll ökonomischer arbeiten und in der Lunge sollen 100 % des durchfließenden Bluts mit Sauerstoff angereichert werden. Die Voraussetzungen für die Fontan-Zirkulation sollen geschaffen werden.

> Diese Operation entlastet den rechten Ventrikel von einem Großteil der Arbeit.

Erforderlich sind die Öffnung des Brustkorbs und der Einsatz der Herz-Lungen-Maschine. Der Shunt wird entfernt und die obere Hohlvene wird an den rechten Seitenast der Pulmonalarterie angeschlossen (◘ Abb. 27.3b).

27.5 · Therapie

- **Voraussetzungen**

Keine akute oder chronische Infektion. Die Trikuspidalklappe sollte schließfähig sein. Es dürfen keine pulmonale Hypertonie oder ein hoher pulmonaler Gefäßwiderstand vorliegen. (Details über die Voraussetzungen des Eingriffs: ▶ Kap. 6).

Wenn der Eingriff ohne passende Voraussetzungen durchgeführt wird, kommt es zu schwersten Problemen und schlimmstenfalls muss die Operation rückgängig gemacht werden.

- **Aufwand**

Anhang.

27.5.2.5 Norwood-III-Operation

Ziel: Der rechte Ventrikel soll von der Volumenbelastung durch das Venenblut der unteren Körperhälfte befreit werden, der Ventrikel soll von Mehrarbeit entlastet werden und nur noch Blut in den Systemkreislauf pumpen. Die Zyanose soll beseitigt werden.

> Diese Operation entlastet den rechten Ventrikel vollständig von seiner übermäßigen Arbeit. Problem bleibt, dass er mit hohem Druck in den Systemkreislauf pumpen muss und sein Einlassventil einem unphysiologisch hohen Pumpdruck ausgesetzt ist

Erforderlich sind die Öffnung des Brustkorbs, Einsatz der Herz-Lungen-Maschine sowie je nach Technik die Öffnung des Herzens. Die untere Hohlvene wird mit Hilfe einer Gefäßprothese an die rechte Lungenarterie angeschlossen (◘ Abb. 27.3c).

- **Voraussetzungen**

Keine akute oder chronische Infektion. Die Trikuspidalklappe sollte schließfähig sein. Keine pulmonale Hypertonie, kein erhöhter Widerstand im Pulmonalgefäßsystem. (Details über die Voraussetzungen des Eingriffs: ▶ Kap. 6).

Wenn der Eingriff ohne passende Voraussetzungen durchgeführt wird, kommt es zu schwersten Problemen und schlimmstenfalls muss die Operation rückgängig gemacht werden.

- **Aufwand**

Anhang.

27.5.2.6 Herztransplantation

Ziel der Transplantation ist es, alle negativen Auswirkungen des Herzfehlers auf die Herzarbeit, die Lunge und die Körperorgane zu beseitigen. Wenn ein Spenderherz verfügbar ist, ist die Transplantation als risikoärmeres und erfolgversprechenderes Operationsverfahren anzusehen, als die Norwood-Operationen. (Beschreibung und Aufwand des Verfahrens in Spezialliteratur).

> Diese Operation entlastet das Herz vollständig von seiner übermäßigen Arbeit.

27.5.2.7 Biventrikuläre Korrektur

Ziel ist die Konstruktion eines Herzens, das mit 2 Herzkammern pumpen kann.

Erforderlich sind die Öffnung des Brustkorbs, Einsatz der Herz-Lungen-Maschine, Öffnung des Herzens und zumeist Kreislaufstillstand.

Pulmonalarterie mit Pulmonalklappe und Aorta ascendens werden anastomosiert und die Aorta wird mit Material aus dem Stamm der Pulmonalarterie und Fremdgewebe rekonstruiert. Im Innern des Herzens zwischen Ventrikelseptumdefekt und Pulmonalarterie wird eine tunnelförmige Kunststoffwand eingesetzt, die das arterielle Blut aus dem linken Ventrikel in die Neoaorta umleitet. Die Pulmonalarterienäste werden an den blind endenden rechten Ventrikel mittels einer Gefäßprothese angeschlossen (◘ Abb. 27.3d).

- **Voraussetzungen**

Keine akute oder chronische Infektion. Anatomische Voraussetzungen: Minimalgröße des linken Ventrikels (Füllkapazität >20 ml/m^{2}KOF), Ventrikelseptumdefekt, offene, ausreichend große und funktionierende Mitralklappe.

- Aufwand
Anhang.

27.5.3 Behandlung von Zusatzfehlbildungen

Die Behandlungsschritte werden individuell unter Berücksichtigung der technischen Durchführbarkeit des Gesamteingriffs und des Operationsrisikos geplant.

Vor den Norwood-Operationen oder simultan während der Norwood-I-Operation werden eine CoA oder Lungenvenenstenosen korrigiert. Simultan bei der Norwood-I-Operation werden korrigiert: Ein IAA, das Bland-White-Garland-Syndrom, die TAPVC, der APSD, der TAC.

Simultan oder vor der Norwood-II-Operation werden Schließprobleme der Trikuspidalklappe korrigiert. Bei den weiteren seltenen Fehlbildungen muss individuell entschieden werden, ob die Norwood-Verfahren technisch möglich sind.

Herztransplantation: Vor dem Eingriff müssen korrigiert sein: Lungenvenenstenosen, die TAPVC (oder Simultanoperation), die CoA, der IAA.

Biventrikuläre Korrektur: Fallabhängige Entscheidung über das Vorgehen.

27.5.4 Behandlungsergebnis

Endergebnis der Norwood-Operationen ist ein unnatürlicher Kreislauf, in dem das venöse Blut passiv unter Umgehung des Herzens zur Lunge fließt und in dem ein schwacher rechter Ventrikel den Systemkreislauf mit Blut versorgt. Die Kreisläufe sind getrennt, die Zyanose ist beseitigt und der rechte Ventrikel ist weitgehend arbeitsentlastet. Das Herz kann jedoch seine Pumpleistung bei erhöhtem O_2-Bedarf des Körpers nicht adäquat steigern, weil kein pumpender Ventrikel dem Pulmonalkreislauf vorgeschaltet ist.

Ergebnis der Herztransplantation ist ein gesundes Herz, das mit dem Patienten wächst. Neues Problem ist die Abstoßungsreaktion, die medikamentös unterdrückt werden muss.

Die biventrikuläre Korrektur beseitigt alle negativen Auswirkungen des Herzfehlers. Die eingezogene Gefäßprothese kann allerdings nicht mit dem Herzen mitwachsen und muss ggf. ausgetauscht werden.

27.5.5 Risiko der Eingriffe

- Norwood-I-Operation

Letalität >15 %. In spezialisierten Zentren kann die Sterblichkeit bei ca. 10 % liegen, in einigen Studien werden Sterblichkeitsraten <5 % angegeben. Spezifisches Risiko ist die Schädigung des Gehirns. Weiteres Risiko ist das Pumpversagen des rechten Ventrikels, der mit den Arbeitsanforderungen nach der belastenden Operation nicht zurechtkommt. Neben der konservativen medikamentösen Behandlung kann eine maschinelle Herz- und Kreislaufunterstützung erforderlich werden. Das Sterberisiko nach der „Sano-Operation" wird etwas geringer eingeschätzt als nach der klassischen Norwood-I-Operation.

- Gießen-Prozedur (Hybridoperation)

Die Letalität ist geringer, als die der Norwood-I-Operation.

- Norwood-II-Operation

Letalität <5 %. Weitere Risiken: ▶ Kap. 6.

- Norwood-III-Operation

Letalität <5 %. Zu besonderen Risiken der Fontan-Operation: ▶ Kap. 6.

- Herztransplantation

Letalität der Herztransplantation: <5 %.

- Biventrikuläre Korrektur

Letalität der biventrikulären Korrektur: Aussagekräftige Statistiken liegen nicht vor. Die Letalität wird mit 20 % eingeschätzt.

27.5 · Therapie

- **Weitere perioperative Probleme**

Norwood-I-Operation: Organversagen, dialysepflichtiges Nierenversagen, thrombotischer Verschluss des Shunts (Lyse oder Notfalleingriff erforderlich), Sekretion aus dem Shunt (ggf. Austausch erforderlich), Entwicklung einer behandlungsbedürftigen CoA (in bis zu ca. 25 %), Todesfälle aus unklarer Ursache (ca. 5 %).

Norwood-II- und -III-Operationen (▶ Kap. 6).

Herztransplantation: Spezialliteratur.

Zu speziellen Problemen nach der biventrikulären Korrektur liegen keine aussagekräftigen Statistiken vor.

27.5.6 Verlauf nach den Eingriffen

- **Norwood-I-Operation**

60(–85) % der Kinder überleben bis zum zweiten Operationsschritt mit stark eingeschränkter körperlicher Belastbarkeit und Zyanose. Möglich sind Probleme bei der Nahrungsaufnahme, in ca. 50 % ist die körperliche Entwicklung verzögert, in bis zu 70 % treten neurologische Probleme auf.

- **Norwood-II-Operation**

90 % der Kinder überleben bis zum dritten Operationsschritt mit verbesserter körperlicher Belastbarkeit, die Zyanose persistiert.

- **Norwood-III-Operation**

5-Jahres-Überlebensrate ca. 50–80 %, 10-Jahres-Überlebensraten 50–70 %, verbesserte körperliche Belastbarkeit, keine Zyanose, akzeptable Lebensqualität (teilweise NYHA-II-Stadien). Berufe mit geringer körperlicher Belastung sind möglich, Sportarten der Klasse IV sind normalerweise möglich, hohes Risiko für Mutter und Kind bei evtl.Schwangerschaften.

- **Herztransplantation**

(Die 10-Jahres-Überlebensrate ist ca. 60–70 %, körperliche Belastbarkeit und Lebensqualität sind gut. Letztere wird mitbestimmt durch Nebenwirkungen der Immunsuppressiva, durch den kontinuierlichen Überwachungsbedarf sowie Hirnschäden in etwa 7 %; Details Spezialliteratur).

- **Biventrikulären Korrektur**

Die körperliche Belastbarkeit wird besser eingeschätzt als nach der Norwood-III-Operation.

- **Postoperative Medikamente, Nachuntersuchungen, Folgeeingriffe**

Nach den Norwood-Eingriffen und einer biventrikulären Korrektur individuelle Entscheidung über die Art der Antikoagulation. Nach der Herztransplantation medikamentöse Immunsuppression.

Regelmäßige Nachkontrollen sind nach allen Eingriffen erforderlich, nach Norwood-Operationen und der biventikulären Korrektur durch EKG und Echokardiographie. **Fragestellung**: Herzrhythmusstörungen, Anastomosenstenosen, behandlungsbedürftige systempulmonale Kollateralen, Konduitaustausch erforderlich? Nach Herztransplantation erfolgen Untersuchungen mittels EKG, Echokardiographie und Herzkatheter (mit Myokardbiopsie). Zentrale Frage ist: Behandlungsbedürftige Abstoßungsreaktion?

Folgeeingriffe nach Norwood-II- und –III-Operationen sind ein Verschluss systempulmonaler Kollateralen oder eine Erweiterung von Anastomosenstenosen.

Folgeeingriffe nach biventrikulärer Korrektur sind Konduitaustausch, Erweiterung von Anastomosenstenosen und nach Herztransplantation: Retransplantation bei nicht beherrschbarer Abstoßungsreaktion.

- **Beurteilung der Behandlungsergebnisse**

Norwood-Operationen: Ausreichend.

Biventrikuläre Korrektur: Befriedigend bis ausreichend.

Herztransplantation: Gut.

Durch die heute verfügbaren Operationsverfahren entsteht kein gesundes Herz, aber das Leben der Kinder wird verlängert und z. T. eine gute bis akzeptable Lebensqualität erreicht. In Kauf genommen werden Mehrfacheingriffe und eine hohen Rate an Hirnschäden.

27.6 Weitere Informationen

- **Inzidenz**

Häufiges kongenitales Herzvitium (ca. 1–2 % aller angeborenen Herzfehler). Es sind mehr Jungen als Mädchen betroffen. Pro Jahr werden in Deutschland ca. 150 Norwood-Operationen durchgeführt.

- **Ursachenforschung**

Als Ursache diskutiert werden Infektionen, erhöhte Inzidenz bei Einnahme bestimmter Antiepileptika sowie familiär gehäuftes Auftreten.

- **Assoziation mit körperlichen Fehlbildungen**

In 5–18 % extrakardiale Fehlbildungen an zentralem Nervensystem, Ösophagus, Magen und Darm, Nieren, Genitale sowie Zwerchfellhernien. Ein Teil der Kinder ist geistig behindert. In bis zu 10 % bestehen Gendefekte oder Syndrome.

- **Empfehlungen zur Endokarditisprophylaxe**
  - Unbehandeltes HLHS oder inkomplete Korrektur: Endokarditisprophylaxe.
  - Eingriffen mit Gefäßprothesen, Stents, Insertion von Herzklappen: Permanente Endokarditisprophylaxe.
  - Herztransplantation: Permanente Endokarditisprophylaxe.

Univentrikuläres Herz

UVH, Singulärer Ventrikel, SV, double inlet ventricle, DIV, double inlet left ventricle, DILV, double inlet right ventricle, DIRV

Inhaltsverzeichnis

28.1 Anatomie – 332

28.2 Verlauf – 334

28.3 Symptomatik – 336

28.4 Diagnostik – 336

28.5 Therapie – 336
28.5.1 Üblicher Behandlungszeitpunkt – 336
28.5.2 Therapeutisches Vorgehen – 338
28.5.3 Behandlung von Zusatzfehlbildungen – 340
28.5.4 Behandlungsergebnis – 342
28.5.5 Risiko der Eingriffe – 343
28.5.6 Verlauf nach den verschiedenen Eingriffen – 344

28.6 Weitere Informationen – 345

© Springer-Verlag GmbH Deutschland, ein Teil von Springer Nature 2021
U. Blum et al., *Kompendium angeborene Herzfehler bei Kindern*,
https://doi.org/10.1007/978-3-662-61289-7_28

28.1 Anatomie

■ Gesundes Herz

Der rechte und linke Ventrikel pumpen mit unterschiedlichem Druck venöses und arterielles Blut in den Pulmonal- und Systemkreislauf (systolischer Druck im Pulmonalkreislauf 20–25 mmHg, der systolischer Druck im Systemkreislauf entspricht dem am Arm messbaren Wert). Die Ventrikel sind durch das Ventrikelseptum von einander separiert, die Vorhöfe durch das Vorhofseptum. Das Fassungsvermögen von Vorhöfen und Ventrikeln ist gleich groß (◘ Abb. 28.1a). Der Blutfluss im Pulmonalkreislauf (Q_p) entspricht dem Fluss im Systemkreislauf (Q_s).

$$\frac{Q_p}{Q_s} = 1$$

■ Univentrikuläres Herz (UVH)

Ein gemeinsamer Ventrikel pumpt vermischtes venöses und arterielles Blut mit dem systolischen Druck des Systemkreislaufs in beide Kreisläufe hinein. Ein zweiter Ventrikel fehlt, oder sitzt als kleiner Hohlraum im Innenraum des großen Ventrikels. Die Muskelwand des gemeinsamen Ventrikels kann wie die Muskulatur des kräftigen

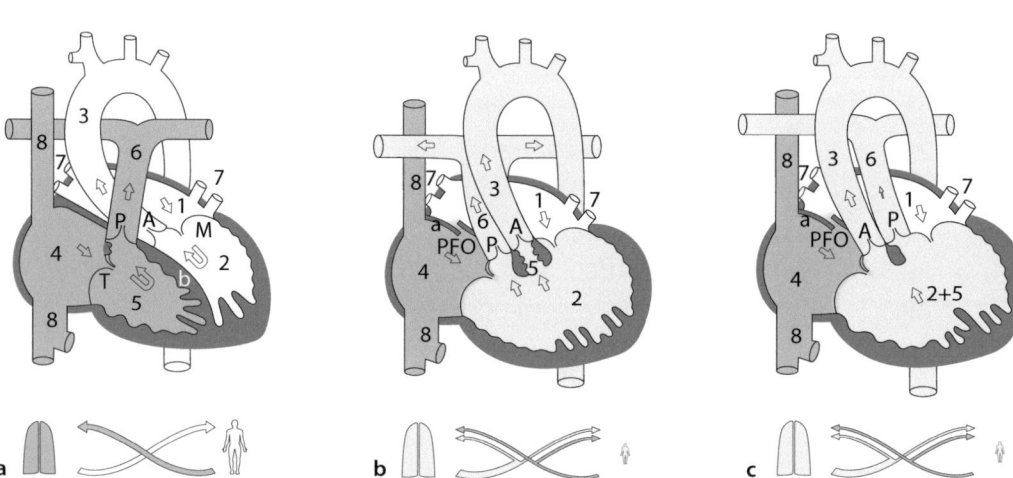

◘ **Abb. 28.1 Herz.a** Gesundes Herz, Herzschema: Arterielles Blut (*weißer Pfeil*) fließt von den Lungenvenen *7* in den linken Vorhof *1*, in den linken Ventrikel *2* und die Aorta *3*. Venöses Blut (*dunkelgrauer Pfeil*) fließt von den Hohlvenen *8* in den rechten Vorhof *4*, den rechten Ventrikel *5* und die Pulmonalarterie *6*. Die Innenräume von *1, 2, 4* und *5* sind gleich groß. Die beiden Kammern sind durch das Ventrikelseptum *b* voneinander getrennt, die Vorhöfe durch das Vorhofseptum *a*. Aortenklappe *A*, Pulmonalklappe *P*, Mitralklappe *M*, Trikuspidalklappe *T*. Kreislaufdiagramm: In den Pulmonalkreislauf fließt venöses Blut (*grau*) hinein, in den Systemkreislauf arterielles (*weiß*). Pulmonal- und Systemkreislauf werden mit gleich großen Blutmengen durchflossen. **b** Univentrikuläres Herz Typ DILV: Es existiert nur eine große Pumpkammer *2*, deren Muskulatur dem Myokard des linken Ventrikels entspricht. Im Auslass der Kammer sitzt ein zusätzliches „Kämmerchen" entsprechend einem rudimentären rechten Ventrikel *5*. Die Pulmonalarterie *6* kommt aus der gemeinsamen Herzkammer heraus, die Aorta *3* aus der Auslasskammer. Der linke Vorhof *1* ist vergrößert, weil er vermehrt Rückflussblut aus dem Pulmonalkreislauf aufnehmen muss. Kreislaufdiagramm: Mischblut in beiden Kreisläufen (*grauer Mensch*)$Q_p > Q_s$. **c** Univentrikuläres Herz Typ DIRV: Die Pulmonalarterie *6* und die Aorta *3* kommen aus der gemeinsamen Herzkammer *2 + 5* heraus, deren Muskulatur einer rechten Herzkammer *5* entspricht. Eine linke Herzkammer gibt es nicht. Kreislaufdiagramm: wie **b**, $Q_p > Q_s$

linken Ventrikels aufgebaut sein (double inlet left ventricle, DILV, ◘ Abb. 28.1b) oder wie die Muskulatur des schwächeren rechten Ventrikels (double inlet right ventricle, DIRV, ◘ Abb. 28.1c) In einigen Fällen ist keine Zuordnung des Myokards möglich (indifferenter Typ). Aorta und Pulmonalarterie setzen in unterschiedlichen Positionen am Auslass der Kammer an.

In der Hälfte der Fälle ist der Eingang in die Pulmonalarterie stenosiert (PS). Eine Pulmonalstenose wird beim DIRV in ca. 80 %, beim DILV in ca. 50 % gesehen (◘ Abb. 28.2).

Das Einlassventil in die gemeinsame Kammer besteht entweder aus 2 Anteilen (Mitralklappe und Trikuspidalklappe) oder aus einer einzigen großen Klappe. Die Größe der Vorhöfe und der Blutfluss durch Pulmonal- und Systemkreislauf werden von der Präsenz einer PS bestimmt.

Ohne PS ist $Q_p > Q_s$. Der Gefäßwiderstand im Pulmonalkreislauf ist niedriger als im Systemkreislauf und bei Perfusion mit gleichem Druck fließt zu viel Blut in den Pulmonalkreislauf. Der Blutfluss zum Lungenkreislauf wird nochmals verstärkt, wenn der Einstrom in die Aorta behindert wird. Der linke Vorhof wird bei verstärkter Lungenperfusion durch das Rückflussblut aus der Lunge volumenbelastet und dilatiert. Vo-

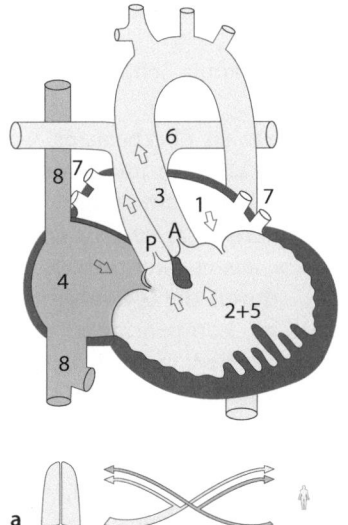
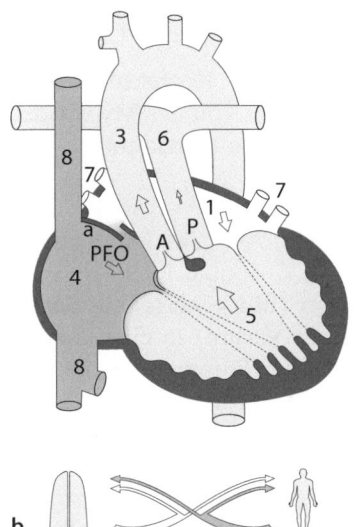
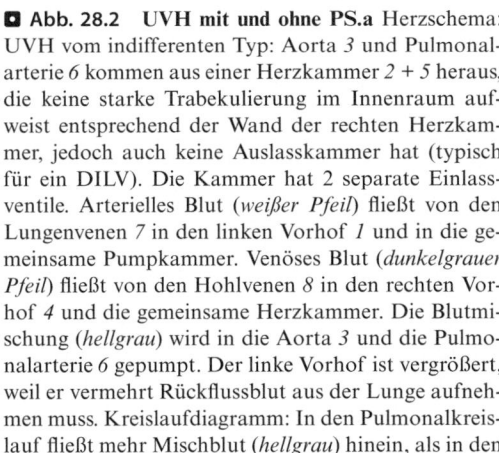

◘ **Abb. 28.2 UVH mit und ohne PS. a** Herzschema: UVH vom indifferenten Typ: Aorta *3* und Pulmonalarterie *6* kommen aus einer Herzkammer *2 + 5* heraus, die keine starke Trabekulierung im Innenraum aufweist entsprechend der Wand der rechten Herzkammer, jedoch auch keine Auslasskammer hat (typisch für ein DILV). Die Kammer hat 2 separate Einlassventile. Arterielles Blut (*weißer Pfeil*) fließt von den Lungenvenen *7* in den linken Vorhof *1* und in die gemeinsame Pumpkammer. Venöses Blut (*dunkelgrauer Pfeil*) fließt von den Hohlvenen *8* in den rechten Vorhof *4* und die gemeinsame Herzkammer. Die Blutmischung (*hellgrau*) wird in die Aorta *3* und die Pulmonalarterie *6* gepumpt. Der linke Vorhof ist vergrößert, weil er vermehrt Rückflussblut aus der Lunge aufnehmen muss. Kreislaufdiagramm: In den Pulmonalkreislauf fließt mehr Mischblut (*hellgrau*) hinein, als in den Systemkreislauf Es besteht eine Zyanose (*grauer Mensch*). **b**: UVH vom rechtsventrikulären Typ (DIRV) mit PS, Herzschema: Aorta *3* und Pulmonalarterie *6* kommen aus einer Herzkammer heraus, deren Wand eine starke Trabekulierung besitzt (entsprechend der Wand einer rechten Herzkammer). Das Vorhofseptum *a* ist noch nicht geschlossen (*PFO*). Am Eingang in die Pulmonalarterie sitzt ein Muskelwulst und begrenzt den Blutzufluss in den Pulmonalkreislauf. Der linke Vorhof *1* ist nicht vergrößert, weil die Perfusion des Pulmonalkreislaufs der des Systemkreislaufs entspricht. Es gibt 2 Einlassventile in die Kammer. Halteapparat der Trikuspidal- und Mitralklappe sind eingezeichnet. Kreislaufdiagramm: In den Pulmonal- und den Systemkreislauf fließen gleiche Mengen an Mischblut hinein. Es besteht eine Zyanose (*grauer Mensch*)

lumenbelastet wird auch die gemeinsame Herzkammer.

Begrenzt eine PS den Einstrom in das Pulmonalgefäßbett, kann der Blutfluss in beiden Kreisläufen gleich sein ($Q_p = Q_s$) und der linke Vorhof hat reguläre Größe. Wird der Einstrom zu stark begrenzt, ist $Q_p < Q_s$.

Die Beimengung von venösem Blut in den Systemkreislauf verursacht bei allen anatomischen Varianten des UVH eine Zyanose.

Als univentrikuläre Herzen werden gelegentlich auch andere Herzfehler bezeichnet, bei denen nur eine Herzkammer ausreichend pumpt und die zweite funktionsuntüchtig oder funktionseingeschränkt ist, z. B. ein Atrioventrikularkanal mit unbalanciertem Ventrikel, hypoplastisches Linksherzsyndrom, Trikuspidalatresie. Die Behandlung entspricht der eines UVH.

Die Prognose nach Korrektur des UVH wird u. a. bestimmt von der Myokardstruktur der gemeinsamen Herzkammer.

- **Einteilung**

Typ I bzw. A (ca. 70 %), andere Bezeichnungen sind: DILV, double inlet left ventricle bzw. doppelter (Blut)einlass (aus dem rechten und linken Vorhof) in eine linke Herzkammer. Die Herzkammer hat die Muskulatur des linken Ventrikels. In ihrem Innenraum befindet sich eine kleine Auslasskammer, die einem hypoplastischen rechten Ventrikel entspricht. Der Eingang in die kleine Kammer wird Foramen bulboventriculare genannt. Aus der Hauptherzkammer kommt meist die Pulmonalarterie heraus und aus der Auslasskammer die Aorta. Seltener (ca. 10 %) ist die umgekehrte Anordnung der Arterien zu finden.

Typ II bzw. B (ca. 10 %, andere Bezeichnungen sind: DIRV, double inlet right ventricle bzw. doppelter (Blut)einlass (aus dem rechten und linken Vorhof) in eine rechte Herzkammer. Die Herzkammer hat die Muskulatur des rechten Ventrikels. Es gibt gelegentlich einen kleinen Bezirk in der Muskelwand, dessen Aufbau an die linke Herzkammer erinnert (Trabekeltasche). Aorta und Pulmonalarterie sind variabel angeordnet.

Typ III bzw. C und D (ca. 20 %), andere Bezeichnung ist univentrikuläres Herz vom indifferenten Typ. Die Herzkammerwand besitzt unterschiedliche Muskulatur und/oder die Muskulatur kann weder dem rechten noch dem linken Ventrikel zugeordnet werden (◘ Abb. 28.2a).

28.2 Verlauf

- **Dringlichkeit der Behandlung**

Meist planbare, elektive Behandlung. Ausnahmen sind Zusatzfehlbildungen, bei denen die Blutversorgung des System- oder Pulmonalkreislaufs von einem offenen Ductus arteriosus Botalli abhängt.

- **Hämodynamik, Schäden durch das UVH Herz**

Das Herz ist überbelastet, weil nur eine einzige Herzkammer unökonomisch pumpt, wobei eine linke gemeinsame Herzkammer langfristig kräftiger zu sein scheint, als eine rechte. Es leistet Mehrarbeit, um das O_2-Defizit – durch die Zyanose – im Systemkreislauf zu kompensieren, und kann bei erhöhtem O_2-Bedarf des Körpers seine Auswurfleistung nicht adäquat steigern. Liegt eine hochgradige PS vor, kann die Zyanose zunehmen, was Mehrarbeit für das Herz bedeutet. Liegt keine PS vor, werden linker Vorhof und die gemeinsame Kammer durch vermehrtes Rückflussblut aus der Lunge zusätzlich belastet (Volumenbelastung). Eine Dilatation des linken Vorhofs schädigt das Erregungsleitungssystem. Folgen sind eine verkürzte Lebenserwartung, Einschränkung der körperlichen Belastbarkeit, Herzinsuffizienz, insbesondere beim UVH ohne PS, sowie Herzrhythmusstörungen.

Lunge

Beim UVH ohne PS regt ein übermäßiger Blutfluss im Pulmonalkreislauf die Schleimproduktion an. Durch die unphysiologische Druckbelastung werden die Pulmonalarterien geschädigt. Folgen sind rezidivierende bronchopulmonale Infekte und eine Eisenmenger-Reaktion. Beim UVH mit PS wird die Lunge nicht geschädigt.

Körper
Bei einer Herzinsuffizienz (UVH ohne PS) kommt es zu einer Gedeihstörung mit Gewichtsstagnation. Die Zyanose ist in der Regel nur milde ausgeprägt und wirkt sich auf Körperorgane nicht schädigend aus. Bei einem UVH mit PS ist die Zyanose ausgeprägt und es können Probleme durch die Zyanose auftreten.

- **Auswirkungen von Zusatzherzfehlern**

Schließunfähigkeit von Mitral- und Trikuspidalklappe)
Mitralklappe: Es kommt zu einem Blutrückstau in der Lunge, mit den Folgen einer vermehrten Schleimsekretion, Schädigung der Pulmonalgefäße und Lungenödem. Trikuspidalklappe: Es kommt zu einem Blutrückstau im Systemkreislauf. Folgen sind Hepatosplenomegalie durch Blutrückstau, Ödeme an Beinen, Hals und Armen. Zusätzlich resultiert eine Arbeits- und Volumenbelastung der gemeinsamen Herzkammer.

Öffnungsschwierigkeiten eines Einlassventils
Das Blut muss die Möglichkeit haben, durch einen Defekt im Vorhofseptum in den gegenseitigen Vorhof und weiter in die gemeinsame Kammer abfließen zu können. Ist der Defekt zu klein, staut sich Blut in den Pulmonal- oder Systemkreislauf zurück.

Ausflussbahnhindernis im Bereich der Aorta
Die gemeinsame Kammer braucht zusätzliche Kraft, um den Systemkreislauf mit ausreichendem Blutdruck zu perfundieren. Die Arbeitsbelastung nimmt zu, ihr Myokard hypertrophiert und die Blutversorgung des Myokards verschlechtert sich (▶ Kap. 21). Es besteht die Neigung zu Herzrhythmusstörungen.

- **Natürlicher Verlauf**

Da der Herzfehler selten ist und meist operativ korrigiert wird, gibt es nur wenig Information zum natürlichen Verlauf. Es gibt vereinzelt Fallberichte über unbehandelte Patienten, die ein hohes Lebensalter erreichen. Der Verlauf wird entscheidend von Begleitfehlbildungen und der Art des kammereigenen Myokards beeinflusst:
- Typ I
  - DILV ohne PS: Muskulatur der linken Herzkammer, kleine Auslasskammer, aus der die Aorta herauskommt sowie
    - 2 Einlassventile: Herzinsuffizienz, eingeschränkte Belastbarkeit, Eisenmenger-Reaktion, Letalität in den ersten 10 Lebensjahren ca. 30 %.
    - 1 gemeinsames Einlassventil: Das Einlassventil neigt zur Schließunfähigkeit, was die Herzinsuffizienz verstärkt. Letalität ca. 50 %.
    - Einengung der aortalen Ausflussbahn: Verstärkung der Herzinsuffizienz. Letalität ca. 90 %.
  - DILV mit mäßiger PS: Eingeschränkte Belastbarkeit, Neigung zu Herzrhythmusstörungen, Letalität ca. 5 %.
  - DILV mit schwere PS: Stark eingeschränkte Belastbarkeit, deutliche Zyanose, Neigung zu hypoxämischen Anfällen, Schlaganfällen, Letalität ca. 15 %.
  - DILV mit Pulmonalatresie: Stark eingeschränkte Belastbarkeit, deutliche Zyanose, Perfusion des Pulmonalkreislaufs über den Ductus arteriosus Botalli oder aortopulmonale Kollateralen, Letalität ca. 90 %.
- Typ II
  - DIRV mit mäßiger PS (Muskulatur der rechten Herzkammer), gemeinsames Einlassventil oder totale Lungenvenenfehleinmündung: Geringe Belastbarkeit, schwere Zyanose, Letalität ca. 95 %.

- **Spontanheilung**

Der Herzfehler bessert sich nicht spontan.

- **Indikation zur Behandlung**

Man empfiehlt generell die Behandlung (Fontan-Kreislauf), da der Verlauf ohne Behandlung im Einzelfall nicht prognostizierbar ist.

28.3 Symptomatik

UVH ohne PS: Herzinsuffizienz in den ersten Lebensmonaten, rezidivierende bronchopulmonale Infektionen, leichte Zyanose. Später geringe körperliche Belastbarkeit, rasches Ermüden nach Belastung.

UVH mit PS: Zyanose. Die weitere Klinik ist von der Art der Zusatzherzfehler abhängig.

28.4 Diagnostik

- **Echokardiographie**

Basisuntersuchung ist die Echokardiographie, alternativ die Magnetresonanztomographie.

Fragestellung: Kann der Typ der Fehlbildung festgestellt werden? Wie gut ist die Pumpleistung der gemeinsamen Herzkammer? Liegt eine Auslasskammer vor? Behindert die Auslasskammer den Blutfluss in den Systemkreislauf? Ein Druckgradient >10 mmHg spricht für eine Engstelle. Liegt eine Aortenstenose vor? Wenn ja, wie hoch ist der Gradient? Liegt eine Pulmonalstenose vor und wie hoch ist der Gradient? Wie hoch ist der Blutdruck in der Pulmonalarterie? Wie groß sind die Lungengefäße? Nakata-Index, McGoon-Ratio? Haben die Einlassventile in die Herzkammern ein Problem und welches? Bei Blutrückstau in einen der Vorhöfe: Muss man eine Ballonatrioseptostomie durchführen? Welche Begleitfehlbildungen liegen vor? Gibt es eine linke obere Hohlvene? Liegt eine Begleitfehlbildung vor, die auf einen offenen Ductus arteriosus angewiesen ist?

Die Innenwand der linken Herzkammer besitzt eine feine Trabekulierung, die Innenwand der rechten Kammer eine grobe Trabekulierung. Die Art der Trabekel gibt Hinweis auf den Typ des UVH.

- **Herzkatheteruntersuchung**

Bleiben Fragen offen, z. B. Widerstand in den Pulmonalgefäßen oder mit der Echokardiographie nicht sicher darstellbare Begleitfehlbildungen, wie die totale Lungenvenenfehleinmündung, steht die Herzkatheteruntersuchung zur Verfügung. Im Rahmen der Untersuchung können auch Notfalleingriffe durchgeführt werden, so z. B. eine Ballonatrioseptostomie, eine Ballondilatation des Ductus arteriosus Botalli oder die Ballondilatation einer Aortenisthmusstenose.

- **EKG**

Nachweis von Herzrhythmusstörungen.

- **O_2-Sättigungsmessung**

Einschätzung einer Notfallsituation: Bei einer O_2-Sättigung <75 % besteht Lebensgefahr.

- **Röntgenbild des Thorax**

Hinweis auf verstärkten Blutfluss durch den Lungenkreislauf, Diagnose von pulmonalen Infektionen, Hinweise auf Heterotaxie.

- **Assoziierte Herzfehler**

Bei jedem 3. Kind ist mit weiteren Fehlbildungen zu rechnen: Fehlbildungen des Vorhofseptums (ASD, PFO, gemeinsamer Vorhof), Heterotaxie (zwei gleiche Vorhöfe, ohne eigenen Krankheitswert) in ca. 25 %, Probleme der Einlassventile wie Schließunfähigkeit, Öffnungsschwierigkeiten oder gemeinsames Einlassventil (häufiger beim DIRV), Pulmonalatresie in ca. 5 %, restriktives Foramen bulboventrikulare in ca. 10 %, AS, Aortenklappenatresie, CoA in bis zu 5 %, IAA, Gefäßringe, linke obere Hohlvene ca. 10 % (ohne Krankheitswert, aber wichtig für die Operationsplanung), unterbrochene untere Hohlvene (ohne Krankheitsbedeutung), Lungenvenenfehleinmündung (häufiger beim DIRV), PDA in ca. 8 %.

28.5 Therapie

28.5.1 Üblicher Behandlungszeitpunkt

Der übliche Behandlungszeitpunkt ist in ◘ Tab. 28.1 aufgeführt.

28.5 · Therapie

Tab. 28.1 Behandlungszeitpunkt

Eingriff	Zusatztherapie	Zeitpunkt
Fontan-Kreislauf (totale cavopulmonale Anastomose)	Mit extrakardialem Konduit	Ab 2. Lebensjahr Körpergewicht >10 kg, bevorzugt 3.–4. Lebensjahr
	Mit intraatrialem Tunnel	Alter: 1,5–3 Jahre
Bidirektionaler cavopulmonaler Shunt	Teilschritt auf dem Weg zum Fontan-Kreislauf	Ab 6. Lebensmonat
Vorbereitungseingriffe		
Arteriopulmonaler Shunt [a]	Bei Pulmonalstenose mit ausgeprägter Zyanose Dosierung des Blutflusses in den Lungenkreislauf Anregung des Wachstums von Pulmonalarterien nach Anlage eines bidirektionalen cavopulmonalen Shunts	Zeitnah nach Diagnose des Problems
Korrektur einer Aortenisthmusstenose durch Operation oder Herzkathetermaßnahmen	Bei kritischer Minderdurchblutung der unteren Körperhälfte	Zeitnah in der Neonatalperiode
	Bei ausreichender Durchblutung der unteren Körperhälfte	Erster Lebensmonat
Korrektur einer totalen Lungenvenenfehleinmündung		Erster Lebensmonat
Bändelung der Pulmonalarterie [b]	Zur Begrenzung eines übermäßigen Blutflusses im Lungenkreislauf zur Behandlung einer Herzinsuffizienz und Schutz der Lungengefäße Die Bändelung kann eine Subaortenstenose hervorrufen oder eine bereits bestehende Subaortenstenose verstärken	1.–3. Lebensmonat
Damus-Kaye-Stansel-Operation	Bei Aortenstenose	Ab dem 6. Lebensmonat oder früher
Arterielle Switch-Operation	Zur Umwandlung einer Aortenstenose in eine Pulmonalstenose	Neonatalperiode
Ballonatrioseptostomie (oder chirurgische Atrioseptektomie)	Bei Begleitfehlbildung: Mitralstenose	Neugeborenenperiode
Dilatation eines Ductus arteriosus mit Stenteinlage	Bei Pulmonalstenose mit ausgeprägter Zyanose, Pulmonalatresie	Neugeborenenperiode, wenn der Ductus arteriosus noch durchgängig ist
Septierung der gemeinsamen Herzkammer		Ab 2. Lebensjahr, bevorzugt 5.–10. Lebensjahr

(Fortsetzung)

Tab. 28.1 (Fortsetzung)

ᵃSystempulmonaler Shunt zur Verbesserung der Lungendurchblutung bei schwerer Pulmonalstenose oder Pulmonalatresie. Bei einer Pulmonalatresie erfolgt der Eingriff in der Neonatalperiode, bei einer Pulmonalstenose in Abhängigkeit von der Schwere der Zyanose, wenn die O_2-Sättigung <70 % ist. Der Shunt kann auch zusammen mit einem bidirektionalen cavopulmonalen Shunt kombiniert werden, wenn aufgrund des verminderten Blutflusses in das Lungengefäßbett ein adäquates Wachstum der Lungenarterien ausbleibt

ᵇ Bändelung einer Pulmonalarterie: Eine Aortenstenose mit einem Druckgradienten >20 mm Hg wird als Kontraindikation angesehen. Nach der Bändelung kann es zu einer Vermehrung der Muskulatur in der gemeinsamen Herzkammer kommen und es kann sich eine Subaortenstenose ausbilden, sodass aufwendige Operationen zur Vorbereitung der Fontan-Operation notwendig werden. Das Band sollte deshalb bereits nach wenigen Monaten wieder entfernt werden und die Korrekturoperation zumindest in Teilschritten erfolgen. Wenn nach der Bändelung eine zu starke Zyanose auftritt, kann die Bändelung mit einem arteriopulmonalen Shunt kombiniert werden

28.5.2 Therapeutisches Vorgehen

- **Therapieziel**

Herstellung erträglicher Arbeitsverhältnisse für die gemeinsame Herzkammer, Trennung von Pulmonal- und Systemkreislauf.

Die Korrektur des Vitiums ist fast ausschließlich durch die Fontan-Operation möglich, selten durch eine Septierungsoperation.

28.5.2.1 Fontan-Operation

Man konstruiert ein Herz, in dem arterielles und venöses Blut getrennt fließen und das kraftsparend arbeiten kann, weil es nur in den Systemkreislauf pumpen muss. Der Blutfluss durch den Pulmonalkreislauf erfolgt passiv ohne Pumpkammer. Beschreibung von Eingriffstechnik, Voraussetzungen und Aufwand ▶ Kap. 6.

- **Voraussetzungen**

Der Eingriff erfordert ein Mindestalter des Kindes, da sonst die Gefahr besteht, dass der unnatürliche Kreislauf nicht funktioniert. Um die Voraussetzungen für den Fontan-Kreislauf zu schaffen, sind bei ca. 80 % der Kinder ein oder mehrere Voroperationen oder interventionelle Eingriffe nötig. Zu den Bedingungen, dass der Kreislauf funktioniert gehören ein funktionierendes Einlassventil in die Kammer, eine akzeptable Pumpleistung der Kammer, eine ausreichende Aufnahmekapazität der Pulmonalgefäße, ein geringer Druck und Widerstand im Pulmonalgefäßsystem und ein hindernisfreier Blutfluss in den Systemkreislauf.

Meßwerte als Voraussetzungen für eine gut funktionierende Fontan-Zirkulation: R_p <2–4 WE × m², Mitteldruck in der Pulmonalarterie <15 mmHg, Nakata-Index >250–300 mm/m²KOF, McGoon-Ratio >1,8–2, EF >60 %, LA-Füllungsdruck <12 mmHg, transpulmonaler Gradient 6–8 mmHg.

Voraussetzungen für einen gut funktionierenden bidirektionalen cavopulmonalen Shunt: R_p <4 WE × m², Mitteldruck in der Lungenarterie <15 mm Hg, Nakata-Index >300/m²KOF, McGoon-Ratio >2.

Beispiele für die Instillation eines Fontan-Kreislaufs beim verschiedenen Variationen des UVH: ◘ Abb. 28.3, 28.4, 28.5 und 28.6.

28.5.2.2 Septierungsoperation

Erforderlich ist die Öffnung des Brustkorbs, Einsatz der Herz-Lungen-Maschine sowie die Öffnung des Herzens.

Eingriffstechnik: Kunststoffgewebe wird als neue Trennwand (Ventrikelseptum) in der Mitte der Herzkammer von der Herzspitze bis zur Herzbasis eingezogen und zwischen den Einlassventilen und den Auslassventilen der gemeinsamen Herzkammer befestigt. Liegt eine PS vor, wird die Pulmonalklappe verschlossen und eine Gefäßprothese zwischen rechtem Ventrikelanteil und Pulmonalarterie interponiert (◘ Abb. 28.7).

28.5 · Therapie

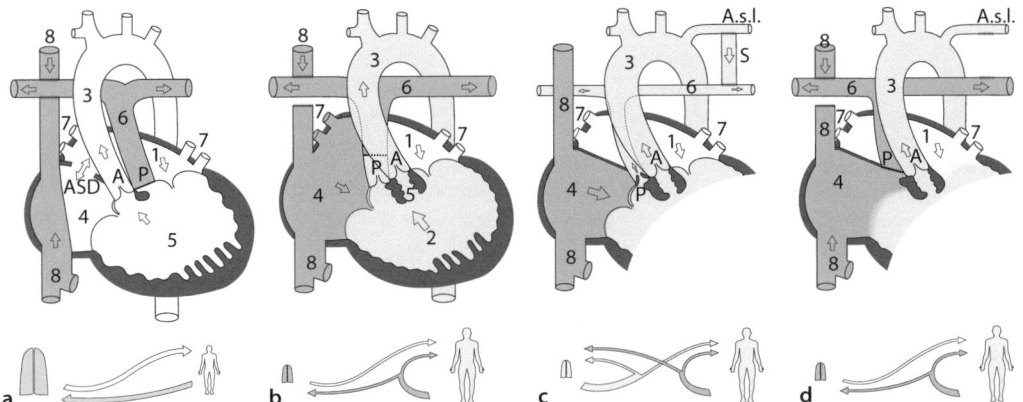

Abb. 28.3 Fontan-Kreislauf-Instillation. a Einzeitige Instillation eines Fontan-Kreislaufs bei einem UVH vom Typ DIRV mit PS: Der frühere Eingang in die Pulmonalarterie (unterhalb *P*) wurde verschlossen, V. cava superior und V. cava inferior *8* wurden an den rechten Seitenast der Pulmonalarterie *6* angeschlossen. Die gemeinsame Herzkammer *5* pumpt arterielles Blut (*weiß*) in die Aorta *3*, das venöse Blut (*dunkelgrau*) fließt an der pumpenden Herzkammer vorbei in den Pulmonalkreislauf. Kreislaufdiagramm: In den Systemkreislauf fließt via Herzkammer arterielles Blut hinein, in den Pulmonalkreislauf neben der Herzkammer venöses Blut. Pulmonal- und Systemkreislauf werden gleich stark mit Blut durchströmt ($Q_p = Q_s$), die Zyanose ist beseitigt (*weißer Mensch*). **b** UVH vom Typ DILV: Bidirektionale cavopulmonale Anastomose vor der Fontan-Operation: Nur die V. cava superior *8* wurde an den rechten Ast der Pulmonalarterie *6* angeschlossen. Der frühere Eingang in die Pulmonalarterie (bei *P*) wurde verschlossen. In den Pulmonalkreislauf fließt an der Pumpkammer vorbei ca. die Hälfte des venösen Bluts (*dunkelgrau*), in den Systemkreislauf fließt Mischblut (*hellgrau*). Kreislaufdiagramm: In den Pulmonalkreislauf fließt außerhalb der Herzkammer venöses Blut, in den Systemkreislauf fließt via Herzkammer Mischblut. Der Systemkreislauf wird stärker perfundiert als der Pulmonalkreislauf, es besteht eine Zyanose (*grauer Mensch*). 6–9 Monate nach der Operation kann meist die Komplettierung zum Fontan-Kreislauf vorgenommen werden durch Anschluss der V. cava inferior an die Pulmonalarterie. **c** UVH vom Typ DILV mit Pulmonalstenose und hypoplastischen Pulmonalterien. Arteriopulmonaler Shunt: Die Pulmonalarterie *6* ist hypoplastisch und hat keine adäquate Aufnahmekapazität für das venöse Blut. Es wird eine Gefäßprothese *S* zwischen der linken A. subclavia (*A.s.l*) und dem linken Ast der Pulmonalarterie *6* eingezogen. Kreislaufdiagramm: $Q_p < Q_s$, Zyanose (*grauer Mensch*). **d** Bidirektionaler cavopulmonaler Shunt nach Wachstum der Pulmonalarterie: Die V. cava superior *8* wurde an den rechten Ast der Pulmonalarterie *6* angeschlossen und der Stamm der Pulmonalarterie occludiert. Kreislaufdiagramm: $Q_p < Q_s$, Zyanose (*grauer Mensch*), die Hälfte des venöses Bluts fließt außerhalb des Herzens in das Pulmonalgefäßsystem

Voraussetzungen

Keine akuten oder chronischen Infektionen. Die gemeinsame Herzkammer muss groß genug sein, um aus ihr 2 ausreichend große Pumpkammern herzustellen. Sie soll ausreichende Pumpkraft haben (EF >60 %) und ihre Muskulatur sollte nicht hypertrophiert sein. Falls eine Stenose am Eingang in den Systemkreislauf vorliegt, muss sie beseitigt werden können, z. B. Erweiterung eines restriktiven Foramen bulboventriculare. Falls eine Stenose am Eingang in den Pulmonalkreislauf vorliegt, muss sie ebenfalls beseitigt werden können, z. B. durch Einziehen eines Konduits. Es darf keine schwere Lungengefäßerkrankung vorliegen (Lungengefäßwiderstand <8 E × m²KOF). Die Lungengefäße müssen ausreichende Größe haben (McGoon-Ratio >1,5, Nakata-Index >200 mm²/m²KOF). Es müssen 2 funktionstüchtige Herzklappen zwischen Vorhöfen und Herzkammern vorhanden oder herstellbar sein. Beide Einlassventile müssen ausreichend groß sein.

> Bei asymmetrischer Aufhängung einer gemeinsamen Herzklappe im Ventrikel ist der Eingriff nicht möglich.

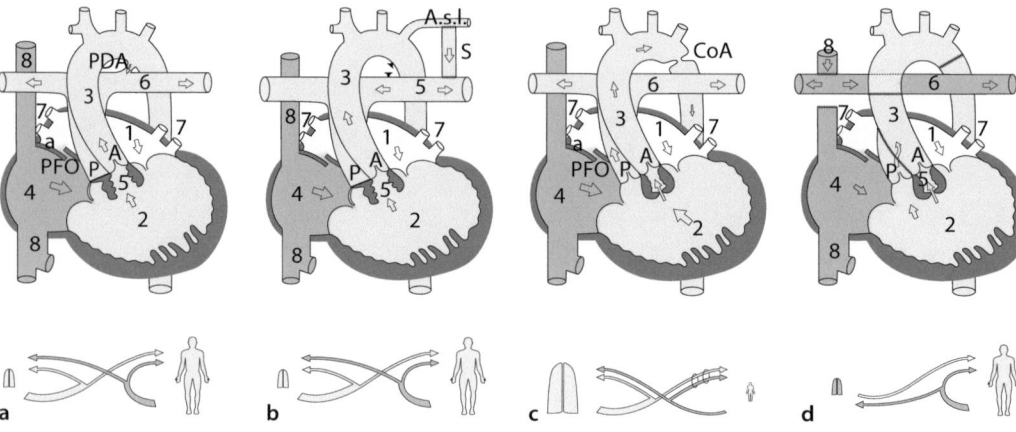

Abb. 28.4 Fontan-Kreislauf-Instillation. a UVH vom Typ DIlV mit mit Pulmonalatresie. Ausgangsbefund: Pumpkammer mit linksventrikulärer Muskulatur *2*, kleine rechte Auslasskammer *5*, an die die Aorta *3* angeschlossen ist. Die Pulmonalklappe *P* ist verschlossen. Mischblut (*hellgrau*) fließt von der Aorta *3* durch den offenen Ductus arteriosus Botalli (*PDA*) in die Pulmonalarterien *6*. Bei spontanem Verschluss des Ductus droht der Tod. **b** Arteriopulmonaler Shunt: Zwischen der linken A. subclavia (*A.s.l*) und der Pulmonalarterie *6* wurde eine Gefäßprothese *S* implantiert, die den Blutfluss zum Pulmonalkreislauf sichert, der Ductus wurde verschlossen. Nächster Operationsschritt kann die einzeitige Fontan-Operation sein. **c** UVH vom Typ DIlV mit Aortenisthmusstenose und enger Auslasskammer. Ausgangssituation: Die Aorta *3* kommt aus einer engen Auslasskammer heraus und die gemeinsame Herzkammer *2* (Muskulatur einer linken Herzkammer) hat Schwierigkeiten, Blut in die Aorta hineinzupumpen. Der Eingang in die Pulmonalarterie *6* ist hingegen nicht eng und die Pulmonalklappe (*P*) funktioniert gut. Distal des Aortenbogens hat die Aorta eine sanduhrförmige Engstelle (*CoA*). Venöses (*dunkelgrau*) und arterielles (*weiß*) Blut fließt aus den beiden Vorhöfen *1* und *4* in die Pumpkammer *2*, vermischt sich (*hellgrau*), und wird in Aorta *3* und Pulmonalarterie *6* gepumpt. Im Systemkreislauf und insbesondere in der unteren Körperhälfte kommt nur wenig Blut (*dünner Pfeil*) in Aorta descendens) an. Kreislaufdiagramm: In beide Kreisläufe fließt Mischblut, $Q_p > Q_s$, es besteht eine Zyanose (*grauer Mensch*). **d** Damus-Kaye-Stansel-Operation mit bidirektionaler cavopulmonaler Anastomose und Resektion der Aortenisthmusstenose: Der Stamm der Pulmonalarterie *6* mit seiner gut funktionierenden Pulmonalklappe *P* wurde mit der Aorta ascendens anastomosiert. damit die Pumpkammer *2* ohne Hindernis in den Systemkreislauf pumpen kann. Die CoA wurde mittels End-zu-End-Anastomose der Aortenstümpfe reseziert. Der Blutzufluss zum Systemkreislauf ist damit normalisiert. Die V. cava superior *8* wurde an den rechten Seitenast der Pulmonalarterie *6* angeschlossen. In den Pulmonalkreislauf fließt anschließend nur venöses Blut hinein (ca. 50 % des gesamten venösen Bluts), in den Systemkreislauf Mischblut. Kreislaufdiagramm: In den Lungenkreislauf fließt vorbei an der Pumpkammer venöses Blut, in den Systemkreislauf via Herz Mischblut, $Q_p < Q_s$. Es besteht eine Zyanose (*grauer Mensch*). Nächster Operationsschritt kann die Komplettierung zum Fontan-Kreislauf sein durch Anschluss der V. cava inferior an den rechten Pulmonalartereinast

- **Aufwand**
Anhang.

28.5.3 Behandlung von Zusatzfehlbildungen

Die Behandlungsschritte werden individuell geplant.

In einem Fontan-Kreislauf ist ein Vorhofseptumdefekt erwünscht, bei einer Septierungsoperation wird ein Vorhofseptumdefekt simultan verschlossen.

Heterotaxie: Keine Behandlung erforderlich. Bei Kombination mit einer Asplenie erhöhte Infektanfälligkeit und erhöhtes Endokarditisrisiko.

Einlassventile: Sowohl in einem Fontankreislauf als auch bei einer Septierungsoperation müssen die Einlassventile funktionieren. Ggf. werden sie rekonstruiert. Liegt eine Mitralstenose vor, so kann vor der Fontan-Ope-

28.5 · Therapie

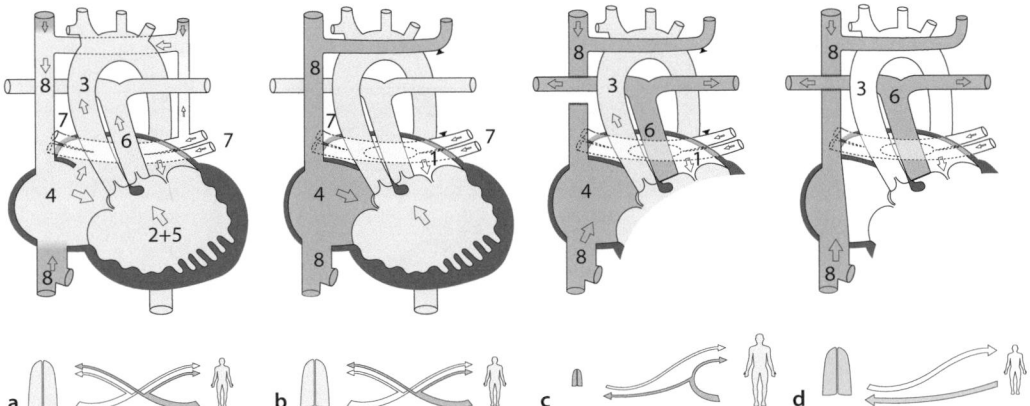

Abb. 28.5 Fontan-Kreislauf-Instillation. a UVH vom Typ DIRV mit mäßiger Pulmonalstenose und totaler Lungenvenenfehleinmündung, Ausgangssituation: Die gemeinsame Herzkammer *2 + 5* hat die Muskulatur einer rechten Kammer *5*, es gibt keine Auslaßkammer. Am Eingang in die Pulmonalarterie *6* sitzt vor der Pulmonalklappe ein Muskelbündel und behindert mäßig den Bluteinstrom in den Pulmonalkreislauf. Die Lungenvenen *7* haben keinen Kontakt zum linken Vorhof . Das arterielle Blut (*weiß*) fließt durch eine embryonale Vene in die V. anonyma und weiter in die V. cava superior *8*. Auf seinem Weg mischt es sich mit venösem Blut (*grau*). Das Mischblut (*hellgrau*) fließt in den rechten Vorhof *4*, durch einen Defekt im Vorhofseptum in den linken Vorhof und aus beiden Vorhöfen in die gemeinsame Herzkammer *2 + 5*. Von dort wird es in die Aorta *3* und die Pulmonalarterie *6* gepumpt. Der rechte Vorhof ist durch die übermäßige Blutfüllung vergrößert. Kreislaufdiagramm: In den Lungenkreislauf fließt Mischblut, in den Systemkreislauf fließt Mischblut. $Q_p = Q_s$. Es besteht eine Zyanose (*grauer Mensch*). **b** Anschluss der Lungenvenen an den linken Vorhof: Zwischen den Lungenvenen *7* und dem linken Vorhof *1* wurde eine Verbindung geschaffen und die embryonale Vene wurde verschlossen. Arterielles Blut (*weiß*) fließt jetzt direkt in den linken Vorhof und die gemeinsame Herzkammer , venöses Blut (*grau*) fließt aus den Hohlvenen *8* in den rechten Vorhof und in die gemeinsame Herzkammer. Der rechte Vorhof hat normale Größe. In der gemeinsamen Kammer mischt sich das Blut (*hellgrau*). Mischblut wird in die Aorta und die Pulmonalarterie gepumpt. Kreislaufdiagramm: Wie bei der Ausgangssituation. **c** BCPS: Die V. cava superior *8* wurde an den rechten Ast der Pulmonalarterie *6* angeschlossen und der Stamm der Pulmonalarterie occludiert. Kreislaufdiagramm: $Q_p < Q_s$, Zyanose (*grauer Mensch*), die Hälfte des venöses Blutes fließt außerhalb des Herzens in das Pulmonalgefäßsystem. **d** Komplettierung zum Fontan-Kreislauf: Die V. cava inferior *8* wurde an die Pulmonalarterie *6* angeschlossen. Kreislaufdiagramm: In den Systemkreislauf fließt via Herzkammer arterielles Blut hinein, in den Pulmonalkreislauf neben der Herzkammer venöses Blut. Pulmonal- und Systemkreislauf werden gleich stark mit Blut durchströmt ($Q_p = Q_s$), die Zyanose ist beseitigt (*weißer Mensch*)

ration anstelle einer Klappenrekonstruktion die Ballonatrioseptostomie oder ggf. eine chirurgische Entfernung des Vorhofseptums erfolgen.

Aorta: Ein unterbrochener Aortenbogen oder eine präduktale Aortenisthmusstenose werden notfallmäßig vor der Korrektur des UVH operiert, die Aortenisthmusstenose kann ggf. interventionell dilatiert werden. Eine postduktale Aortenisthmusstenose wird elektiv vor der Korrektur operiert oder mit Herzkathetertechniken behandelt.

Eine linke obere Hohlvene wird während der bidirektionalen cavopulmonale Shunt-Operation oder der Fontan-Operation an den linken Hauptast der Pulmonalarterie angeschlossen. Bei einer Septierungsoperation wird die Hohlvene belassen, da sie bei diesem Korrekturverfahren keine Krankheitsbedeutung hat.

Eine TAPVC vom supra- oder infrakardialen Typ (▶ Kap. 13) wird notfallmäßig in der Neugeborenenperiode vor Korrektur des UVH operiert. Der kardiale Typ kann im Falle eines Fontan-Kreislaufs unkorrigiert bleiben.

Der Ductus arteriosus Botalli wird frühzeitig bzw. während der ersten Vorberei-

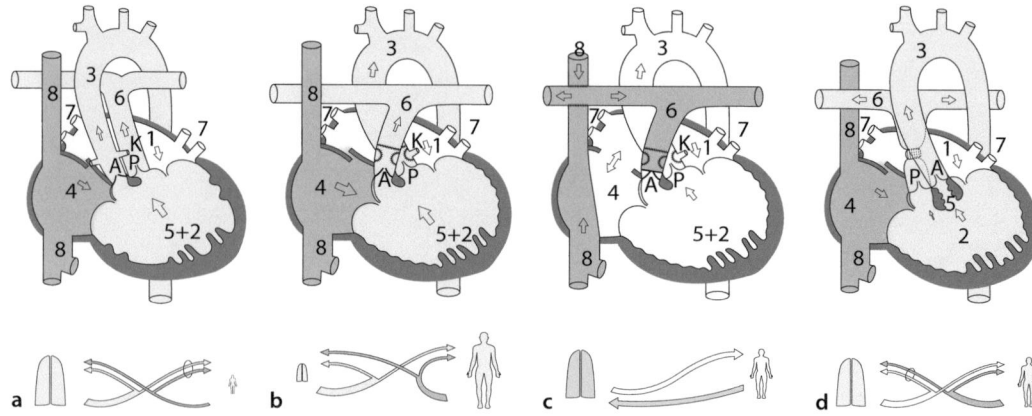

Abb. 28.6 Fontan-Kreislauf-Instillation. a UVH vom indifferenten Typ mit Aortenklappenstenose. Ausgangsbefund: Die Muskulatur der Herzwand kann weder der linken noch der rechten Herzkammer zugeordnet werden (*2 + 5*). Die Aortenklappe A hat starre Klappensegel und öffnet nicht gut, sodass die Pumpkammer Schwierigkeiten hat, genug Blut in den Systemkreislauf zu befördern. Andererseits funktioniert das Ventil der Pulmonalarterie P gut. Kreislaufdiagramm: In den Pulmonal- und den Systemkreislauf fließt Mischblut (*hellgrau*) hinein: $Q_p > Q_s$. Es besteht eine Zyanose (*grauer Mensch*). **b** Arterielle Switch-Operation. Aorta *3* und Pulmonalarterie *6* werden oberhalb ihrer Rückschlagventile durchtrennt, vertauscht und am gegenseitigen Arterienstumpf wieder angeschlossen. Zusätzlich werden die beiden Herzkranzgefäße *K* in den neuen Aortenstumpf umtransplantiert. Anschließend kann die Pumpkammer ohne Hindernis in den Systemkreislauf pumpen. Am Eingang in den Pulmonalkreislauf liegt jetzt eine Stenose vor, sodass das Pulmonalgefäßbett geschützt wird. Kreislaufdiagramm: Beide Kreisläufe werden mit Mischblut perfundiert, $Q_p < Q_s$, es besteht eine Zyanose (*grauer Mensch*). **c** Fontan-Operation. Die beiden Hohlvenen *8* wurden an den rechten Ast der Pulmonalarterie *6* angeschlossen. Beschreibung der Blutflüsse im Herzen und in den Kreisläufen Abb. 28.3a. **d** UVH vom Typ DILV ohne Pulmonalstenose, Bändelung der Pulmonalarterie: Der Anfangsteil der Pulmonalarterie wurde eingeengt, sodass der Blutzufluss zum Lungenkreislauf begrenzt wird. Kreislaufdiagramm: In beide Kreisläufe fließt Mischblut (*hellgrau*) $Q_p = Q_s$, Zyanose (*grauer Mensch*)

tungsoperationen verschlossen, soweit er nicht für den Blutzufluss zum Lungenkreislauf gebraucht wird. Ansonsten kann er während der Korrekturoperationen des UVH verschlossen werden.

28.5.4 Behandlungsergebnis

- **Fontan-Kreislauf**

Die negativen Auswirkungen der Fehlbildungen werden beseitigt bis auf die Möglichkeit des Herzens zur adäquaten Leitungssteigerung bei erhöhtem O_2-Bedarf des Körpers.

- **Septierungsoperation**

Die negativen Auswirkungen der Fehlbildungen werden beseitigt, die Pumpleistung der Herzkammern bleibt aber voraussichtlich eingeschränkt. Beim gesunden Herzen ist die Muskulatur des Ventrikelseptums am Pumpvorgang wesentlich beteiligt und eine Kunststoffwand kann diese Aufgabe nicht erfüllen.

- **Bidirektionaler cavopulmonaler Shunt**

Die Herzinsuffizienz durch Volumen und Arbeitsbelastung der Herzkammer wird gebessert, die Neigung zu bronchopulmonalen Infektionen wird reduziert, eine Schädigung der Pulmonalgefäße wird verhindert.

- **Arteriopulmonaler Shunt oder Ballondilatation eines Ductus arteriosus**

Beim UVH ohne Pulmonalstenose (PS) wird durch eine dosierte Perfusion des Pulmonalkreislaufs eine Volumenbelastung von linkem

28.5 · Therapie

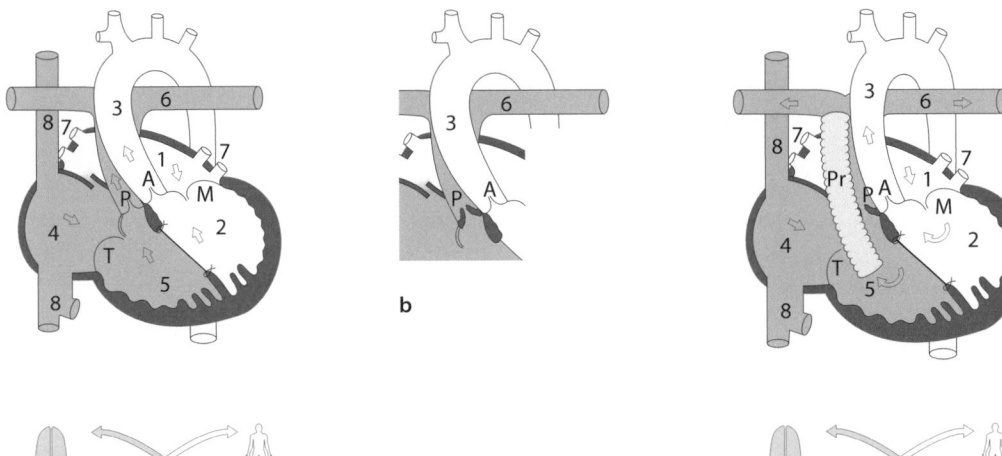

◘ **Abb. 28.7** UVH vom TypDIRV. **a** Ohne Pulmonalstenose: Septierungsoperation: In der Mitte der gemeinsamen Kammer wurde eine Kunststoffwand eingezogen, die einen rechten Kammeranteil 5 von einem linken Kammeranteil 2 trennt. Die Blutflüsse im Herzen sind normalisiert. Kreislaufdiagramm ◘ Abb. 28.1a. **b** Mit Pulmonalstenose: Verdickte, starre Klappensegel der Pulmonalklappe P. **c** Septierungsoperation mit Konduit: Zur Überbrückung einer Pulmonalstenose (bei P) wurde eine Gefäßprothese Pr zwischen rechtem Ventrikelanteil 5 und Pulmonalarterie 6 interponiert

Vorhof und der Kammer reduziert, beim UVH mit PS werden die Zyanose abgemildert, hypoxämische Krisen verhindert und das Wachstum von Pulmonalgefäßen angeregt.

- **Bändelung der Pulmonalarterie**

Beim UVH ohne PS leichte Besserung der Herzinsuffizienz, Reduktion bronchopulmonaler Infektionen, Prävention einer Schädigung der Pulmonalgefäße.

- **Damus-Kaye-Stansel-Operation**

Besserung der Herzinsuffizienz, Reduktion bronchopulmonaler Infektionen, Prävention einer Schädigung der Pulmonalgefäße.

- **Arterielle Switch-Operation**

Besserung der Herzinsuffizienz.

- **Korrektur einer Aortenisthmusstenose**

Die Arbeitsbelastung der gemeinsamen Herzkammmer wird reduziert.

- **Ballonatrioseptostomie**

Die Auswirkungen einer Mitralstenose werden beseitigt.

28.5.5 Risiko der Eingriffe

Fontan-Operation: Letalität 3–5 % (internationale Statistiken), <2 % in deutschen Statistiken bei Operation zwischen dem 1. und 18. Lebensjahr. Risikoerhöhend sind rechtsventrikuläres Myokard (DIRV), hypertrophiertes Myokard, Blutdruck in der Pulmonalarterie >20 mmHg, Subaortenstenose, schließunfähige Kammereinlassventile, Herzrhythmusstörungen oder ein Poly- oder Aspleniesyndrom (► Kap. 6).

Spezifische Eingriffsrisiken der Septierungsoperation und vorbereitender Maßnahmen vor der Fontan-Operation (◘ Tab. 28.2).

- **Weitere perioperative Probleme**

Probleme nach der Fontan-Operation, dem bidirektionalen cavopulmonalen Shunt, arteriopulmonalen Shunts, der Bändelungsoperation, der Damus-Kaye-Stansel-Operation und der Herzkatheterweitung des Ductus arteriosus sind in ► Kap. 6, 8, und 15 aufgeführt. Probleme nach der arteriellen Switch-Operation ► Kap. 29, nach der Korrektur der Aor-

Tab. 28.2 Eingriffsrisiko

Eingriff	Eingriffstypische Risiken	Letalität
Septierungsoperation	Verletzung der Erregungsleitung	bis 25 % (kleine Fallzahlen)
Bidirektionaler cavopulmonaler Shunt	V.-cava-superior-Syndrom	0,5–2 %
Erweiterung eines restriktiven Foramen bulboventrikulare	Verletzung der Erregungsleitung	
Damus-Kaye-Stansel-Operation	eingriffstypische Risiken: Aorteninsuffizienz	Ca. 5 %

tenisthmusstenose ► Kap. 26 und nach der Korrektur der totalen Lungenvenenfehleinmündung ► Kap. 13.

28.5.6 Verlauf nach den verschiedenen Eingriffen

28.5.6.1 Fontan-Kreislauf

Die körperliche Entwicklung verläuft normal (zum Teil bestehen zentralnervöse Defekte), Lebensqualität: gut bis befriedigend, die körperliche Belastbarkeit ist stark eingeschränkt (ca. 60 % der normalen Belastbarkeit). Berufe mit geringer Belastung und Sport der Klasse IV sind meist möglich. Schwangerschaften sind mit hohem Risiko verbunden. Überlebensraten nach 20 Jahren >80 % (besser beim DILV als beim DIRV), Überlebensraten nach 5 Jahren bei assoziierten Blutflussbehinderungen in den Systemkreislauf <60 %.

28.5.6.2 Septierungsoperation

Kleine Statistiken bescheinigen normale körperliche Entwicklung, von der Hälfte der Patienten wird eine gute Lebensqualität und gute körperlicher Belastbarkeit angegeben. Eine individuelle Beratung vor sportlichen Aktivitäten, Berufswahl oder Schwangerschaften ist erforderlich. Die Hälfte der Kinder gibt mäßige bis starke Beschwerden an, bei jedem 5. Kind liegt eine schwere Herzinsuffizienz vor. Überlebensraten nach 1 Jahr ca. 80 %, nach 10 Jahren ca. 70 %.

Zu einem günstigen Verlauf disponieren eine große gemeinsame Herzkammer, funktionierende Einlassventile und ein hindernisfreier Eingang in den System- und Pulmonalkreislauf.

28.5.6.3 Voroperationen

Nach den Voroperationen, systempulmonaler Shunt, Pulmonalisbändelung, Damus-Kaye-Stansel-Operation, arterielle Switch-Operation und bidirektionaler cavopulmonaler Shunt, persistiert die Zyanose und die körperliche Belastbarkeit bleibt eingeschränkt.

Besonderheit nach dem bidirektionalem cavopulmonalem Shunt (Arbeits- und Volumenentlastung der gemeinsamen Herzkammer): Zunächst gute körperliche Entwicklung, Besserung der körperlichen Belastbarkeit, Lebensqualität gut bis akzeptabel. Zunahme der Zyanose nach einigen Jahren durch pulmonale arteriovenöse Shunts (in ca. 20 %), Minderperfusion der unteren Lungenabschnitte, unzureichendes Wachstum der Pulmonalarterien. Es werden allerdings keine schweren Spätkomplikationen wie nach der Fontan-Operation gesehen, Überlebensraten nach 2 Jahren bis zu 90 %.

- **Postoperative Medikamente, Nachuntersuchungen, Folgeeingriffe**

Ob nach den verschiedenen Eingriffen eine Antikoagulation erforderlich ist, muss individuell entschieden werden. Das Thromboserisiko nach Fontan-Operation ist >20 %. Alle

Patienten bedürfen einer lebenslangen kardiologischen Überwachung mit EKG, Echokardiographie und u. U. Laboruntersuchungen. **Fragestellung**: Herzrhythmusstörungen? Nach Vorbereitungsoperationen: Zu kleiner systempulmonaler Shunt, mangelndes Wachstum der Pulmonalgefäße, zu enges Pulmonalisband oder Subaortenstenose, Anastomosenstenose nach Damus-Kaye Stansel-Operation, Aortenklappeninsuffizienz. Nach bidirektionalem cavopulmonalem Shunt, nach Fontan-Operation: Anastomosenstenosen, Schließunfähigkeit der Ventrikeleinlassventile, arteriopulmonale Shunts? Myokardiale Insuffizienz? Progressive Lungengefäßerkrankung? Laboruntersuchungen sind bei Komplikationen des Fontan-Kreislaufs notwenig. Bei Fenestrierung: Verschlussindikation? Nach Septierungsoperation: Insuffizienz eines Konduits?

> Mit Folgeeingriffen am Herzen ist zu rechnen.

Wenn ein arteriopulmonaler Shunt beim Neugeborenen angelegt wurde, wird er meist nach ca. 1½ Jahren zu klein und muss ausgetauscht werden.

Nach Pulmonalisbändelung wird mit dem Wachstum des Kindes das Band zu eng. Man rechnet bei ca. 20 % der Patienten mit einer Nachoperation innerhalb von 2 Jahren, wenn nicht früher die Korrekturoperation erfolgt.

Nach einer Damus-Kaye-Stansel-Operation können sich narbige Engstellen im Operationsgebiet ausbilden, die Nachkorrekturen erfordern.

Nach der Fontan-Operation werden Folgeeingriffe zur Behandlung von Herzrhythmusstörungen erforderlich, Herzkathetereingriffe oder Operationen zum Verschluss von Kollateralgefäßen in der Lunge und zur Beseitigung narbiger Engstellen an den Anschlussbereichen der Blutgefäße oder wenn Herzklappen schließunfähig werden. Folgeoperationen können wegen Subaortenstenosen erforderlich werden.

Wenn bei der Septierungsoperation ein Konduit verwendet wurde, muss dies ausgetauscht werden, wenn es zu klein wird oder Engstellen entstehen.

Über die Hälfte der Kinder sind Herzschrittmacherträger und benötigen Austauschoperationen des Schrittmacheraggregates u. U. Wechsel der Elektroden.

> Gelegentlich müssen die BCPS oder Fontan-Operation rückgängig gemacht werden, weil der unnatürliche Kreislauf nicht vertragen wird.

■ **Beurteilung der Behandlungsergebnisse**
Vorbereitende Operationen: Ausreichend.
Fontan-Operation oder Septierungsoperation: Befriedigend bis ausreichend.

28.6 Weitere Informationen

■ **Inzidenz**
Seltenes kongenitales Herzvitium (ca. 1–5 % aller angeborenen Herzfehler). Jungen sind häufiger als Mädchen betroffen. Der Herzfehler wird relativ selten operiert. Die beschriebenen Operationsverfahren werden jedoch z. T. auch bei anderen Herzfehlern eingesetzt, sodass aussagekräftige Informationen über Risiken und Ergebnisse einzelner Eingriffe vorliegen. In Deutschen Herzzentren werden jährlich ca. 250 Fontan-Operationen vorgenommen.

■ **Ursachenforschung**
Eine erhöhte Inzidenz bei väterlichem Nikotin- und Alkoholgenuss und mütterlichem Genuss von Marihuana oder Einnahme von Isoretinoin wird diskutiert (keine statistisch relevanten Daten).

■ **Assoziation mit körperlichen Fehlbildungen**
Situs inversus und Heterotaxie in ca. 10 %. Ein Situs ambiguus mit 2 rechten Vorhöfen ist mit einer Aspenie kombiniert, ein Situs ambiguus mit 2 linken Vorhöfen mit einer

Polysplenie. Man findet bei etwa 10 % von Kindern mit einem Typ I bzw. A des Herzfehlers (DILV) und bei ca. 25 % mit einem Typ II bzw. B (DIRV) keine Milz.

Als Chromosomenanomalien mit entsprechenden körperlichen Fehlbildungen werden beobachtet: DiGeorge-Syndrom, Trisomie 13 und 18, das Cri-du-Chat-Syndrom, das Apert-Syndrom, das Short-ib-Polydactyly-Syndrom und die CHARGE-Assoziation.

- **Empfehlungen zur Endokarditisprophylaxe (individuelle Beratung erforderlich)**
  – Bei unbehandelten Vitien, nach Vorbereitungsoperationen, nach Einsetzen eines Konduits, bei besonderen hämodynamischen Restbefunden: dauerhafte Endokarditisprophylaxe.
  – Bei Asplenie individuelle Beratung.
  – Nach Korrekturoperationen mit Fremdmaterial: 6 Monate lang postoperativ Endokarditisprophylaxe.

Transposition der großen Arterien

Inhaltsverzeichnis

29.1 Anatomie – 348

29.2 Verlauf – 349

29.3 Symtomatik – 352

29.4 Diagnostik – 352

29.5 Therapie – 352
29.5.1 Üblicher Behandlungszeitpunkt – 352
29.5.2 Therapeutisches Vorgehen – 352
29.5.3 Behandlung von Zusatzfehlbildungen – 358
29.5.4 Behandlungsergebnis – 359
29.5.5 Risiko der Eingriffe – 359
29.5.6 Verlauf nach Behandlung der TGA – 360

29.6 Weitere Informationen – 362

© Springer-Verlag GmbH Deutschland, ein Teil von Springer Nature 2021
U. Blum et al., *Kompendium angeborene Herzfehler bei Kindern*,
https://doi.org/10.1007/978-3-662-61289-7_29

29.1 Anatomie

- **Gesundes Herz**

Der linke Ventrikel pumpt arterielles Blut durch die Aorta in den Systemkreislauf, der rechte Ventrikel venöses Blut durch die Pulmonalarterie in den Pulmonalkreislauf. Vorhöfe und Ventrikel sind durch Trennwände voneinander separiert. Aorta und Pulmonalarterie stehen nicht miteinander in Verbindung. Die beiden Vorhöfe und Ventrikel haben gleiche Größe (◘ Abb. 29.1a). Der Blutfluss im Pulmonalkreislauf (Q_p) entspricht dem Fluss im Systemkreislauf (Q_s).

- **Herz mit einer Transposition der großen Arterien (d-TGA)**

Aorta und Pulmonalarterie sind an die falschen Herzkammern angeschlossen. Venöses Blut rezirkuliert im Systemkreislauf und arterielles Blut rezirkuliert im Pulmonalkreislauf (◘ Abb. 29.1b).

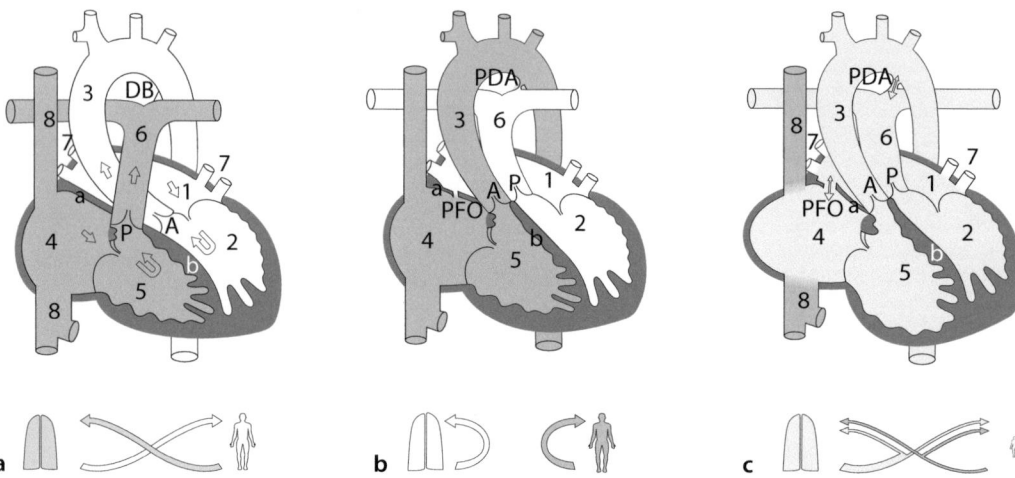

◘ **Abb. 29.1** **Herz. a** Gesundes Herz, Herzschema: Arterielles Blut (*weißer Pfeil*) fließt von den Lungenvenen 7 in den linken Vorhof 1, in den linken Ventrikel 2 und die Aorta 3. Venöses Blut (*grauer Pfeil*) fließt von den Hohlvenen 8 in den rechten Vorhof 4, den rechten Ventrikel 5 und die Pulmonalarterie 6. Die Innenräume von 1, 2, 4 und 5 sind gleich groß. Die beiden Vorhöfe sind durch das Vorhofseptum *a* voneinander getrennt, die Ventrikel durch das Ventrikelseptum *b*. Aortenklappe *A*, Pulmonalklappe *P*, verschlossener Ductus arteriosus Botalli *DB*. Kreislaufdiagramm: In den Pulmonalkreislauf fließt venöses Blut (*grau*) hinein und arterielles (*weiß*) kommt heraus, in den Systemkreislauf fließt arterielles Blut hinein und venöses kommt heraus. Pulmonal- und Systemkreislauf werden mit gleich großen Blutmengen durchflossen. **b** TGA, Herzschema: Folgende Änderungen sind in das Herzschema eingezeichnet: An den linken Ventrikel 2 ist die Pulmonalarterie 6 angeschlossen, an den rechten Ventrikel 5 die Aorta 3. Arterielles Blut (*weißer Pfeil*) fließt von den Lungenvenen 7 in den linken Vorhof 1, in den linken Ventrikel 2 und in die Pulmonalarterie 6. Venöses Blut (*grauer Pfeil*) fließt von den Hohlvenen 8 in den rechten Vorhof 4, den rechten Ventrikel 5 und in die Aorta 3. Offener Ductus arteriosus Botalli *PDA*, offenes Foramen ovale *PFO* (beide hämodynamisch nicht wirksam), Aortenklappe *A*, Pulmonalklappe *P*. Kreislaufdiagramm: In den Pulmonalkreislauf fließt arterielles Blut (*weiß*) hinein und arterielles Blut kommt heraus, in den Systemkreislauf fließt venöses Blut (*grau*) hinein und venöses Blut kommt heraus. Die Kreisläufe sind parallel geschaltet und stehen nicht miteinander in Verbindung. **c** TGA (Gruppe I) mit hämodynamisch wirksamer Querverbindung zwischen dem rechten und linken Herzbereich. Herzschema: Folgende Änderungen sind in das Herzschema eingezeichnet: Das Vorhofseptum hat eine Öffnung (*PFO*), durch die sich Blut zwischen den Vorhöfen mischen kann. Zweite Mischmöglichkeit bietet der PDA zwischen Aorta 3 und Pulmonalarterie 6. Der rechte Vorhof 4 und der rechte Ventrikel 5 sind vergrößert, weil mehr Blut in die rechten Herzhöhlen fließt als umgekehrt ($Q_p > Q_s$). Kreislaufdiagramm: In den Pulmonalkreislauf fließen venöses und arterielles Blut hinein und arterielles Blut kommt heraus. In den Systemkreislauf fließen venöses und arterielles Blut hinein und venöses kommt heraus. Der Pulmonalkreislauf wird stärker perfundiert als der Systemkreislauf ($Q_p > Q_s$)

Die Fehlbildung hat in der Embryonalzeit keine Auswirkungen. Erst postnatal nach der Kreislaufumstellung entsteht das Problem.

> Die Neugeborenen sind nur lebensfähig, wenn zwischen dem rechten und linken Herzbereich Verbindungen existieren, über die sich venöses und arterielles Blut vermischen können.

Mögliche Verbindungen sind:
1. der Ductus arteriosus Botalli, ein embryonaler Verbindungsgang zwischen Pulmonalarterie und Aorta,
2. das offene Foramen ovale, eine bis zur Geburt bestehende Öffnung im Vorhofseptum (beide verschließen sich nach der Geburt) oder
3. Zusatzfehlbildungen des Herzens wie Wanddefekte im Vorhof- oder Ventrikelseptum (ASD oder VSD).

Das vermischte Blut wird in den Pulmonal- und in den Systemkreislauf gepumpt, in der Lunge wird der venöse Anteil des Mischbluts oxygeniert, im Körper kann Sauerstoff aus dem arteriellen Anteil des Mischbluts entnommen werden (◘ Abb. 29.1c). Die beiden Kreisläufe können gleich stark oder unterschiedlich stark perfundiert werden. Die Beimengung des venösen Bluts in den Systemkreislauf führt zur zentralen Zyanose.

■ **Klassifikation**
Die Transposition der großen Arterien kommt regelmäßig mit bestimmten Begleitfehlbildungen vor, die Bedeutung für den Verlauf und die Behandlung haben. Man hat folgende Einteilung getroffen:
— Gruppe I: TGA ohne Begleitfehlbildungen (d-TGA simplex): >70 % der Vitien (◘ Abb. 29.1b)
— Gruppe II: TGA mit VSD (komplexe TGA): ca. 20 % der Vitien (◘ Abb. 29.2a),
— Gruppe III: TGA mit Stenose im Auslass des linken Ventrikels (mit und ohne VSD, manchmal mit Fehlbildungen der Pulmonalklappe und der Pulmonalarterienarterien kombiniert): ca. 5 % der Vitien (◘ Abb. 29.2b),
— Gruppe IV: TGA mit Stenose im Auslass des rechten Ventrikels (mit zusätzlicher Aortenklappenstenose, subvavulären Aortenstenose, präductaler CoA, IAA und VSD): ca. 5 % der Vitien (◘ Abb. 29.2c).

29.2 Verlauf

■ **Dringlichkeit der Behandlung**
Bei Patienten aus Gruppe I liegt immer ein Notfall vor, meistens auch bei Patienten aus den anderen Gruppen. Unmittelbar nach der Geburt werden Notfallmaßnahmen eingeleitet, um die Mischmöglichkeiten des Bluts sicher zu stellen oder zu verbessern (◘ Abb. 29.3).

> Der Ductus arteriosus Botalli und das Foramen ovale verschließen sich spontan nach der Geburt, ein Vorhofseptumdefekt oder ein Ventrikelseptumdefekt bleiben offen.

■ **Hämodynamik, Schäden durch die TGA**
Herz
Das Herz muss Mehrarbeit leisten, um das O_2-Defizit im Körper (Zyanose) auszugleichen. Sein Myokard wird mit O_2-armem Mischblut versorgt. Besonders schlecht ist die Situation in Gruppe I und III. Eine Überperfusion des Pulmonalkreislaufs führt zu einer Volumenbelastung des linken Vorhofs und Ventrikels (Gruppe II und IV), bedingt durch das vermehrte Rückflussblut aus der Lunge. Das Blutdefizit im Systemkreislauf erfordert vom Herzen weitere Mehrarbeit. Durch die Dehnung von Vorhofwänden wird das Erregungsleitungssystem geschädigt und das Auftreten von Herzrhythmusstörungen begünstigt. Der rechte Ventrikel wird mit einer Arbeit belastet, die für ihn nicht vorgesehen war, sein Einlassventil wird einem unphysiologisch hohen

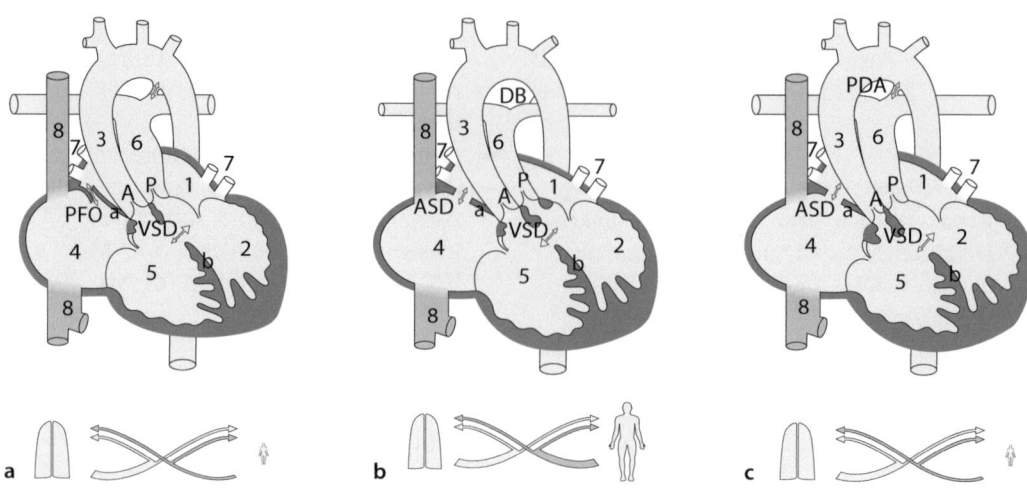

Abb. 29.2 Komplexe TGA. a TGA mit VSD und PFO (Gruppe II), Herzschema: Querverbindungen zwischen den Kreisläufen sind ein PFO, PDA und ein VSD, geringe Blutmischung über das PFO. *1, 2, 5* sind vergrößert. Kreislaufdiagramm: In den Pulmonal- und Systemkreislauf fließt Mischblut. Der Pulmonalkreislauf wird stärker mit Blut durchflossen, als der Systemkreislauf ($Q_p > Q_s$). **b** TGA mit Stenose im Auslass des linken Ventrikels (Gruppe III), Herzschema: Querverbindungen zwischen den Kreisläufen sind ein ASD und ein VSD. Der Ductus arteriosus Botalli ist verschlossen *DB*. Aortenklappe *A*, Pulmonalklappe *P*. Unterhalb der Pulmonalarterie *6* sitzen Muskelwülste, die den Blutfluss in den Pulmonalkreislauf drosseln. *4* und *5* sind vergrößert. Kreislaufdiagramm: In den Pulmonal- und Systemkreislauf fließt Mischblut. Beide Kreisläufe werden mit gleichen Blutmengen durchflossen ($Q_p = Q_s$). **c** TGA mit Stenose im Auslass des rechten Ventrikels (Gruppe IV), Herzschema: Querverbindungen zwischen den Kreisläufen sind ein ASD, ein VSD und ein PDA. Unterhalb der Aorta *3* sitzen Muskelwülste, die den Blutfluss in den Systemkreislauf drosseln. *1, 2, 4* und *5* sind vergrößert. Kreislaufdiagramm: In den Pulmonal- und Systemkreislauf fließt Mischblut. Der Pulmonalkreislauf wird stärker mit Blut durchflossen, als der Systemkreislauf ($Q_p > Q_s$)

Druck ausgesetzt und neigt zur Schließunfähigkeit.

Der linke Ventrikel ist durch seine Arbeit, mit schwachem Druck in den Lungenkreislauf zu pumpen, unterfordert. Er verliert nach 3–4 Wochen seine Pumpkraft (Gruppe I, II und IV). Das Herz kann bei erhöhten O_2-Anforderungen des Körpers seine Pumpleistung nicht steigern. In der (seltenen) Gruppe IV pumpt der rechte Ventrikel gegen einen Widerstand in den Systemkreislauf, wird hierdurch zusätzlich belastet und es droht ein frühzeitiges Herzversagen. Folgen in allen Gruppen sind verkürzte Lebenserwartung, Einschränkung der körperlichen Belastbarkeit, Herzinsuffizienz und Herzrhythmusstörungen.

Lunge

In Gruppe II und IV regt der übermäßige Blutfluss im Pulmonalkreislauf die Schleimproduktion an. Durch die unphysiologische Druckbelastung werden die Pulmonalarterien geschädigt. Folgen sind rezidivierende bronchopulmonale Infekte und eine Eisenmenger-Reaktion.

> Nach 6 Monaten wird eine Eisenmenger-Reaktion bei ca. 25 % der Kinder gesehen, nach 12 Monaten bei ca 80 %. Eine frühzeitige Eisenmenger-Reakton tritt bei großem offenen Ductus arteriosus Botalli und in Gruppe IV auf. In Gruppe III sind die Pulmonalgefäße zwar weitgehend geschützt. Dennoch entwickelt sich bei einigen Patienten eine irreversible pulmonale Hypertonie.

Körper

Die O_2-Mangelversorgung führt zu potenzieller Organschädigung an Gehirn, Niere, Leber und Darm. Besonders gefährdet sind Kin-

29.2 · Verlauf

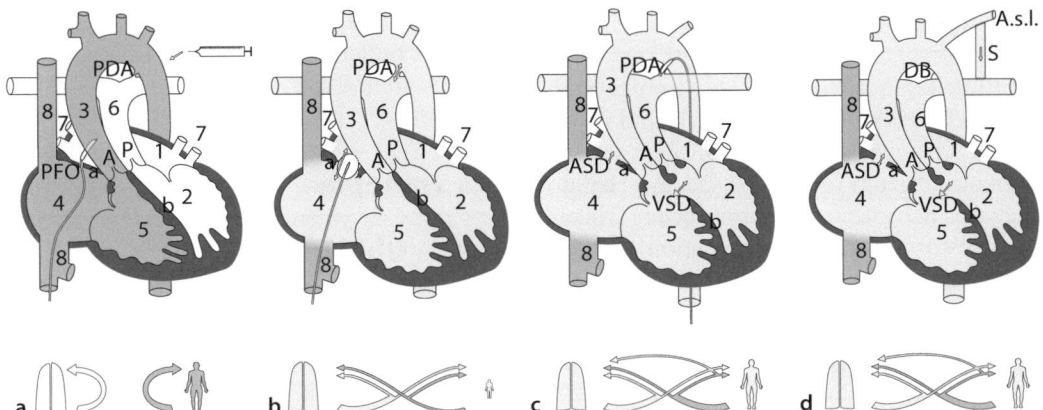

Abb. 29.3 Notfallbehandlung der TGA. **a** Ballonatrioseptostomie (Patienten der Gruppe I): Durch den Schlitz (*PFO*) im Vorhofseptum a wird ein Ballonkatheter geschoben, um ein großes Loch in die Trennwand zu reißen. Zusätzlich gibt man Prostaglandin E, das den fast verschlossenen Ductus arteriosus Botalli *PDA* offen hält und erweitert. Kreislaufdiagramm: Die Kreisläufe sind vor der Behandlung parallel geschaltet. **b** Herzschema: Das Blut hat durch den ASD und den PDA ausreichende Mischmöglichkeiten, Mischblut fließt in beiden Vorhöfen und Ventrikeln, das Neugeborene kann überleben. Kreislaufdiagramm: Stärkere Perfusion des Pulmonalkreislaufs mit Mischblut ($Q_p > Q_s$). **c** Ballondilatation des PDA und Stentimplantation bei einer TGA aus Gruppe III, Herzschema: Von der Aorta descendens 3 aus wird ein Ballonkatheter in den PDA eingeführt und der Gang wird durch Aufblasen des Ballons aufgeweitet. Kreislaufdiagramm: In den Pulmonalkreislauf fließt Mischblut aus dem Herzen hinein und zusätzlich Mischblut aus dem Systemkreislauf. Pulmonal- und Systemkreislauf werden mit gleichen Blutmengen durchflossen. **d** Arteriopulmonaler Shunt bei einer TGA aus Gruppe III, Herzschema: Zwischen der linken A. suclavia (*A.s.l*) und dem linken Ast der Pulmonalarterie 6 wurde eine Gefäßprothese *S* eingezogen, um den Blutfluss zum Pulmonalkreislauf zu erhöhen. Kreislaufdiagramm: In den Pulmonalkreislauf fließt Mischblut aus dem Herzen hinein und zusätzlich Mischblut aus dem Systemkreislauf. Pulmonal- und Systemkreislauf werden mit gleichen Blutmengen durchflossen

der aus Gruppe III. Es sind auch hypoxämische Krisen mit Schädigung des Gehirns oder Tod möglich. Weitere Schäden entstehen durch eine zyanoseinduzierte Polyglobulie (Thrombosen, Embolien, Eisenmangelanämie).

In Gruppe IV sind eine präduktale Aortenisthmusstenose oder ein unterbrochener Aortenbogen zusätzliche Notfälle. Nach spontanem Verschluss des Ductus arteriosus Botalli wird bei diesen Zusatzfehlbildungen die untere Körperhälfte nicht mehr durchblutet – mit Todesfolge.

- **Natürlicher Verlauf**
- Gruppe I: Letalität im 1. Lebensjahr ca. 95 %. Überlebende leiden unter einer schweren Zyanose, stark reduzierter körperlicher Belastbarkeit.
- Gruppe II: Letalität im 1. Lebensjahr ca. 70 %. Überlebende leiden unter einer Zyanose, reduzierter körperlicher Belastbarkeit, Eisenmenger-Reakton.
- Gruppe III: Letalität im 1. Lebensjahr ca. 30 %. Überlebende leiden unter einer schweren Zyanose und stark reduzierter körperlicher Belastbarkeit.
- Gruppe IV: Letalität im 1. Lebensjahr fast 100 %.

- **Spontanheilung**

Die Fehlbildungen können nicht von alleine ausheilen.

- **Indikation zur Behandlung**

Die Behandlung ist in allen 4 Gruppen indiziert.

29.3 Symtomatik

Zentrale Zyanose, in Gruppe I wenige Stunden nach der Geburt, in Gruppe II und IV verzögert. Gruppe II und IV: Zusätzlich schwere Herzinsuffizienz (Tachypnoe, Ödeme, Hepatomegalie, Schwitzen am Kopf beim Trinken, Gedeihstörung, Gewichtsstagnation). Gruppe IV: Schwere Herzinsuffizienz und Hypotonie.

29.4 Diagnostik

Basisuntersuchung ist die Echokardiographie. Als Alternative bei einigen Fragestellungen kann die Magnetresonanztomographie hilfreich sein (z. B. Visualisierung der Muskelmasse im linken Ventrikel). Bleiben Fragen offen, z. B. nach dem Verlauf der Herzkranzgefäße, steht die Herzkatheteruntersuchung zur Verfügung. Während der Herzkatheteruntersuchung werden auch lebensrettende Notfalleingriffe durchgeführt.

- EKG

Nachweis von Herzrhythmusstörungen.

- O_2-Sättigungsmessung

Einschätzung einer Notfallsituation: Bei einer O_2-Sättigung <75 % besteht die Gefahr einer Organschädigung bzw. Lebensgefahr.

- Röntgenbild des Thorax

Hinweis auf pulmonale Probleme oder eine Herzinsuffizienz (CTR>0,5). Der Herzschatten sieht bei einer TGA typischerweise aus wie ein liegendes Ei.

- Assoziierte Herzfehler

Anomaler Ursprung oder Verlauf der Herzkranzgefäße in ca. 30 %, gemeinsamer Ursprung der Herzkranzgefäße aus einer Öffnung in >5 % (ohne Krankheitsbedeutung, kann aber eine arterielle Switch-Operation technisch erschweren oder sogar unmöglich machen). Mehrere VSD's liegen bei ca. 7 % der Patienten vor. ASD, AVSD >10 %, APSD, Mitralklappenfehler, hypoplastischer rechter Ventrikel, Trikuspidalklappeninsuffizienz, ein „Double outlet right ventricle" (Taussig-Bing-Herz) kommen vor.

29.5 Therapie

29.5.1 Üblicher Behandlungszeitpunkt

Die üblichen Behandlungszeitpunkte von Patienten der Gruppe I – TGA ohne Begleitfehlbildungen – sind in ◘ Tab. 29.1 dargestellt.

Die üblichen Behandlungszeitpunkte von Patienten der Gruppe II – TGA mit Ventrikelseptumdefekt – sind in ◘ Tab. 29.2 dargestellt.

Die üblichen Behandlungszeitpunkte von Patienten der Gruppe III – TGA mit Ausflusstraktstenose links (Pulmonalstenose, Druckgradient >25 mmHg) – sind in ◘ Tab. 29.3 dargestellt.

Die üblichen Behandlungszeitpunkte von Patienten der Gruppe III – TGA mit Ausflusstraktstenose rechts (Aortenprobleme) – sind in ◘ Tab. 29.4 dargestellt.

29.5.2 Therapeutisches Vorgehen

- Therapieziel

Herstellung normaler Flussverhältnisse im Herzen oder Herstellung von Flussverhältnissen, bei denen der Systemkreislauf mit arteriellem und der Pulmonalkreislauf mit venösem Blut perfundiert wird.

29.5.2.1 Notfalleingriffe und Vorbereitungseingriffe

- Therapieziel

Sicherung des Überlebens und Herstellung von günstigen Voraussetzungen für die Korrekturoperationen.

- Ballonatrioseptostomie

Erforderlich sind je nach Zugangsweg Lokalanästhesie (z. B. im Leistenbereich), Echo-

29.5 · Therapie

Tab. 29.1 Behandlungszeitpunkt von Patienten der Gruppe I

Maßnahme	Indikation	Zeitpunkt
Prostaglandin-E-Infusion zum Offenhalten des Ductus arteriosus Botalli	Notfallmaßnahme	Unmittelbar nach Diagnose oder bei Verdachtsdiagnose
Ballonatrioseptostomie, alternativ chirurgische Atrioseptektomie	Notfallmaßnahme	Unmittelbar nach Diagnose
Arterielle Switch-Operation (ASO)		Innerhalb der ersten 14 Lebenstage, wenn der linke Ventrikel noch seine volle Pumpkraft besitzt (günstigenfalls bis zum 2. Lebensmonat möglich)
Bändelung der Pulmonalarterie zum Training des linken Ventrikels und arteriopulmonaler Shunt/Stentversorgung des PDA vor ASO	Wenn innerhalb der ersten 14 Lebenstage keine ASO möglich ist bzw. der linke Ventrikel seine Pumpkraft verloren hat	Im 1. Lebensmonat, gefolgt von der ASO nach ca. 1–2 Wochen
Atriale Switch-Operation (Vorhofumkehroperation)	Wenn die ASO technisch nicht möglich ist	Erstes Lebenshalbjahr
Damus-Kaye-Stansel-Operation	Wenn weder ASO noch atriale Switch-Operation möglich sind	Innerhalb der ersten 14 Lebenstage, gefolgt von Fontan-Operation ab dem 1. Lebensjahr (Teilschritt der Fontan-Operation ab dem 6. Lebensmonat möglich)

kardiographie und evtl. Einsatz von Röntgenstrahlen. Von den Leistengefäßen aus oder durch die Nabelschnurvene wird ein Ballonkatheter in den rechten Vorhof und durch die natürliche Lücke im Vorhofseptum in den linken Vorhof hineingeschoben. Der Ballon wird aufgeblasen und in den rechten Vorhof zurückgezogen, woraufhin das zarte Vorhofseptum einreißt (◘ Abb. 29.3). Der Eingriff kann nur bei ausreichender Größe der Gefäße durchgeführt werden.

- **Atrioseptektomie**

Erforderlich ist die Öffnung des Brustkorbs.
Falls keine Herzkathetertechniken zur Verfügung stehen, kann die Öffnung des Vorhofseptums vom Chirurgen vorgenommen werden. Der Brustkorb wird rechts seitlich geöffnet, der rechte und linke Vorhof werden dort, wo sie aneinanderstoßen, mit einer Klemme kurzzeitig ausgeklemmt, aufgeschnitten, ein Teil des Vorhofseptums (im Bereich der Klemme) wird reseziert und die Vorhofaußenwände werden wieder zusammengenäht.

- **Stentimplantation in den Ductus arteriosus Botalli**

Erforderlich sind Lokalanästhesie im Leistenbereich und die Akzeptanz von Röntgenstrahlen. Von den Leistengefäßen aus aus wird ein Ballonkatheter in den Ductus arteriosus Botalli hineingeschoben, der Gang wird dilatiert und ein Stent zum Offenhalten eingesetzt (◘ Abb. 29.3c). Der Eingriff kann nur bei ausreichender Größe der Gefäße und vor dem vollständigen Verschluss des Ganges durchgeführt werden.

- **Arteriopulmonaler Shunt**

Erforderlich ist die Öffnung des Brustkorbs (▶ Kap. 15; ◘ Abb. 29.3d).

Tab. 29.2 Behandlungszeitpunkt von Patienten der Gruppe II

Maßnahme	Indikation	Zeitpunkt
Ballonatrioseptostomie	Notfallmaßnahme, zur Entlastung des linken Vorhofs, um eine Verstärkung der pulmonalen Hypertonie durch einen Blutrückstau im dilatierten Vorhof zu verhindern	1. Lebenswoche
ASO		Innerhalb der ersten 2 Lebensmonate, solange der linke Ventrikel noch seine volle Pumpkraft besitzt
Atriale Switch-Operation (Vorhofumkehroperation)	Wenn die ASO technisch nicht möglich ist	Vor Ende des 4. Lebensmonats, bevor ein Schaden an den Pulmonalgefäßen entstanden ist
Damus-Kaye-Stansel-Operation	Wenn weder ASO noch atriale Switch-Operation möglich sind	Innnnerhalb der ersten 2 Lebenmonate, bevorzugt im 1. Lebensjahr, gefolgt von Fontan-Operation ab dem 1. Lebensjahr (Teilschritt der Fontan-Operation ab dem 6. Lebensmonat). Bei spätem Operationszeitpunkt muss eine Bändelung der Pulmonalarterie zum Schutz des Pulmonalgefäßbetts vorgeschaltet werden. Alternative zur Fontan-Operation ist die Rastelli-Operation im 3.–5. Lebensjahr
Bändelung der Pulmonalarterie	Behandlung einer Herzinsuffizienz und Verhinderung einer Eisenmenger-Reaktion, wenn Korrektur der TGA nicht frühzeitig möglich ist	1.–4. Lebensmonat
Atriale Switch-Operation bei Eisenmenger-Reaktion	Zur Reduzierung der Zyanose	Jederzeit

Tab. 29.3 Behandlungszeitpunkt von Patienten der Gruppe III

Maßnahme	Indikation	Zeitpunkt
Arteriopulmonaler Shunt, alternativ: Ballondilatation des Ductus arteriosus mit Stenteinlage	Bei O_2-Sättigung <80 % oder hypoxämischen Anfällen	Erster Lebensmonat, bzw. erste Lebenstage, wenn der Ductus noch offen ist
Rastelli-Operation, REV-Operation	Wenn ein Ventrikelseptumdefekt vorliegt	3.–5. Lebensjahr
Atriale Switch-Operation (Vorhofumkehroperation)	Wenn kein Ventrikelseptumdefekt vorliegt	Innerhalb des 6. und 12. Lebensmonats
Atriale Switch-Operation und Konduit zwischen linkem Ventrikel und Pulmonalarterie	Selten durchgeführter Eingriff	3.–5. Lebensjahr

29.5 · Therapie

Tab. 29.4 Behandlungszeitpunkt von Patienten der Gruppe IV

Maßnahme	Indikation	Zeitpunkt
Ballonatrioseptostomie zur Erleichterung des Blutabflusses aus einem dilatierten linken Vorhof	Notfallmaßnahme, zur Entlastung des linken Vorhofs, um eine Verstärkung der pulmonalen Hypertonie durch Blutrückstau zu verhindern	Erste Lebenswoche
Korrektur einer kritischen Aortenisthmusstenose oder eines unterbrochenen Aortenbogens	Wenn kein Simultaneingriff geplant ist: Vor Korrektur der TGA	Notfallmäßig in den ersten Lebenstagen
Korrektur einer nicht kritischen Aortenisthmusstenose		In den ersten Lebenswochen
ASO und Korrektur der Aortenisthmusstenose oder und Rekonstruktion eines unterbrochenen Aortenbogens	Simultaneingriff	Innerhalb der ersten 14 Lebenstage
Damus-Kaye-Stansel-Operation	Wenn ASO nicht möglich ist	Innerhalb der ersten 14 Lebenstage
Damus-Kaye-Stansel-Operation mit Komplettierung zum Fontankreislauf		Ab dem 1. Lebensjahr (Teilschritt der Fontan-Operation ab dem 6. Lebensmonat)
Interposition eines Konduits zwischen rechtem Ventrikel und Pulmonalarterie	Alternative zum Fontankreislauf, wenn ein VSD vorliegt	Zwischen 3. und 5. Lebensjahr
Norwood-Operationen	Bei Problemen an der Aorta ascendens und dem Aortenbogen	Norwood-I-Operation in der Neugeborenenperiode
Bändelung der Pulmonalarterie zum Schutz des Pulmonalgefäßbetts		In den ersten 4 Lebensmonaten

- **Bändelung der Pulmonalarterie**

Erforderlich ist die Öffnung des Brustkorbs (▶ Kap. 6). Der Eingriff wird durchgeführt, wenn eine ASO geplant ist und der linke Ventrikel bereits seine Pumpkraft verloren hat. Das Pumpen gegen Widerstand ist als „Training" des Ventrikels zu verstehen. Die ASO wird für durchführbar gehalten, wenn der linke Ventrikel >70 % des Systemdrucks aufbringen kann.

- **Voraussetzung**

Infektfreiheit.

- **Aufwand**

Anhang.

29.5.2.2 Korrigierende Eingriffe

- **Arterielle Switch-Operation (ASO)**

(Bevorzugtes Operationsverfahren für Gruppe I und II, in ca. 80 % durchführbar. Die anderen Eingriffe kommen zur Anwendung, wenn keine ASO möglich ist. Erforderlich sind die Öffnung des Brustkorbs, Einsatz der Herz-Lungen-Maschine sowie die Öffnung des Herzens.

Man durchtrennt die Aorta und die Pulmonalarterie oberhalb der Herzklappen, verschiebt die Arterien so, dass sie über den richtigen Herzkammern liegen und näht sie an den Arterienstümpfen der richtigen Ventrikel an. Zusätzlich werden Wandareale mit den beiden Koronargefäßen aus dem Stumpf der alten

Aorta herausgeschnitten und in den Stumpf der neuen Aorta eingenäht. Die fehlende Wand im alten Aortenstumpf wird durch körpereigenes Perikard ersetzt (◘ Abb. 29.4a–c). Der ASD wird simultan verschlossen (► Kap. 7), der PDA wird durchtrennt und verschlossen, ein Ventrikelseptumdefekt wird bei bestehender Operationsindikation (Spontanverschlüsse sind möglich) simultan verschlossen (► Kap. 8).

- **Atriale Switch-Operation (Vorhofumkehroperation)**

Alternatives Operationsverfahren bei Pumpschwäche des linken Ventrikels oder wenn die Koronargefäße nicht umtransplantierbar sind. Erforderlich sind die Öffnung des Brustkorbs, Einsatz der Herz-Lungen-Maschine sowie die Öffnung des Herzens.

Der rechte Vorhof wird geöffnet und die Vorhoftrennwand wird vollständig entfernt. In den Vorhof wird eine neue Trennwand eingenäht, die das arterielle Blut aus den Lungenvenen in den rechten Ventrikel und das venöse Blut aus den Hohlvenen in den linken Ventrikel direktioniert (Operation nach Mustard). Alternativ können die Außenwand des rechten Vorhofs und das Vorhofseptum zur Umdirektionierung der Blutströme zu benutzt werden (Operation nach Senning). Die zweite Methode hat den Vorteil, dass alle Herzstrukturen wachsen können. Ein Ventrikelseptumdefekt wird (bei Indikation) simultan verschlossen.

- **Vorhofumkehroperation bei einer Eisenmenger-Reaktion**

Ziel des Eingriffs bei TGA-Patienten der Gruppe II ist, in den Systemkreislauf mehr arterielles Blut einzuleiten und eine schwere Zyanose zu lindern. Der Ventrikelseptumdefekt bleibt offen als Überlaufventil für den

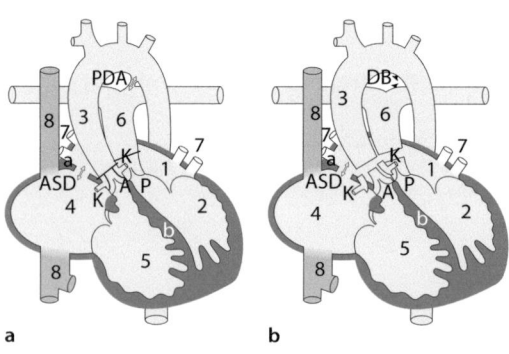

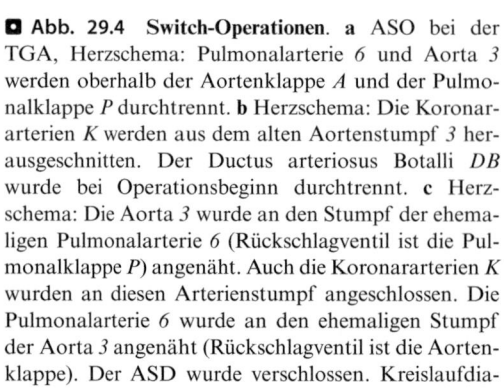

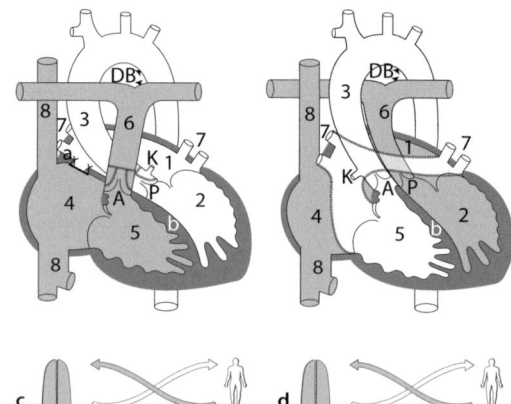

◘ **Abb. 29.4 Switch-Operationen. a** ASO bei der TGA, Herzschema: Pulmonalarterie *6* und Aorta *3* werden oberhalb der Aortenklappe *A* und der Pulmonalklappe *P* durchtrennt. **b** Herzschema: Die Koronararterien *K* werden aus dem alten Aortenstumpf *3* herausgeschnitten. Der Ductus arteriosus Botalli *DB* wurde bei Operationsbeginn durchtrennt. **c** Herzschema: Die Aorta *3* wurde an den Stumpf der ehemaligen Pulmonalarterie *6* (Rückschlagventil ist die Pulmonalklappe *P*) angenäht. Auch die Koronararterien *K* wurden an diesen Arterienstumpf angeschlossen. Die Pulmonalarterie *6* wurde an den ehemaligen Stumpf der Aorta *3* angenäht (Rückschlagventil ist die Aortenklappe). Der ASD wurde verschlossen. Kreislaufdiagramm: Normale Verhältnisse, entsprechend Abb. 29.1a. **d** Vorhofumkehroperation (atriale Switch-Operation), Herzschema: Die alte Trennwand zwischen den Vorhöfen *1* und *4* wurde entfernt und es wurde eine neue Trennwand eingezogen. Arterielles Blut (*weiß*) fließt von den Lungenvenen *7* in einen linken Vorhofanteil *1*, unter der Trennwand hindurch in einen rechten Vorhofanteil *4*, rechten Ventrikel *5* und in die Aorta *3*. Venöses Blut (*grau*) fließt von Körpervenen *8* in einen rechten Vorhofanteil *4*, über der Trennwand entlang in einen linken Vorhofanteil *1*, den linken Ventrikel *2* und in die Pulmonalarterie *6*. Der Ductus arteriosus Botalli ist verschlossen *DB*. Kreislaufdiagramm: Normale Flussverhältnisse, entsprechend Abb. 29.1a

29.5 · Therapie

linken Ventrikel, der gegen den Widerstand im Pulmonalkreislauf anpumpen muss.

- **Rastelli-Operation**

Operationsverfahren für Gruppe-III-Patienten mit Problemen im linksven-trikluären Ausflusstrakt oder an der Pulmonalklappe. Erforderlich sind die Öffnung des Brustkorbs, Einsatz der Herz-Lungen-Maschine sowie die Öffnung des Herzens.

Es wird im Innern des Herzens eine tunnelförmige Kunststoffwand zwischen dem Rand des Ventrikelseptumdefekts und dem Aortenklappenring eingezogen, durch die das arterielle Blut aus dem linken Ventrikel in die Aorta umgeleitet wird. Zwischen dem rechten Ventrikel und der Pulmonalarterie wird eine klappentragende Gefäßprothese implantiert (◘ Abb. 29.5a).

- **REV-Prozedur (Reparation a létage ventriculaire; Operation nach Lecompte)**

Erforderlich sind die Öffnung des Brustkorbs, Einsatz der Herz-Lungen-Maschine sowie die Öffnung des Herzens. Der Eingriff entspricht weitgehend der Rastelli-Operation. Der Unterschied besteht darin, dass keine Gefäßprothese verwendet wird, sondern die

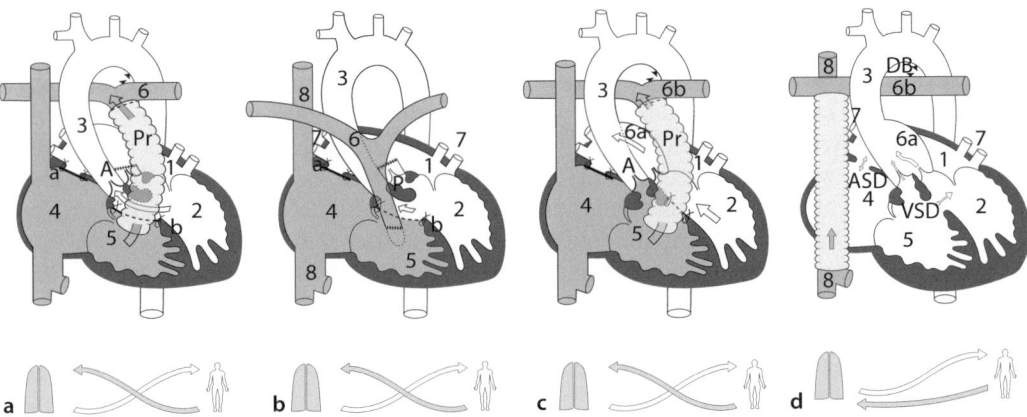

◘ **Abb. 29.5 Korrekturverfahren. a** Rastelli-Operation bei der TGA (Gruppe III), Herzschema: Der Defekt in der Trennwand *b* zwischen dem linken Ventrikel *2* und dem rechten Ventrikel *5* wurde durch Kunststoffgewebe so verschlossen, dass das arterielle Blut (*weiß*) aus dem linken Ventrikel in die Aorta *3* hineingeleitet wird. Die Pulmonalarterie *6* wurde durchtrennt und der herznahe Teil verschlossen. Der lungenwärts gelegene Teil wurde durch eine Gefäßprothese *Pr* mit dem rechten Ventrikel *5* verbunden. Der Defekt im Vorhofseptum wurde verschlossen, der Ductus arteriosus Botalli wurde verschlossen. Kreislaufdiagramm: Normale Verhältnisse wie in Abb. 29.1a. **b** REV-Prozedur bei einer TGA (Gruppe III). Herzschema: Im Unterschied zu **a** wurde die Pulmonalarterie *6* nicht mit einer Gefäßprothese an den rechten Ventrikel angeschlossen, sondern sie wurde vor die Aorta verlagert, durch Kunststoffgewebe verlängert und an den rechten Ventrikel *5* angeschlossen. **c** TGA (Gruppe IV) mit Engstelle im Auslass der rechten Herzkammer, DKS-Operation mit Gefäßprotheseninterposition, Herzschema: Der Stamm der Pulmonalarterie *6a* ist an die Aorta ascendens *3* angeschlossen worden, sodass arterielles Blut (*weiß*) durch die Lungenvenen *7* in den linken Vorhof *1*, den linken Ventrikel *2* und durch den Stamm der Pulmonalarterie *6a* in die Aorta *3* fließen kann. Der rechte Ventrikel *5* wurde mit dem peripheren Teil der Pulmonalarterie *6b* durch eine Gefäßprothese *Pr* verbunden. Venöses Blut (*grau*) fließt durch die Hohlvenen in den rechten Vorhof *4*, den rechten Ventrikel *5* und durch die Prothese *Pr* in die periphere Pulmonalarterie *6*. Der Defekt im Vorhofseptum wurde verschlossen, der Ductus arteriosus Botalli wurde verschlossen. Kreislaufdiagramm: Entspricht Abb. 29.1a. **d** DKS-Operation mit Fontan-Kreislauf, Herzschema: Anders als in **c** wurden die beiden Hohlvenen *8* an die Pulmonalarterie *6b* angeschlossen. Venöses Blut (*grau*) fließt aus den Hohlvenen *8* in den Pulmonalkreislauf, arterielles Blut (*weiß*) fließt aus den Lungenvenen *7* in die Herzvorhöfe *1* und *4*, die Ventrikel *2* und *5* und durch die funktionierende Pulmonalklappe und den Stamm der Pulmonalarterie *6a* ohne Hindernis in Aorta *3*. Kreislaufdiagramm: In den Pulmonalkreislauf fließt extrakardial venöses Blut (*grau*) hinein, in den Systemkreislauf fließt arterielles Blut. Die Kreisläufe werden mit gleichen Blutmengen perfundiert, die Zyanose ist beseitigt (weißer Mensch)

Pulmonalarterie bis zur Vorderwand der rechten Herzkammer gezogen und dort anastomosiert wird. An der Verbindungsstelle wird ein Klappenventil anstelle einer Herzklappe durch körpereigenes Perikard oder eine Kunststoffmembran (Monocusp-Valve) konstruiert (◘ Abb. 29.5b).

Alternativ kann die Nikaidoh-Operationstechnik eingesetzt werden.

- **Damus-Kaye-Stansel-Operation (DKS) mit biventrikulärer Korrektur oder Fontan-Kreislauf**

Operationsverfahren für Gruppe-IV-Patienten bei Problemen im rechten Ausflusstrakt oder an der Aortenklappe.
— DKS mit biventrikulärer Korrektur: Erforderlich sind die Öffnung des Brustkorbs, Einsatz der Herz-Lungen-Maschine und Öffnung des Herzens. Der Stamm der Pulmonalarterie wird durchtrennt und der herznahe Teil an die Aorta ascendens angeschlossen. Die linke Herzkammer pumpt dann arterielles Blut durch ein gut funktionierendes Auslassventil in die Aorta. Der Blutdruck in der Aorta ist in der Regel so hoch, dass das Auslassventil des rechten Ventrikels zugepresst wird. Zwischen rechtem Ventrikel und dem lungenwärts gelegenen Teil der Pulmonalarterie wird eine klappentragende Gefäßprothese eingezogen, durch die das venöse Blut zur Lunge gepumpt wird (◘ Abb. 29.5c).
— DKS mit Fontan-Kreislauf: Erforderlich sind die Öffnung des Brustkorbs und der Einsatz der Herz-Lungen-Maschine. Der Stamm der Pulmonalarterie wird an die Aorta ascendens angeschlossen und der Auslass der rechten Herzkammmer wird verschlossen. Die beiden Hohlvenen werden an den rechten Seitenast der Pulmonalarterie angeschlossen (◘ Abb. 29.5d).

- **Voraussetzungen**
— ASO: Kein akuter Infekt, behandelte Herzinsuffizienz, funktionierende Körperorgane, keine Gerinnungsstörung oder Stoffwechselstörung, eine ausreichend kräftige linke Herzkammer und technisch transplantierbare Herzkranzgefäße. Die Herzklappe am Ausgang der linken Herzkammer muss funktionstüchtig sein, es darf keine signifikante Stenose im linken Ventrikel vorliegen und die Mitralklappe, muss funktionstüchtig sein.
— **Vorhofumkehroperation**: Kein akuter Infekt, ein ausreichend großer, pumpstarker rechter Ventrikel. Die Herzklappe am Ausgang des rechten Ventrikels und die Trikuspidalklappe müssen funktionstüchtig sein.
— **Rastelli-Operation**: Kein akuter oder chronischer Infekt, ein ausreichend kräftiger linker Ventrikel mit einer funktionierenden Mitralklappe, ein funktionierendes Auslassventil des rechten Ventrikels, ein ausreichend großer Ventrikelseptumdefekt, normale Größe des Pulmonalgefäßbetts.
— **REV**: Wie bei der Rastelli-Operation, zusätzlich muss die Pulmonalarterie mobilisierbar sein.
— **DKS mit biventriklulärer Korrektur**: Kein akuter oder chronischer Infekt, eine ausreichend kräftige linke Herzkammer mit einem funktionierenden Auslassventil und einer funktionierenden Mitralklappe. Der rechte Ventrikel sollte normal groß sein. Das Pulmonalgefäßbett sollte eine ausreichende Aufnahmekapazität haben.
— **DKS mit Fontan-Kreislauf**: Keine Infektion, ausreichend kräftiger linker Ventrikel mit funktionierender Mitralklappe, ausreichend großes Pulmonalgefäßbett, niedriger Druck und Widerstand im Pulmonalgefäßbett (▶ Kap. 6). Die Größe des rechten Ventrikels ist unerheblich.

- **Aufwand**

Anhang.

29.5.3 Behandlung von Zusatzfehlbildungen

Die Behandlungsschritte werden individuell geplant.

Wenn technisch möglich werden Simultanoperationen beim PDA, PFO, VSD, ASD, AVSD, APSD, CoA, IAA bevorzugt.

Bei kleinen Ventrikelseptumdefekten kann man den Spontanverschluss abwarten (erfolgt in ca. 20 %).

29.5.4 Behandlungsergebnis

29.5.4.1 Vorbereitungsmaßnahmen

- **Prostaglandin-E-Infusion**: Sicherung der Blutdurchmischung.
- **Ballonatrioseptostomie** oder **Atrioseptektomie**: Sicherung der Blutdurchmischung, Entlastung des linken Vorhofs zur Verhinderung einer Lungengefäßschädigung.
- **Arteriopulmonaler Shunt** oder **Ballondilatation des Ductus arteriosus Botalli**: Verbesserung der Blutdurchmischung, Linderung der Zyanose.
- **Bändelung der Pulmonalarterie**: Krafttraining des linken Ventrikels vor der ASO, Verhinderung einer Lungengefäßerkrankung.

29.5.4.2 Korrekturoperationen

- **ASO**: Alle schädigenden Einflüsse des Herzfehlers werden beseitigt.
- **Vorhofumkehroperation**: Die schädigenden Einflüsse des Herzfehlers werden beseitigt. Ausnahme: Die auf Dauer schwache rechte Herzkammer mit ihrem schwachen Einlassventil pumpt in den Systemkreislauf.
- **Rastelli-Operation**: Alle schädigenden Einflüsse des Herzfehlers werden beseitigt. Problematisch ist, dass das Konduit mit der Zeit zu klein oder zu eng wird und in einer Nachfolgeoperation ausgetauscht werden muss.
- **REV-Prozedur**: Alle schädigenden Einflüsse des Herzfehlers werden durch den Eingriff beseitigt. Problematisch ist, dass die konstruierte Pulmonalklappe evtl. im Verlauf schließunfähig wird und ggf. eine Nachoperation erfordert.
- **DKS mit Konduit**: Rastelli-Operation.
- **DKS mit Fontan-Zirkulation** oder selten Norwood-Operation: Die schädigenden Einflüsse des Herzfehlers werden überwiegend beseitigt. Ausnahme: Das Herz kann seine Pumpleistung nur begrenzt steigern, weil der Pulmonalkreislauf ohne den rechten Ventrikel perfundiert wird und das Herz nur in geringem Maße die Fließgeschwindigkeit im Pulmonalkreislauf beeinflussen kann.
- **Vorhofumkehroperation bei Eisenmenger-Reaktion**: Linderung der Zyanose.

29.5.5 Risiko der Eingriffe

ASO bei der TGA aus Gruppe I: Letalität ca. 3 % bei Operation im 1. Lebensmonat, ca. 4,5 % bei Operation im 1. Lebensjahr (Letalität in Deutschland ca. 2 %).

ASO bei der TGA aus Gruppe II: Letalität ca. 7 % bei Operation im 1. Lebensmonat, ca. 7,5 % bei Operation im 1. Lebensjahr (Letalität in Deutschland ca. 3 %).

> Das Sterberisiko bei einer ASO ist erhöht, wenn das Kind vor der 36. SSW geboren wurde, bei einem Gewicht <2,5 kg, wenn die Koronararterien einen gemeinsamen Ursprung haben oder intramural in der Aortenwand verlaufen oder Probleme an der Aorta vorliegen.

Weitere Risiken sind eine passagere Pumpschwäche des linken Ventrikels, Durchblutungsstörungen der Herzmuskulatur, Hirnschäden <2 %, Herzrhythmusstörungen und ein vorübergehendes Nierenversagen.

Nach Vorhofumkehroperation beträgt die Letalität <5 % (ältere Statistiken, weil die Operation heute nur noch selten eingesetzt wird). Präoperatives Sterberisiko im ersten Lebenshalbjahr bis zu 15 %. Weitere Risiken sind Herzrhythmusstörungen, Stenosen in den Vorhöfen mit Behinderung des Blutabflusses aus der Lunge oder aus den

Hohlvenen, die eine notfallmäßige interventionelle oder chirurgische Behandlung erforderlich machen.

Nach atrialer Switch-Operation treten folgende Herzrhythmusstörungen auf: AV-Knotenrhythmus in ca. 40 %, Tachybradykardien in ca. 30 %. Herzschrittmacherbedarf in ca. 10 %.

Stenosen im Vorhof nach Mustard-Operation: In ca. 20 %, Interventions- oder Reoperationsnotwendigkeit in <2 %.

Nachfolgend ist die Letalität in Abhängigkeit vom Operationsverfahren aufgeführt:
- Vorhofumkehroperation bei Eisenmenger-Reaktion: Letalität ca 7 %,
- Rastelli-Operation: Letalität <7 % bei Operation im 1. Lebensjahr, später <5 %. Letalität bei Operation im 1. Lebensmonat bis zu 25 %.
- REV-Operation: Letalität bei Operation im 1. Lebensjahr <3 %, später <7 %, bei Operation im 1. Lebensmonat bis zu 50 %. Weitere Risiken bestehen in der Verletzung des Erregungsleitungssystems (AV-Block).
- Damus-Kaye-Stansel-Operation: Letalität ca. 15 %,
- Norwood-I-Operation: Letalität bis 20 % (▶ Kap. 27),
- Ballonatrioseptostomie: Letalität <1 %,
- Atrioseptektomie: Bei dem seltenen Eingriff schwanken die Angaben zur Letalität zwischen 3 und 25 %.
- Arteriopulmonaler Shunt: ca 5 %,
- Ballondilatation des Ductus arteriosus Botalli: Seltener Eingriff mit geringer Letalität.
- Bändelung der Pulmonalarterie: Seltener Eingriff, Letalität 0–5 %.

■ **Weitere perioperative Probleme**

Probleme nach den vorbereitenden Eingriffen sind ▶ Kap. 6, 8, 15 und 27 beschrieben. Aufgrund der schweren Grunderkrankung kann nach allen Eingriffen eine mehrtägige intensivmedizinische Behandlung nötig werden.

▶ Nach Ballonatrioseptostomie oder der chirurgischen Atrioseptektomie gibt es Patienten, bei denen die Mischung des Bluts ohne erkennbaren Grund nicht funktioniert (als „poor mixer" bezeichnet) und notfallmäßig der Korrektureingriff erfolgen muss.

Nach Anlage eines Shunts oder Dilatation des Ductus Botalli kann es zum thrombotischen Verschluss der Gefäßverbindung kommen, der ein sofortiges Eingreifen erfordert.

Nach den Korrektureingriffen kann der Aufenthalt auf der Intensivstation durch eine postoperative Pumpschwäche des Herzens oder ein passageres Organversagen verlängert sein. War die TGA mit einem Ventrikelseptumdefekt kombiniert, können pulmonalhypertensive Krisen auftreten.

Mit Herzrhythmusstörungen ist nach allen Eingriffen zu rechnen, insbesondere nach den Vorhofumkehroperationen.

29.5.6 Verlauf nach Behandlung der TGA

29.5.6.1 Vorbereitende- bzw. Notfalleingriffe

▶ Bereits durch die Notfalleingriffe und vorbereitenden Operationen wird die geringe Lebenserwartung der Kinder verbessert.

TGA Gruppe I: Die Letalität nach Notfalleingriffen wird im 1. Lebensjahr von 95 % auf 15 % gesenkt. Es bleiben Einschränkungen durch die Zyanose, Herzinsuffizienz und insgesamt eine reduzierte Belastbarkeit.

TGA Gruppe II: Die Letalität im 1. Lebensjahr wird von 70 % auf 15 % gesenkt. Es bleiben die obigen Probleme. Ohne weitere korrigierende Maßnahmen kommt es zur Eisenmenger-Reaktion.

TGA Gruppe III: Besserung der Lebensqualität durch Reduktion der Zyanose, Verhinderung hypoxämischer Anfälle, potenzielle Steigerung der Lebenserwartung.

TGA Gruppe IV: Verbesserung der Überlebenschance.

29.5.6.2 Korrektureingriffe

ASO: Die körperliche Entwicklung ist überwiegend normal, die physische Belastbarkeit gut bis sehr gut. Berufe mit mittelschwerer körperlicher Belastung können wahrgenommen werden und Sportarten der Klasse II. Von Ausdauer- und Kampfsportarten wird meist abgeraten. Schwangerschaften haben ein mittleres Risiko. Die Lebenserwartung beträgt nach 15 Jahren ca. 95 % (etwas geringer bei der TGA aus Gruppe II). Bei einem Teil von Patienten fallen psychomotorische Retardierungen auf, in ca. 1 % Nervenausfälle oder Lähmungen. Bisher ist unklar, ob diese Entwicklung der Operation oder dem kritischen Durchblutungszustand des Gehirns vor der Operation anzulasten ist. Der Intelligenzquotient scheint bei einem Teil der Patienten gering gemindert zu sein.

Vorhofumkehroperation: Die körperliche Entwicklung ist in der Regel gut, 75 % der Patienten geben keine oder geringe Beschwerden innerhalb eines 30-jährigem Beobachtungszeitraums an, häufig wird eine Verschlechterung der physischen Belastbarkeit im Langzeitverlauf gesehen. Berufe mit leichter körperlicher Belastung können meist ausgeübt werden, ebenso Sportarten der Klasse III. Schwangerschaften haben ein mittleres Risiko. Die Lebenserwartung nach 10 Jahren erreicht ca. 90 %, nach 20–30 Jahren ca. 80 %. Neuropsychologische Probleme werden in ca. 15 % gesehen, wobei diese häufig schon präoperativ diagnostiziert worden sind. In <5 % liegen neurologische Ausfallserscheinungen vor. Nach Vorhofumkehroperation kann sich die Pumpkraft des rechten Ventrikels, der den Systemkreislauf versorgt verschlechtern (nach etwa 10–15 Jahren) und sein Einlassventil schließunfähig werden, was eine Einschränkung der körperlichen Leistungsfähigkeit nach sich zieht. Hinzu kommen Herzrhythmusstörungen beim überwiegenden Teil der Patienten.

Vorhofumkehroperation wegen einer Lungengefäßerkrankung: Die Zyanose nimmt zunächst ab, die O_2-Sättigung steigt meist um 20 % an und die Belastbarkeit der Patienten bessert sich. Die Lebenserwartung nach 7 Jahren ist >90 %, innerhalb dieses Zeitraumes bestehen nur mäßige Beschwerden. Der weitere Verlauf entspricht dem Krankheitsverlauf der Eisenmenge-Reaktion und wird durch Herzrhythmusstörungen kompliziert. Durch die Operation wird der tödliche Verlauf der Eisenmenger-Erkrankung nicht aufgehalten.

Operation nach Rastelli: Die körperliche Entwicklung der Patienten ist meist gut und es besteht weitgehende Beschwerdefreiheit. Sportliche Betätigung, Berufswahl und Schwangerschaft erfordern eine individuelle kardiologische Zertifizierung der Belastbarkeit. Sportarten der Gruppe III gelten als möglich sowie Berufe mit mittelschwerer bis leichter körperlicher Belastung. Schwangerschaften haben ein mittleres Risiko. Nach einem mittleren Beobachtungszeitraum von etwa 9 Jahren leben noch über 80 % der Patienten, nach 20 Jahren ca. 50–60 %.

REV-Operation: Ergebnisse vergleichbar der Rastelli-Operation (wenig Datenmaterial). Überlebenszeiten nach 20 Jahren werden mit >80 % angegeben.

Damus-Kaye-Stansel-Operation: In kurzen Beobachtungszeiträumen entwickeln sich die Patienten gut und sind weitgehend beschwerdefrei. Wenn eine Gefäßprothese zwischen rechtem Ventrikel und Pulmonalarterie eingesetzt wurde, entspricht die körperliche Belastbarkeit in etwa der nach Rastelli-Operation. Die Lebenserwartung dürfte vergleichbar sein (wenig Datenmaterial).

Damus-Kaye-Stansel-Operation mit Fontan-Zirkulation: Körperliche Entwicklung gut, Lebensqualität überwiegend gut, körperliche Belastbarkeit eingeschränkt. Berufe mit geringer körperlicher Belastung sind möglich, ebenso Sportarten der Klasse IV. Schwangerschaften haben ein hohes Risiko für Mutter und Kind und bedürfen einer ärztlichen Begleitung. Lebenserwartung nach 10 Jahren ca. 90 %.

- **Postoperative Medikamente, Nachuntersuchungen, Folgeeingriffe**

Eine Antikoagulation ist nach Herzklappenersatz, bei Fontan-Zirkulation und nach Stentinsertionen indiziert.

Nachuntersuchungen (EKG und Echokardiographie, nach Vorhofumkehroperation auch Spiroergometrie) sind regelmäßig nach allen Eingriffen erforderlich. Die jeweilige Fragestellung variiert in Abhängigkeit vom Operationsverfahren und wird zusammen mit den möglichen Folgeoperationen nachfolgend aufgeführt:

— Fragestellung nach **ASO**: Stenosen in der rekonstruierten Pulmonalarterie (in bis zu 10 %), Dilatation der Aorta (in bis zu 2 %), Insuffizienz der Aortenklappe oder Koronarstenosen/-verschlüsse (in bis zu 10 %), Restdefekte im Ventrikelseptum, Stenosen im Auslass der linken Herzkammer, Probleme an den Hohlvenen, Herzrhythmusstörungen (in ca. 5 %). In ca. 15 % werden Folgeoperationen erforderlich, in ca. 1 % Herzschrittmacherimplantationen. Wurde eine arterielle Switch-Operation mit der Korrektur eines unterbrochenen Aortenbogens oder einer Aortenisthmusstenose kombiniert, so sind frühzeitig innerhalb eines Monats in <5 % Folgeoperationen erforderlich. Gründe sind erneute Stenosen der Aorta.

— Fragestellung nach **Vorhofumkehroperation**: Interatriale Shunts, Stenosen im Vorhof mit Abflussbehinderung des Lungenvenen- oder des Hohlvenenbluts, Pumpschwäche des rechten Ventrikels mit Schließunfähigkeit der Trikuspidalklappe (Risiko ca. 5 %), Restdefekte im Ventrikelseptum, Engstellen im Auslass der linken Herzkammer, Herzrhythmusstörungen (in ca. 25 % nach 5 Jahren, in ca. 15 % Todesursache). Folgeeingriffe sind in ca. 15 % indiziert, in ca. 10 % Herzschrittmacherimplantationen innerhalb von 10 Jahren.

— Fragestellung nach **Rastelli-Operation**: Klappenstenose oder –insuffizienz im Konduit, Stenose an der Konduit-Ventrikel-Anastomose, Blutflussbehinderung durch die Gefäßprothese, Restshunts, Herzrhythmusstörungen in ca. 10 % (Todesursache in ca. 5 %). Folgeeingriffe: Innerhalb von 10 Jahren in ca. 20 %, innerhalb von 15 Jahren in ca. 40–80 %.

— Fragestellung nach **REV-Operation** oder **Damus-Kaye-Stansel-Operation** mit Konduit: Wie nach Rastelli-Operation (nach Damus-Kaye-Stansel-Operation: Aorteninsuffizienz?) Folgeeingriffe innerhalb von 15 Jahren in ca. 10–25 %.

- **Beurteilung der Behandlungsergebnisse.**

Arterielle Switch-Operation: Ausgezeichnet bis Gut.
ASO mit Kombinationseingriffen an der Aorta: Befriedigend.
Vorhofumkehroperation: Befriedigend.
REV-Operation: Befriedigend.
Rastelli-Operation: Befriedigend.
Damus-Kaye-Stansel-Operation: Ausreichend.
Norwood-Operation: Ausreichend.
Notfalleingriffe und Voroperationen ohne Korrektur des Herzfehlers: Ausreichend bis schlecht.

29.6 Weitere Informationen

- **Inzidenz**

Häufiges kongenitales Herzvitium (>2 % aller angeborenen Herzfehler). Es sind mehr Mädchen betroffen. In Deutschland werden >200 Operationen/Jahr durchgeführt.

- **Ursachenforschung**

Erhöhte Inzidenz bei Alkoholkonsum der Mutter, Einnahme bestimmter Antiepileptika, Mittel gegen Akne, mütterlichem Diabetes, Mangelernährung der Mutter. Wenn ein Elternteil oder beide Eltern den Herzfehler hatten, wird das kindliche Risiko als leicht erhöht eingeschätzt. Gleiches gilt für das Wiederholungsrisiko bei Geschwisterkindern.

29.6 · Weitere Informationen

■ **Assoziation mit körperlichen Fehlbildungen**

Eine Häufung zusätzlicher körperlicher Fehlbildungen wird nicht beobachtet. Die TGA kommt bei einigen chromosomalen Störungen und Syndromen vor, u. a. beim DiGeorge-Syndrom(▶ Abschn. 2.1).

■ **Empfehlungen zur Endokarditisprophylaxe**

Eine individuelle Beratung sollte beim Kardiologen oder Herzchirurgen erfolgen.

— Unbehandelte TGA oder Zustand nach Notfall- bzw. Vorbereitungseingriffen: Endokarditisprophylaxe.
— Nach ASO, Vorhofumkehroperation, REV-Prozedur: 6 Monate lang.
— Nach Damus-Kaye-Stansel-Operation, Rastelli-Operation, Fontan-Operation, Herzklappenersatz, bei Restdefekten nach Verschluss eines Ventrikelseptumdefekts: Permanent.

Angeboren korrigierte Transposition der großen Arterien

Congenitally corrected transposition, (CCT, congenitally corrected Transposition of the Great Arteries, cc-TGA, L-TGA)

Inhaltsverzeichnis

30.1 **Anatomie** – 366

30.2 **Verlauf** – 367

30.3 **Symptomatik** – 368

30.4 **Diagnostik** – 368

30.5 **Therapie** – 369
30.5.1 Üblicher Behandlungs-zeitpunkt – 369
30.5.2 Therapeutisches Vorgehen – 369
30.5.3 Behandlung von Zusatzfehlbildungen – 370
30.5.4 Behandlungsergebnis – 370
30.5.5 Risiko der Eingriffe – 371
30.5.6 Verlauf nach den Eingriffen – 371

30.6 **Weitere Informationen** – 372

© Springer-Verlag GmbH Deutschland, ein Teil von Springer Nature 2021
U. Blum et al., *Kompendium angeborene Herzfehler bei Kindern*,
https://doi.org/10.1007/978-3-662-61289-7_30

30.1 Anatomie

■ Gesundes Herz

Der kräftige linke Ventrikel pumpt mit dem systolischen Druck, den man am Arm messen kann, arterielles Blut in den Systemkreislauf. In der Kontraktionsphase wird die Mitralklappe mit dem systolischen Pumpdruck belastet. Der rechte Ventrikel pumpt mit schwachem systolischem Druck (20–25 mmHg) venöses Blut in den Pulmonalkreislauf. Die Trikuspidalklappe wird mit dem schwachen systolischen Druck belastet. Vorhöfe und Ventrikel sind durch Trennwände voneinander separiert und haben gleiche Größe (◘ Abb. 30.1a). Der Blutfluss durch den Pulmonalkreislauf (Q_p) entspricht dem Fluss durch den Systemkreislauf (Q_s).

■ Herz mit einer cc-TGA

Die Ventrikel mit ihren Einlassventilen sind vertauscht. Der schwächere rechte Ventrikel mit der wenig belastbaren Trikuspidalklappe pumpt mit hohem Druck arterielles Blut in den Systemkreislauf, der linke Ventrikel mit der besser belastbaren Mitralklappe pumpt mit schwachem Druck venöses Blut in den Pulmonalkreislauf. Vorhöfe und Ventrikel haben gleiche Größe (◘ Abb. 30.1b). Die Blutflüsse entsprechen denen im gesunden Herzen und die beiden Kreisläufe werden mit

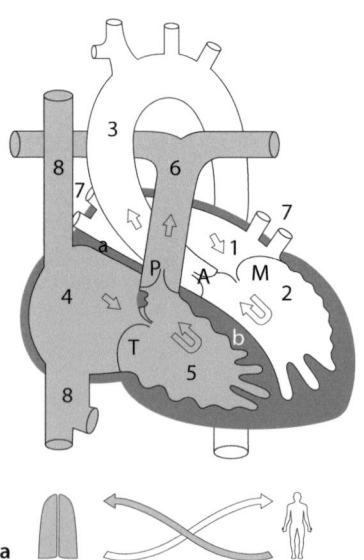
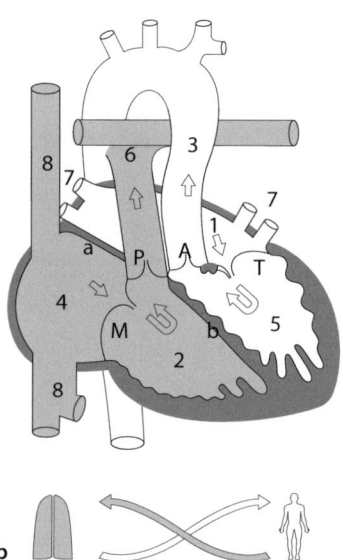
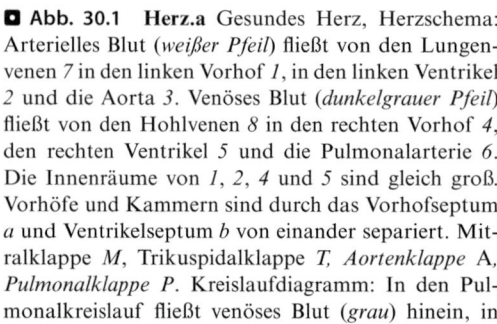

◘ **Abb. 30.1 Herz. a** Gesundes Herz, Herzschema: Arterielles Blut (*weißer Pfeil*) fließt von den Lungenvenen *7* in den linken Vorhof *1*, in den linken Ventrikel *2* und die Aorta *3*. Venöses Blut (*dunkelgrauer Pfeil*) fließt von den Hohlvenen *8* in den rechten Vorhof *4*, den rechten Ventrikel *5* und die Pulmonalarterie *6*. Die Innenräume von *1*, *2*, *4* und *5* sind gleich groß. Vorhöfe und Kammern sind durch das Vorhofseptum *a* und Ventrikelseptum *b* voneinander separiert. Mitralklappe *M*, Trikuspidalklappe *T*, Aortenklappe *A*, Pulmonalklappe *P*. Kreislaufdiagramm: In den Pulmonalkreislauf fließt venöses Blut (*grau*) hinein, in den Systemkreislauf fließt arterielles Blut (*weiß*) hinein. Pulmonal- und Systemkreislauf werden mit gleich großen Blutmengen durchflossen. **b** Herz mit einer cc-TGA, Herzschema: Arterielles Blut (*weißer Pfeil*) fließt von den Lungenvenen *7* in den linken Vorhof *1*, in den rechten Ventrikel *5* und die Aorta *3*. Zwischen linkem Vorhof und rechtem Ventrikel sitzt die Trikuspidalklappe. Venöses Blut (*dunkelgrauer Pfeil*) fließt von den Hohlvenen *8* in den rechten Vorhof *4*, den linken Ventrikel *2* und die Pulmonalarterie *6*. Zwischen rechtem Vorhof und linkem Ventrikel sitzt die Mitralklappe *M*. Kreislaufdiagramm: Entspricht **a**

gleichen Blutmengen perfundiert. Das Erregungsleitungssystem ist bei diesem Vitum anomal, die AV-Überleitung ist doppelt angelegt und es gibt gehäuft akzessorische atrioventrikuläre Leitungsbahnen.

> Die cc-TGA ist in ca. 90 % mit anderen Herzfehlbildungen assoziiert.

Klassifikation
Die Klassifikation der cc-TGA orientiert sich an den Fehlbildungskombinationen:
- I Isolierte cc-TGA (ca 10 %): Keine weiteren Herzfehlbildungen bis auf eine Schließunfähigkeit der Trikuspidalklappe.
- II cc-TGA mit Pulmonalstenose und/oder Vorhofseptumdefekt (ca. 5 %).
- III cc-TGA mit Ventrikelseptumdefekt (>50 %).
- IV cc-TGA mit Ventrikelseptumdefekt und Pulmonalstenose (vergleichbar der Fallot-Tetralogie) (30–50 %). Die Stenose kann im Bereich des linksventrikulären Ausflusstrakts liegen, bedingt durch hypertrophierte Muskulatur, Mitralklappengewebe oder das Ventrikelseptum.

Bei 10 % der Kinder liegt bereits postnatal ein AV-Block mit Bradykardie vor.

Die cc-TGA verschlechtert den spontanen Verlauf und die Behandlungsergebnisse anderer Herzfehler. Sie ist sozusagen ein zusätzliches „Handicap" bei kongenitalen Vitien.

30.2 Verlauf

Dringlichkeit der Behandlung
Meist planbare Behandlung an einem für Kind und Eltern günstigem Termin.

Hämodynamik, Schäden durch die cc-TGA
Die Schäden der isolierten cc-TGA (Gruppe I) sind nachfolgend aufgeführt.

Herz
Die Pumpkraft des rechten Ventrikels lässt früher nach, als die Kraft eines linken Ventrikels. Die Trikuspidalklappe wird bei Erwachsenen meist schließunfähig, die Trikuspidalinsuffizienz entspricht einer Mitralinsuffizienz im normal konfigurierten Herzen. Herzrhythmusstörungen beeinträchtigen die Leistungsfähigkeit des Herzens. Folge ist eine Herzinsuffizienz im Erwachsenenalter, die einer Linksherzinsuffizienz im normal konfigurierten Herzen entspricht. Es besteht eine eingeschränkte Leistungsfähigkeit im Erwachsenenalter und vermutlich eine reduzierte Lebenserwartung.

Lunge
Schäden treten bei einer isolierten cc-TGA nicht auf.

Körper
Schäden treten bei einer isolierten cc-TGA nicht auf.

Liegen zusätzliche Fehlbildungen vor, so sind die Auswirkungen wie in den jeweiligen Kapiteln der Zusatzfehlbildung beschrieben. Auswirkungen bei regelhaft vorliegenden Herzfehlerkombinationen sind:
- Gruppe II: cc-TGA und Pulmonalstenose (und Vorhofseptumdefekt): Belastung des linken Ventrikels und des rechten Vorhofs, vergleichbar der Belastung des rechten Ventrikels und des rechten Vorhofs in ▶ Kap. 14.
- Gruppe III: cc-TGA und Ventrikelseptumdefekt: Tendenz zum Herzversagen und zur Schädigung der Pulmonalarterien, Belastung des linken wie auch des bereits überforderten rechten Ventrikels und des linken Vorhofs (▶ Kap. 8).
- Gruppe IV: cc-TGA und Pulmonalstenose und Ventrikelseptumdefekt: Zyanose und Belastung des linken Ventrikels bei relativ günstigen Bedingungen für den rechten Ventrikel.

- **Natürlicher Verlauf**

Isolierte cc-TGA

Die körperliche Belastbarkeit ist bis zum Erwachsenenalter nur gering eingeschränkt. Im Erwachsenenalter entwickelt sich dann bei einem Teil von Patienten eine Kardiomyopathie des rechten Systemventrikels (ab dem 45. Lebensjahr bei $^1/_3$ der Patienten). Die Trikuspidalklappe wird in >50 % schließunfähig. Schrittmacherpflichtige Herzrhythmusstörungen sind häufig. Bei Säuglingen liegt in bis zu 10 % ein AV-Block vor, bei Jugendlichen in ca. 15 %, bei Erwachsenen in >30 %. Die Lebenserwartung wird vermutlich durch die Fehlbildung verkürzt (der Herzfehler ist selten und es liegt nur wenig Datenmaterial vor). Bleibt die Trikuspidalklappe schließfähig, wird die Lebenserwartung nach 20 Jahren auf 90 % geschätzt, ansonsten auf 60 %. Fallstudien beschreiben vereinzelt Patienten mit isolierter cc-TGA, die ohne Behandlung bis zum 80. Lebensjahr beschwerdearm leben.

cc-TGA mit zusätzlichen Herzfehlern

Unabhängig vom spontanen Verlauf des unbehandelten Zusatzherzfehlers entwickelt sich bei mehr als 50 % der über 45-Jährigen eine Kardiomyopathie des rechten Systemventrikels und die Trikuspidalklappe wird schließunfähig. Einzelheiten zum spontanen Verlauf und zur Überlebenswahrscheinlichkeit bestimmter Zusatzherzfehler werden in den entsprechenden Herzfehlerkapiteln beschrieben. Die cc-TGA verschlechtert den jeweiligen Verlauf.

- **Spontanheilung**

Die cc-TGA bessert sich nicht von allein.

- **Indikation zur Behandlung**

Man rät bei einer cc-TGA zur Korrektur der assoziierten Herzfehler, soweit sie die Herzarbeit stören. Ob eine zusätzliche Korrektur der cc-TGA nötig ist, muss individuell entschieden werden. Es liegt kein ausreichendes Datenmaterial über Langzeitergebnisse der Blutstromumkehrverfahren vor.

> Eine isolierte cc-TGA ohne Schließunfähigkeit der Trikuspidalklappe stellt keine Operationsindikation dar, weil der Verlauf nach der Operation nicht besser zu sein scheint, als der Verlauf ohne Operation.

30.3 Symptomatik

Die Symptome der assoziierten Herzfehler stehen im Vordergrund (jeweilige Herzfehlerkapitel). Hinweisend auf eine cc-TGA können beim Kind bradykarde Herzrhythmusstörungen sein.

30.4 Diagnostik

- **Echokardiographie**

Basisuntersuchung ist die Echokardiographie, alternativ die Magnetresonanztomographie (Kardio-MRT).

Fragestellung: Ist die Trikuspidalklappe schließunfähig? Liegt eine linksventrikuläre Ausflusstraktobstruktion vor? Wie verlaufen die Koronararterien, falls eine Doubleswitch-Operation geplant ist? Wie funktioniert die Mitralklappe? Welche Begleitfehlbildungen liegen vor?

- **Herzkatheteruntersuchung**

Die Herzkatheteruntersuchung beantwortet alle Fragen zu diesem Herzfehler, wird jedoch wegen der Strahlenbelastung zurückhaltend eingesetzt. Sie ist indiziert, wenn Begleitfehlbildungen mit der Echokardiographie und der MRT-Untersuchung nicht sicher darstellbar sind, wenn vor der Korrektur von Begleitfehlbildungen der Widerstand im Pulmonalgefäßsystem gemessen werden soll oder wenn Begleitfehlbildungen interventionell behandelt werden sollen.

- **EKG**

Nachweis von Herzrhythmusstörungen, wie z. B. AV-Blockierungen, WPW-Syndrom (Wolff-Parkinson-White-Syndrom). Hinweis auf die cc-TGA sind Q-Zacken in der Ableitung V_1 anstelle in V_5 und V_6.

- **Röntgenbild des Thorax**

Lageanomalien des Herzens kommen häufig bei einer cc-TGA vor und weisen auf den Herzfehler hin. Bei 20 % der Patienten liegt eine Dextrokardie oder Mesokardie vor.

- **Ultraschalluntersuchung des Bauchraums**

Ein Situs inversus (Häufigkeit: ca. 25 % bei der cc-TGA) zusammen mit einer Lävokardie weisen auf den Herzfehler hin.

- **Assoziierte Herzfehler**

Neben den assoziierten Fehlbildungen aus Gruppe II–IV kommen vor: Ein PDA in >30 %, Anomalien der Trikuspidalklappe, eine PA, eine AS in ca. 10 %, eine CoA, ein DORV, Verlaufsanomalien der Herzkranzgefäße (ohne Krankheitsbedeutung), ein rechter Aortenbogen (ohne Krankheitsbedeutung), ein WPW-Syndrom, AV-Überleitungsstörungen, Lageanomalien des Herzens (ohne Krankheitsbedeutung) wie ein Criss-cross-Herz, ein kardialer Situs inversus (ca. 25 %) eine Dextrokardie (<20 %) oder eine Mesokardie.

30.5 Therapie

30.5.1 Üblicher Behandlungszeitpunkt

Der günstigste Zeitpunkt zur Behandlung der Begleitfehlbildungen ist in den jeweiligen Herzfehlerkapiteln aufgeführt. Die Operationen der Begleitfehlbildungen werden ggf. mit einer Double-switch-Operation kombiniert, die ab der Säuglingsperiode möglich ist.

30.5.2 Therapeutisches Vorgehen

- **Therapieziel**

Korrektur der assoziierten Fehlbildungen.

Die assoziierten Fehlbildungen können unter Belassung der vertauschten Ventrikel durchgeführt werden (physiologische Korrektur → der rechte Ventrikel bleibt Systemventrikel).

Um die Gesamtleistung des Herzens langfristig zu verbessern, besteht die Möglichkeit, zusätzlich bei Korrektur der assoziierten Fehlbildungen die Blutströme durch die richtigen Herzkammern zu leiten (Double-switch-Operation, Vorhofumkehr-Rastelli-Operation). Durch die aufwändigen Eingriffe wird der linke Ventrikel zum Systemventrikel umfunktioniert, die Mitralklappe wird mit systemarteriellem Blutdruck belastet (anatomische Korrektur).

> Aufgrund erster Berichte mit kurzen Beobachtungszeiten scheinen die Korrekturergebnisse der assoziierten Herzfehler nach einer Double-switch-Operation besser zu sein als die Ergebnisse nach isolierter Korrektur der Vitien.

Die isolierten Korrekturoperationen der Zusatzfehlbildungen wurden bereits in den jeweiligen Herzfehlerkapiteln beschrieben. Voraussetzungen und der Aufwand ändern sich durch die cc-TGA nicht. Die Eingriffe sind technisch durch die veränderte Anatomie des Herzens erschwert.

Nachfolgend werden nur die Operationen beschrieben, mit denen die Vertauschung der Ventrikel korrigiert werden kann.

30.5.2.1 Double-switch-Operation

Erforderlich sind die Öffnung des Brustkorbs, der Einsatz der Herz-Lungen-Maschine und die Öffnung des Herzens. Eine Vorhofumkehroperation (nach Mustard oder Senning) wird mit einer arteriellen Switch-Operation kombiniert (◐ Abb. 30.2a; Beschreibung der Operationsverfahren, Voraussetzungen und Aufwand ▶ Kap. 29). Zum Zeitpunkt des Eingriffs muss der der linke Ventrikel ausreichende Pumpkraft haben. Bedarfsweise kann er durch eine Bändelung der Pulmonalarterie bis zum 15. Lebensjahr „trainiert" werden.

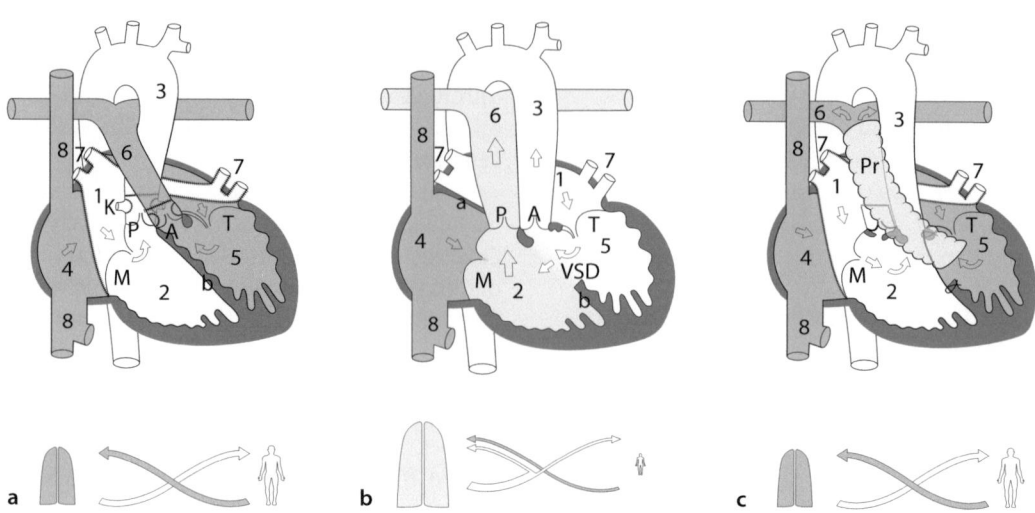

□ **Abb. 30.2 Therapieoptionen. a** Double-switch-Operation bei der cc-TGA, Herzschema: Das alte Vorhofseptum wurde entfernt und eine neue Trennwand zwischen den Vorhöfen *1* und *4* konstruiert, die das arterielle Blut (*weiß*) in den linken Ventrikel *2* leitet und das venöse Blut (*grau*) in den rechten Ventrikel *5*. Die Aorta *3* mit den Herzkranzgefäßen und die Pulmonalarterie *6* wurden umtransplantiert und am gegenseitigen Arterienstumpf angeschlossen. Nach dem Eingriff fließt arterielles Blut aus den Lungenvenen *7* durch den neuen Vorhofbereich und die Mitralklappe *M* in den linken Ventrikel *2* und durch die Pulmonalklappe *P* die Aorta *3*; venöses Blut fließt aus den Hohlvenen *8* durch den neuen Vorhofbereich und die Trikuspidalklappe *T* in den rechten Ventrikel *5* und durch die Aortenklappe *A* in die Pulmonalarterie *6*. Kreislaufdiagramm: Normal. **b** cc-TGA mit Ventrikelseptumdefekt, Herzschema: Anders als in □ Abb. 30.1b hat das Ventrikelseptum *b* ein Loch (*VSD*), durch das arterielles Blut aus dem rechten Ventrikel *5* in den linken Ventrikel *2* fließt und sich mit venösem Blut (*grau*) mischt. Das Mischblut (*hellgrau*) fließt in die die Pulmonalarterie. Das vermehrte Rückflussblut aus der Lunge belastet den linken Vorhof *1* und den rechten Ventrikel *5*, beide dilatieren. Kreislaufdiagramm: In den Pulmonalkreislauf fließt Mischblut (*weiß* und *grau*) hinein, in den Systemkreislauf arterielles Blut. Der Pulmonalkreislauf wird stärker durchblutet als der Systemkreislauf. **c** Vorhofumkehr-Rastelli-Operation bei der cc-TGA mit Pulmonalstenose und Ventrikelseptumdefekt, Herzschema: Das alte Vorhofseptum wurde entfernt und eine neue Trennwand zwischen den Vorhöfen *1*, *4* konstruiert, die das arterielle Blut (*weiß*) in den linken Ventrikel *2* leitet und das venöse Blut (grau) in den rechten Ventrikel *5*. Der Defekt im Ventrikelseptum *b* wurde mit einem Kunststoffpatch so verschlossen, dass arterielles Blut aus dem linken Ventrikel in die Aorta *3* fließen kann. Zwischen rechtem Ventrikel *5* und der Pulmonalarterie *6* wurde eine Gefäßprothese *Pr* eingezogen, durch die das venöse Blut zur Lunge fließt. Kreislaufdiagramm: Normal

30.5.2.2 Vorhofumkehr-Rastelli-Operation

Erforderlich sind die Öffnung des Brustkorbs, der Einsatz der Herz-Lungen-Maschine und die Öffnung des Herzens. Eine Vorhofumkehroperation (nach Mustard oder Senning) wird mit einer Rastelli-Operation kombiniert.

Beschreibung der Operationsverfahren, Voraussetzungen und Aufwand ▶ Kap. 15 und 29. Der linke Ventrikel muss eine ausreichende Pumpkraft besitzen und es muss ein VSD vorliegen (□ Abb. 30.2b, c).

30.5.3 Behandlung von Zusatzfehlbildungen

Die assoziierten Fehlbildungen werden entsprechend der Beschreibung in den einzelnen Herzfehlerkapiteln korrigiert.

30.5.4 Behandlungsergebnis

Der auf Dauer kräftigere linke Ventrikel pumpt mit hohem Druck in den Systemkreislauf und die mit hohem Druck be-

30.5 · Therapie

lastbare Mitralklappe steht als Rückschlagventil zwischen Pumpkammer und linkem Vorhof zur Verfügung. Einer Kardiomyopathie des Pumpventrikels und einer Schließunfähigkeit der Trikuspidalklappe soll hierdurch vorgebeugt werden.

Inwieweit die Leistungsfähigkeit der Patienten, die Neigung zu Herzrhythmusstörungen und die Lebenserwartung verbessert werden, kann aufgrund des geringen Datenmaterials noch nicht beantwortet werden.

30.5.5 Risiko der Eingriffe

Die cc-TGA erhöht die Letalität, wenn Korrektureingriffe an assoziierten Herzfehlern vorgenommen werden. Das Risiko beim Verschluss des VSD's und begleitender cc-TGA wird mit >5 % angegeben, bei zusätzlicher Behandlung einer Pulmonalstenose mit ca. 15 %, beim Einsetzen eines Konduits mit ca. 10 %, beim Ersatz der Trikuspidalklappe mit >15 %.

Das Risiko der Double-switch-Operation wird in sehr kleinen Statistiken mit 5–15 % angegeben, das Risiko der Vorhofumkehr-Rastelli-Operation scheint etwas geringer zu sein. Weitere Eingriffsrisiken sind in den entsprechenden Herzfehlerkapiteln aufgeführt.

Wenn bei einer cc-TGA im Innenraum der Ventrikel korrigiert wurde (z. B. Verschluss eines VSD's), kommt es wegen des anomal verlaufenden Erregungsleitungssystems in einem erheblichen Prozentsatz zu Verletzungen der Leitungsbahnen und Abhängigkeit von Herzschrittmachern.

■ **Weitere perioperative Probleme**
Die aufwendige Double-switch-Operation oder die Vorhofumkehr-Rastelli-Operation können zu einem passageren Low-cardiac-output-Syndrom führen und eine medikamentöse und/oder mechanische Unterstützung des Herzens und eine maschinelle Beatmung erfordern. Eine postoperative Niereninsuffizienz kann vorübergehend die Dialysebehandlung indizieren. Mit einer verlängerten intensivmedizinischen Betreuung ist zu rechnen.

Probleme nach den Korrektureingriffen begleitender Herzfehler sind in den jeweiligen Herzfehlerkapiteln aufgeführt.

30.5.6 Verlauf nach den Eingriffen

Die körperliche Entwicklung des Patienten verläuft nach isolierter Korrektur der assoziierten Herzfehler wie auch nach der zusätzlichen Double-switch-Operation oder Vorhofumkehr-Rastelli-Operation meist ungestört. Einzelheiten zur körperlichen Entwicklung nach Korrektur bestimmter Herzfehler sind in den jeweiligen Herzfehlerkapiteln beschrieben.

Im Verlauf treten in einem hohen Prozentsatz – Zahlenangaben reichen bis 40 % – behandlungsbedürftige Herzrhythmusstörungen auf, die sich auf die körperliche Belastbarkeit negativ auswirken und Einschränkungen bei der Berufswahl oder sportlichen Aktivitäten bedeuten. Nach Double-switch-Operation und der Vorhofumkehr-Rastelli-Operation werden seltener Herzrhythmusstörungen beobachtet, als nach alleiniger Korrektur der Begleitfehlbildungen.

Die Beobachtungszeiträume nach der Double-switch-Operation und Vorhofumkehr-Rastelli-Operation sind relativ kurz, sodass statistisch relevante Aussagen noch nicht möglich sind.

Nach isolierter Korrektur von assoziierten Herzfehlern entstehen bei fast der Hälfte der Patienten Schließprobleme der Trikuspidalklappe.

Nach der Double-switch-Operation fällt bei ca. jedem 3. Patienten eine Schließunfähigkeit der Aortenklappe auf. Zudem scheint sowohl nach der Double-switch-Operation als auch nach der Vorhofumkehr-Rastelli-Operation gehäuft eine Pumpschwäche des linken Ventrikels aufzutreten. Belastungstests und eine kardiologische Beratung sind vor der Berufswahl und vor sportlichen Aktivitäten empfehlenswert. Dies betrifft auch die Schwangerschaftsplanung.

Die körperliche Belastbarkeit nach der Double-switch-Operation und der Vorhofumkehr-Rastelli-Operation scheint insgesamt besser zu sein, als nach alleinigen Korrektureingriffen begleitender Fehlbildungen.

Die 10-Jahres-Lebenserwartung nach isolierter Korrektur verschiedener assoziierter Fehlbildungen, nach Double-switch-Operation und nach der Vorhofumkehr-Rastelli-Operation wird mit ca. 90 % angegeben.

- **Postoperative Medikamente, Nachuntersuchungen, Folgeeingriffe**

Es sollte eine individuelle Beratung durch den Kardiologen oder Chirurgen hinsichtlich Antikoagulation und Antiarrhythmika erfolgen. Nach Einsatz eines klappentragenden Konduits oder mechanischem Herzklappenersatz ist eine permanente Antikoagulation erforderlich.

Es werden lebenslang regelmäßige Nachuntersuchungen des Herzens durch EKG und Echokardiographie, sowie ggf. Spiroergometrie und MRT empfohlen. **Fragestellung**: Herzrhythmusstörungen (ca. 2 % pro Jahr)? Verschlechterung der Pumpleistung des Systemventrikels? Trikuspidalinsuffizienz nach isolierter Operation von Begleitfehlbildungen (ca. 10 % in mittelfristigen Nachbeobachtungsstudien)? Implantierte Herzklappen oder ein Konduit werden mit dem Wachstum des Herzens zu klein und müssen ausgetauscht werden.

Mit Folgeoperationen muss bei ca. $^{1}/_{3}$ der Patienten gerechnet werden (>20 % nach 10 Jahren): Herzschrittmacherimplantation, Aggregatwechsel nach Herzschrittmacherimplantation, Katheterablation bei schnellen Herzrhythmusstörungen, Trikuspidalklappenoperation, Herzklappenaustausch oder Konduitaustausch.

Spätkomplikationen nach Vorhofumkehroperationen und der arteriellen Switch-Operation sind z. B. behandlungsbedürftige Engstellen im Vorhoftunnel, Leckagen, Pulmonalstenosen, Probleme an den umtransplantierten Herzkranzgefäßen (▶ Kap. 29). Auch hier muss mit Folgeeingriffen gerechnet werden.

- **Beurteilung der Behandlungsergebnisse**

Die Ergebnisse reichen von befriedigend bis ausreichend.

30.6 Weitere Informationen

- **Inzidenz**

Die cc-TGA ist ein seltenes kongenitales Herzvitium (ca. 0,5 % aller angeborenen Herzfehler). Es sind mehr Jungen als Mädchen betroffen.

- **Ursachenforschung**

Risikoerhöhende Faktoren sind nicht bekannt. Das Wiederholungsrisiko für Geschwisterkinder wird auf 2 % geschätzt.

- **Assoziation mit körperlichen Fehlbildungen**

In ca. 25 % besteht ein Situs inversus.

- **Empfehlungen zur Endokarditisprophylaxe**
— Unbehandelte cc-TGA: Bei assoziierten zyanotischen Vitien, bei assoziierten azyanotischen Vitien nach Endokarditis.
— Nach Korrekturoperationen mit Kunststoffmaterial: 6 Monate lang postoperativ.
— Nach Korrekturoperationen mit Konduitimplantation oder Herzklappenersatz: Permanente Endokarditisprophylaxe.

Gefäßringe und Gefäßschlingen

Inhaltsverzeichnis

31.1 Anatomie – 374

31.2 Verlauf – 374

31.3 Symptomatik – 375

31.4 Diagnostik – 376

31.5 Therapie – 376
31.5.1 Üblicher Behandlungszeitpunkt – 376
31.5.2 Therapeutisches Vorgehen – 376
31.5.3 Behandlung von Zusatzfehlbildungen – 377
31.5.4 Behandlungsergebnis – 377
31.5.5 Risiko der Eingriffe – 377
31.5.6 Verlauf nach den Eingriffen – 378

31.6 Weitere Informationen – 379

© Springer-Verlag GmbH Deutschland, ein Teil von Springer Nature 2021
U. Blum et al., *Kompendium angeborene Herzfehler bei Kindern*,
https://doi.org/10.1007/978-3-662-61289-7_31

31.1 Anatomie

- **Normalanlage der mediastinalen Gefäße, Variationen ohne Krankheitsbedeutung**

Im Mediastinum liegen die Aorta und die Pulmonalarterie unmittelbar benachbart neben Trachea und Ösophagus. Normalerweise verlaufen die Aorta ascendens und der Aortenbogen ventral und die Aorta descendens links neben Trachea und Ösophagus. Die Arterien für die rechte und linke obere Körperhälfte aus dem Aortenbogen sind so angeordnet, dass sie vor und seitlich von Trachea und Ösophagus liegen, der rechte und linke Pulmonalarterienast ziehen vor Trachea und Ösophagus zum rechten und linken Lungenflügel. Der Ductus arteriosus Botalli zwischen Pulmonalarterie und rückwärtiger Aorta liegt links von Trachea und Ösophagus. Auch wenn die Aorta descendens rechts neben der Wirbelsäule verläuft – ein rechter Aortenbogen und eine rechts descendierende Aorta sind häufige Anomalien –, liegen die Gefäße neben Trachea und Ösophagus (◘ Abb. 31.1).

- **Gefäßringe oder Gefäßschlingen**

Gefäßringe oder Gefäßschlingen um Trachea und Ösophagus entstehen durch Doppelanlagen der Gefäße und anomale Gefäßabgänge. Nach Wachstum des Kindes werden die Ringe zu eng und komprimieren Trachea und Ösophagus (◘ Abb. 31.2 und 31.3).

Weitere seltene Anomalien sind in ▶ Abschn. 31.5 dargestellt.

31.2 Verlauf

- **Dringlichkeit der Behandlung**

Meist planbare, elektive Behandlung. Wenn die Gefäßringe Beschwerden verursachen, sollte allerdings ohne große Zeitverzögerung die operative Korrektur erfolgen, da der Druck auf die Trachea irreparable Schäden verursachen kann.

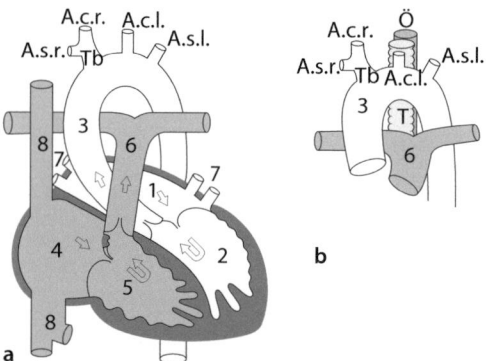
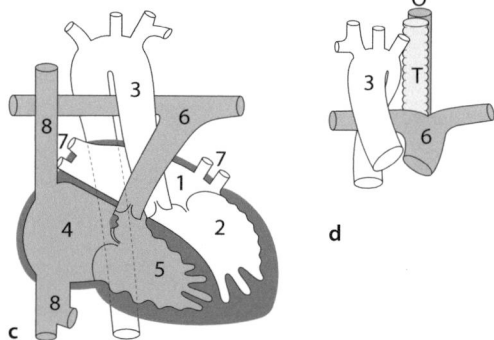

◘ **Abb. 31.1 Lage von Gefäßen, Trachea und Ösophagus im Mediastinum. a** Schema des gesunden Herzens: An den linken Ventrikel 2 ist die Aorta 3 angeschlossen. Aus der Aorta ascendens kommen 3 Arterien heraus: Truncus brachiocephalicus *Tb* mit rechter A. subclavia *A.s.r*, rechter A. carotis *A.c.r*, die linke A. carotis *A.c.l* und die linke A. subclavia *A.s.l*. An den rechten Ventrikel 5 ist die Pulmonalarterie 6 angeschlossen mit 2 Hauptästen, die zum rechten und linken Lungenflügel ziehen. Lungenvenen 7, Hohlvenen 8. **b** Lage von Trachea und Ösophagus beim gesunden Herzen: Aorta 3, Pulmonalarterie 6, Ösophagus Ö, Trachea *T*. **c** Schema des gesunden Herzens mit rechtem Aortenbogen und rechts descendierende Aorta: Anders als in **a** verläuft das Bogenstück der Aorta 3 nach rechts (links im Bild) und die rückwärtige Aorta zieht rechts neben der Wirbelsäule entlang in den Bauchraum. **d** Lage von Trachea *T* und Ösophagus Ö beim rechten Aortenbogen

31.3 · Symptomatik

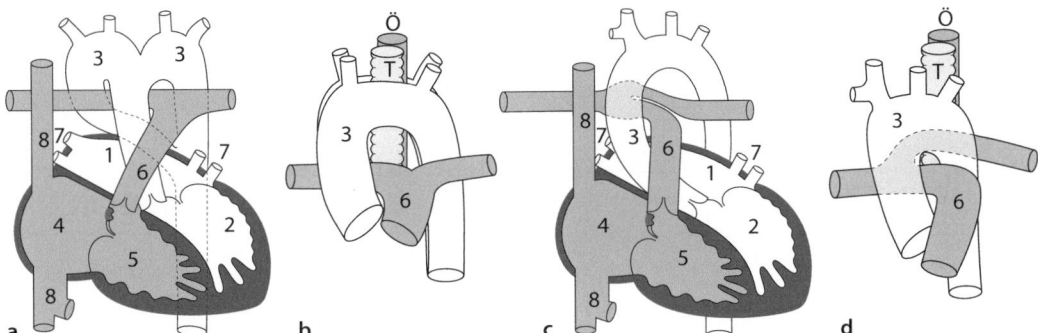

◘ **Abb. 31.2 Beispiele für Gefäßringe und Gefäßschlingen. a** Doppelanlage des Aortenbogens und isolierter Abgang der Versorgungsadern von Kopf und Armen. Aorta 3, Pulmonalarterie 6. **b** Die Aorta 3 bildet einen Ring um die Trachea T und den Ösophagus Ö, die Pulmonalarterie 6 liegt vor Trachea- und Ösophagus. **c** Gefäßschlinge durch den linken Hauptast der Pulmonalarterie 6. **d** Der linke Pulmonalarterienseitenast 6 verläuft zwischen Trachea T und Ösophagus Ö, die Trachea wird komprimiert

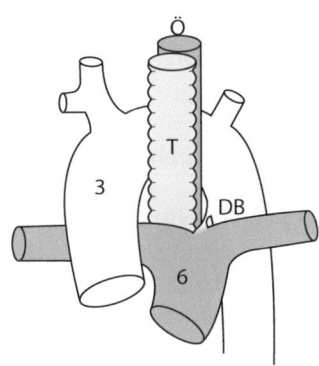

◘ **Abb. 31.3 Ringbildung durch verlagerten Aortenbogen und Ductus arteriosus Botalli.** Hinter Trachea T und Ösophagus Ö zieht der Aortenbogen 3 entlang, die Aorta descendens verläuft links neben der Wirbelsäule, der der Ductus arteriosus Botalli DB zwischen Aorta descendens und Pulmonalarterie 6 bildet den Ring

- **Hämodynamik, Schäden durch die Fehlbildungen**

Herz und Lunge
Beide werden nicht geschädigt.

Körper
Bei Kompression der Trachea besteht die Gefahr einer Tracheomalazie.

- **Natürlicher Verlauf**

Unbehandelt nimmt bei den meisten anatomischen Varianten der Fehlbildung der Druck auf Trachea und Ösophagus mit der Zeit zu. Folgen sind Schluckstörungen, Tracheomalazie, vereinzelt plötzliche Todesfälle durch die Behinderung der Atmung.

- **Spontanheilung**

Die Fehlbildungen bessern sich nicht von allein.

Ausnahme: Wenn ein verlagerter Truncus brachiocephalicus auf die Trachea drückt und nur geringe Beschwerden bestehen, kann sich der Befund spontan während des Wachstums bessern. Nur bei ca. 10 % dieser Patienten wird eine operative Behandlung erforderlich.

- **Indikation zur Behandlung**

Indikation zur Behandlung besteht bei Beschwerden.

31.3 Symptomatik

- **Bei jungen Kindern**

Angestrengte Atmung mit interkostalen Einziehungen, inspiratorischem Stridor und Zyanose, hoher blecherner Husten, gelegentlich Atemstillstände. Pneumonien können auftreten, wenn sich das Kind bei der Nahrungsaufnahme verschluckt, Schluckstörungen, Schwierigkeiten beim Füttern, schnelle Ermüdung nach dem Füttern.

- **Besonderheit bei pulmonalen Gefäßschlingen**

Atemschwierigkeiten treten oft bereits im ersten Lebensmonat auf. Bei einigen Patienten Symptome erst im Erwachsenenalter, einige Betroffene bleiben lebenslang beschwerdefrei und die Fehlbildung wird zufällig entdeckt.

31.4 Diagnostik

Basisuntersuchung ist die Echokardiographie, alternativ die Magnetresonanztomographie und die Angiocomputertomographie. Herzkatheteruntersuchungen sind meist nicht nötig.

- **Echokardiographie**

Fragestellung: Welche Blutgefäße bilden den Gefäßring? Wo schließen die Kopf- und Armarterien an die Aorta an? Ist die Pulmonalarterie an dem Gefäßring beteiligt? Wo hat ein doppelter Aortenbogen Engstellen? Liegen Fehlbildungen des Herzens vor?

- **Ösosophagusbreischluck**

Darstellung der Kompression und Rückschluss auf die Art der Gefäßanomalie.

- **Tracheoskopie und Bronchoskopie**

Darstellung der Kompression, Diagnose einer Tracheomalazie.

- **Lungenfunktionsanalyse**

Information über das Ausmaß der Atmungsbehinderung.

- **Röntgenaufnahme des Thorax**

Nachweis eines rechten Aortenbogens oder einer rechten Aorta descendens.

- **Assoziierte Herzfehler**

Gelegentliche Assoziation mit den Herzfehlern: TOF, TAC, PA-VSD, TGA, UVH, TrA. Pulmonale Gefäßschlingen sind in ca. 15 % mit kardialen Vitien wie einem ASD oder VSD assoziiert.

31.5 Therapie

31.5.1 Üblicher Behandlungszeitpunkt

Nach Diagnose Planung des Korrektureingriffs ohne größeren Zeitverzug. Eine Behandlung ist in jedem Alter möglich. Wenn Herzfehler assoziiert sind, kann bei beschwerdearmen Patienten die Korrektur der Gefäßfehlbildung bis zur Korrektur des Herzvitiums hinausgezögert werden und simultan operiert werden.

31.5.2 Therapeutisches Vorgehen

- **Therapieziel**

Öffnung des komprimierenden Gefäßrings.

- **Öffnung von Gefäßringen**

Erforderlich ist die Öffnung des Brustkorbs. Der Einsatz der Herz-Lungen-Maschine ist bei der Korrektur von Pulmonalisschlingen erforderlich.

- **Zugangsweg**

Bei den meisten Gefäßringen wird eine laterale Thorakotomie durchgeführt, bei einer Pulmonalisschlinge oder bei einem verlagerten Truncus brachiocephalicus die Sternotomie. Die ringbildenden Blutgefäße werden passager abgeklemmt, der Ring wird zwischen den Klemmen durchtrennt und die Gefäßstümpfe werden verschlossen.

Pulmonalisschlinge: Der fehlerhaft verlaufende Ast der Pulmonalarterie wird am Pulmonalisstamm abgesetzt, vor die Trachea verlagert und reanastomosiert.

Truncus brachiocephalicus: Das Gefäß wird an seinem Ursprung abgesetzt, verlagert und in den Aortenbogen reimplantiert.

31.5 · Therapie

- **Voraussetzungen**

Infektfreiheit

- **Aufwand**

Anhang.

Die nachfolgenden Grafiken sollen die Behandlungsoptionen verschiedener anatomischer Varianten der Gefäßringe und Gefäßschlingen erklären: ◘ Abb. 31.4, 31.5, 31.6, 31.7 und 31.8.

31.5.3 Behandlung von Zusatzfehlbildungen

Die Fehlbildungen werden entweder nach Beseitigung der Gefäßringe operiert oder die Eingriffe werden simultan durchgeführt. Wenn eine operationsbedürftige Tracheomalazie vorliegt, muss individuell entschieden werden, ob eine Simultanoperation der Tracheomalazie möglich ist.

31.5.4 Behandlungsergebnis

Es liegen Verhältnisse wie beim Gesunden vor, wenn keine irreversiblen Schäden an der Trachea gesetzt wurden.

31.5.5 Risiko der Eingriffe

Die Letalität isolierter Eingriffe ist <1 %. Bei Simultaneingriffen mit Herzfehlern entspricht das Sterberisiko im Wesentlichen dem der Herzfehlerkorrektur. Simultaneingriffe an Trachea oder Bronchien erhöhen das Sterberisiko. Spezielle Risiken dieser seltenen Eingriffe in Spezialliteratur.

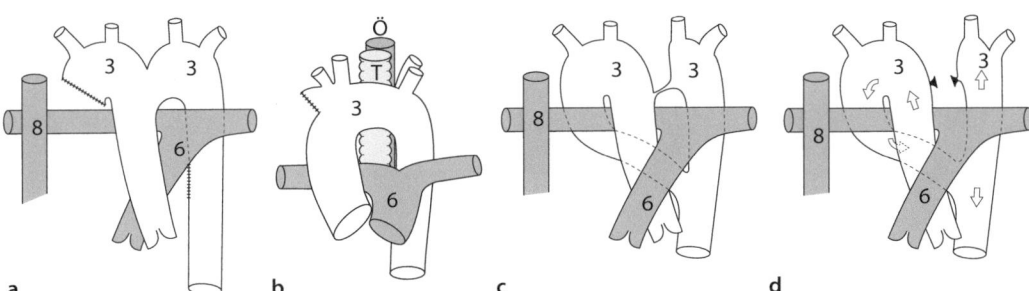

◘ Abb. 31.4 Korrektur. **a**, **b** eines Gefäßrings durch einen doppelten Aortenbogen: Einer der Aortenbögen *3* wird an einer Stelle durchtrennt, die einen ungestörten Blutstrom zu den Kopf- und Halsarterien und der Aorta descendens gewährleistet. **c**, **d** eines doppelten Aortenbogens mit einer kurzstreckigen Stenose: Durchtrennung des Gefäßrings im Bereich der Stenose

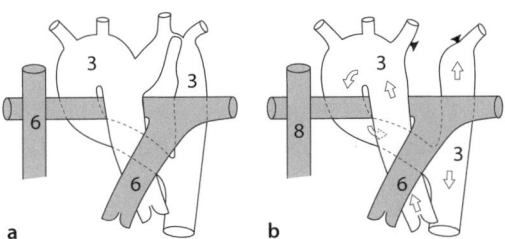
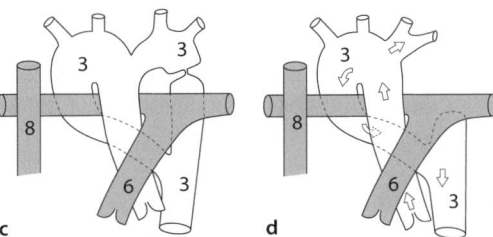

◘ Abb. 31.5 Korrektur. **a**, **b** eines doppelten Aortenbogens mit einer kurzstreckigen Stenose: Durchtrennung des Gefäßrings im Bereich der Stenose. Aorta *3*. **c**, **d** Korrektur eines doppelten Aortenbogens mit einer Aortenisthmusstenose

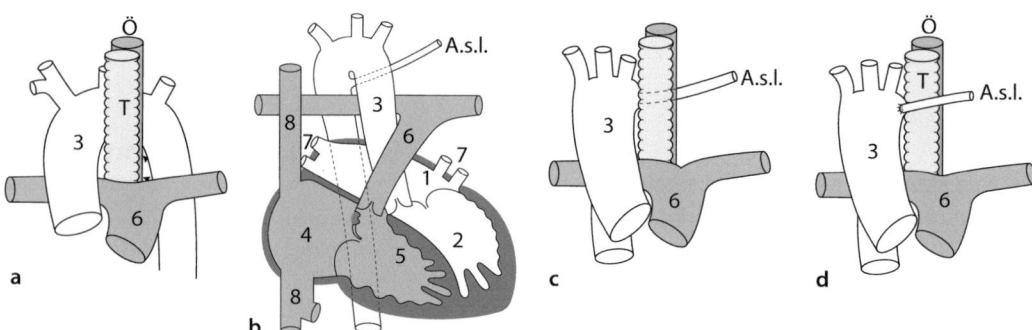

Abb. 31.6 Operation verschiedener Variationen von Gefäßringen. **a** Öffnung eines Gefäßrings, der durch einen rechten Aortenbogen, eine links descendierende Aorta und den Ductus arteriosus Botalli verursacht wurde (Abb. 31.3). Der Ductus wird durchtrennt. Aorta *3*, Pulmonalarterie *6*, Trachea *T*, Ösophagus *Ö*. **b, c, d** Korrektur eines fehlerhaften Anschlusses der linken A. subclavia *A.s.l* an die rechts descendierende Aorta. **b, c** Ausgangsbefund. **d** Umtransplantation der Arterie

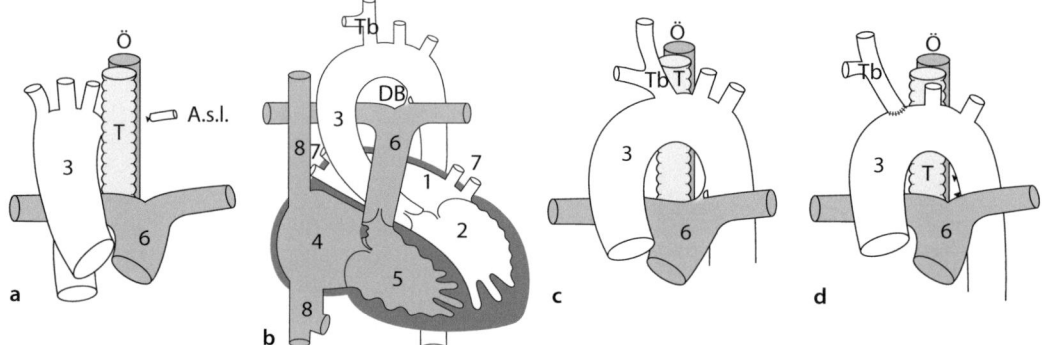

Abb. 31.7 Operation verschiedener Variationen von Gefäßringen. **a** Öffnen eines Gefäßrings durch eine fehlerhaft verlaufende A. subclavia *A.s.l*. Durchtrennung der Arterie. Die Durchblutung des Arms wird von Halsarterien übernommen. **b, c, d** Umtransplantation des Truncus brachiocephalicus *Tb*. **b, c** Ausgangsbefund: Der Truncus brachiocephalicus kommt zu weit linksseitig (*im Bild rechts*) aus dem Aortenbogen *3* heraus und komprimiert die Trachea *T*. **d** Umtransplantation des Truncus brachiocephalicus. Der Truncus *Tb* kommt abseits der Trachea *T* aus der Aorta *3* heraus

Weitere Risiken bestehen in der Verletzung von Nerven oder Lymphwegen im Thoraxraum (N. vagus, N. laryngeus, N. phrenicus, Ductus thoracicus). Bei Umtransplantation von Gefäßen können Anastomosenstenosen oder thrombotische Verschlüsse der Gefäße auftreten.

- **Weitere perioperative Probleme**

Häufig ist eine Nachbeatmung wegen Vorschäden an der Trachea erforderlich. Weitere Probleme sind nach den Eingriffen nicht zu erwarten.

31.5.6 Verlauf nach den Eingriffen

Nach operativer Korrektur von Gefäßringen ist der Patient als gesund anzusehen, wenn kein schwerer Schaden an der Trachea durch die Gefäßfehlbildung gesetzt wurde. Die Regeneration einer geschädigten Trachea und die Normalisierung der Atmung können erfahrungsgemäß mehrere Monate bis zu einem Jahr in Anspruch nehmen. Die körperliche Entwicklung verläuft nach den Eingriffen normal. Es gibt keine Einschränkungen bei der Berufswahl oder bei sportlichen Aktivitäten.

31.6 · Weitere Informationen

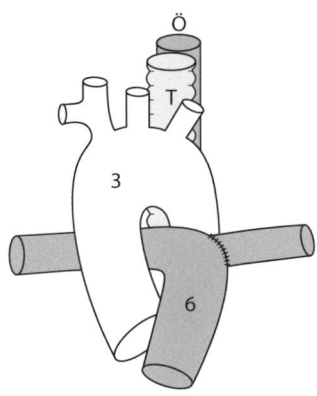

Abb. 31.8 Beseitigung einer Schlingenbildung durch den linken Ast der Pulmonalarterie. Der Ast wurde vom Stamm der Pulmonalarterie *6* abgetrennt, vor die Trachea *T* und die Aorta *3* verlagert und in den Pulmonalisstamm reimplantiert

Schwangerschaften sind ungefährlich. Die Lebenserwartung entspricht der Lebenserwartung gesunder Menschen. Wenn die linke A. subclavia nur durchtrennt wurde, kann es zu einer Wachstumsverzögerung des linken Armes kommen (ca. 1 %).

- **Postoperative Medikamente, Nachuntersuchungen, Folgeeingriffe**

Medikamente sind regulär nicht erforderlich.

Nachuntersuchungen werden nach Umtransplantation von Gefäßen oder Schäden an der Trachea (Echokardiographie, pneumologische Untersuchung) empfohlen. **Fragestellung**: Anastomosenstenosen, Trachealstenosen oder progrediente Tracheomalazie?

Selten sind Folgeeingriffe in Form interventioneller Ballondilatation oder chirurgischer Erweiterung von Anastomosenstenosen, bzw. Eingriffe an der Trachea indiziert.

- **Beurteilung der Behandlungsergebnisse**

Ausgezeichnet.

31.6 Weitere Informationen

- **Inzidenz**

Seltene Fehlbildungen (<1 % aller kongenitalen kardiovaskulären Vitien).

- **Ursachenforschung**

Weder Risikofaktoren noch ein genetisches Risiko sind bekannt.

- **Assoziation mit körperlichen Fehlbildungen**

Die Hälfte von Patienten mit pulmonalen Gefäßschlingen hat kongenitale Fehlbildungen der Trachea oder der Bronchien (erworben: Tracheomalazie). Der Ring-Sling-Komplex bezeichnet pulmonale Gefäßschlingen kombiniert mit fehlendem membranösen Anteil der Trachea, wobei die Knorpelspangen geschlossen sind.

Eine gehäufte Assoziation der Mikrodeletion 22q11 (CATCH 22) mit Gefäßringen und -schlingen wird vermutet.

- **Empfehlungen zur Endokarditisprophylaxe**

Es ist keine Prophylaxe erforderlich.

Koronarfistel

Inhaltsverzeichnis

32.1 Anatomie – 382

32.2 Verlauf – 383

32.3 Symptomatik – 384

32.4 Diagnostik – 384

32.5 Therapie – 385
32.5.1 Üblicher Behandlungszeitpunkt – 385
32.5.2 Therapeutisches Vorgehen – 385
32.5.3 Behandlung von Zusatzfehlbildungen – 388
32.5.4 Behandlungsergebnis – 388
32.5.5 Risiko der Eingriffe – 388
32.5.6 Verlauf nach Verschluss einer Koronarfistel – 388

32.6 Weitere Informationen – 389

Ergänzende Information Die elektronische Version dieses Kapitels enthält Zusatzmaterial, auf das über folgenden Link zugegriffen werden kann https://doi.org/10.1007/978-3-662-61289-7_32. Die Videos lassen sich durch Anklicken des DOI Links in der Legende einer entsprechenden Abbildung abspielen, oder indem Sie diesen Link mit der SN More Media App scannen.

© Springer-Verlag GmbH Deutschland, ein Teil von Springer Nature 2021
U. Blum et al., *Kompendium angeborene Herzfehler bei Kindern*,
https://doi.org/10.1007/978-3-662-61289-7_32

32.1 Anatomie

■ Gesundes Herz

Das Myokard wird von 2 Koronararterien mit arteriellem Blut versorgt, die oberhalb der Aortenklappe aus der Aorta ascendens abgehen. Die linke Koronararterie gabelt sich in einen Ast für das anteriore Myokard (Ramus interventrikularis anterior, RIVA) und das posteriore Myokard (Ramus circumflexus, RCX) auf (◘ Abb. 32.1). Der Blutdruck in den Koronargefäßen entspricht dem systemarteriellen Druck, die Koronarperfusion erfolgt überwiegend in der Diastole des Herzens.

Die Perfusion des Myokards unter Ruhebedingungen erfolgt mit ca. 5 % des zirkulierenden Bluts. Unter körperlicher Belastung dilatieren die Koronargefäße und die Myokardperfusion kann auf das 4- bis 5-fache ansteigen.

■ Herz mit Koronarfisteln

Koronararterien stehen mit Innenräumen des Herzens oder herznahen Blutgefäßen durch persistierende embryonale Verbindungsgänge in Verbindung. Aufgrund des Druckgefälles zwischen den Koronararterien und den Herzhöhlen fließt arterielles Blut in den Herzinnenraum (Shunt) und geht dem Myokard verloren. Das betroffene Herzkranzgefäß dilatiert, um der minderversorgten Muskulatur trotz des Shunts Blut liefern zu können. Das Shuntblut aus der Fistel belastet den Herzbereich und den Kreislauf, in den es hineinfließt mit Zusatzblutvolumen (◘ Abb. 32.2).

Die Fisteln können in verschiedene Bereiche des Herzens/herznahe Gefäße münden
— In den rechten Herzbereich (ca. 90 %): Vorhof, Ventrikel, Hohlvene (V. cava superior), Pulmonalarterie, Sinus coronarius oder

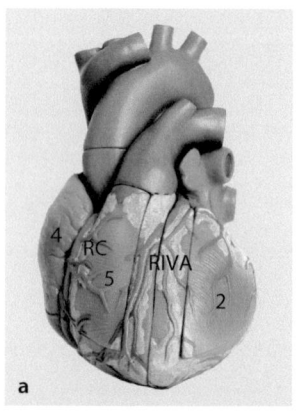
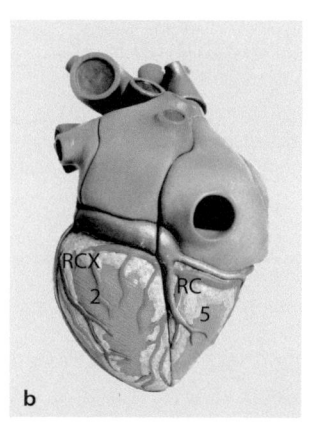
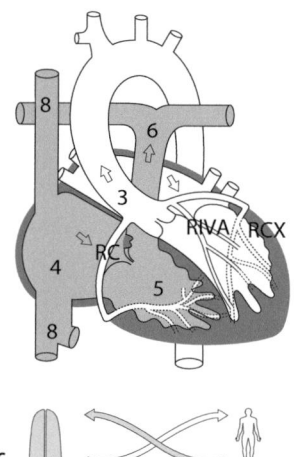

◘ Abb. 32.1 Gesundes Herz mit Herzkranzgefäßen. a Vorderansicht des Herzmodells: Zwischen rechtem 5 und linkem 2 Ventrikel verläuft der RIVA, zwischen rechtem Ventrikel und rechtem Vorhof 4 verläuft die rechte Koronararterie (RC). b Rückwärtige Ansicht des Herzmodells: Zwischen rechtem 5 und linkem 2 Ventrikel verläuft die RC. An der Kante des linken Ventrikels sieht man den RCX. c Schematische Darstellung der Koronararterien: Das arterielle Blut (*weiß*) fließt von den Lungenvenen in den linken Vorhof, den linken Ventrikel und in die Aorta 3. Aus dem Anfangsteil der Aorta oberhalb der Aortenklappe kommen die rechte (Rc) und linke Koronrarterie heraus (Riva, Rcx). Die linke Koronararterie gabelt sich in einen vorderen RIVA und einen hinteren Ast (*gestricheltes Gefäß*, RCX) auf. Venöses Blut (*dunkelgrau*) fließt aus den Hohlvenen 8 in den rechten Vorhof 4, den rechten Ventrikel 5 und die Pulmonalarterie 6. Kreislaufdiagramm: In den Pulmonalkreislauf fließt venöses Blut (*grau*) hinein, in den Systemkreislauf fließt arterielles Blut (*weiß*) hinein. Pulmonal- und Systemkreislauf werden mit gleichen Blutmengen perfundiert

32.2 · Verlauf

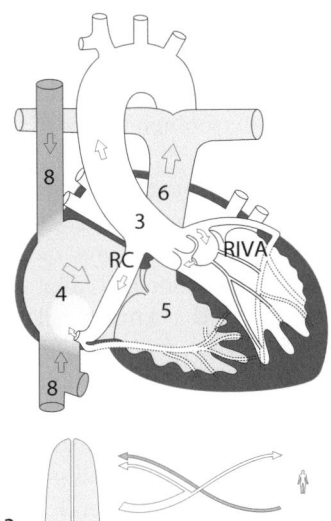
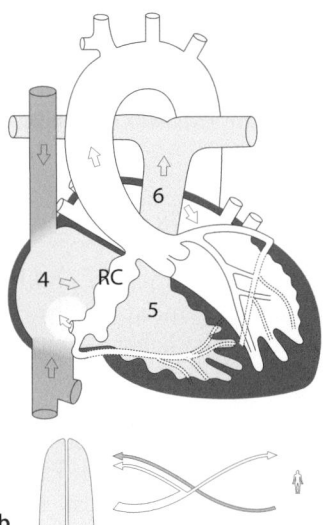

Abb. 32.2 Herz. a Herz mit 2 Koronarfisteln. In das Herzschema sind folgende Veränderungen eingezeichnet: Der Anfangsteil der hinteren linken Koronararterie (RCX) ist bis zum Abgang einer Fistel, aus der Blut in den linken Ventrikel 2 übertritt, erweitert. (Das Myokard peripher der Fistel wird schlecht perfundiert). Der Angangsteil der rechten Koronararterie RC ist dilatiert bis zum Abgang einer Fistel, aus der arterielles Blut (weiß) in den rechten Vorhof 4 übertritt. Es mischt sich mit venösem Blut (grau) aus den Hohlvenen 8 und die Blutmischung (hellgrau) fließt weiter in den rechten Ventrikel 5, die Pulmonalarterie 6 und den Pulmonalkreislauf. Kreislaufdiagramm: In den Pulmonalkreislauf fließt eine Mischung aus venösem und arteriellem Blut hinein, in den Systemkreislauf fließt arterielles Blut hinein. Der Pulmonalkreislauf wird stärker perfundiert als der Systemkreislauf. Eine Zyanose besteht nicht (weißer Mensch). **b** Herz mit Koronararterienaneurysma: Die rechte Koronararterie RC ist proximal der Fistel aneurysmatisch aufgeweitet

- in den linken Herzbereich: Vorhof, Ventrikel, Lungenvenen.

32.2 Verlauf

▪ Dringlichkeit der Behandlung

Die Behandlung ist planbar, sollte aber nach Diagnose der Fehlbildung zeitnah erfolgen, um Komplikationen vorzubeugen.

▪ Hämodynamik, Schäden durch die Fistel

Herz

Die Myokardischämie verursacht eine Pumpschwäche des betroffenen Herzwandareals bis zur Nekrose von Herzmuskelzellen, es besteht eine Neigung zu Herzrhythmusstörungen, durch einen Links-Rechts-Shunt (bei Mündung der Fistel in den rechten Herzbereich) kommt es zur Volumenbelastung rechter Herzhöhlen, des linken Vorhofs und linken Ventrikels, das Herz kann infolge der Pumpschwäche bei erhöhtem O_2-Bedarf des Körpers seine Auswurfleistung nicht adäquat steigern. Im dilatierten Koronargefäßabschnitt sind erhöht: Das Risiko einer Entzündung, das Thromboserisiko mit Embolisation von Thromben in periphere Gefäßabschnitte, das Arteriosklerosisiko mit frühzeitigem Herzinfarkt, das Risiko einer Aneurysmaruptur. Folgen sind eine verkürzte Lebenserwartung, Einschränkung der körperlichen Belastbarkeit, Herzrhythmusstörungen, Herzinsuffizienz und Herzinfarkt.

Lunge

Bei einem signifikanten Links-Rechts-Shunt kann der verstärkte Blutfluss im Pulmonalkreislauf die eine verstärkte Schleimpro-

duktion verursachen. Folge ist die Neigung zu bronchopulmonalen Infektionen.
Körper
Die körperliche Entwicklung ist normal.

- **Natürlicher Verlauf**

Der Verlauf ist abhängig von der Größe der Fistel
- Kleine Fistel: Die Patienten sind bis zum Erwachsenenalter meist beschwerdefrei. Bei stärkerer körperlicher Belastung können Angina-pektoris-Anfälle auftreten. In ca. 1 % werden vor dem 20. Lebensjahr plötzliche Todesfälle beschrieben.
- Mittelgroße bis große Fistel: Die betroffene Koronararterie dilatiert meist bis zum Aneurysma. Nach dem 20. Lebensjahr besteht eine Tendenz zur Arteriosklerose der Koronararterie. Bei jedem 10. Patienten scheint frühzeitig ein Herzinfarkt aufzutreten und die Zahl plötzlicher Todesfälle durch Herzrhythmusstörungen steigt auf >10 % an. Zusätzlich Neigung zur Endarteriitis. Ob die Lebenserwartung durch kleine und mittelgroße Fisteln verkürzt wird ist unklar. Leistungsfähige erwachsene Patienten, die keiner Therapie bedürfen, werden ebenso beschrieben wie Patienten mit Komplikationen.
- Große Fistel: Frühzeitig schwere Herzinsuffizienz, oft schon bei Säuglingen.

- **Spontanheilung**

Ein spontaner Verschluss kleiner Koronarfisteln wird gelegentlich bei Kindern und Jugendlichen beobachtet.

- **Indikation zum Fistelverschluss**

Die Indikation zum Verschluss mittelgroßer und großer Fisteln ist bei symptomatischen und asymptomatischen Patienten gegeben. Bei kleinen Fisteln ohne nachweisbare Zeichen einer myokardialen Ischämie und ohne Dilatation der Koronararterie kann ein spontaner Verschluss zunächst abgewartet werden.

32.3 Symptomatik

Kleine Fisteln: Beschwerdefreiheit, es ist ein typisches maschinenartiges Herzgeräusch zu hören.

Mittelgroße Fisteln: Bei älteren Kindern fällt eine eingeschränkte Leistungsfähigkeit auf und oft eine Neigung zu bronchopulmonalen Infektionen. Unter körperlicher Belastung sind Angina-pektoris-Anfälle möglich.

Große Fisteln: Bei Säuglingen Zeichen einer Herzinsuffizienz: Tachydyspnoe, Trinkschwäche, Schwitzen am Kopf beim Trinken, Gedeihstörung und Gewichtsstagnation, Hepatomegalie, Ödeme an den Füßen.

32.4 Diagnostik

- **Echokardiographie**

Basisuntersuchung ist die Echokardiographie, alternativ die Magnetresonanztomographie (Kardio-MRT).

Fragestellung: Wie viele Fisteln liegen vor und wo münden die Fisteln? Wie groß ist der Shunt? Ist die Pumpleistung einer Herzkammer bereits eingeschränkt? Welche Begleitfehlbildungen liegen vor?

- **Koronarangiographie**

Eine exakte Darstellung der Fisteln ist mit der Koronarangiographie möglich. Sie bietet Aussagen über die Anatomie der Fehlbildung sowie Begleitfehlbildungen. Wenn ein interventioneller Verschluss der Fisteln möglich ist, erfolgen Diagnostik und Therapie in einem Arbeitsgang. Zusätzliche Fragestellung bei der Herzkatheteruntersuchung: Liegt ein Seit-zu-Seit-Typ der Fistel vor? Liegt ein Endarterientyp der Fistel vor?

- **EKG**

Nachweis einer Myokardischämie, eines Herzinfarkts, Nachweis von Herzrhythmusstörungen.

- **Stethoskop**

Typisches Herzgeräusch (Maschinengeräusch) als Hinweis auf den Herzfehler.

- **Röntgenbild des Thorax**

Diagnose von pulmonalen Infektionen, Hinweis auf Herzinsuffizienz (CTR > 0,5).

- **Assoziierte Herzfehler**

Bei etwa einem Drittel der Patienten kommen weitere Herzfehler vor, z. B. Fehlbildungen der Herzklappen, ASD, VSD.

32.5 Therapie

32.5.1 Üblicher Behandlungszeitpunkt

Bei beschwerdefreien Patienten oder geringen Beschwerden verschließt man die Fistel im Kindesalter bzw. vor Erreichen des Erwachsenenalters. Man wartet einen möglichen Spontanverschluss ab, greift jedoch ein, bevor Schäden am Herzmuskel aufgetreten sind oder ausgeprägte anatomische Veränderungen am betroffenen Herzkranzgefäß zu beobachten sind. Tritt eine Herzinsuffizienz auf, entsteht eine pulmonale Hypertonie oder sind Zeichen einer Minderdurchblutung des Herzmuskels nachweisbar, so ist der Fistelverschluss frühzeitig, auch im Säuglingsalter, erforderlich.

32.5.2 Therapeutisches Vorgehen

- **Therapieziel**

Verschluss der Fistel und ggf. Korrektur einer aneurysmatischen Dilatation der betroffenen Koronararterie.

32.5.2.1 Interventioneller Verschluss

Erforderlich sind eine Lokalanästhesie im Leistenbereich sowie die Akzeptanz von Röntgenstrahlen.

Mit dem Herzkatheter wird von Gefäßen in der Leiste aus das Verschlussmaterial in den Fistelgang hineingeschoben (◘ Abb. 32.3). Je

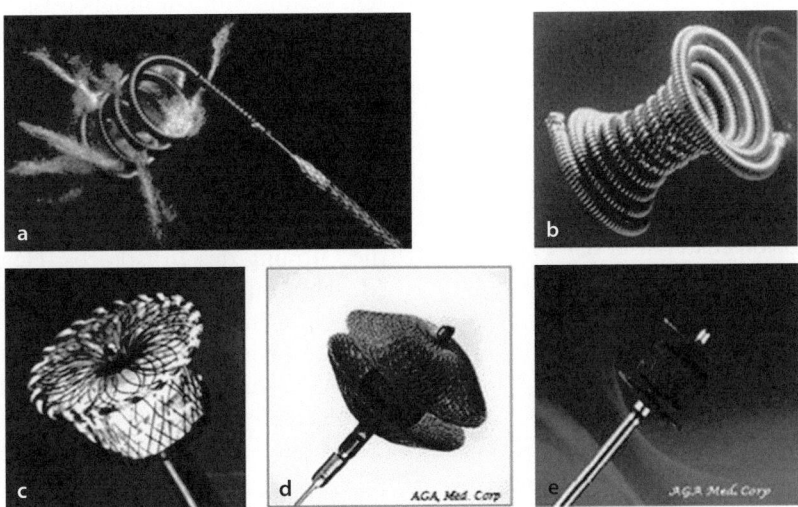

◘ Abb. 32.3 Verschlussmaterial für eine Koronarfistel. **a** Coil. **b** Spirale, **c, d, e** Amplatzer-Verschlusssystem. (Mit freundl. Genehmigung von St. Jude Medical GmbH)

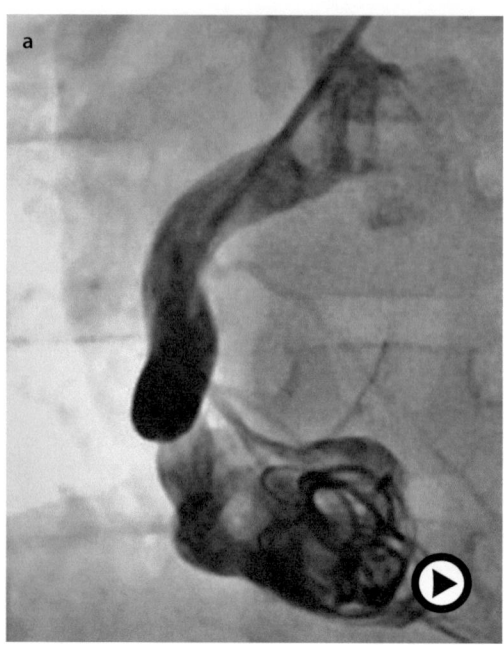

Abb. 32.4 Interventioneller Koronarfistelverschluss durch Coiling (vor Coilimplantation) (▶ https://doi.org/10.1007/000-314)

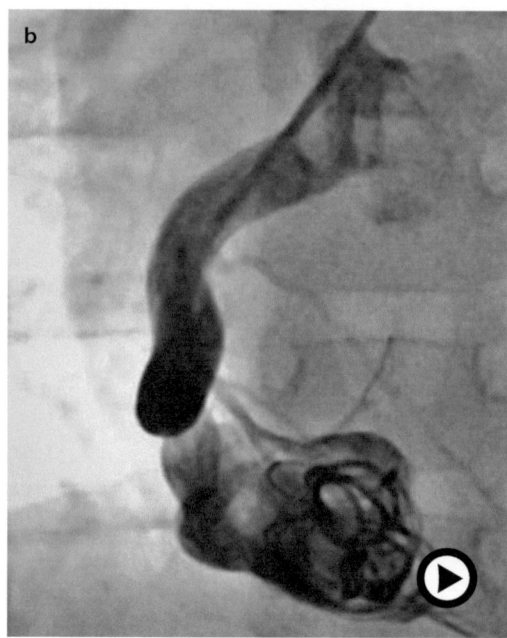

Abb. 32.5 Interventioneller Koronarfistelverschluss durch Coiling, (nach Coilimplantation) (▶ https://doi.org/10.1007/000-313)

nach Größe und Länge der Fisteln kommen unterschiedliche Verschlussmethoden zur Anwendung. Wenn die Fistelmündung groß ist, kann die Fistel bei günstiger Anatomie von der Mündung aus sondiert werden und durch Coils oder anderes Verschlussmaterial occludiert werden (◘ Abb. 32.4). Ist die Fistel vom Mündungsgebiet her nicht sondierbar, wird ein feiner Draht durch die Koronararterie und ihre Fistel geschoben und über den Führungsdraht Occlusionsmaterial in der Fistel verankert (◘ Abb. 32.5, 32.6, und 32.7).

- **Voraussetzung**
Infektfreiheit.

- **Aufwand**
Anhang.

32.5.2.2 Chirurgischer Verschluss

Wenn ein Herzkatheterverschluss der Fisteln technisch nicht möglich ist oder zu riskant erscheint, werden die Fisteln vom Chirurgen verschlossen (◘ Abb. 32.8).

Beim Seit-zu-Seit-Typ der Fisteln ist die Öffnung des Brustkorbs erforderlich und die Fisteln werden an der Oberfläche des Herzens durch eine Naht verschlossen.

Beim Endarterien-Typ der Fisteln sind die Öffnung des Brustkorbs, Herz-Lungen-Maschine und Öffnung des Herzens erforderlich. Der Herz- oder Gefäßbereich, in den die Fistel einmündet, wird geöffnet und die Mündung der Fistel wird durch eine Naht verschlossen.

32.5 · Therapie

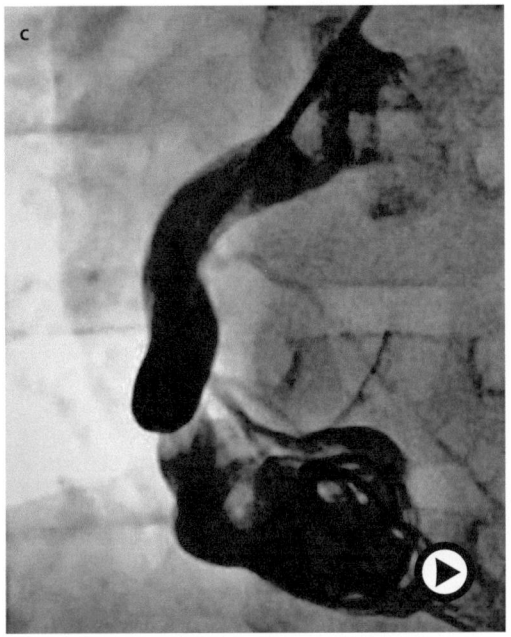

◘ **Abb. 32.6** Interventioneller Koronarfistelverschluss durch Coiling (▶ https://doi.org/10.1007/000-312)

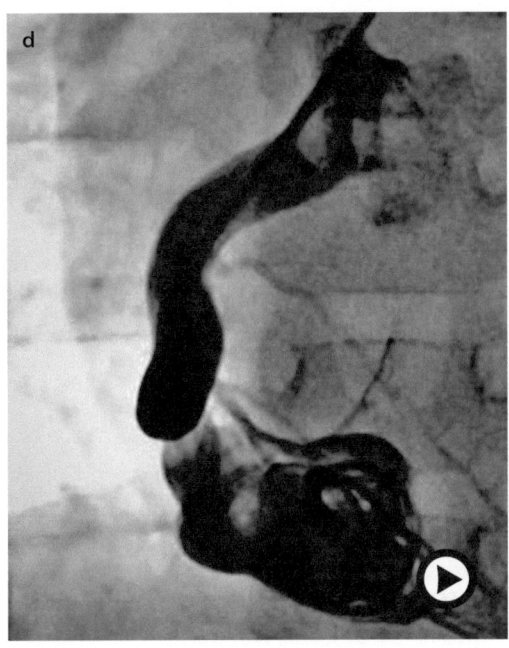

◘ **Abb. 32.7** Interventioneller Koronarfistelverschluss durch Coiling (▶ https://doi.org/10.1007/000-315)

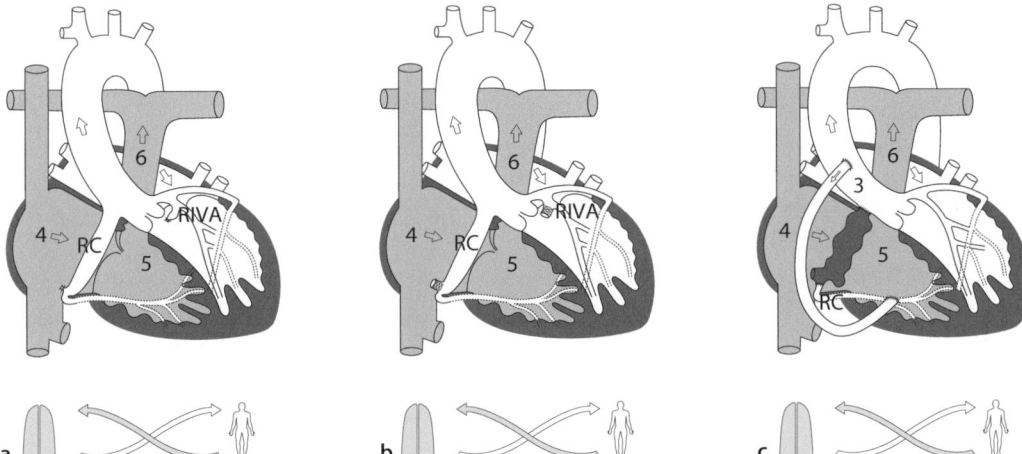

◘ **Abb. 32.8 Therapieoptionen. a** Chirurgischer Verschluss von 2 Koronarfisteln: Die Fisteln wurden durch Nähte verschlossen. Kreislaufdiagramm: Normale Flussverhältnisse. **b** Interventioneller Verschluss der Fisteln durch Coils. **c** Behandlung einer Fistel der RC bei Aneurysma der Arterie: Der aneurysmatische Teil der RC wurde verschlossen, die Fistel wurde verschlossen, die gesunde periphere Koronararterie wird über einen aortokoronaren Bypass perfundiert. Kreislaufdiagramm: Normale Flussverhältnisse

32.5.2.3 Behandlungsmöglichkeit eines Koronaraneurysmas

Erforderlich sind die Öffnung des Brustkorbs und der Einsatz der Herz-Lungen-Maschine. Die Fistel und der aneurysmatische Anteil der rechten Koronararterie können durch Naht verschlossen werden und die periphere Koronararterie durch einen Bypass versorgt (aortokoronarer Venenbypass oder bevorzugt A.-mammaria-Bypass).

32.5.3 Behandlung von Zusatzfehlbildungen

Die Fisteln werden meist simultan bei der Korrektur der anderen Fehlbildung verschlossen.

Wenn eine myokardiale Schädigung erkennbar ist und die Korrektur der anderen Fehlbildung erst zu einem späteren Zeitpunkt sinnvoll ist, wird die Fistel vor Korrektur des zweiten Herzfehlers verschlossen.

32.5.4 Behandlungsergebnis

Die Hämodynamik wird normalisiert und Folgeschäden des Vitiums werden verhindert. Wenn eine irreparable Schädigung der Herzmuskulatur zum Zeitpunkt des Eingriffs vorlag, bleibt eine Pumpschwäche des betroffenen Ventrikels und evtl. die Neigung zu Herzrhythmusstörungen bestehen.

32.5.5 Risiko der Eingriffe

- **Interventioneller Verschluss**

Die Letalität ist gering und geht gegen 0. Selten verrutscht das Verschlussmaterial in einen gesunden Ast der Koronararterie und verursacht einen umschriebenen Herzinfarkt. Selten: die Manipulation an dem Herzkranzgefäß verursacht einen Herzinfarkt, das Verschlussmaterial rutscht aus der Fistel heraus in die Innenräume des Herzens und wird in den Pulmonalkreislauf(Folge ist eine kleine Lungenembolie), oder in den Systemkreislauf gepumpt; Folge ist dann eine arterielle Embolie(evtl. ein apoplektischer Insult). Evtl. wird eine notfallmäßige Embolektomie erforderlich. Selten kommt es zu Herzrhythmusstörungen. Selten sind Restfisteln, die einen Zweiteingriff erfordern.

- **Chirurgischer Fistelverschluss**

Letalität bei Operation vor dem 20. Lebensjahr <1,5 %, bei älteren Patienten scheint sie anzusteigen. (Zahlenangaben in kleinen Statistiken reichen von 2–4 %). Selten werden Verletzungen gesunder Äste der Koronararterie mit umschriebenem Herzinfarkt (ca. 3 %), Restfisteln und erforderliche Zweiteingriffe beschrieben.

- **Weitere perioperative Probleme**

Es können (selten) nach zunächst komplikationslosen Eingriffen Verschlüsse in Seitenästen der betroffenen Koronararterie auftreten und einen umschriebenen Herzinfarkt auslösen. Darüber hinaus können Herzrhythmusstörungen auftreten.

32.5.6 Verlauf nach Verschluss einer Koronarfistel

Nach interventionellem oder chirurgischem Verschluss einer Koronarfistel ist die körperliche Entwicklung des Patienten normal. Wenn keine irreparablen Schäden am Herzen vorlagen und kein Aneurysma des betroffenen Herzkranzgefäßes, ist von einer normalen Leistungsfähigkeit nach den Eingriffen auszugehen. Einschränkungen bei sportlichen Aktivitäten oder bei der Berufswahl gibt es voraussichtlich nicht, Schwangerschaften verlaufen problemlos, die Lebenserwartung entspricht der Lebenserwartung herzgesunder Patienten.

Wurden erweiterte Eingriffe an der Koronararterie vorgenommen, wurde ein Bypass angelegt oder bestanden irreparable Schäden am Herzen, sollte die Belastbarkeit individuell geprüft werden und eine kardiologische Beratung vor sportlichen Aktivitäten, vor der Berufswahl oder einer Schwangerschaftsplanung erfolgen. Die Lebenserwartung kann nach einem Herzinfarkt verringert sein.

- **Postoperative Medikamente, Nachuntersuchungen, Folgeeingriffe**

Eine lebenslange Einnahme von Medikamenten ist nach einfachem Fistelverschluss nicht erforderlich. Falls ein Aneurysma der betroffenen Koronararterie vorlag, muss individuell entschieden werden, ob eine Antikoagulation sinnvoll ist.

Wenn keine Schäden am Herzmuskel bestanden und kein Koronararterienaneurysma vorlag, sind lebenslange Kontrolluntersuchungen nicht zwingend erforderlich. Ansonsten werden kardiologische Untersuchungen mit EKG und evtl. Echokardiographie empfohlen. **Fragestellung**: Herzrhythmusstörungen, Stenosen in der betroffenen Koronararterie? Restshunt?

Folgeeingriffe können bei einem Restshunt erforderlich werden oder bei Problemen nach Bypassanlage.

- **Beurteilung der Behandlungsergebnisse**

Unkomplizierter Fistelverschluss: Ausgezeichnet.

Fistelverschluss bei Vorschädigung des Herzens oder unkorrigierbaren Veränderungen an der Koronararterie: Gut.

32.6 Weitere Informationen

- **Inzidenz**

Die Koronarfistel ist ein seltener Herzfehler (ca. 0,4 % aller angeborenen Herzfehler). Mädchen und Jungen sind gleich häufig betroffen.

- **Ursachenforschung**

Risikoerhöhende Faktoren oder eine familiäre Häufung sind nicht bekannt.

- **Assoziation mit körperlichen Fehlbildungen**

Eine Häufung zusätzlicher körperlicher Fehlbildungen wird nicht gesehen. Die Trisomie 18 kann mit Koronarfisteln kombiniert sein.

- **Empfehlungen zur Endokarditisprophylaxe**
— Unbehandelte Koronarfistel: Nach Endokarditis.
— Verschlossene Fistel: Es wird eine individuelle Beratung empfohlen.

Bland-White-Garland-Syndrom

BWG, Fehlursprung der linken Koronararterie aus der Pulmonalarterie, anomalous left coronary artery from the pulmonary artery, ALCAPA

Inhaltsverzeichnis

33.1 Anatomie – 392

33.2 Verlauf – 393

33.3 Symptomatik – 394

33.4 Diagnostik – 394

33.5 Therapie – 395
33.5.1 Üblicher Behandlungszeitpunkt – 395
33.5.2 Therapeutisches Vorgehen – 395
33.5.3 Behandlung von Zusatzfehlbildungen – 397
33.5.4 Behandlungsergebnis – 397
33.5.5 Risiko der Eingriffe – 398
33.5.6 Verlauf nach Korrektur der Fehlbildung – 398

33.6 Weitere Informationen – 399

© Springer-Verlag GmbH Deutschland, ein Teil von Springer Nature 2021
U. Blum et al., *Kompendium angeborene Herzfehler bei Kindern*,
https://doi.org/10.1007/978-3-662-61289-7_33

33.1 Anatomie

■ Gesundes Herz

Die O_2-Versorgung des Myokards erfolgt durch 2 Koronararterien, die oberhalb der Aortenklappe aus der Aorta ascendens abgehen. Die linke Koronararterie versorgt überwiegend den linken Ventrikel. Die Koronararterien stehen durch Kollateralgefäße miteinander in Verbindung. Der Blutdruck in den Koronargefäßen entspricht dem Blutdruck in der Aorta. Der linke und der rechte Herzbereich sind voneinander getrennt. Vorhöfe und Ventrikel haben gleiche Größe. Das Einlassventil der linken Herzkammer (Mitralklappe) ist schließfähig (◘ Abb. 33.1a, b). Der Blutfluss durch den Pulmonalkreislauf (Q_p) entspricht dem Fluss durch den Systemkreislauf (Q_s).

■ Bland-White-Garland-Syndrom (BWG)

Bei einem BWG ist die linke Koronararterie an die Pulmonalarterie angeschlossen. Die myokardiale O_2-Versorgung des linken Ventrikels muss vom rechten Koronargefäß übernommen werden, das hierzu die Kollateralarterien benutzt. Der Blutfluss im mitversorgten Myokard ist schwächer, als bei korrekt angeschlossener Koronararterie und es kommt zu einer Minderdurchblutung der linksventrikulären Muskulatur.

Durch das Druckgefälle zwischen Aorta und Pulmonalarterie fließt darüber hinaus das Blut aus der linken Koronararterie ret-

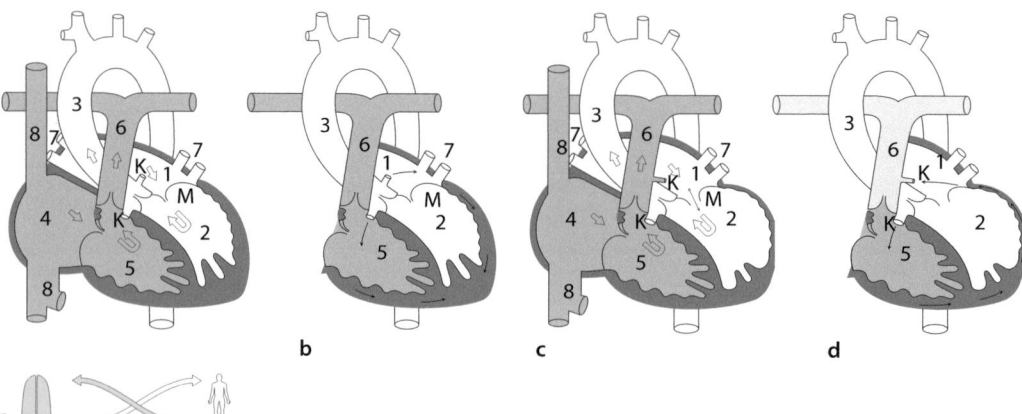

◘ **Abb. 33.1** Herz. **a** Gesundes Herz, Herzschema: Arterielles Blut (*weißer Pfeil*) fließt von den Lungenvenen *7* in den linken Vorhof *1*, in den linken Ventrikel *2* und die Aorta *3*. Aus der Aorta kommen oberhalb der Aortenklappe die rechte und die linke Koronararterie *K* heraus. Venöses Blut (*dunkelgrauer Pfeil*) fließt von den Hohlvenen *8* in den rechten Vorhof *4*, den rechten Ventrikel *5* und die Pulmonalarterie *6*. Die Innenräume von *1*, *2*, *4* und *5* sind gleich groß. Die Mitralklappe *M* ist schließfähig. Kreislaufdiagramm: In den Pulmonalkreislauf fließt O_2-armes Blut (*grau*) hinein und O_2-reiches (*weiß*) kommt heraus. In den Systemkreislauf fließt O_2-reiches Blut hinein und O_2-armes kommt heraus. Pulmonal- und Systemkreislauf werden mit gleichen Blutmengen durchflossen. **b** Blutfluss aus den Koronararterien beim gesunden Herzen. **c** Bland-White-Garland-Syndrom mit Mitralinsuffizienz. Folgende Veränderungen sind in das Schema eingezeichnet: Das linke Herzkranzgefäß *K* kommt aus der Pulmonalarterie *6* heraus. Der linke Ventrikel *2* ist dilatiert und seine Muskelwand ist dünn. Die Mitralklappe *M* ist schließunfähig und Blut pendelt zwischen dem linken Ventrikel *2* und dem linken Vorhof *1* hin und her. Der linke Vorhof ist vergrößert. **d** Steal-Syndrom beim Bland-White-Garland-Syndrom, Herzschema: Arterielles Blut vom rechten Koronargefäß *K* fließt über Kollateralarterien zum linken Koronargefäß und weiter in die Pulmonalarterie *6* hinein. In der Pulmonalarterie befindet sich vermischtes venöses und arterielles Blut (*hellgrau*). Das zusätzliche Rückflussblut aus der Lunge belastet linken Vorhof *1* und Ventrikel *2* mit Volumen

rograd den Pulmonalkreislauf ab (Steal-Syndrom), und wird dem Myokard entzogen. Es kommt zu einer O_2-Mangelversorgung des linksventrikuläres Myokards mit den Folgen: Dilatation und Pumpschwäche des linken Ventrikels, Mitralinsuffizienz, Herzinfarkt mit Vernarbung des Myokards (und zu einem Links-Rechts-Shunt), der u. U. den linken Vorhof und Ventrikel durch vermehrtes Rückflussblut aus der Lunge volumenbelastet (◘ Abb. 33.1c, d).

(Sehr selten sind die rechte Koronararterie oder beide Koronararterien an die Pulmonarterie angeschlossen).

❱ Die rechte Koronararterie kann das Problem besser kompensieren, wenn sie dominantes Herzkranzgefäß ist (bei ca. 10 % der Menschen).

33.2 Verlauf

In der Embryonalphase ist der Blutdruck in Aorta und Pulmonalarterie vergleichbar und durch beide Arterien fließt eine Mischung aus venösem und arteriellem Blut, sodass die Fehlbildung keine Probleme bereitet. Unmittelbar postpartal nach der Kreislaufumstellung bleibt der Ductus arteriosus Botalli zwischen Aorta und Pulmonalarterie kurzzeitig offen, durch den O_2-reiches Blut aus der Aorta in die Pulmonalarterie fließen kann. Der Blutdruck in der Pulmonalarterie ist hoch, sodass kein Steal-Syndrom im falsch abgehenden Koronargefäß auftritt und u. U. sogar antegrad in das linke Koronargefäß Mischblut fließt. Die Situation verschlechtert sich, wenn sich der Ductus arteriosus Botalli spontan verschließt und es zum Druckabfall in der Pulmonalarterie kommt. Dann erreicht ein Teil des Bluts aus der rechten Koronararterie nicht mehr das linksventrikuläre Myokard, sondern beginnt retrograd durch das linke Koronargefäß in die Pulmonalarterie abzufließen. Der Blutabfluss nimmt zu, wenn der Widerstand im Pulmonalkreislauf abnimmt und die Druckdifferenz zwischen Aorta und Pulmonalarterie größer wird. Druck und Widerstand im Pulmonalkreislauf erreichen meist im 2. Lebensmonat normal niedrige Werte.

- **Dringlichkeit der Behandlung**

In der Regel liegen Notfälle vor und die Operationen müssen unmittelbar nach Diagnose der Fehlbildung erfolgen.

- **Hämodynamik, Schäden durch das BWG Herz**

Durch die O_2-Mangelversorgung nimmt die Pumpkraft des linken Ventrikels ab, Herzmuskelzellen sterben ab, das Myokard dilatiert. Das durchblutungsgestörte Myokard kann Ausgangspunkt für lebensgefährliche Herzrhythmusstörungen werden. Die Mitralklappe wird insuffizient, was den linken Ventrikel mit Zusatzarbeit belastet. Ein hämodynamisch relevanter Links-Rechts-Shunt stellt eine Volumenbelastung für den linken Ventrikel dar. Das Herz kann bei erhöhtem O_2-Bedarf seine Auswurfleistung aufgrund der Schwäche des linken Ventrikels nicht adäquat steigern. Folgen sind eine verkürzte Lebenserwartung, Einschränkung der körperlichen Belastbarkeit, Herzinsuffizienz, Herzinfarkt und Herzrhythmusstörungen.

Kommt das rechte Herzkranzgefäß aus der Pulmonalarterie heraus, so sind die Auswirkungen auf das Herz in der Regel geringer. Die rechte Herzkammer muss von Natur aus weniger Arbeit leisten als die linke und ein Abfall der Pumpleistung durch O_2-Mangel wirkt sich weniger stark aus. Zu einer Blutflussumkehr in dem Koronargefäß bei Abfall des Pulmonalarteriendrucks kommt es seltener, weil die Wandspannung des rechten Ventrikels gering ist und das Koronarblut deshalb bevorzugt in die Ventrikelmuskulatur fließt. Pumpschwäche der rechten Herzkammer, Herzinfarkt oder Schließunfähigkeit der Trikuspidalklappe sind insgesamt selten. Es besteht jedoch auch bei dieser Fehlbildungsvariante eine Neigung zu lebensbedrohlichen Herzrhythmusstörungen.

Lunge

Die Fehlbildung an sich hat keine negativen Auswirkungen auf die Lungengefäße.

Bei einer schweren Linksherzinsuffizienz, bei einem Herzinfarkt oder bei einer Mitralinsuffizienz kann es zum Lungenödem kommen. Wird dem Koronargefäßsystem viel Blut entzogen, so fließt dieses Blut im Kurzschluss durch die Lunge und kann einen leicht erhöhten Blutdruck in der Pulmonalarterie erzeugen. Gefäßveränderungen in der Lunge entstehen hierdurch nicht.

Körper

Auswirkungen auf den Gesamtorganismus gibt es nicht, wenn man von einem Organversagen im Rahmen einer schweren Herzinsuffizienz oder eines Herzinfarkts absieht.

- **Natürlicher Verlauf**

Der Verlauf ist abhängig davon, ob das rechte Herzkranzgefäß die Blutversorgung der linken Herzkammer zusätzlich übernehmen kann, d. h. ob das Kranzgefäß groß genug ist und ob die Kollateralarterien weit genug sind. Bei dem größten Teil der Patienten ist das nicht der Fall.

> Nach dem zweiten Lebensmonat und innerhalb des ersten Lebensjahres sterben bis zu 90 % der Patienten an einem Herzinfarkt, einer Herzinsuffizienz oder Herzrhythmusstörungen.

Ist das rechte Herzkranzgefäß besonders groß (koronarer Rechtsversorgungstyp) und liegen große Kollateralarterien vor, wird die Säuglingsperiode überlebt. Den Überlebenden drohen jedoch eine Herzinsuffizienz oder ein plötzlicher Herztod bei körperlicher Belastung, weil die O_2-Versorgung des Herzmuskels nicht bedarfsgerecht gesteigert werden kann. Das vergrößerte rechte Herzkranzgefäß neigt zudem zur Arteriosklerose, wodurch bei älteren Patienten nochmals das Herzinfarktrisiko erhöht wird.

In Einzelfallberichten wurden Patienten beschrieben, die ohne Operation ein hohes Alter erreichten oder Patienten, die in der Kindheit einen Herzinfarkt erlitten, jedoch als Erwachsene weitgehend beschwerdefrei blieben.

- **Spontanheilung**

Die Fehlbildung kann nicht von allein ausheilen. Ihre Auswirkungen können nur gebessert werden, wenn das rechte Herzkranzgefäß die Funktion des linken mit übernimmt.

- **Indikation zur Behandlung**

Man rät bei symptomatischen und asymptomatischen Patienten zur Operation der Fehlbildung.

33.3 Symptomatik

Säuglinge haben anfallsartige Schmerzen und schreien während der Schmerzattacken. Die Schmerzen können bei körperlicher Belastung, z. B. beim Trinken auftreten. Die Kinder sind blass, werden kaltschweißig, gelegentlich kommt es zu Kreislaufkollaps oder Ohnmacht. Zeichen einer Herzinsuffizienz sind: Tachydyspnoe, blasse kühle Haut, starkes Schwitzen beim Trinken, Hepatomegalie, Ödeme an den Füßen, Gewichtsstagnation. Überlebende geben ab dem späten Kindesalter bei körperlichen Anstrengungen Angina-pectoris-Beschwerden an.

33.4 Diagnostik

- **EKG**

Richtungsweisend ist das EKG. Es informiert über die Minderdurchblutung der Herzmuskulatur oder einen abgelaufenen Herzinfarkt sowie über Herzrhythmusstörungen.

- **Echokardiographie**

Basisuntersuchung zur genauen Darstellung des Herzfehlers ist die Echokardiographie, alternativ die Magnetresonanztomographie oder die Herzkatheteruntersuchung.

33.5 · Therapie

Fragestellung: Ist das linke oder das rechte Herzkranzgefäß an die Pulmonalarterie angeschlossen? Welche Richtung hat der Blutstrom in dem falsch angeschlossenen Herzkranzgefäß? Welche Auswurfleistung hat die linke Herzkammer? Liegt eine Mitralinsuffizienz vor und wenn ja, welcher Schweregrad liegt vor? Welche Begleitfehlbildungen liegen vor?

- **Herzkatheteruntersuchung**

Die Koronarangiographie stellt dem Ursprung der Herzkranzgefäße exakt dar.

> Die Herzkatheteruntersuchung kann jedoch Herzrhythmusstörungen auslösen und ist deshalb mit einem erhöhten Risiko belastet.

- **Stethoskop**

Wenn eine Mitralinsuffizienz vorliegt, hört man ein typisches Geräusch über der Herzspitze.

- **Röntgenbild des Thorax**

Vergrößerung des Herzschattens als Zeichen der Herzinsuffizienz (Messwert: CTR >0,5), Lungenödem.

- **Assoziierte Herzfehler**

Der Herzfehler kommt meistens isoliert vor. Wenn er mit weiteren Herzfehlern auftritt, werden z. B. ein persistierender Ductus arteriosus Botalli, ein Ventrikelseptumdefekt, eine Fallot-Tetralogie, eine Pulmonalstenose, ein aortopulmonales Fenster, ein Truncus arteriosus communis oder hypoplastisches Linksherz gesehen.

Bei einem BWG entwickeln sich meistens eine Mitralinsuffizienz und häufig eine Endokardfibrose.

33.5 Therapie

33.5.1 Üblicher Behandlungszeitpunkt

Man operiert sofort und notfallmäßig, wenn ein Herzinfarkt droht oder stattgefunden hat oder eine schwere Mitralinsuffizienz vorliegt. Soweit möglich, versucht man auf der Intensivstation den Kreislauf vor der Operation zu stabilisieren.

Bei beschwerdefreien Patienten wird kurzfristig nach Diagnosestellung operiert, da der Verlauf nicht einzuschätzen ist und immer ein plötzlicher Herztod droht.

Eine Pumpschwäche des Myokards kann sich wieder zurückbilden. Bei O_2-Mangel stellen die Muskelzellen ihre Arbeit ein (stunning), bleiben aber vital und kontrahieren sich nach Besserung der Situation wieder. Nur abgestorbene Zellen bilden Narbengewebe, das am Pumpvorgang nicht mehr mitwirkt (Herzinfarkt). Ein schwerer Herzinfarkt kann bereits beim Neugeborenen in den ersten Lebenstagen auftreten.

33.5.2 Therapeutisches Vorgehen

- **Therapieziel**

Die O_2-Versorgung der Herzwandmuskulatur soll verbessert werden, damit sich die pumpschwache Muskulatur wieder erholen kann und eine Mitralklappeninsuffizienz verringert oder beseitigt wird. Zur Behandlung dieser Fehlbildung wurden verschiedene Operationsverfahren entwickelt. Im Folgenden werden einige Verfahren erklärt.

33.5.2.1 I. Umtransplantation der linken Koronararterie

Die linke Koronararterie wird dort, wo sie aus der Pulmonalarterie herauskommt, mit einem Stück der Pulmonalarterienwand aus der Lungenarterie herausgeschnitten und in die Wand der Aorta implantiert. Das Loch in der Pulmonalarterie wird mit einem Stück Perikard verschlossen (◘ Abb. 33.2a).

Resultat: Das linke Herzkranzgefäß leitet O_2-reiches Blut zur Muskulatur des linken Ventrikels. Wenn zum Zeitpunkt der Operation noch genügend vitale Herzmuskelzellen vorhanden sind, können sie sich nach der Operation erholen und die Herzwand fängt wieder an zu pumpen. Der zuvor erweiterte linke Ventrikel gewinnt normale Größe zurück. Hierdurch wird der Mitralklappenring kleiner und die Klappe wird wieder schließfähig.

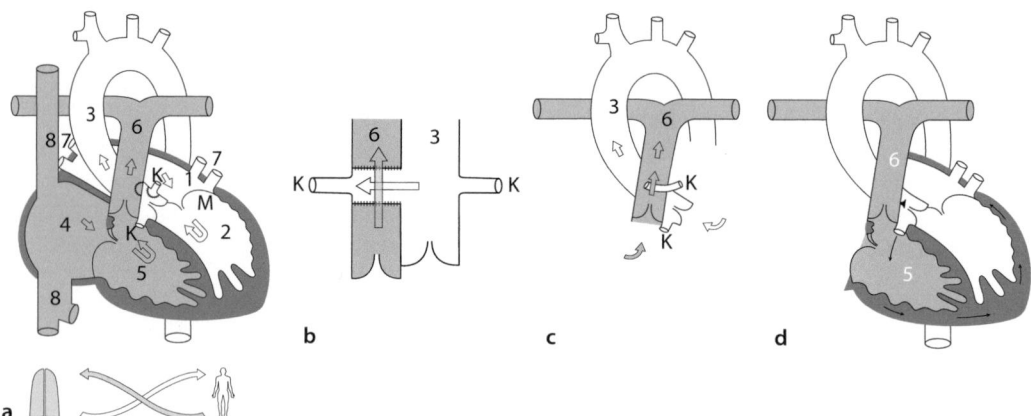

Abb. 33.2 Therapieoptionen. a Umtransplantation der linken Koronararterie in die Aorta. Herzschema: Das linke Koronargefäß *K* wurde in die Aorta *3* eingenäht, der Defekt in der Pulmonalarterie *6* wurde verschlossen. Die Mitralklappe *M* ist schließfähig, linker Vorhof *1* und linker Ventrikel *2* haben normale Größe. **b, c** Transpulmonale Tunnelanlage. Zwischen der Aorta *3* und der Pulmonalarterie *6* wurde eine Verbindung geschaffen und im Innenraum der Pulmonalarterie wurde ein „Tunnel" angelegt, durch den O_2-reiches Blut (*weiß*) f aus der Aorta in das falsch angeschlossene Herzkranzgefäß fließen kann. Die linke Koronararterie *K*, die aus der Pulmonalarterie *6* herauskommt, führt nach der Operation O_2-reiches Blut (*weiß*). Außerhalb des Tunnels fließt O_2-armes Blut durch die Pulmonalarterie zur Lunge. **d** Unterbindung der linken Koronararterie zur Beseitigung eines Steal-Syndroms. Die Blutversorgung vom linken Myokard wird vollständig vom rechten Koronargefäß übernommen

- **Voraussetzung**

Infektfreiheit. Das Herzkranzgefäß muss technisch umtransplantierbar sein.

- **Aufwand**

Anhang.

33.5.2.2 II. Transpulmonale Tunnelanlage

Es wird zunächst eine Verbindung zwischen Aorta und Pulmonalarterie geschaffen. Hierzu schneidet man ein Loch in die Aorta und die Pulmonalarterie und näht die Arterienwände so zusammen, dass Blut aus der Aorta in die Pulmonalarterie fließen kann. Anschließend wird die Pulmonalarterie geöffnet. Zwischen dem neugeschaffenen Loch und der Austrittsöffnung der linken Koronararterie wird im Innenraum der Pulmonalarterie eine zweite Wandschicht eingezogen, unter der wie durch einen Tunnel Blut aus der Aorta in das Herzkranzgefäß fließen kann. Außen um den Tunnel herum fließt weiterhin das O_2-arme Blut zur Lunge. Zur Bildung des Tunnels verwendet man entweder einen Wandstreifen aus der Pulmonalarterie, der Wachstumspotenzial hat, oder körpereigenes Perikard, das kein Wachstumspotential hat. Wenn ein Wanddefekt in der Pulmonalarterie entstanden ist, wird er mit einem Perikardpatch verschlossen (◘ Abb. 33.2b, c). Resultat: Wie nach Umtransplantation der linken Koronararterie.

- **Voraussetzungen**

Infektfreiheit.

- **Aufwand**

Anhang.

33.5.2.3 III. Bypassverfahren

Die Operationen können ohne Herz-Lungen-Maschine vorgenommen werden. A.subclavia-Bypass: Von einer linksseitigen Thorakotomie aus wird der proximale Teil der A. subclavia mit der linken Koronararterie anastomosiert. Arterien aus dem Halsbereich übernehmen die O_2-Versorgung des Arms.

Resultat: Wie nach Umtransplantation der linken Koronararterie.

- Voraussetzungen

Infektfreiheit.

- Aufwand

Anhang.

33.5.2.4 IV. Unterbindung der linken Koronararterie

Bei schwerstkranken Patienten, bei denen ein ausgeprägter Blutabstrom aus dem linken Herzkranzgefäß in die Pulmonalarterie nachweisbar ist, unterbricht man mit diesem wenig belastenden Verfahren den Blutabfluss in die Lunge. Der Eingriff ist ohne Herz-Lungen-Maschine möglich. Der Brustkorb wird vorne oder links seitlich geöffnet. Man testet zunächst aus, ob das rechte Herzkranzgefäß beide Herzkammerwände mit Blut versorgen kann, indem das linke Herzkranzgefäß probeweise zugeklemmt wird. Wenn im Monitor-EKG keine stärkere Minderdurchblutung des Herzens sichtbar wird, wird die linke Koronararterie dort, wo sie aus der Pulmonalarterie herauskommt, mit einer Naht verschlossen (◘ Abb. 33.2d).

Resultat: Das Steal-Syndrom, das zur Minderdurchblutung der Herzwandmuskulatur beiträgt, wird beseitigt. Das gesamte Herz erhält jedoch nur aus einem einzigen Herzkranzgefäß Blut.

- Voraussetzungen

Nachweisbares Steal-Syndrom. Die rechte Koronararterie muss in der Lage sein, die ganze Herzwand mit O_2-reichem Blut zu versorgen. Infektfreiheit.

33.5.3 Behandlung von Zusatzfehlbildungen

Einen offenen Ductus arteriosus verschließt man in jedem Fall. Bei Notfalleingriffen – bei drohendem Herzinfarkt oder während eines Herzinfarkts – operiert man zusätzliche Fehlbildungen nur, wenn sie die Herzarbeit stark behindern.

> Jede Erweiterung der Operation erhöht das Sterberisiko.

Wenn während eines Herzinfarktes operiert werden muss, sind Eingriffe ohne Herz-Lungen-Maschine weniger belastend als die anderen Operationen. Was die Mitralklappe betrifft, wird individuell entschieden, ob in einer Notfallsituation ein Zusatzeingriff zwingend erforderlich ist.

Wenn keine Notfallsituation besteht, kann das Bland-White-Garland-Syndrom entweder
- vor Korrektur der zusätzlichen Fehlbildungen operiert werden (z. B. beim Ventrikelseptumdefekt, bei der Fallot-Tetralogie, bei der Pulmonalstenose) oder
- es wird simultan operiert (beim aortopulmonalen Fenster, dem Truncus arteriosus und dem hypoplastischen Linksherzsyndrom).

Auch während geplanter Eingriffe wird bei einer Mitralklappeninsuffizienz individuell entschieden, ob eine spontane Besserung der Schließunfähigkeit abgewartet werden kann oder ob ein Zusatzeingriff an der Mitralklappe durchführt werden muss.

33.5.4 Behandlungsergebnis

Durch die Eingriffe I–III (▶ Abschn. 33.5.2) können günstigenfalls alle schädigenden Einflüsse der Fehlbildung beseitigt werden, durch den Eingriff IV bleibt die Steigerungsfähigkeit der Herzpumpleistung eingeschränkt.

Wenn die Fehlbildung zu einem Herzinfarkt geführt hatte, d. h. wenn Herzmuskelgewebe zum Zeitpunkt der Operation bereits abgestorben war und die linke Herzkammer hierdurch ihre Pumpkraft eingebüßt hat, kann dieser Zustand durch die Operationen nicht geändert werden. Dann bleiben die

Herzinsuffizienz ebenso wie die Neigung zu Herzrhythmusstörungen und die Auswirkungen der Herzinsuffizienz auf den Körper bestehen.

Gleiches trifft auf die Mitralklappe zu: Wenn der Mitralklappenring aufgrund einer irreparabel geschwächten Herzmuskelwand weit geworden ist, wird er sich nach den Operationen nicht mehr zusammenziehen können und die Herzklappe bleibt schließunfähig.

33.5.5 Risiko der Eingriffe

Die Letalität bei Notfalleingriffen ist abhängig von dem Zustand der linken Herzkammer und der Schließfähigkeit der Mitralklappe zum Zeitpunkt der Operation:
- Liegt kein frischer Herzinfarkt vor, ist die Pumpfunktion der linken Herzkammer noch gut und ist die Mitralklappe schließfähig, so ist die Letalität <5 %.
- Bei ausgedehntem Infarkt steigt die Letalität sehr stark an, wobei Eingriffe ohne Herz-Lungen-Maschine risikoärmer zu sein scheinen.

Für elektive Eingriffe wird eine Letalitä <3 % angegeben, für die Umimplantation der linken Koronararterie ein Risiko <8 %. Seltene Risiken sind Koronarstenosen oder -verschlüsse, Pulmonalarterienstenosen im Operationsgebiet, Verletzungen von Nerven oder Lymphgängen bei Eingriffen im linken Brustkorb.

- **Weitere perioperative Probleme**

Je nach Schädigung des linksventrikulären Myokards kann eine längere medikamentöse oder auch maschinelle Unterstützung des Herzens auf der Intensivstation ebenso wie eine längerfristige maschinelle Beatmung und eine Dialyse bei Nierenversagen erforderlich werden. In einigen Fällen wurden pulmonalhypertensive Krisen beobachtet, die u. U. eine mehrtägige Narkotisierung des Patienten erfordern. Wenn der linke Ventrikel keine ausreichende Pumpkraft zurückgewinnt, bleibt als Therapieoption nur die Herztransplantation übrig.

Wenn sich die Schließfunktion der Mitralklappe nicht spontan bessert und die Arbeit der linken Herzkammer entscheidend erschwert wird, muss zeitnah eine Nachoperation an der Klappe erfolgen. Wenn es zu Abknickungen oder Einengungen der neuen Arterienverbindungen kommt, muss ebenfalls unverzüglich nachoperiert werden, u. U. sind interventionelle Eingriffe möglich.

Die Dauer des Intensivstationsaufenthalts hängt von Ausgangsbefunden und Komplikationen ab. Sie kann, wenige Stunden bis zu Wochen betragen.

33.5.6 Verlauf nach Korrektur der Fehlbildung

Der Verlauf ist abhängig vom Zustand des linken Ventrikels nach Operation, vom Zustand der Mitralklappe und von persistierenden Herzrhythmusstörungen. Es liegen Berichte über Patienten vor, die sich normal entwickelten, ein beschwerdefreies Leben führen konnten und ein hohes Alter erreichten. Daneben wird über Patienten mit persistierender Herzinsuffizienz berichtet, die frühzeitig verstarben und über Patienten, die sich einer Herztransplantation unterziehen mussten.

Die Leistungsfähigkeit nach Operation muss individuell ausgetestet werden, um gezielt vor sportlichen Aktivitäten, vor der Berufswahl oder vor Planung einer Schwangerschaft beraten zu können. Wenn keine irreparablen Schäden am Herzen zurückgeblieben sind, ist mit einer guten Belastbarkeit zu rechnen. Wurde eine Unterbindung der linken Koronararterie durchgeführt, so bleibt eine Einschränkung der Belastbarkeit bestehen und es besteht eine erhöhte Tendenz zu Spättodesfällen infolge Herzrhythmusstörungen. Nach Verwendung der linken Armarterie als Bypassgefäß treten in <1 % Wachstumsstörungen des linken Armes auf.

33.6 Weitere Informationen

- **Postoperative Medikamente, Nachuntersuchungen, Folgeeingriffe**

Im Einzelfall kann eine Antikoagulation sinnvoll sein. Mitralklappenrekonstruktionen mit einem Kunststoffring oder die Implantation von Bioklappen erfordern 3 Monate lang eine Antikoagulation, die Implantation einer mechanischen Herzklappe lebenslang.

Regelmäßig, lebenslange Nachkontrollen mittels EKG und Echokardiographie sind indiziert. **Fragestellung**: Behandlungsbedürftige Herzrhythmusstörungen, Probleme (Stenosen) im Operationsbereich, behandlungsbedürftige Herzinsuffizienz, Mitralinsuffizienz.

Folgeeingriffe werden am häufigsten an der Mitralklappe erforderlich. Bei hochgradiger Schließunfähigkeit muss die Herzklappe rekonstruiert oder häufiger ersetzt werden. Engstellen an den Anschlussstellen der Koronarien können mit Herzkathetertechniken aufgeweitet werden oder erfordern Nachoperationen. Die Häufigkeit von Folgeeingriffen beziffern sehr kleine Statistiken mit ca. 15 %.

- **Beurteilung der Behandlungsergebnisse**

Die Ergebnisse hängen ab vom Ausmaß der linksventrikulären myokardialen Schädigung und reichen von ausgezeichnet bis ausreichend.

33.6 Weitere Informationen

- **Inzidenz**

Seltene Fehlbildung (ca. 0,2–0,5 % aller angeborenen Herzfehler). Es sind doppelt so viele Mädchen wie Jungen betroffen.

- **Ursachenforschung**

Über risikoerhöhende Faktoren ist bisher nichts bekannt. Ebenso wenig liegt Datenmaterial über ein Vererbungsrisiko auf Kinder oder ein Wiederholungsrisiko bei Geschwisterkindern vor.

- **Assoziation mit körperlichen Fehlbildungen**

Eine Häufung zusätzlicher körperlicher Fehlbildungen wird nicht beobachtet. Kommt der Herzfehler bei der Chromosomenanomalie Trisomie 18 vor, so bestehen anomaliebedingte, typische körperliche Fehlbildungen.

- **Empfehlungen zur Endokarditisprophylaxe**
  - Unbehandeltes BWG: Nach abgelaufener Endokarditis.
  - Kunststoffmaterial bei der Operation: Postoperativ 6 Monate lang.
  - Herzklappenersatz: Lebenslang.

Serviceteil

Checklisten für die Diagnostik vor und nach der Behandlung häufiger Herzfehler – 402

Anhang 1 – 434

Anhang 2 – 436

Literatur – 448

Stichwortverzeichnis – 451

© Springer-Verlag GmbH Deutschland, ein Teil von Springer Nature 2021
U. Blum et al., *Kompendium angeborene Herzfehler bei Kindern*,
https://doi.org/10.1007/978-3-662-61289-7

Checklisten für die Diagnostik vor und nach der Behandlung häufiger Herzfehler

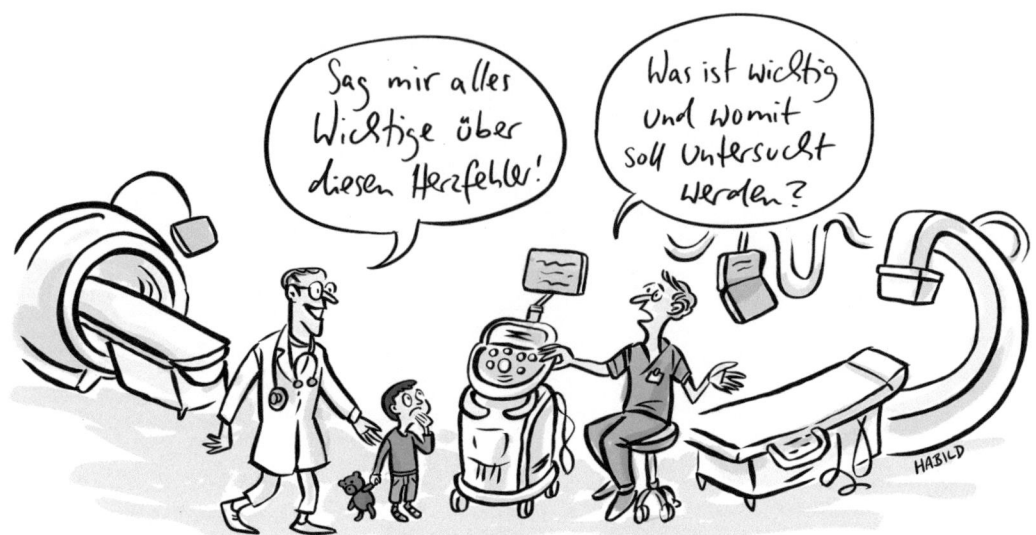

Seite
Vorhofseptumdefekt
Ventrikelseptumdefekt
Persistierender Ductus arteriosus Botalli
Atrioventrikularkanal
Pulmonalstenose
Fallot-Tetralogie
Aortenstenose
Unterbrochener Aortenbogen/kritische Aortenisthmusstenose
Nicht kritische Aortenisthmusstenose
Hypoplastisches Linksherz-Syndrom
Transposition der großen Arterien
E=Echokardiographie, M=Magnetresonanztomographie, H= Herzkatheter
Checklisten für weitere Herzfehler sind von den Autoren erhältlich

Checklisten für die Diagnostik vor und nach der Behandlung häufiger Herzfehler

Vorhofseptumdefekt (ASD), offenes foramen ovale (PFO), unroofed coronary sinus			
Fragen vor der Behandlung			
	E	M	H
Was sind die morphologischen Leitmerkmale der Vitien			
ASD: Liegt ein Wanddefekt im Vorhofseptum vor?	+	+	+
PFO: Liegt kein Wanddefekt im Vorhofseptum vor aber können die beiden Wandschichten der Trennwand auseinander gespreizt werden?	+		+
(durch Druckerhöhung im rechten Vorhof oder Sondierung)			
Unroofed coronary sinus: Ist das Septum intakt, ist die Mündung des Coronarsinus erweitert und ist ein Links-Rechts-Shunt auf Vorhofebene nachweisbar?	+	+	+
ASD: Gibt es Untergruppen aufgrund besonderer Morphologie oder Fehlbildungsassoziationen, welche Fragen werden bei Subtypen des ASDs gestellt?			
Sinus venosus Defekt			
Lage in Nähe der Hohlvenen?	+	+	(+)
Mündet ein Teil der Lungenvenen nicht in den linken Vorhof (PAPVC in ca 90 %)?	+	+	+
ASD I:			
Lage in Nähe der Tricuspidalklappe?			
(Pathognomisch: Überdrehter Lagetyp im EKG)	+	+	(+)
Spalt im anterioren Segel der Mitralklappe?	+	+	(+)
Ist die Mitralklappe schließunfähig? Schweregrad?	+	+	+
ASD II			
Lage im Zentrum des Septums?	+	+	(+)
Durchmesser des Defekts?	+	+	
Ausreichend breiter Gewebssaum um den Defekt, der die Verankerung eines Verschlussdevices erlaubt?	+	+	
Cribriformes (siebartiges)Septum mit multiplen Löchern?	+	+	(+)
Vorhofseptumaneurysma:Balloniert das Vorhofseptum in den rechten Vorhof hinein?	+	+	+
Welche Fragen werden gestellt zur Hämodynamik des Vitiums und zu Schäden am pulmonalen Gefäßbett			
Ist der ASD hämodynamisch wirksam durch einen Links-Rechts Shunt > 30 %?		+	+
Sind rechter Vorhof und rechter Ventrikel erweitert?	+	+	+
Ist der Pulmonalarteriendruck erhöht?	(+)	(+)	+
Meßwert des Pulmonalarteriendrucks?			+
Meßwert des pulmonalarteriellen Widerstands?			+
Reagibilität des pulmonalen Gefäßbetts?		+	+
Wann darf das Vitium nicht isoliert korrigiert werden, weil es ein anderer Herzfehler zur Aufrechterhaltung der Kreisläufe benötigt (morphologische Leitmerkmale der ASD-abhängigen Herzfehler)?			

Ebstein Anomalie: Ist die Tricuspidalklappe in den rechten Ventrikel verlagert?	+	+	+
HLHS: Ist der linke Ventrikel hypoplastisch, bzw. sind Aortenklappe oder Mitralklappe verschlossen ?	+	+	+
MS:Behindert die Mitralklappe den Bluteinstrom in den linken Ventrikel (Klappendurchmesser zu klein, Segel morphologisch verändert oder verklebt, Halteapparat fehlgestaltet? *(Lutembacher Syndrom in ca 6 %)*	+	+	(+)
PA-IVS:Sind die Pulmonalklappe verschlossen und das Ventrikelseptum intakt?	+	+	+
Kritische **PS**:Ist der rechte Ausflusstrakt hochgradig eingeengt (Druckgradient > 80 mm Hg)?	+	+	+
TAPVC: Mündet keine Lungenvene in den linken Vorhof?	+	+	+
TGA: Sind Aorta und Pulmonalarterie an die falschen Ventrikel angeschlossen?	+	+	+
TRA:Ist die Tricuspidalklappe verschlossen?	+	+	+
Können weitere Herzfehler mit dem ASD assoziiert sein? *(morphologische Leitmerkmale der entsprechenden Herzfehler)*			
LSVC: Liegt eine linke obere Hohlvene vor, die in den Coronarsinus mündet?	+	+	+
Mitralklappenprolaps :Prolabiert ein Segel der Mitralklappe in der Systole in den linken Vorhof?	+	+	+
PAPVC:Mündet ein Teil der Lungenvenen nicht in den linken Vorhof?	+	+	+
PDA:Ist der Ductus arteriosus Botalli offen?	+	+	+
Nicht kritische **PS**: Ist der rechte Ausflusstrakt eingeengt ?	+	+	+
Höhe des Druckgradienten (> 20 mmHg < 80 mmHg) ?	+	+	+
Systemvenenanomalie: Ist ein anomaler Verlauf der kaudalen Systemvenen erkennbar (Bereich V.cava inferior)?	(+)	+	+
Fragen nach der Behandlung?			
Allgemeine Fragen			
Verbliebener Wanddefekt im Vorhofseptum mit Shunt?	+	+	+
Größe des Shunts?		+	+
Dilatation von rechtem Vorhof und Ventrikel	+	+	+
Thromben am Verschlussmaterial im Vorhofseptum?	+	+	(+)
Ist der Pulmonalarteriendruck erhöht?	(+)	(+)	+
Meßwert des Pulmonalarteriendrucks?			+
Meßwert des pulmonalarteriellen Widerstands?			+
Pericarderguss *(tritt auf innerhalb von 14 Tagen nach chirurgischem Verschluss)*?	+	+	
Besserung eines vorbestehenden Mitralklappenprolaps?	+	+	(+)
Besserung einer vorbestehenden Pulmonalstenose?	+	+	+
Fragen nach speziellen chirurgischen Eingriffen			
Nach Tunneloperation beim Sinus venosus Defekt			
Blutstau des Pulmonalvenenbluts vor dem Tunnel?	+	+	+

Checklisten für die Diagnostik vor und nach der Behandlung häufiger Herzfehler

	E	M	H
Dilatation von Lungenvenen?			
Blutstau des Systemvenenbluts vor dem Tunnel?	(+)	+	+
Druckerhöhung in der Hohlvene?			+
Nach Mitralklappencleftverschluss			
MI: Ist die Mitralklappe schließunfähig?	+	+	+
Schweregrad?	+	+	+
MS: Behindert die Mitralklappe den Bluteinstrom in den linken Ventrikel?	+	+	+
Druckgradient?	+	+	+
Wandrekonstruktion des Sinus coronarius			
Blutstau im Coronarsinus?	+	+	+

Ventrikelseptumdefekt (VSD)

Fragen vor der Behandlung

	E	M	H
Morphologische Leitmerkmale des Vitiums			
Liegt ein Wanddefekt im Ventrikelseptum vor?	+	+	+
Klassifikation des VSDs auf der Basis morphologischer Besonderheiten/Zusatzvitien und spezifische Fragen zu Subtypen des Vitiums			
Perimembranöser VSD: Lage zwischen Aorten- und Tricuspidalklappe?	+	+	+
- Ausreichend breiter Gewebssaum um den Defekt, der die Verankerung eines Verschlussdevices erlaubt?	+	+	
- Gerbode Defekt?: (Links-Rechts-Shunt vom linken Ventrikel durch die Tricuspidalklappe in den rechten Vorhof)?	+	+	+
Inlet-VSD: Lage nahe Tricuspidalklappe?	+	+	+
(Pathognomisch: Überdrehter Lagetyp im EKG)			
Muskulärer VSD: Lage Im muskulären Septum?	+	+	+
Doubly committed VSD: Lage zwischen Aorten- und Pulmonalklappe?	+	+	+
Multiple (mehrere)VSDs?Lokalisation?	+	+	+
Fragen zu Hämodynamik, zu Auswirkung auf das Lungengefäßbett und zu intrakardialen Schäden			
Größeneinteilung des VSDs			
- Durchmesser des VSDs?	+	+	
- Durchmesser der Aortenklappe?	+	+	+
Sind linker Vorhof und linker Ventrikel erweitert?	+	+	+
Isolierte Dilatation des linken Ventrikels *(bei Erwachsenen)*?	+	+	+
Ist der Pulmonalarteriendruck erhöht?	(+)	(+)	+
- Meßwert des Pulmonalarteriendrucks?			+

- Meßwert des pulmonalarteriellen Widerstands?			+
- Reagibilität des pulmonalen Gefäßbetts?		+	+
AI: Ist die Aortenklappe schließunfähig oder prolabiert ein Klappensegel während der Diastole in den linken Ventrikel?	+	+	+
- Schweregrad der AI?	+	+	+
PS: Muskuläre Engstelle im rechten Ausflusstrakt?	+	+	+
AS: Muskuläre Engstelle im linken Ausflusstrakt?	+	+	+
Können weitere Herzfehler mit dem VSD assoziiert sein? *(morphologische Leitmerkmale der entsprechenden Herzfehler)*			
AS: Liegt eine Engstelle im linken Ausflusstrakt vor?	+	+	+
- Druckgradient?	+	+	+
ASD: Liegt ein Wanddefekt im Vorhofseptum vor?	+	+	+
AVSD: Gibt es statt einer Mitral- und Tricuspidalklappe eine gemeinsame AV-Klappe?	+	+	+
CoA Liegt eine Engstelle in der Aorta vor (in bis zu 10 %)?	+	+	+
(Druckgradient oder Durchmesser von Aorta und Engstelle)?	+	+	+
DORV: Ist die Aorta vollständig oder zu mehr als 50 % an den rechten Ventrikel angeschlossen?	+	+	+
IAA: Ist die Aortenkontinuität im Bogenbereich unterbrochen?	+	+	+
PA-VSD: Verschlossener rechter Ausflusstrakt?	+	+	+
MI: Ist die Mitralklappe schließunfähig?	+	+	+
Grad der Schließunfähigkeit?	+	+	+
MS: Behindert die Mitralklappe den Bluteinstrom in den linken Ventrikel?	+	+	+
PA-VSD:Ist der rechte Ausflusstrakt verschlossen?	+	+	+
PDA:Ist der Ductus arteriosus Botalli offen (in bis zu 25 %)?	+	+	+
TGA: Sind Aorta und Pulmonalarterie an die falschen Ventrikel angeschlossen?	+	+	+
TOF: Liegt eine Engstelle im rechten Ausflusstrakt (PS) vor und ist die Aorta zum Teil an den rechten Ventrikel angeschlossen („überreitet"den VSD)?	+	+	+
Fragen nach der Behandlung			
Nach VSD-Verschluss			
Verbliebener Wanddefekt im Ventrikelseptum mit Shunt?	+	+	+
Größe des Shunts?		+	+
Dilatation von linkem Vorhof und Ventrikel	+	+	+
Thromben am Verschlussmaterial im Vorhofseptum?	+	+	(+)
Ist der Pulmonalarteriendruck erhöht?	(+)	(+)	+
- Meßwert des Pulmonalarteriendrucks?			+
- Meßwert des pulmonalarteriellen Widerstands?			+
AI: Ist die Aortenklappe schließunfähig ?	+	+	+

Checklisten für die Diagnostik vor und nach der Behandlung häufiger Herzfehler

	E	M	H
- Schweregrad?	+	+	+
AS: Liegt eine Engstelle im linken Ausflusstrakt vor?	+	+	+
- Druckgradient?	+	+	+
PS: Ist der rechte Ausflusstrakt eingeengt?	+	+	+
Höhe des Druckgradienten?	+	+	+
TI: Ist die Tricuspidalklappe schließunfähig?	+	+	+
- Schweregrad?	+	+	+
Nach Bändelung der Pulmonalarterie			
Verkleinerung oder Verschluss von VSDs?	+	+	+
Ist ein Seitenast der Pulmonalarterie eingeengt?	+	+	+
PS: Muskuläre Engstelle im rechten Ausflusstrakt?	+	+	+
AS: Muskuläre Engstelle im linken Ausflusstrakt?	+	+	+
Ist der Pulmonalarteriendruck erhöht?		(+)	+
- Meßwert des Pulmonalarteriendrucks?			+
- Meßwert des pulmonalarteriellen Widerstands?			+
- Reagibilität des pulmonalen Gefäßbetts?		+	+

Persistierender Ductus arteriosus Botalli (PDA)

Fragen vor der Behandlung

	E	M	H
Leitmerkmal des Vitiums			
Ist der Ductus arteriosus Botalli offen und kann ein Shunt nachgewiesen werden?	+	+	+
(Frühgeborene): Ist der PDA offen und ist der diastolische Fluss in der A.cerebri media oder dem Truncus coeliacus 0 oder negativ?	+		
Fragen zur Morphologie des PDA			
Welchen Durchmesser und welche Länge hat der PDA?	+	+	+
Ist er groß, mittelgroß oder klein?	+	+	+
Liegt der PDA an typischer Stelle?	+	+	+
Liegt ein Ductusaneurysma vor?	+	+	+
Fragen zur Hämodynamik und Auswirkung auf das Lungengefäßbett			
Sind linker Vorhof und linker Ventrikel dilatiert?	+	+	+
Ist der Quotient linker Vorhof/Aorta ascendens > 1,5?	+	+	+
Ist der Pulmonalarteriendruck erhöht?	(+)	(+)	+
- Meßwert des Pulmonalarteriendrucks?			+
- Meßwert des pulmonalarteriellen Widerstands?			+
- Reagibilität des pulmonalen Gefäßbetts		+	+

- Druck und Widerstand im Systemkreislauf			+
Benötigt ein anderer Herzfehler den PDA essentiell zur Aufrechterhaltung der Kreisläufe (*morphologische Leitmerkmale der PDA-abhängigen Herzfehler*)?			
CoA präductal (kritisch): Liegt eine Engstelle in der Aorta descendens proximal der Ductusmündung vor?	+	+	+
Ebstein Anomalie: Ist die Tricuspidalklappe in den rechten Ventrikel verlagert?	+	+	+
HLHS: Ist der linke Ventrikel hypoplastisch, bzw. sind Aortenklappe oder Mitralklappe verschlossen?	+	+	+
IAA: Unterbrechung der Aortenkontinuität im Bogenbereich?	+	+	+
PA-IVS: Sind die Pulmonalklappe verschlossen und das Ventrikelseptum intakt?	+	+	+
PS (kritisch): Ist der rechte Ausflusstrakt hochgradig eingeengt mit Druckgradienten > 80 mm Hg?	+	+	+
TAC Typ A3 und A4: Gibt es statt Aorta ascendens und Pulmonalarterienstamm nur 1 gemeinsames Blutgefäß und werden die linke Lunge oder die Aorta descendens durch den PDA perfundiert?	+	+	+
TGA: Sind Aorta und Pulmonalarterie an die falschen Ventrikel angeschlossen?	+	+	+
TRA: Ist die Tricuspidalklappe verschlossen?	+	+	+
Liegt ein zweiter Herzfehler vor, bei dem der Ductus arteriosus simultan verschlossen wird/werden kann? (*morphologische Leitmerkmale der entsprechenden Herzfehler*)			
APSD: Gibt es eine Verbindung zwischen Aorta ascendens und dem Stamm der Pulmonalarterie?	*	*	*
ASD: Liegt ein Wanddefekt im Vorhofseptum vor?	+	+	+
AVSD: Gibt es statt einer Mitral- und Tricuspidalklappe eine gemeinsame AV-Klappe? Haben das Vorhofseptum oberhalb der AV-Klappe (ASD I) und das Ventrikelseptum unterhalb der Klappe einen Wanddefekt?	+	+	+
CoA nicht kritisch: Liegt eine Engstelle in der Aorta descendens distal der Ductusmündung vor?	+	+	+
(Druckgradient oder Durchmesser von Aorta und Engstelle)?	+	+	+
Gefäßringe: Liegt ein doppelter Aortenbogen vor oder ein anomal verlaufender Seitenast der Pulmonalarterie u. a.?	+	+	+
MS: Behindert die Mitralklappe den Bluteinstrom in den linken Ventrikel? +	+	+	+
- Höhe Druckgradient?	+	+	+
PS (nicht kritisch): Ist der rechte Ausflusstrakt eingeengt?	+	+	+
- Höhe Druckgradient (< 80 mm Hg)?	+	+	+
TAC Typ A1, A2 und IV: Gibt es statt Aorta ascendens und Pulmonalarterienstamm nur 1 gemeinsames Blutgefäß und werden Lunge bzw. Systemkreislauf nicht durch den PDA perfundiert?	+	+	+
VSD: Liegt ein Wanddefekt im Ventrikelseptum vor?	+	+	+
Fragen nach Verschluss des Ductus arteriosus Botalli			
Ist der Gang noch offen? Restshunt?	+	+	+
Ist der Pulmonalarteriendruck erhöht?	(+)	(+)	+

… Checklisten für die Diagnostik vor und nach der Behandlung häufiger Herzfehler

	E	M	H
- Meßwert des Pulmonalarteriendrucks?			+
- Meßwert des pulmonalarteriellen Widerstands?			+

Atrioventrikularkanal (AVSD)

Fragen vor der Behandlung

	E	M	H
Morphologische Leitmerkmale des AVSDs			
Gibt es statt einer Mitral- und Tricuspidalklappe eine gemeinsame AV-Klappe? Liegt oberhalb der AV-Klappe ein Wanddefekt des Vorhofseptums vor (ASD I) und unterhalb der Klappe ein Wanddefekt des Ventrikelseptums (Inlet-VSD)?	+	+	+
(Pathognomisch:*Überdrehter Lagetypi m EKG*)			
Klassifikation des AVSDs auf der Basis der AV-Klappenmorphologie, Fragen zu morphologischen Besonderheiten der AV-Klappe und der Ventrikel			
Rastelli-Typ der AV-Klappe?	+	+	
Durchmesser der AV-Klappe?	+	+	(+)
Durchmesser des künftigen (*linksseitigen*) Mitralklappenanteils nach Teilung der AV-Klappe?	+	+	(+)
(*Fragestellung: Wird nach Teilung der AV-Klappe der Mitralklappenanteil einen Mindestdurchmesser erreichen?*)			
Ist die AV-Klappe schließunfähig?	+	+	+
- Schweregrad?	+	+	+
Liegen Zusatzfehlbildungen des linken AV-Klappenanteils vor?	+	+	
Sind die Ventrikel balanziert (etwa gleich groß) oder ist ein Ventrikel hypoplastisch (in 5–10 %)?	+	+	+
(*Unbalanzierte Ventrikel erfordern eine Fontanoperation*)			
Fragen zu Hämodynamik und Auswirkung auf das Lungengefäßbett			
Ist der Ventrikelseptumdefekt groß?	+	+	+
Größe des Links-Rechts-Shunts?		+	+
Sind der rechte Vorhof und Ventrikel dilatiert	+	+	+
Sind beide Vorhöfe und Ventrikel dilatiert	+	+	+
Ist der Pulmonalarteriendruck erhöht?	(+)	(+)	+
- Meßwert des Pulmonalarteriendrucks?			+
- Meßwert des pulmonalarteriellen Widerstands? (*Bei Fontanoperation < 4WE erforderlich, bei anatomischer Korrektur< 10WE*)			+
- Reagibilität des pulmonalen Gefäßbetts?		+	+
Können weitere Herzfehler mit dem AVSD assoziiert sein? (*morphologische Leitmerkmale der entsprechenden Herzfehler*)			
AS: Liegt eine Engstelle im linken Ausflusstrakt vor (in ca 2 %)?	+	+	+

- Druckgradient?	+	+	+
ASD: Liegt ein 2. Wanddefekt im Vorhofseptum vor *(in bis zu 20 %)*?	+	+	+
CoA: Liegt eine Engstelle in der Aorta descendens vor *(in bis zu 10 %)*?	+	+	+
DORV: Aorta ist vollständig oder zu mehr als 50 % an den rechten Ventrikel angeschlossen?	+	+	+
Ebstein Anomalie: Ist der rechte AV-Klappenanteil in den rechten Ventrikel verlagert?	+	+	+
Heterotaxie: Haben die Vorhöfe morphologisch gleiche Herzohren?	+	+	
(Bei 2 rechten Vorhöfen Asplenie, bei 2 linken Vorhöfen Polysplenie)			
LSVC: Liegt eine linke obere Hohlvene vor, die in den Coronarsinus mündet *(in bis zu 50 %)*?	+	+	+
PA: Ist die Pulmonalklappe verschlossen?	+	+	+
PDA: Ist der Ductus arteriosus Botalli offen *(in bis zu 10 %)*?	+	+	+
PS: Ist der rechte Ausflusstrakt eingeengt?	+	+	+
- Höhe des Druckgradienten?	+	+	+
TAC: Gibt es statt Aorta ascendens und Pulmonalarterienstamm nur 1 gemeinsames Blutgefäß?	+	+	+
TAPVC: Mündet keine Lungenvene in den linken Vorhof?	+	+	+
TOF: Liegt eine Engstelle im rechten Ausflusstrakt (PS) vor und ist die Aorta zum Teil an den rechten Ventrikel angeschlossen („überreitet" den VSD)*(in ca 6 %)*?	+	+	+
- Ist das Pulmonalgefäßsystem regelrecht entwickelt (McGoon ratio/Nakata-Index*)	+	+	+
UVH: Gibt es nur 1 Herzkammer?	+	+	+
Fragen nach der Behandlung			
Nach anatomischer Korrektur des AV-Kanals ohne assoziierte Vitien			
Verbliebener Wanddefekt im Ventrikel- oder Vorhofseptum			
mit Shunt?	+	+	+
Größe des Shunts?		+	+
MS: Behindert die neue Mitralklappe den Bluteinstrom in den linken Ventrikel?	+	+	+
- Druckgradient?	+	+	+
MI: Ist die neue Mitralklappe schließunfähig?	+	+	+
- Grad der Schließunfähigkeit?	+	+	+
TI: Ist die neue Tricuspidalklappe schließunfähig?	+	+	+
- Schweregrad?	+	+	+
TS: Behindert die neue Tricuspidalklappe den Bluteinstrom in den rechten Ventrikel?	+	+	+
AS: Liegt eine Engstelle im linken Ausflusstrakt vor?	+	+	+
Druckgradient?	+	+	+
- Ist der Pulmonalarteriendruck erhöht?	(+)	(+)	+
- Meßwert des Pulmonalarteriendrucks?			+

- Meßwert des pulmonalarteriellen Widerstands?			+
- Reagibilität des pulmonalen Gefäßbetts		+	+
Nach Fontanoperation			
Engstellen (Anastomosenstenosen) zwischen Hohlvenen und Pulmonalarterie?	(+)	+	+
Schließunfähigkeit der AV-Klappe?	+	+	+
- Schweregrad?	+	+	+
Aortopulmonale Kollateralen: Anomale Gefäßverbindungen zwischen Aorta und Pulmonalarterien?	(+)	+	+
Entwicklungsstand des Pulmonalgefäßsystems	+	+	+
(Mc-Goon-Ratio/Nakata-Index)			
AS: Liegt eine Engstelle im linken Ausflusstrakt vor?	+	+	+
- Druckgradient?	+	+	+
AI: Ist die Aortenklappe schließunfähig?	+	+	+
- Schweregrad?	+	+	+
Thromben in verschlossenem Pulmonalarterienstamm?	+	+	(+)
Pleuraergüsse?	+	+	
Ist der Pulmonalarteriendruck erhöht?			+
- Meßwert des Pulmonalarteriendrucks?			+
- Meßwert des pulmonalarteriellen Widerstands?			+
- Reagibilität des pulmonalen Gefäßbetts		+	+
Ejektionsfraktion des linken Ventrikels?	+	+	+
Herzzeitvolumen?	+	+	+
Nach Bändelung der Pulmonalarterie			
Ist ein Seitenast der Pulmonalarterie eingeengt?	+	+	+
- Ist die AV-Klappe schließunfähig?	+	+	+
- Schweregrad?	+	+	+
AS: Muskuläre Engstelle im linken Ausflusstrakt?	+	+	+
- Meßwert des Pulmonalarteriendrucks?			+
- Meßwert des pulmonalarteriellen Widerstands?			+
- Reagibilität des pulmonalen Gefäßbetts		+	+

*Mc Goon ratio: Durchmesser des rechten + linken Pulmonalarterienseitenastes/Durchmesser der Aorta descendens oberhalb des Zwerchfells. Ausreichende Entwicklung => > 1,5–2
Nakata-Index: Querschnitt des rechten + linken Seitenasts der Pulmonalarterie/Körperoberfläche mm^2/m^2

Pulmonalstenose (PS)

Fragen vor der Behandlung

	E	M	H
Was sind die morphologischen Leitmerkmale der Vitien			
Liegen Engstellen im rechten Ausflusstrakt, im rechten Ventrikel oder in den Pulmonalarterien vor?	+	+	+
- Meßwert des Druckgradienten?	+	+	+
Gibt es Untergruppen aufgrund besonderer Morphologie oder Fehlbildungsassoziationen, welche Fragen werden bei den Subtypen des Vitiums gestellt?			
Valvuläre PS (in > 60 %)			
Ist die Pulmonalklappe Ursache der Stenose?	+	+	+
- Öffnen die Klappensegel nicht korrekt?	+	+	(+)
- Wodurch sind die Klappensegel verändert? (Verklebt, myxomatös, 2 Segel?)	+	+	(+)
- Ist der Klappenring zu klein?	+	+	+
- Liegt zusätzlich eine Engstelle im linken Ausflusstrakt unterhalb der Aortenklappe vor (Noonan-Syndrom)?	+	+	+
Subvalvuläre PS (in ca 20 %)			
Liegt eine Engstelle unterhalb der Pulmonalklappe vor?	+	+	+
- Infundibulär unterhalb der Pulmonalklappe?	+	+	+
- (Subinfundibulär im mittleren Ausflusstrakt des rechten Ventrikels = double chambered right ventricle)?	+	+	+
Supravalvuläre PS (in ca 15 %)			
Liegt eine Engstelle oberhalb der Pulmonalklappe vor?	+	+	+
- Zentral im Pulmonalarterienstamm	+	+	+
- Peripher in den Seitenästen	(+)	+	+
(Sind die Seitenäste der Pulmonalarterie komplett einsehbar?)	+	+	+
- Haben bd. Seitenäste der Pulmonalarterie regelrechten Gefäßdurchmesser?	+	+	+
- bei zentraler Pulmonalstenose?	+	+	+
- Ist in peripheren Pulmonalarterienästen der Gefäßdurchmesser um > 40 % reduziert?	+	+	+
- AS: Liegt zusätzlich eine Engstelle der Aorta ascendens vor (Williams Beuren Syndrom)?	+	+	+
- **PS** kritisch: Liegt zusätzlich eine Engstelle im rechten Ausflusstrakt mit einem Druckgradienten > 80 mmHg vor?	+	+	+
Liegen Engstellen in an mehreren Stellen im rechten Ventrikel/Ausflusstrakt oder den Pulmonalarterien vor?	+	+	+

Checklisten für die Diagnostik vor und nach der Behandlung häufiger Herzfehler

Liegt eine Endokardfibrose vor?	+	+	
Können weitere Herzfehler mit der PS assoziiert sein? *(morphologische Leitmerkmale der entsprechenden Herzfehler)*			
ASD: Liegt ein Wanddefekt im Vorhofseptum vor?	+	+	+
APSD: Gibt es eine Verbindung zwischen Aorta ascendens und dem Stamm der Pulmonalarterie?	*	*	+
AS: Liegt eine Engstelle im linken Ausflusstrakt vor?	+	+	+
CoA: Liegt eine Engstelle in der Aorta descendens vor?	+	+	+
DORV: Ist die Aorta vollständig oder zu mehr als 50 % an den rechten Ventrikel angeschlossen?	+	+	+
Ebstein Anomalie: Ist die Tricuspidalklappe in den rechten Ventrikel verlagert?	+	+	+
Ist das Ventrikelseptum auf der rechtsventrikulären Seite asymmetrisch hypertrophiert (**HOCOM** des rechten Ventrikels)?	+	+	+
HLHS: Ist die Mitralklappe verschlossen?	+	+	+
PAPVC: Mündet ein Teil der Lungenvenen nicht in den linken Vorhof?	+	+	+
PDA: Ist der Ductus arteriosus Botalli offen?	+	+	+
PFO: Sind die beiden Wände des Vorhofseptums nicht zusammengewachsen (in ca 70 %)?	+		+
TAPVC: Mündet keine Lungenvene in den linken Vorhof?	+	+	+
TGA: Sind Aorta und Pulmonalarterie an die falschen Ventrikel angeschlossen?	+	+	+
TOF: Liegt ein Wanddefekt im Ventrikelseptum (VSD) vor und ist die Aorta zum Teil an den rechten Ventrikel angeschlossen („überreitet"den VSD)?	+	+	+
VSD: Liegt ein Wanddefekt im Ventrikelseptum vor?	+	+	+
Engstellen der Pulmonalarterien sind häufig kopmbiniert mit:			
APSD, AS, ASD, DORV, CoA, HLHS, PDA, PS kritisch, TAPVC, TOF, VSD			
Welche Fragen werden nach der Behandlung gestellt			
(Op-Bericht erforderlich)			
PS: Sind Engstellen verblieben im rechten Ventrikel, rechten Ausflusstrakt, an der Pulmonalklappe oder in den Pulmonalarterien? Oder liegt ein Patchaneurysma vor?	+	+	+
- Druckgradient?	+	+	+
PI: Ist die Pulmonalklappe schließunfähig	+	+	+
- Schweregrad?	+	+	+
- Ist der rechte Ventrikel dilatiert?	+	+	+
AI: Ist die Aortenklappe schließunfähig (in bis zu 25 %)?	+	+	+
- Schweregrad?	+	+	+

Fallot'sche Tetralogie (TOF)

Fragen vor der Behandlung

	E	M	H
Was sind die morphologischen Leitmerkmale des Vitiums			
Liegt eine Engstelle im rechten Ausflusstrakt (PS) vor, ein Wanddefekt im Ventrikelseptum (VSD) und ist die Aorta zum Teil an den rechten Ventrikel angeschlossen („überreitet" den VSD)?	+	+	+
Spezifische Fragen zur Morpholgie der TOF und des Pulmonalgefäßsystems			
Welchen Durchmesser hat die Pulmonalklappe?	+	+	+
Fehlt 1 Seitenast der Pulmonalarterie?(in ca 2 %)	+	+	+
Ist das Pulmonalgefäßbett hypoplastisch (in bis zu 10 %)	+	+	+
(McGoon Ratio < 1,5, Nakata-Index < 100–150)			
Liegen Engstellen in den Seitenästen der Pulmonalgefäße vor? (in > 20 %)	+	+	+
Verläuft ein Koronargefäß über den Ausflusstrakt des rechten Ventrikels?(in ca 5 %)	+	+	+
Überreitet die Aortenklappe den Ventrikelseptumdefekt um mehr als 50 % (DORV vom Fallot Typ)?	+	+	+
Können weitere Herzfehler mit der TOF assoziiert sein? (morphologische Leitmerkmale der entsprechenden Herzfehler)			
Absent pulmonary valve Syndrom: Fehlt die Pulmonalklappe und sind die Pulmonalarterien dilatiert? (in < 3 %)	+	+	+
APSD: Gibt es eine Verbindung zwischen Aorta ascendens und dem Stamm der Pulmonalarterie?	+	+	+
AS: Liegt eine Engstelle im linken Ausflusstrakt vor?	+	+	+
- Druckgradient?	+	+	+
ASD: Liegt ein Wanddefekt im Vorhofseptum vor?	+	+	+
(Fallot'sche Pentalogie in > 15 %)			
AVSD: Gibt es statt einer Mitral- und Tricuspidalklappe eine gemeinsame AV-Klappe? (AVSD Rastelli Typ C in ca 6 %)	+	+	+
CoA: Liegt eine Engstelle in der Aorta descendens vor?	+	+	+
- Druckgradient	+	+	+
Cor triatriatum: Zieht durch den linken Vorhof eine stenosierende Membran?	(+)	+	+
- Druckgradient?	(+)	+	+
Gefäßringe: Liegt ein doppelter Aortenbogen vor ?	+	+	+
- **A. lusoria**: Entspringen Armarterien an falscher Stelle aus der Aorta?	(+)	+	+
HLHS: Ist der linke Ventrikel hypoplastisch?	+	+	+
IAA: Ist die Aortenkontinuität im Bogenbereich unterbrochen?	+	+	+
LSVC: Liegt eine linke obere Hohlvene vor, die in den Coronarsinus mündet? (in > 5 %)	+	+	+

Checklisten für die Diagnostik vor und nach der Behandlung häufiger Herzfehler

Lungenvenenstenosen: Haben die Lungenvenen an ihrer Mündung in den linken Vorhof Engstellen?	(+)	+	+
MAPCA: Liegen Verbindungsgefäße zwischen Aorta und Pulmonalarterien vor (Abgang meist aus Aorta descendens oder Aortenbogen?	+	+	+
MI: Ist die Mitralklappe schließunfähig?	+	+	+
- Grad der Schließunfähigkeit?	+	+	+
MS: Behindert die Mitralklappe den Bluteinstrom in den linken Ventrikel?	+	+	+
- Druckgradient?	+	+	+
PAPVC: Mündet ein Teil der Lungenvenen nicht in den linken Vorhof?	+	+	+
PA: Ist der rechte Ausflusstrakt verschlossen?	+	+	+
PDA: Ist der Ductus arteriosus Botalli offen?(in ca 2 %)	+	+	+
TAPVC: Mündet keine Lungenvene in den linken Vorhof?	+	+	+
TI: Ist die Tricuspidalklappe schließunfähig? (in ca 3 %)	+	+	+
- Schweregrad?	+	+	+
VSD: Liegt ein 2.Wanddefekt im Ventrikelseptum vor?	+	+	+
(in ca 5 %)			
Welche Fragen werden nach der Behandlung gestellt			
Nach Anlage eines arteriopulmonalen Shunts:			
Ist der Shunt offen?	+	+	+
- Engstelle an den Anastomosen?	(+)	+	+
Wie gut ist das Pulmonalgefäßsystem entwickelt	+	+	+
(*McGoon Ratio, Nakata-Index)?			
Nach anatomischer Korrektur			
(Op-Bericht erforderlich)			
Verbliebener Wanddefekt im Ventrikelseptum mit Shunt?	+	+	+
- Größe des Shunts?		+	+
Ist die Pulmonalklappe schließunfähig?	+	+	+
- Schweregrad?	+	+	+
Ist der rechte Ventrikel dilatiert?	+	+	+
Aneurysma des rechtsventrikulären Ausflusstraktes, (Patchaneurysma)?	+	+	+
Rest-Engstelle im rechten Ausflusstrakt?	+	+	+
- Lokalisation, Druckgradient?	+	+	+
(nach anatomischer Korrektur mit Konduit			
Engstelle im Konduit? (Konduit zu klein, teilthrombosiert, Konduitklappe hat Öffnungsschwierigkeiten, Engstelle an den Anastomosen)	+	+	+
Druckgradient?	+	+	+

Ist die Aortenklappe schließunfähig ? Ursache?	+	+	+
- Schweregrad?	+	+	+

*Mc Goon ratio: Durchmesser des rechten+linken Pulmonalarterienseitenastes/Durchmesser der Aorta descendens oberhalb des Zwerchfells. Ausreichende Entwicklung:=> 1,5–2
Nakata-Index: Querschnitt des rechten+linken Seitenastes der Pulmonalarterie/Körperoberfläche mm^2/m^2

	E	M	H
Aortenstenose (AS)			
Fragen vor der Behandlung			
Was sind die morphologischen Leitmerkmale des Vitiums			
Liegt eine Engstelle vor zwischen linkem Ventrikel und Aortenbogen vor?	+	+	+
Welche Fragen werden gestellt zur Hämodynamik der Vitien gestellt			
Schweregradeinteilung der AS aufgrund des Druckgradienten zwischen linkem Ventrikel und Aortenbogen			
Meßwert des Druckgradienten?	+	+	+
Grad I < 25 mm Hg			
Grad II 25–49 mm Hg			
Gad III 50–69 mm Hg			
Grad IV > 70 mm Hg			
*Notfall*Liegt eine kritische AS vor?			
(mindestens Schweregrad IV oder Klappenöffnungsfläche < 0,5 cm^2/m^2KOF)	+	+	+
Liegt der Druckgradient in Ruhe vor?	+	+	+
Tritt ein Druckgradient nach forcierter Herztätigkeit auf?	+	(+)	+
(z. B. unter Belastung, unter Kathecholaminen)			
Gibt es Untergruppen aufgrund besonderer Morphologie oder Fehlbildungsassoziationen, welche Fragen werden bei Subtypen des Vitiums gestellt?			
Ist die Aortenklappe Ursache der Engstelle = **Valvuläre AS**?	+	+	+
Liegt die Engstelle unterhalb der Aortenklappe = **Subvalvuläre AS**?	+	+	+
Engt das Ventrikelseptum während der Ventrikelkontraktion den linksventrikulären Auslass ein = **Hypertrophische obstruktive Kardiomyopathie (HOCM)**?	+	(+)	+
Ist die Aorta ascendens oberhalb der Aortenklappe eingeengt = **Supravalvuläre AS**?	+	+	+
Fragestellung in Abhängigkeit vom Typ der AS			
Valvuläre AS:			
Sind die Klappensegel verklebt?	+	+	(+)
Sind die Klappensegel verdickt und deformiert?	+	+	(+)
Hat die Klappe nur 2 Segel (bicuspid)?	+	+	(+)
Ist der Aortenklappenring zu klein?	+	+	+

Checklisten für die Diagnostik vor und nach der Behandlung häufiger Herzfehler

Welche Aortenklappenöffnungsfläche kann berechnet werden?	+	+	+
Grad I > 2 cm²KO/m²KOF			
Grad II 0,8–2 ch²/m²KOF			
Grad III 0,5–0,8 cm²/m²KOF			
Grad IV < 0,5 cm²/m²KOF			
Ist die valvuläre AS mit einer subvalvulären AS kombiniert	+	+	(+)
Können weitere Herzfehler mit der valvulären AS assoziiert (in bis zu 20 %):			
AI: Ist die Aortenklappe schließunfähig (ca 20 %)?	+	+	+
ASD: Liegt ein Wanddefekt im Vorhofseptum vor?	+	+	+
CoA: Liegt eine Engstelle in der Aorta descendens vor?	+	+	+
- Druckgradient oder Durchmesser von Aorta und Engstelle?	+	+	+
PDA: Ist der Ductus arteriosus Botalli offen?	+	+	+
PS: Ist der rechte Ausflusstrakt eingeengt ?	+	+	+
- Höhe des Druckgradienten ?	+	+	+
TOF: Liegt eine Engstelle im rechten Ausflusstrakt (PS) vor, ein Wanddefekt im Ventrikelseptum (VSD) und ist die Aorta zum Teil an den rechten Ventrikel angeschlossen („überreitet" den VSD)?	+	+	+
VSD: Liegt ein Wanddefekt im Ventrikelseptum vor?	+	+	+
Subvalvuläre AS			
Liegt eine stenosierende Membran unterhalb der Klappe vor?	+	+	(+)
Liegt ein atypisch angeordneter stenosierender Muskel-Bindegewebsstreifen unterhalb der Klappe vor?	+	+	+
Ist der linksventrikuläre Auslass eine starre einengende Röhre?	+	+	+
Engt eine verlagerte (straddelnde) Mitralklappe den linksventrikulären Ausflusstrakt ein?	+	+	(+)
Zusätzliche valvuläre AS?	+	+	(+)
Können weitere Herzfehler mit der subvalvulären AS assoziiert sein (in bis zu 60 %):			
AI: Ist die Aortenklappe schließunfähig (in ca 50 %)?	+	+	+
- Schweregrad?	+	+	+
ASD: Liegt ein Wanddefekt im Vorhofseptum vor?	+	+	+
MI: Ist die Mitralklappe schließunfähig?	+	+	+
- Grad der Schließunfähigkeit?	+	+	+
PDA:Ist der Ductus arteriosus Botalli offen?	+	+	+
PS: Ist der rechte Ausflusstrakt eingeengt ?	+	+	+
VSD: Liegt ein Wanddefekt im Ventrikelseptum vor?	+	+	+
(Malalignement-VSD)			
Liegt ein **Shone-Komplex** vor?	+	+	+

(Kombination der AS mit Öffnungsschwierigkeiten der Mitralklappe MS und Engstelle in der Aorta descendens CoA)

Hypertrophische obstruktive Kardiomyopathie (HOCM):

Wie hoch ist der Druckgradient unter Ruhebedingungen?	+	+	+
Wie hoch ist der Druckgradient unter Belastung?	+	+	+
Ist die Mitralklappe an der Engstelle beteiligt?	+	+	+
Ist die Mitralklappe schließunfähig (in bis zu 10 %)	+	+	+
- Schweregrad?	+	+	+
Können weitere Herzfehler mit der HOCM assoziiert sein (selten):			
AI: Ist die Aortenklappe schließunfähig?	+	+	+
- Schweregrad?	+	+	+
CoA: Liegt eine Engstelle in der Aorta descendens vor?	+	+	+
- Druckgradient oder Durchmesser von Aorta und Engstelle?	+	+	+
Prolaps der **Mitralklappensegel**?	+	+	(+)
PDA: Ist der Ductus arteriosus Botalli offen?	+	+	+
PS: Ist der rechte Ausflusstrakt eingeengt	+	+	+
(Hinweis auf Noonan-Syndrom)?			
- Höhe des Druckgradienten?	+	+	+
VSD: Liegt ein Wanddefekt im Ventrikelseptum vor?	+	+	+
Supravalvuläre AS			
Ist die Aorta ascendens kurzstreckig (sanduhrförmig) eingeengt?	+	+	+
Ist die Aorta ascendens langstreckig eingenegt?	+	+	+
Liegen Koronarstenosen vor an den Ostien oder im Verlauf?		+	+
PS: Haben die Pulmonalarterien Engstellen	(+)	+	+
(Typisch für **Williams Beuren Syndrom**, Supravalvuläre PS ist in 50 % Bestandteil des Syndroms)			
Können weitere Herzfehler mit der supravalvulären AS assoziiert sein?			
AI: Ist die Aortenklappe schließunfähig?	+	+	+
- Schweregrad?	+	+	+
AS: Hat die Aortenklappe Öffnungsschwierigkeiten?	+	+	+
(in ca 30 % zusätzliche Aortenklappenfehler)			
Subvalvuläre AS: Liegt eine Engstelle unterhalb der Aortenklappe vor?	+	+	+
(Druckgradient)?	+	+	+
ASD: Liegt ein Wanddefekt im Vorhofseptum vor?	+	+	+
CoA: Liegt eine Engstelle in der Aorta descendens vor?	+	+	+
- Druckgradient oder Durchmesser von Aorta und Engstelle?	+	+	+

Checklisten für die Diagnostik vor und nach der Behandlung häufiger Herzfehler

MI: Ist die Mitralklappe schließunfähig?	+	+	+
- Grad der Schließunfähigkeit?	+	+	+
MS: Behindert die Mitralklappe den Bluteinstrom in den linken Ventrikel?	+	+	+
- Druckgradient?	+	+	+
PS: Hat die Pulmonalklappe Öffnungsschwierigkeiten?	+	+	+
Höhe des Druckgradienten?	+	+	+
VSD: Liegt ein Wanddefekt im Ventrikelseptum vor?	+	+	+
Extrakardiale Fehlbildungen beim Williams Beuren Syndrom:			
Engstellen in den Armarterien?	+	+	+
Engstellen in den hirnversorgenden Arterien (A Carotis, A. vertebralis)?	+	+	+
Engstellen in den Mesenterialarterien?	(+)	+	+
Engstellen in den Nierenarterien?	(+)	+	+
Notfall: kritische AS			
Ist der linke Ventrikel unterentwickelt (Füllkapazität)?	+	+	+
Liegt eine Endokardfibroelastose vor?	+	+	(+)
Ist die Ventrikelmuskulatur ausgedünnt?	+	+	
Liegen Myokardsinusoide ohne Verbindung zu den Koronararterien vor?	+	+	+
Ist das HZV kritisch reduziert?	+	+	+
Liegt ein hypoplastisches Linksherzsyndrom vor (**HLHS**)?			
- Ist der Aortenklappendurchmesser < 5 mm?	+	+	+
- Ist die Füllkapazität des linken Ventrikels < 20 ml/m^2 KOF?	+	+	+
- Ist der Mitralklappendurchmesser < 9 mm?	+	+	+
- Ist der Ductus arteriosus Botalli offen (PDA)?	+	+	+
- Länge und Druckmesser des PDA?	+	+	+
(wenn interventionelle Dilatation geplant ist)			
Liegt ein ausreichend weiter Wanddefekt im Vorhofseptum vor?	+	+	+
- Gradient über dem Defekt < 0,5 mm Hg?	+	+	+
Sind die Segel der Aortenklappe verklebt, verdickt, ist der Aortenklappenring zu klein (Durchmesser)?	+	+	+
Ist die Pulmonalklappe regelrecht aufgebaut und schließfähig?	+	+	+
(wichtig, wenn eine Ross-Operation geplant ist)			
Können weitere Herzfehler mit der kritischen AS assoziiert sein?			
AI: Ist die Aortenklappe schließunfähig (in ca 15 %)?	+	+	+
- Schweregrad?	+	+	+
Liegt eine Kombination mit **sub- oder supravalvulärer AS** vor (> 10 %)?	+	+	+
CoA: Liegt eine Engstelle in der Aorta descendens vor?	+	+	+

- Druckgradient oder Durchmesser von Aorta und Engstelle?	+	+	+
Ist der Aortenbogen hypoplastisch?	+	+	+
MI: Ist die Mitralklappe schließunfähig (in ca.40 %)?	+	+	+
- Grad der Schließunfähigkeit?	+	+	+
MS: Behindert die Mitralklappe den Bluteinstrom in den linken Ventrikel (in> 30 %)?	+	+	+
- Druckgradient?	+	+	+
Wie groß ist der Mitralklappendurchmesser?	+	+	+
PAPVC: Mündet ein Teil der Lungenvenen nicht in den linken Vorhof?	+	+	+
Welche Fragen werden nach der Behandlung gestellt			
(Op-Bericht erforderlich)			
Nach Komissurotomie			
Hat die Aortenklappe noch Öffnungsschwierigkeiten (AS)?	+	+	+
- Druckgradient, Aortenöffnungsfläche?	+	+	+
Ist der Druckgradient > 50 mm Hg?	+	+	+
(Vor Schwangerschaft evtl. Reintervention)			
- Ist die Aortenklappe schließunfähig (AI)?	+	+	+
- Schweregrad?	+	+	+
Ist der Aortenklappenring hypoplastisch?	+	+	+
Durchmesser	+	+	+
Nach Resektion einer subvalvulären Stenose			
Liegt noch eine Engstelle vor (AS)?	+	+	+
- Druckgradient?	+	+	+
Ist die Aortenklappe schließunfähig (AI)?	+	+	+
- Schweregrad?	+	+	+
Ist die Mitralklappe schließunfähig(MI)?	+	+	+
- Schweregrad?	+	+	+
Bei Ullrich Turner Syndrom: Liegen Aneurysmata der Aorta vor?	+	+	+
Nach Operation einer hypertrophischen Kardiomyopathie			
Liegt noch eine Engstelle vor?	+	+	+
- Druckgradient?	+	+	+
Ist die Aortenklappe schließunfähig (AI in bis zu 5 %)?	+	+	+
- Schweregrad?	+	+	+
Nach Ross-Operation			
Hat die in Aortenposition transplantierte Klappe Öffnungsschwierigkeiten?	+	+	+
- Druckgradient?	+	+	+

Checklisten für die Diagnostik vor und nach der Behandlung häufiger Herzfehler

Ist die in Aortenposition transplantierte Klappe schließunfähig?	+	+	+
- Schweregrad?	+	+	+
Liegen an den Koronarostien Engstellen vor?	(+)	+	+
Ist das in Pulmonalposition implantierte Konduit degeneriert, schließunfähig, hat Öffnungsschwierigkeiten oder ist zu eng? (PS,PI?)	+	+	+
(Druckgradient, Schweregrad der Schließunfähigkeit, Dilatation des rechten Ventrikels?)	+	+	+
Nach Korrektur einer Supraaortalen AS			
Liegt noch eine Engstelle in der Aorta vor?	+	+	+
- Druckgradient?	+	+	+
Ist die Aortenklappe schließunfähig (in bis zu 10 %)?	+	+	+
- Schweregrad?	+	+	+
Bei Williams Beuren Syndrom zusätzliche Fragen:			
Liegen noch Engstellen in den Pulmonalarterien vor?	(+)	+	+
Wie hoch ist der Druck im Pulmonalarterienstamm?			+
Nach Herzklappenersatz			
Ist ein Druckgradient über der Herzklappe meßbar?	+	+	+
- Klappenöffnungsfläche zu klein?	+	+	+
Ist die Herzklappe degeneriert und schließunfähig?	+	+	+
- Schweregrad?	+	+	+
Liegt ein paravalvuläres Leck vor (Blutrückfluss zwischen Klappenring und Aortenwand)?	(+)	+	(+)
Nach Operation einer kritischen Aortenstenose			
Druckgradient im linken Ausflusstrakt?	+	+	+
Ist die Aortenklappe schließunfähig?	+	+	+
- Schweregrad?	+	+	+
Entwicklungsstand des linken Ventrikels, Füllkapazität?	+	+	+
Ejektionsfraktion des linken Ventrikels?	+	+	+
Ist die Mitralklappe schließunfähig(MI)?	+	+	+
- Schweregrad?	+	+	+
Entwicklungsstand der Mitralklappe (Klappendurchmesser)?	+	+	+
Bei Ullrich Turner Syndrom			
Liegen Aneurysmata im Aortenverlauf vor?	+	+	+

Transposition der großen Arterien (TGA)			
Fragen vor der Behandlung			
	E	M	H
Was sind die morphologischen Leitmerkmale der Vitien			
TGA: Sind Aorta und Pulmonalarterie an die falschen Ventrikel angeschlossen?	+	+	+
Gibt es Untergruppen aufgrund von Fehlbildungsassoziationen, welche Fragen werden bei Subtypen des Vitiums gestellt?			
Gruppe I = d-TGA simplex (liegt in > 70 % vor)			
Ist das **Ventrikelseptum intakt**?	+	+	+
Fließt das Blut hindernisfrei aus dem rechten und linken Ventrikel in die Aorta und Pulmonalarterie?	+	+	+
Gibt es keine Engstellen im Verlauf der Aorta und der zentralen Pulmonalarterien?	+	+	+
Gruppe II = komplexe TGA (liegt in ca 20 % vor)			
Liegt ein **Wanddefekt im Ventrikelseptum** vor?	+	+	+
Fließt das Blut hindernisfrei aus dem rechten und linken Ventrikel in die Aorta und Pulmonalarterie?	+	+	+
Gibt es keine Engstellen im Verlauf der Aorta und der zentralen Pulmonalarterie?	+	+	+
Gruppe III = TGA mit Pulmonalstenose PS (liegt in ca 5 % vor)			
Gibt es eine Engstelle zwischen linkem Ventrikel und der Pulmonalarterie (PS)?	+	+	+
- Druckgradient?	+	+	+
Liegt die Engstelle im Ausflusstrakt des linken Ventrikels?	+	+	+
Hat die Pulmonalklappe Öffnungsschwierigkeiten?	+	+	+
Gibt es Fehlbildungen/Engstellen im Bereich der Pulmonalarterien?	+	+	+
Ist das Ventrikelseptum intakt?	+	+	+
Liegt ein Wanddefekt im Ventrikelseptum vor?	+	+	+
- Durchmesser von Defekt und Aortenklappe	+	+	+
GruppeIV = TGA mit Aortenstenose AS (liegt in 5 % vor)			
Gibt es eine Engstelle zwischen rechtem Ventrikel und der Aorta?	+	+	+
- Druckgradient?	+	+	+
Liegt die Engstelle im Ausflusstrakt des rechten Ventrikels?	+	+	+
Hat die Aortenklappe Öffnungsschwierigkeiten?	+	+	+
Liegt eine Engstelle in der Aorta descendens proximal der Ductusmündung vor?	+	+	+
(Druckgradient oder Durchmesser von Aorta und Engstelle)?	+	+	+
Ist der Aortenbogen hypoplastisch?	+	+	+
- Durchmesser des Aortenbogens?	+	+	+
Ist die Aortenkontinuität im Bogenbereich unterbrochen?	+	+	+

Checklisten für die Diagnostik vor und nach der Behandlung häufiger Herzfehler

(IAA), Ort der Unterbrechung?			
Liegt ein Wanddefekt im Ventrikelseptum vor?	+	+	+
Durchmesser von Defekt und Aortenklappe	+	+	+
Fragen zu Begleitvitien, die zur Blutdurchmischung notwendig sind			
Ist der Ductus arteriosus Botalli offen (PDA)?	+	+	+
Länge und Druchmesser des Ganges?	+	+	+
Liegt ein großer Wanddefekt im Vorhofseptum vor (ASD)?	+	+	+
(Der Ductus arteriosus Botalli muss notfallmäßig offen gehalten werden und ein kleiner Vorhofseptumdefekt oder ein offenes Foramen ovale vergrößert werden (Ballonatrioseptostomie), um eine ausreichende Mischung des sauerstoffreichen und sauerstoffarmen Blutes zu gewährleisten. Ausnahme für eine Notfallbehandlung kann ein großer Wanddefekt im Ventrikelseptum sein, über den sich das Blut mischt).			
Welche Fragen werden gestellt zu Schäden am pulmonalen Gefäßbett			
(Gruppe II und IV)			
Erhöhter Pulmonalarteriendruck?	(+)	(+)	+
- Meßwert des Pulmonalarteriendrucks?			+
- Meßwert des pulmonalarteriellen Widerstands?			+
- Reagibilität des pulmonalen Gefäßbetts?		+	+
Allgemeine Fragen vor Planung der Korrektur			
Wo gehen die Koronararterien aus der Aorta ab und wie verlaufen sie?	(+)	+	+
(anomale Abgänge und Verläufe in ca 30%, single Ostium in > 5%)			
Können weitere Herzfehler mit dem Vitium assoziiert sein?			
APSD: Gibt es eine Verbindung zwischen Aorta ascendens und dem Stamm der Pulmonalarterie?	*	*	+
AVSD: Gibt es statt einer Mitral- und Tricuspidalklappe eine gemeinsame AV-Klappe? Haben das Vorhofseptum oberhalb der AV-Klappe (ASD I) und das Ventrikelseptum unterhalb der Klappe einen Wanddefekt (in > 10%)?	+	+	+
DORV: Sind Pulmonalarterie und Aorta vollständig an den rechten Ventrikel angeschlossen und liegt der Wanddefekt des Ventrikelseptums nahe der Pulmonalklappe (Taussig Bing Herz)?	+	+	+
MI: Ist die Mitralklappe schließunfähig?	+	+	+
- Grad der Schließunfähigkeit?	+	+	+
MS: Behindert die Mitralklappe den Bluteinstrom in den linken Ventrikel?	+	+	+
- Druckgradient?	+	+	+
TI: Ist die Tricuspidalklappe schließunfähig?	+	+	+
- Schweregrad?	+	+	+
VSD: Liegen **mehrere** Wanddefekte im Ventrikelseptum vor (in ca 7%)?	+	+	+
Ist der rechte Ventrikel zu klein (hypoplastisch)?	+	+	+
- Füllvolumen?	+	+	+

Welche Fragen werden nach der Behandlung gestellt

(Op-Bericht erforderlich)

Nach: Arterieller Switch-Operation (ASO), Verschluss des Vorhofseptum- und Ventrikelseptumdefekts

Gibt es Engstellen im Bereich der rekonstruierten Pulmonalarterie (in bis zu 10 %)?	+	+	+
- Druckgradient?	+	+	+
Ist die Neoaorta dilatiert (in bis zu 2 %)?	+	+	+
Ist die Aortenklappe schließunfähig (in bis zu 10 %)?	+	+	+
- Schweregrad?	+	+	+
Engstellen oder Verschlüsse der Koronararterien (in bis zu 10 %)?		+	+
Restwanddefekt im Ventrikelseptum?	+	+	+
- Größe des Shunts?		+	+
Restwanddefekt im Vorhofseptum?	+	+	+
- Größe des Shunts?		+	+
Engstelle im Ausflusstrakt des linken Ventrikels?	+	+	+
- Druckgradient?	+	+	+
Engstellen im Bereich der Hohlvenen ?	(+)	+	+
- Druckgradient?	(+)	+	+

Nach atrialer Switch-Operation

Wird der Blutabfluss aus Hohlvenen und Sinus coronarius in den linken Vorhof behindert ?	(+)	+	+
- Druckgradient?			+
Wird der Blutabfluss aus den 4 Lungenvenen in den rechten Vorhof behindert ?	+	+	+
- Druckgradient?			+
Gibt es intraatriale Shunts (Leckagen der Tunnel)?	+	+	+
Ejektionsfraktion des rechten Ventrikels?	+	+	+
Ist die Tricuspidalklappe schließunfähig? (in bis zu 5 %)	+	+	+
- Schweregrad?	+	+	+
Restwanddefekt im Ventrikelseptum?	+	+	+
- Größe des Shunts?		+	+
Engstelle im Ausflusstrakt des linken Ventrikels?	+	+	+
- Druckgradient?	+	+	+

Nach Rastelli Operation, REV-Operation

Gibt es einen Druckgradienten zwischen rechtem Ventrikel und Pulmonalarterie?	+	+	+
- Höhe des Gradienten)?	+	+	+
Ist der Durchmesser des Konduits zu klein?	+	+	+

Checklisten für die Diagnostik vor und nach der Behandlung häufiger Herzfehler

Ist das Konduit degeneriert/teilthrombosiert?	(+)	+	+
Ist die Anastomose zwischen Ventrikel und Pulmonalarterie verengt? (*REV-Operation*)	(+)	+	+
Gibt es einen Rückfluss aus der Pulmonalarterie in den rechten Ventrikel?	+	+	+
- Schweregrad?	+	+	+
Ist der rechte Ventrikel dilatiert?	+	+	+
Gibt es einen Druckgradienten zwischen linkem Ventrikel und Aorta?	+	+	+
- Höhe des Gradienten?	+	+	+
Verursacht der Patch im Ventrikelseptum die Engstelle?	+	+	+
Hat die Aortenklappe Öffnungsschwierigkeiten?	+	+	+
Ist die Aortenklappe schließunfähig?	+	+	+
Schwergrad?	+	+	+
Restwanddefekt im Ventrikelseptum	+	+	+
- Größe des Shunts?		+	+
Restwanddefekt im Vorhofseptum?	+	+	+
- Größe des Shunts?		+	+
Nach Damus Kaye Stansel-Operation			
Ist die Aortenklappe schließunfähig?	+	+	+
- Schweregrad?	+	+	+
Ist die Mitralklappe schließunfähig?	+	+	+
- Schweregrad?	+	+	+
Gibt es eine Engstelle an der Einmündung der Pulmonalarterie in die Aorta ascendens, die den Bluteinstrom in die Aorta behindert?	+	+	+
- Druckgradient?	+	+	+
Gibt es im Verlauf der Aorta Engstellen	+	+	+
- Druckgradient?	+	+	+
Ist der aortopulmonale Shunt ohne Engstelle?	+	+	+

Nicht kritische Aortenisthmusstenose			
Fragen vor der Behandlung			
	E	M	H
Was sind die morphologischen Leitmerkmale des Vitiums			
Ist peripher des verschlossenen Ductus arteriosus Botalli eine Engstelle in der Aorta descendens nachweisbar (CoA)?	+	+	+
(Korreliert die Stenose mit einem erniedrigten systolischen Blutdruck an den Beinen (Normaler Dopplerquotient= RR Bein/RRArm => 1)			
Welche Fragen werden gestellt zur Hämodynamik der CoA, zu benachbarten Gefäßen und zu intracardialen Schäden?			

Wie groß ist der Druckgradient über der CoA?	+	+	+
Welche Längenausdehnung hat die Engstelle?	+	+	+
(wichtig zur Planung des Korrekturverfahrens)			
Welchen Durchmesser hat die Aorta vor und hinter der Engstelle?	+	+	+
Welchen Durchmesser hat die Aorta im Bereich des Aortenisthmus (der engsten Stelle)?	+	+	+
Welchen Durchmesser hat die Aorta kranial des Zwerchfells?	+	+	+
(Korrekturindikation ist u. a.: Durchmesser Aorta am Isthmus/Durchmesser der Aorta oberhalb Zwerchfell < 0,8)			
Ist der Ductus arteriosus Botalli offen (PDA)?	+	+	+
Ist der Aortenbogen unterentwickelt (hypoplastisch)?	+	+	+
Verlaufen Armarterien anomal?	(+)	+	+
Welche Wanddicke hat der linke Ventrikel?	+	+	
Können weitere Herzfehler mit dem Vitium assoziiert sein?			
AI: Ist die Aortenklappe schließunfähig (in bis zu 20 %)?	+	+	+
- Schweregrad?	+	+	+
AS: Liegt eine Engstelle im linken Ausflusstrakt vor?	+	+	+
(in bis zu 8 %)			
- Druckgradient?	+	+	+
Hat die Aortenklappe 2 Segel anstatt 3 (bicuspide Aortenklappe in > 80 %)?	+	+	(+)
AVSD: Gibt es statt einer Mitral- und Tricuspidalklappe eine gemeinsame AV-Klappe? Haben das Vorhofseptum oberhalb der AV-Klappe (ASD I) und das Ventrikelseptum unterhalb der Klappe einen Wanddefekt?	+	+	
DORV: Ist die Aorta vollständig oder zu mehr als 50 % an den rechten Ventrikel angeschlossen?	+	+	+
HLHS: Ist der linke Ventrikel hypoplastisch, bzw. sind Aortenklappe oder Mitralklappe verschlossen?	+	+	+
LSVC: Liegt eine linke obere Hohlvene vor, die in den Coronarsinus mündet?	+	+	+
MI: Ist die Mitralklappe schließunfähig?	+	+	+
- Grad der Schließunfähigkeit?	+	+	+
MS: Behindert die Mitralklappe den Bluteinstrom in den linken Ventrikel?	+	+	+
- Druckgradient?	+	+	+
(Mitralklappenprobleme in bis zu 10 %)			
***Shone-Komplex**: Liegt ein Shone-Komplex vor?	+	+	+
TGA: Sind Aorta und Pulmonalarterie an die falschen Ventrikel angeschlossen?	+	+	+
VSD: Liegt ein Wanddefekt im Ventrikelseptum vor?	+	+	+
Druckgradient? (assoziiert in bis zu 8 %)	+	+	+
Frage nach extrakardialen Fehlbildungen (in bis zu 25 %)			

	E	M	H
Gibt es intracerebrale Aneurysmata?		+	+
Gibt es Aneurysmata im Aortenverlauf?	+	+	+
Welche Fragen werden nach der Behandlung gestellt			
(Op-Bericht erforderlich)			
Gibt es einen Rest-Druckgradienten im Aortenisthmusbereich? Messwert?	+	+	+
Liegt ein Aortenaneurysma im Operationsbereich vor?	+	+	+
(z. B. nach Patchplastik oder interventionellem Eingriff)			
Ist der Aortenbogen unterentwickelt (hypoplastisch)?	+	+	+
Wanddicke des linken Ventrikels?	+	+	
AS: Liegt eine Engstelle im linken Ausflusstrakt vor?	+	+	+
- Druckgradient?	+	+	+
AI: Ist die Aortenklappe schließunfähig?	+	+	+
- Schweregrad?	+	+	+
Gibt es intracerebrale Aneurysmata?		+	+
Gibt es Aneurysmata im Aortenverlauf?	+	+	+

*Shone Komplex: Engstelle im linksventrikulären Ausflusstrakt (AS) und Druckgradient über der Mitralklappe infolge Anomalie ihres Halteapparates (1 Papillarmuskel anstatt 2 = Parachute Mitralklappe)

Unterbrochener Aortenbogen (IAA) und kritische Aortenisthmusstenose (AS kritisch

Fragen vor der Behandlung

	E	M	H
Was sind die morphologischen Leitmerkmale der Vitien			
Ist die Aortenkontinuität im Bogenbereich unterbrochen (IAA)? Und wird die Aorta descendens durch den Ductus arteriosus Botalli perfundiert? Notfall	+	+	+
Ist die Aorta descendens (Aortenisthmus) hochgradig verengt (proximal des Ductus Botalli = **präductale CoA** bzw. **kritische CoA**) und wird die Aorta descendens durch den Ductus arteriosus Botalli perfundiert? **Notfall**	+	+	+
Fragen vor Notfallmaßnahmen			
PDA: Ist der Ductus arteriosus Botalli weit offen?	+	+	+
- Länge und Durchmesser des Gangs?	+	+	+
(Der Ductus arteriosus Botalli muss notfallmäßig offen gehalten werden, um *die Perfusion der unteren Körperhälfte zu gewährleisten)*			
Gibt es Untergruppen des IAA aufgrund besonderer Morphologie oder Fehlbildungsassoziationen, welche Fragen werden bei Subtypen des Vitiums gestellt?			
1. Lokalisation der Aortenunterbrechung			
IAA Typ A: Liegt die Unterbrechung distal der linken A. subclavia (in ca 30 %)?	+	+	+
IAA Typ B: Liegt die Unterbrechung zwischen linker A. carotis und linker A. subclavia in ca 70 %)?	+	+	+

IAA Typ C: Liegt die Unterbrechung zwischen dem Truncus brachiocephalicus und der linken A. carotis (in < 5 %)?	+	+	+
2. Suche nach zusätzlichen Aortenbogenanomalien			
Liegt ein rechter Aortenbogen vor?	+	+	+
Gefäßringe: Liegt ein doppelter Aortenbogen vor oder ein anomal verlaufender Seitenast der Pulmonalarterie u. a.?	+	+	+
3. Gruppeneinteilung nach besonderen assoziierten Vitien			
Gruppe I			
VSD: Liegt ein Wanddefekt im Ventrikelseptum vor?	+	+	+
(malalignement VSD), (in ca 80 % beim IAA Typ B)			
- Ist ein Links-Rechts-Shunt nachweisbar?	+	+	+
- Wie groß ist der Shunt?		+	+
AS: Liegt eine Engstelle im linken Ausflusstrakt vor?			
(in ca 50 %)	+	+	+
- Druckgradient?	+	+	+
- Ist die Aortenklappe Ursache der Engstelle?	+	+	(+)
- Liegt die Engstelle unterhalb der Aortenklappe?	+	+	(+)
Gruppe II			
APSD: Gibt es eine Verbindung zwischen Aorta ascendens und dem Stamm der Pulmonalarterie?	*	*	+
TAC: Gibt es statt Aorta ascendens und Pulmonalarterienstamm nur 1 gemeinsames Blutgefäß ?	+	+	+
Gruppe III			
Liegen zusätzliche komplexe Herzfehler vor?	+	+	+
Welche? (siehe unten)			
Welche Fragen werden gestellt zur Hämodynamik von Kombinationsvitien und zu Schäden am pulmonalen Gefäßbett?			
Größe des Links-Rechts-Shunts?		+	+
Erhöhter Pulmonalarteriendruck?	(+)	(+)	+
- Meßwert des Pulmonalarteriendrucks?			+
- Meßwert des pulmonalarteriellen Widerstands?			+
- *Reagibilität des pulmonalen Gefäßbetts?*		+	+
Können weitere Herzfehler mit dem IAA assoziiert sein?			
AI: Ist die Aortenklappe schließunfähig ?	+	+	+
- Schweregrad?	+	+	+
Hat die Aortenklappe 2 Segel (bicuspide Klappe in ca 60 %)	+	+	(+)
ASD: Liegt ein Wanddefekt im Vorhofseptum vor?	+	+	+

Checklisten für die Diagnostik vor und nach der Behandlung häufiger Herzfehler

AVSD: Gibt es statt einer Mitral- und Tricuspidalklappe eine gemeinsame AV-Klappe?	+	+	+
DORV: Ist die Aorta vollständig oder zu mehr als 50 % an den rechten Ventrikel angeschlossen?	+	+	+
HLHS: Ist der linke Ventrikel hypoplastisch, bzw. sind Aortenklappe oder Mitralklappe verschlossen?	+	+	+
MI: Ist die Mitralklappe schließunfähig?	+	+	+
- Grad der Schließunfähigkeit?	+	+	+
MS: Behindert die Mitralklappe den Bluteinstrom in den linken Ventrikel?	+	+	+
- Druckgradient ?	+	+	+
PFO. Sind die beiden Wände des Vorhofseptums nicht zusammengewachsen ?	+		+
TAPVC: Mündet keine Lungenvene in den linken Vorhof?	+	+	+
TGA: Sind Aorta und Pulmonalarterie an die falschen Ventrikel angeschlossen?	+	+	+
TRA: Ist die Tricuspidalklappe verschlossen?	+	+	+
UVH: Liegt ein einziger Ventrikel vor?	+	+	+
Können weitere Herzfehler mit der kritischen CoA assoziiert sein?			
AS: Liegt eine Engstelle im linken Ausflusstrakt vor?	+	+	+
(in > 15 %)			
- Druckgradient?	+	+	+
- Ist die Aortenklappe Ursache der Engstelle?	+	+	(+)
- Liegt die Engstelle unterhalb der Aortenklappe?	+	+	(+)
AI: Ist die Aortenklappe schließunfähig ?	+	+	+
- Schweregrad?	+	+	+
ASD: Liegt ein Wanddefekt im Vorhofseptum vor?	+	+	+
AVSD: Gibt es statt einer Mitral- und Tricuspidalklappe eine gemeinsame AV-Klappe?	+	+	+
DORV: Ist die Aorta vollständig oder zu mehr als 50 % an den rechten Ventrikel angeschlossen?	+	+	+
MI: Ist die Mitralklappe schließunfähig?	+	+	+
- Grad der Schließunfähigkeit?	+	+	+
MS:Behindert die Mitralklappe den Bluteinstrom in den linken Ventrikel? (in ca 2 %)	+	+	+
- Druckgradient ?	+	+	+
TGA: Sind Aorta und Pulmonalarterie an die falschen Ventrikel angeschlossen?	+	+	+
TRA: Ist die Tricuspidalklappe verschlossen?	+	+	+
UVH: Liegt ein einziger Ventrikel vor?	+	+	+
VSD: Liegt ein Wanddefekt im Ventrikelseptum vor?	+	+	+
Welche Fragen werden nach der Behandlung gestellt			
(Op-Bericht erforderlich)			

Fragen nach Rekonstruktion des Aortenbogens			
- Liegt eine Engstelle im Aortenbogen vor ?	+	+	+
- Höhe des Druckgradienten?	+	+	+
- Liegt ein Aneurysma im Aortenbogen vor?	+	+	+
Zusätzliche Fragen nach Bändelung der Pulmonalarterie			
Wird ein Seitenast der Pulmonalarterie eingeengt?	+	+	+
Meßwert des Pulmonalarteriendrucks			+
Pulmonalarterieller Widerstand			+
Zusätzliche Fragen nach simultaner Korrektur intrakardialer Herzfehler			
Liegen intrakardiale Probleme nach Korrektur der Begleitfehlbildungen vor?	+	+	+
Zusätzliche Fragen vor einer Fontanoperation			
Wie ist der Entwicklungsstand des Pulmonalgefäßsystems (Mc.Goon Ratio, Nakata-Index*)	+	+	+
Meßwert des Pulmonalarteriendrucks?			+
Widerstand im Pulmonalgefäßsystem ?			+
Ejektionsfraktion des linken Ventrikels?	+	+	+
Ist die Mitralklappe schließunfähig	+	+	+
- Grad der Regurgitation (MI)?	+	+	+
Hat die Mitralklappe Öffnungsschwierigkeiten?	+	+	+
- Druckgradient?	+	+	+
Haben die Lungenvenen an ihrer Mündung in den linken Vorhof Engstellen?	(+)	+	+
Liegt eine Engstelle im linken Ausflusstrakt vor (subaortale Aortenstenose oder Aortenklappenstenose ?	+	+	+
- Messwert des Druckgradienten?	+	+	+

*Mc Goon ratio: Durchmesser des rechten+linken Pulmonalarterienseitenastes/Durchmesser der Aorta descendens oberhalb des Zwerchfells. Ausreichende Entwicklung:=> 1,5–2
Nakata-Index: Querschnitt des rechten+linken Seitenastes der Pulmonalarterie/Körperoberfläche mm^2/m^2

	E	M	H
Hypoplastisches Linksherzsyndrom (HLHS)			
Fragen vor der Behandlung			
Was sind die morphologischen Leitmerkmale des Vitiums			
Ist der linke Ventrikel hypoplastisch (< 20 ml/m^2 KOF),	+	+	+
und ist die Aorta ascendens hypoplastisch?(**HLHS**)?	+	+	+
Morphologische Varianten des HLHS			
(Bedeutung für die Behandlung haben die Subtypen nicht)			

Checklisten für die Diagnostik vor und nach der Behandlung häufiger Herzfehler

Typ I oder IA: Ist die linke Herzkammer ein abgeschlossener Hohlraum ohne Verbindung zum linken Vorhof oder der Aorta (in ca 30 %)?	+	+	+
Typ II, IB: Ist die Aortenklappe verschlossen und steht der hypoplastische linke Ventrikel über eine schlecht öffnende Mitralklappe mit dem linken Vorhof in Verbindung (in ca 30 %)?	+	+	+
Typ IIA: Sind Mitralklappe und Aortenklappe verschlossen und steht der hypoplastische linke Ventrikel durch Wanddefekte des Ventrikelseptums mit dem rechten in Verbindung (in ca 5 %)?	+	+	+
Typ IIB: Ist die Aortenklappe verschlossen, steht ein mäßig hypoplastischer linker Ventrikel über einen Wanddefekt im Ventrikelseptum mit dem rechten in Verbindung und hat durch die Mitralklappe Verbindung zum linken Vorhof (in 30 %)?	+	+	+
Typ III: Ist die Aortenklappe offen aber hypoplastisch (Druckgradient, Klappendurchmesser, Klappenöffnungsfläche), hat die Mitralklappe Öffnungsschwierigkeiten (Druckgradient, Klappendurchmesser, Klappenöffnungsfläche), sind die Aorta ascendens und der linke Ventrikel hypoplastisch (in ca 20 %)?	+	+	+
Typ IV: Ist die Mitralklappe verschlossen, die Aortenklappe hypoplastisch und steht der hypoplastische linke Ventrikel durch einen Wanddefekt des Ventrikelseptums mit dem rechten in Verbindung (in ca 5 %)?	+	+	+
Fragen vor der Notfallbehandlung			
ASD: Liegt ein Wanddefekt im Vorhofseptum vor oder sind die Wandschichten des Vorhofseptums nicht Zusammengewachsen (**PFO**)?	+	+	+
Wird der Blutübertritt vom linken in den rechten Vorhof behindert?	+	+	+
- Druckgradient über ASD > 5 mm Hg?	+	+	+
PDA: Ist der Ductus arteriosus Botalli offen?	+	+	+
Länge und Durchmesser des Ductus arteriosus?	+	+	+
Morphologie der Aorta und ihrer Abgänge			
Welche Teile der Aorta sind hypoplastisch (Durchmesser)?	+	+	+
Liegen Engstellen in den Halsschlagadern (Aa carotis) vor oder sind die Gefäße hypoplastisch?	+	+	+
CoA: Liegt eine Engstelle in der Aorta descendens vor?	+	+	+
(Druckgradient oder Durchmesser von Aorta und Engstelle)?	+	+	+
Geht die linke A. subclavia irregulär aus der Aorta ab (A. lusoria)?	(+)	+	+
Verlaufen die Koronararterien irregulär?	(+)	+	+
Können weitere Herzfehler mit dem HLHS assoziiert sein?			
(in 20 % Zusatzherzfehler)			
Suche nach weiteren assoziierten Vitien			
APSD: Gibt es eine Verbindung zwischen Aorta ascendens und dem Stamm der Pulmonalarterie?	*	*	+
BWG: Ist das rechte Koronargefäß an die Pulmonalarterie angeschlossen?	+	+	+
IAA: Ist die Aortenkontinuität im Bogenbereich unterbrochen?	+	+	+

LSVC: Liegt eine linke obere Hohlvene vor, die in den Coronarsinus mündet?	+	+	+
Lungenvenenstenosen: Haben die Lungenvenen an ihrer Mündung in den linken Vorhof Engstellen?	+	+	+
PA: Ist der rechte Ausflusstrakt verschlossen?	+	+	+
PS: Ist der rechte Ausflusstrakt eingeengt?	+	+	+
- Höhe des Druckgradienten?	+	+	+
TAC: Gibt es statt Aorta ascendens und Pulmonalarterienstamm nur 1 gemeinsames Blutgefäß?	+	+	+
TAPVC: Mündet keine Lungenvene in den linken Vorhof?	+	+	+
TGA: Sind Aorta und Pulmonalarterie an die falschen Ventrikel angeschlossen?	+	+	+
- Irregulärer Ursprung der Koronararterien?	(+)	+	+
ccTGA: Sind der rechte und linke Ventrikel vertauscht?	+	+	+
TI: Ist die Tricuspidalklappe schließunfähig?	+	+	+
- Schweregrad?	+	+	+
TRA: Ist die Tricuspidalklappe verschlossen und sind Aorta und Pulmonalarterie an falschen Ventrikel angeschlossen?	+	+	+
TS: Behindert die Tricuspidalklappe den Bluteinstrom in den rechten Ventrikel?	+	+	+
Welche Fragen werden nach der Behandlung gestellt			
Op-Bericht erforderlich, der Herzfehler wird in Teilschritten operiert			
Nach Norwood I Operation			
Wie ist der Entwicklungsstand des Aortenbogens?	+	+	+
- Durchmesser?	+	+	+
Liegen Engstellen im Bereich der rekonstruierten Aorta vor?	+	+	+
Ist die neue Aortenklappe schließunfähig (AI)	+	+	+
- Schweregrad?	+	+	+
Hat die neue Aortenklappe Öffnungsschwierigkeiten, Druckgradient?	+	+	+
Ist der arteriopulmonale Shunt eng, teilthrombosiert?	+	+	+
Wie ist der Entwicklungsstand des Pulmonalgefäßsystems?	+	+	+
Mc Goon Ratio, Nakata Index*?			
Wie hoch ist der Druck in den Pulmonalgefäßen?			+
Wie hoch ist der Widerstand im Pulmonalgefäßsystem?			+
Ist die Tricuspidalklappe schließunfähig (TI)?	+	+	+
- Schweregrad?	+	+	+
Nach Norwood II Operation			
Liegt eine Engstelle an der Anastomose zwischen V. cava superior und Pulmonalarterie vor?	(+)	+	+
Ist die Tricuspidalklappe schließunfähig(TI)?	+	+	+

Checklisten für die Diagnostik vor und nach der Behandlung häufiger Herzfehler

- Schweregrad?	+	+	+
Welche Ejektionsfraktion hat der rechte Ventrikel?	+	+	+
Liegen Engstellen im Bereich der Koronargefäße vor?	(+)	+	+
Ist die neue Aortenklappe schließunfähig (AI)?	+	+	+
- Schweregrad?	+	+	+
Hat die neue Aortenklappe Öffnungsschwierigkeiten (AS)?	+	+	+
- Druckgradient?	+	+	+
Hat der Aortenbogen regelrechtes Kaliber?	+	+	+
Haben Lungenvenen Engstellen?		+	+
Wie ist der Entwicklungsstand des Pulmonalgefäßsystems?	+	+	+
Mc Goon Ratio, Nakata Index*?			
Wie hoch ist der Druck in den Pulmonalgefäßen?			+
Wie hoch ist der Widerstand im Pulmonalgefäßsystem?			+
Nach Norwood III Operation			
Engstellen (Anastomosenstenosen) zwischen Hohlvenen und Pulmonalarterie?	(+)	+	+
Aortopulmonale Kollateralen: Anomale Gefäßverbindungen zwischen Aorta und Pulmonalarterien?	(+)	+	+
Entwicklungsstand des Pulmonalgefäßsystems	+	+	+
Mc-Goon-Ratio/Nakata-Index*			
Ist die neue Aortenklappe schließunfähig (AI)?	+	+	+
- Schweregrad?	+	+	+
Hat die neue Aortenklappe Öffnungsschwierigkeiten (AS)?	+	+	+
- Druckgradient?	+	+	+
Hat der Aortenbogen regelrechtes Kaliber?	+	+	+
Ist die Tricuspidalklappe schließunfähig (TI)?	+	+	+
- Schweregrad?	+	+	+
Thromben im verschlossenem Pulmonalarterienstamm?	+	+	(+)
Pleuraergüsse?	+	+	
Erhöhter Pulmonalarteriendruck			+
Meßwert des Pulmonalarteriendrucks			+
Meßwert des pulmonalarteriellen Widerstands			+
Ejektionsfraktion des rechten Ventrikels?	+	+	+
Herzzeitvolumen?	+	+	+

Mc Goon Ratio: Durchmesser des rechten + linken Pulmonalarterienseitenastes/Durchmesser der Aorta descendens oberhalb des Zwerchfells
Nakata-Index: Querschnitt rechter und linker Seitenast der Pulmonalarterie/Körperoberfläche

Anhang 1

- **Transplantation und Kunstherz**

Herztransplantation

Allgemein wird mit Herztransplantation die Organverpflanzung zwischen Menschen bezeichnet. Dabei wird das noch biologisch aktive Herz eines für tot erklärten Organspenders einem Empfänger eingepflanzt. (◘ Abb. 1). Die Feststellung des Hirntods wird von einem Ärzte- und Juristengremium getroffen, welches unabhängig vom transplantierenden Ärzteteam diese Diagnose stellt.

Bei einer weit fortgeschrittenen Herzschwäche, die sich nicht mehr mit Medikamenten oder einer Herzoperation – z. B. mit einem Herzklappenersatz – behandeln lässt, ist eine Herztransplantation die einzige Möglichkeit, schwerstkranken Patienten ein Weiterleben zu ermöglichen. Bei zusätzlichen schweren Lungenerkrankungen wird manchmal eine kombinierte Herz-Lungen-Transplantation durchgeführt. 1985 fanden in den USA die ersten erfolgreichen Herztransplantationen bei Kleinkindern und Säuglingen statt. Seit 1988 gibt es diese Operationen auch in deutschen Kliniken.

In etwa der Hälfte der Fälle ist der angeborene Herzfehler der Operationsgrund. Die zweithäufigste Indikation ergibt bei der sog. dilatativen Kardiomyopathie, einer fortschreitenden Vergrößerung des Herzens, die dazu führt, dass sich dieses immer weniger kontrahiert.

Für den Körper ist das neue Herz ein Fremdkörper, den er bekämpft. Innerhalb von kurzer Zeit wäre das neue Organ zerstört, würden nicht alle transplantierten Patienten lebenslang Medikamente nehmen, welche die körpereigene Abwehr hemmen (immunsuppressive Therapie).

In überwiegender Mehrzahl können die operierten Kinder ein weitgehend normales Leben führen und sind körperlich belastbar. Da das transplantierte Herz aber ein latent abgestoßener Fremdkörper bleibt, ist es von verschiedenen Verlaufserkrankungen bedroht und muss ggf. später nochmals ausgetauscht (retransplantiert) werden.

Die Herztransplantation und die Herzlungentransplantation sind bei verschiedenen Herzfehlern die einzige Behandlungsoption. Die transplantierten Organe wachsen im Organismus mit. Erste herztransplantierte Kinder haben inzwischen das Erwachsenenalter erreicht und geben eine gute Lebensqualität an.

Voraussetzungen für die Herztransplantation sind: Widerstand im Pulmonalgefäßsystem < 4 Wood-Einheiten, freier Abfluss des Pulmonalvenenbluts in den linken Vorhof, hindernisfreier Blutfluss im Systemkreislauf (keine Aortenhypoplasie, keine Aortenisthmusstenose).

Die Operationsletalität beträgt ca. 10 % (ca. 4 % in Deutschland). Die 1-Jahres-Überlebensraten erreichen beinahe 90 %, die 5-Jahres-Überlebensraten 60–70 % und die 10-Jahres-Überlebensraten 50– 60 %.

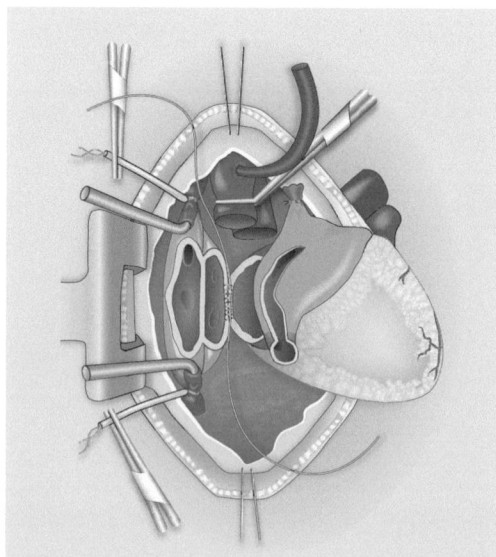

◘ Abb. 1 Herztransplantation

Kunstherz

Kunstherzen sind mechanische Kreislaufunterstützungssysteme, die als Alternative und/oder Überbrückung zur Herztransplantation eingesetzt werden. Als Kunstherz bezeichnet man z. B. eine Blutpumpe, die beide Ventrikel des Herzens ersetzt und an Stelle des eigenen Herzens (orthotop) implantiert wird. Diese Kunstherzen werden erst seit Ende der 1990er-Jahre implantiert. Andere Systeme unterstützen das eigene kranke Herz, ersetzen es aber nicht. Zumeist werden heute linksventrikuläre Unterstützungssysteme („left ventricular assist device" oder LVAD) implantiert. Ein LVAD unterstützt bzw. entlastet die linke Herzkammer.

Herzunterstützungssystme können bereits nach der Geburt implantiert werde und mehrere Wochen lang laufen. Kunstherzen funktionieren bei Erwachsenen mehr als 5 Jahre, bei Kindern werden Laufzeiten von 1½ Jahren mitgeteilt (bis zur Herztransplantation). Neben Systemen, die mittels externer Stromversorgung (Steckdose oder Akku) arbeiten, sind in den letzten Jahren Unterstützungssysteme entwickelt worden, die vollständig implantierbar sind, d. h. die energieversorgenden Batterien werden ebenfalls in den Körper eingesetzt und können durch einen Gürtel, den der Patient auf der Haut trägt, b. B. aufgeladen werden (Induktion).

Verschlechtert sich der Gesundheitszustand eines Patienten trotz maximaler Therapie so stark, dass ein Überleben nur noch durch Herztransplantation oder ein Kunstherz gewährleistet werden kann, ist eine Herztransplantation nicht möglich und soll das Leben des Patienten erhalten werden, wird die Implantation eines Kunstherzens befürwortet.

Die künstliche Pumpe übernimmt die Funktion des Herzens und sorgt zunächst dafür, dass sich der allgemeine Gesundheitszustand des schwer herzkranken Patienten stabilisiert und sich vorgeschädigte Organe (z. B. Niere, Leber) wieder erholen (◘ Abb. 2). Es wird eine akzeptable körperliche Ausgangssituation für eine Transplantation geschaffen und in günstigen Fällen erholt sich das kranke Herz des Patienten durch die Entlastung so gut, dass es wieder selbst funktionstüchtig wird.

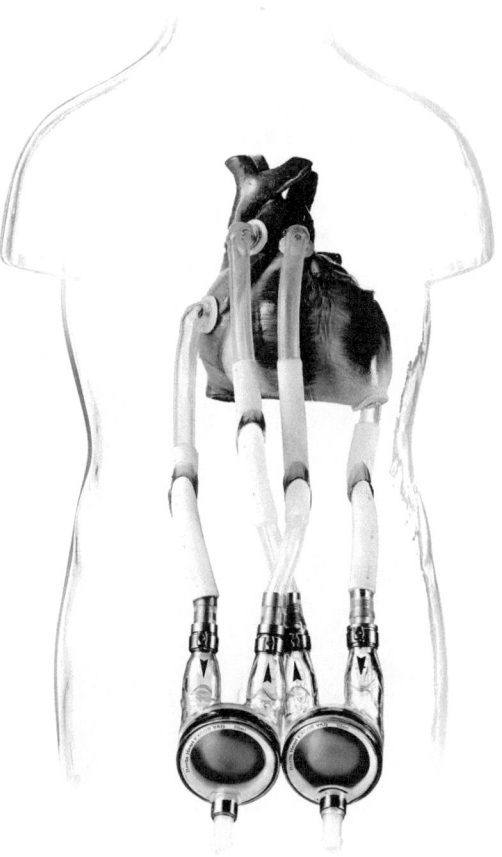

◘ **Abb. 2** Kunstherz-Modell (mit freundlicher Genehmigung der Fa. Berlin Heart gmbH)

Anhang 2

- **Anatomie des Herzens**

Nachfolgend geben 5 Abbildungen die Anatomie des Herzens wieder. ◘ Abb. 3 zeigt die Vorderansicht des Herzens, ◘ Abb. 4 die Ansicht nach Entnahme des Herzens aus dem Mediastinum von hinten, unten.

Die seitlichen Ansichten werden in ◘ Abb. 5 und 6 dargestellt. ◘ Abb. 7 zeigt die Herzbasis.

- **Aufwand von Herzoperationen und -interventionen**

Aus den nachfolgenden Tabellen (◘ Tab. 1, 2, 3, 4, 5 und 6) sind die Belastung und der zeitliche Aufwand vor, während und nach den Korrektureingriffen am Herzen abschätzbar. Es handelt sich um allgemeine Erfahrungswerte, die individuell stark abweichen können.

Interventionen sind mit einen mwesentlich geringeren Aufwand durchführbar, als chirurgische Eingriffe. Daher wird vor der Herzbehandlung geprüft, ob Operationen durch Interventionen ersetzt werden können.

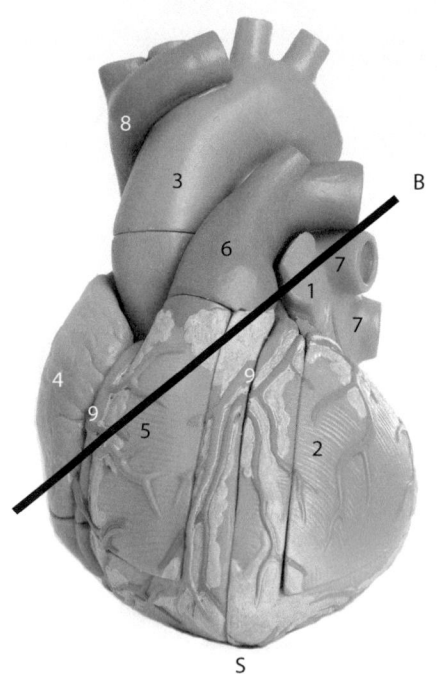

◘ **Abb. 3 Vorderansicht des Herzens (Ansicht nach Sternotomie)** 1 Teil des linken Vorhofs (Herzohr), 2 linker Ventrikel, 3 Aorta, 4 Teil des rechten Vorhofs (Herzohr), 5 rechter Ventrikel, 6 Pulmonalarterie, 7 linke Lungenvenen, 8 V. cava superior, 9 Koronararterien, B Position der Herzbasis, S Herzspitze

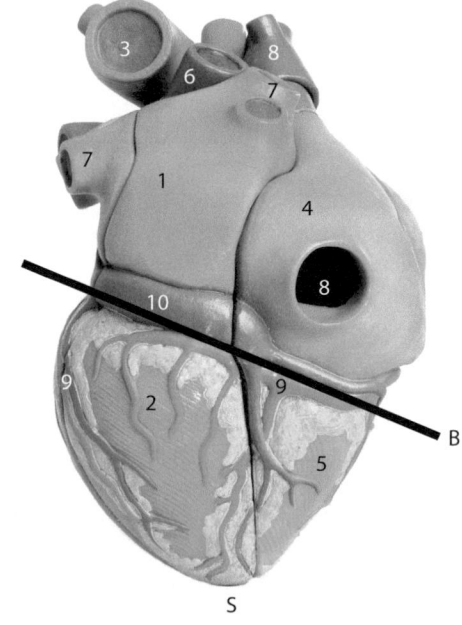

◘ **Abb. 4 Ansicht des Herzens von hinten unten (Ansicht nach Entnahme des Herzens aus dem Mediastinum)** 1 linker Vorhof, 2 linker Ventrikel, 3 Arcus Aortae, 4 rechter Vorhof, 5 rechter Ventrikel, 6 rechter Ast der Pulmonalarterie, 7 Lungenvenen, 8 V. cava superior und inferior, 9 Koronararterien, 10 Sinus coronarius, B Position der Herzbasis; S Herzspitze

Anhang 2

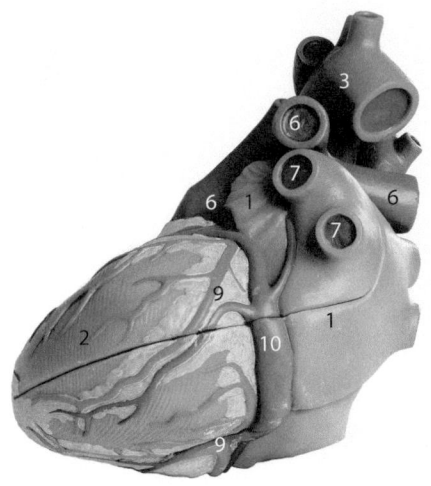

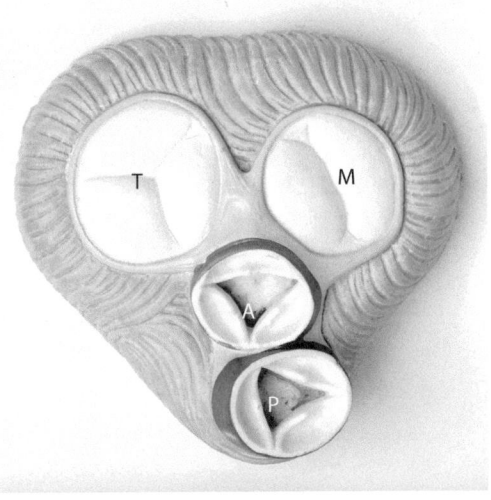

■ Abb. 5 Linke Seite des Herzens (Ansicht nach linkslateraler Thorakotomie) 1 Linker Vorhof, 2 linker Ventrikel, 3 Arcus Aortae, 6 Stamm und linker Seitenast der Pulmonalarterie, 7 linke Lungenvenen, 9 Koronararterien, 10 Sinus coronarius

■ Abb. 7 Herzbasis (die beiden Vorhöfe, Aorta und Pulmonalarterie sind vom Herzen abgetrennt), oben dorsaler Bereich der Basis, unten ventraler Bereich der Basis. T Trikuspidalklappe, M Mitralklappe, A Aortenklappe, P Pulmonalklappe

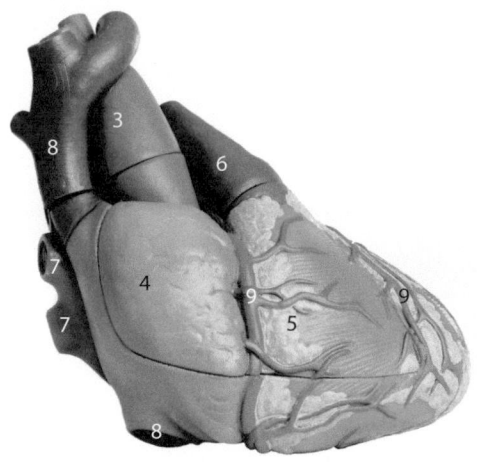

■ Abb. 6 Rechte Seite des Herzens (Ansicht nach rechtslateraler Thorakotomie) 3 Aorta ascendens, 4 rechter Vorhof, 5 rechter Ventrikel, 6 Pulmonalarterie, 7 rechte Lungenvenen, 8 V. cava superior und inferior, 9 Koronararterien

- **Nachbeobachtungszeiträume nach Herzfehlerbehandlung**

Viele Therapieverfahren wurden erst in den letzten Jahren entwickelt. Entsprechend kurz sind die Nachbeobachtungszeiträume und entsprechend schwierig sind statistische Angaben aus „Langzeitstudien" einzuordnen. Die ■ Tab. 7 zeigt, wann Therapieverfahren erstmalig eingesetzt wurden

Tab. 1 Aufwandtabelle ▶ Kap. 7 bis 10

	ASD		VSD				PDA		AVSD
	I	C	C	I	B	H	C	I	C
Vollnarkose		+	+		+	+	+		+
Sedierung	+			+				+	
Sternotomie		+	+		o	+			+
Thorakotomie		o			+		+		
Herz-Lungen-Maschine		+	+						+
Öffnung des Herzens		+	+			+			+
Unterbrechung der Herzmuskeldurchblutung		+	+						+
Kreislaufstillstand									
Röntgenstrahlen	+			+		o		+	
Jodhaltiges Konstrastmittel	+			+		o		+	
Dauer des Eingriffs (h)	2	2	3	3	2	2–3	2	2–3	3–4
Intensivstation	o	+	+	o	o	+	o	o	+
Nachbeatmung		o	+		o	o	o		+
Druckverband in der Leiste	+			+				+	
Krankenhausaufenthalt Wochen	<1	<2	<2	>1	2	2	1–2	<1	2–3

o optional
B Bändelung der Pulmonalarterie, *C* Chirurgische Korrektur, *H* Hybrideingriff, *I* Interventionelle Korrektur

Anhang 2

Tab. 2 Aufwandtabell ▶ Kap. 11 bis 15

	TAC	APSD	TVPVC sup, inf	TVPVC kard	PS I	PS K	PS P,R	TOF S	TOF I(D), I(A)	TOF P,RA
Vollnarkose	+	+	+	+		+	+	+		+
Sedierung					+				+	
Sternotomie	+	+	+	+	o	+		o		+
Thorakotomie							+	+		
Herz-Lungen-Maschine	+	+	+	+	o	+				+
Öffnung des Herzens	+		+	+		+				+
Unterbrechung der Herzmuskeldurch-blutung	+	+	+	+		+				+
Kreislaufstillstand			o							
Röntgenstrahlen					+				+	
Jodhaltiges Konstrastmittel					+				+	
Dauer des Eingriffs (Std)	> 3	3	3–4	2–3	2–3	2–3	3	2–3	2–3	3
Intensivstation	+	+	+	+	o	o	+	o	o	+
Nachbeatmung	+	+	+	o	o	o	o	o	o	+
Druckverband in der Leiste					+				+	
Krankenhausaufenthalt Wochen	2–3	2	3	1–2	< 1	< 2	2	1–2	< 1	2

o optional
sup suprakardial, *inf* infrakardial, *kard* kardial
I(A) Ballondilatation des Ausflusstrakts, *I(D)* Ballondilatation des Ductus arteriosus Botalli, *I* Interventionelle Korrektur, *K* Komissurotomie, *P* Patcherweiterung, *R* Resektion von Muskelbündeln, *RA* Rastelli-Operation, *S* arteriopulmonaler Shunt

◘ **Tab. 3** Aufwandtabelle ► Kap. 16 bis 20

	PA,IVS		PA,VSD	DORV	EB	TRA
	I	K,S	U	PT	RK	F
Vollnarkose		+	+	+	+	+
Sedierung	+					
Sternotomie		+	+	+	+	+
Thorakotomie			o			
Herz-Lungen-Maschine		o	+	+	+	+
Öffnung des Herzens				+	+	(+)
Unterbrechung der Herzmuskeldurchblutung				+	+	(+)
Kreislaufstillstand						
Röntgenstrahlen	+					
Jodhaltiges Konstrastmittel	+					
Dauer des Eingriffs (Std)	3	3	> 4	3–5	> 3	> 3
Intensivstation	+	+	+	+	+	+
Nachbeatmung	o	o	+	+	+	o
Druckverband in der Leiste	+					
Krankenhausaufenthalt Wochen	1	2	2–3	> 2	> 2	> 3

o optional
F Fontan-Operation, *I* Interventionelle Maßnahmen *K* Komissurotomie, *PT* Patch-Tunnel, *RK* Rekonstruktion, *S* arteriopulmonaler Shunt, *U* Unifokalisierung

Anhang 2

Tab. 4 Aufwandtabelle ▶ Kap. 21 bis 23

	AS					AI	CoA		IAA(A)		(B)	(C)
	I	K	R, AKE, P, S, Myektomie	Ross, Rastan	Asc-Ersatz	C	C	I	C	I	C	C
Vollnarkose		+	+	+	+	+	+	+	+		+	+
Sedierung	+							o		+		
Sternotomie		+	+	+	+	+			o		+	+
Thorakotomie							+		+			
Herz-Lungen-Maschine		+	+	+	+	+			o		+	+
Öffnung des Herzens			+(S)	+	+				o		o	o
Unterbrechung der Herzmuskeldurchblutung		+	+	+	+	+			o		+	+
Kreislaufstillstand					+				(+)		(+)	o
Röntgenstrahlen	o							+	+	+		
Jodhaltiges Kontrastmittel	o							+	+	+		
Dauer des Eingriffs (Std)	3	3	3	5	5	3	2–3	2	3	2–3	>3	>3
Intensivstation	o	+	+	+	+	+	+	o	+	+	+	+
Nachbeatmung	o	o	+	+	+	o	o	o	o	o	o	+
Druckverband in der Leiste	+							+	+	+		
Krankenhausaufenthalt Wochen	<1	2	2–3	3	3	2	2	1	2	<2	3	2–3

o optional

AKE Aortenklappenersatz, *Asc-Ersatz* Aorta-ascendens-Ersatz, *C* Chirurgische Korrektur, *I* Interventionelle Korrektur, *K* Komissurotomie, *P* Patcherweiterung, *R* Membranresektion, *Ross* Ross-Operation, *Rastan* Rastan-Konno-Koncz-Operation, *S* Septumplastik

◘ Tab. 5 Aufwandtabelle ▶ Kap. 24 bis 28

	MS/MI	Cortria	HLHS				UVH		
	C		I(LV)	N1	N2	N3	H	F	Sept
Vollnarkose	+	+		+	+	+	+	+	+
Sedierung			+						
Sternotomie	+	+		+	+	+	+	+	+
Thorakotomie									
Herz-Lungen-Maschine	+	+		+	o	o		o	+
Öffnung des Herzens	+	+		+		o		o	+
Unterbrechung der Herzmuskeldurchblutung	+	+		+		o		o	+
Kreislaufstillstand				+					
Röntgenstrahlen			+				o		
Jodhaltiges Konstrastmittel			+				o		
Dauer des Eingriffs (Std)	3–5	3	> 3	> 5	3	3	3	3	4
Intensivstation	+	+	+	+	+	+	+	+	+
Nachbeatmung	+	o	o	+	o	o	+	o	+
Druckverband in der Leiste			+				+		
Krankenhausaufenthalt Wochen	> 2	2	> 3	> 3	> 2	> 3	> 3	> 3	> 2

o optional
C Chirurgische Korrektur, *F* Fontan-Operation, *H* Hybrideingriff, *I* Interventionelle Korrektur, *I(LV)* Dilatation von Lungenvenenstenosen, *N1* bis *N3* Norwood I–III, *Sept* Septierung

Anhang 2

Tab. 6 Aufwandtabelle ▶ Kap. 29 bis 33

	TGA		ccTGA			Schlinge	Ringe	Koro		BWG
	BAS	BH	ASO, VU, REV	BCPS	DKS ASO/VU			I	C	T, Tu
Vollnarkose		+	+	+	++	+	+		+	+
Sedierung	+							+		
Sternotomie			+	+	++	+	o		+	+
Thorakotomie		+					+			
Herz-Lungen-Maschine			+	o	++	+	o		o	+
Öffnung des Herzens			+		+				o	
Unterbrechung der Herzmuskeldurchblutung			+	o	++				o	o
Kreislaufstillstand			o							
Röntgenstrahlen								+		
Jodhaltiges Konstrastmittel								+		
Dauer des Eingriffs (Std)	2	3	> 3	> 3	> 3 > 3	3	2	3	3	3
Intensivstation	o	+	+	+	++	o	o	+	+	+
Nachbeatmung	o	o	+	o	++	o	o	o	o	+
Druckverband in der Leiste	+							+		
Krankenhausaufenthalt Wochen			3	3	3 3	2	2–3	1	2	> 2

o optional

ASO arterielle Switch-Operation, *BAS* Ballonatrioseptostomie, *BCPS* bidirektionaler cavopulmonaler Shunt, *BH* Blalock-Hanlon-Operation, *C* Chirurgische Korrektur, *DKS* Damus-Kaye-Stansel-Operation, *I* Interventionelle Korrektur, *REV* REV-Operation, *T* Transplantation, *Tu* Tunneloperation, *VU* Vorhofumkehroperation

Adressen
Kinderherzzentren in Deutschland

Die nachfolgende Auflistung (sortiert nach Postleitzahlen) erhebt keinen Anspruch auf Vollständigkeit und enthält keinerlei Wertung über die medizinische Qualität der Kliniken. Die Behandlungsschwerpunkte und die Kapazitäten der Kliniken sind möglicherweise sehr unterschiedlich

- 04289 Leipzig: Herzzentrum Leipzig.
- 13353 Berlin: Klinik für angeborene Herzfehler des Deutschen Herzzentrums Berlin
- 20251 Hamburg: Universitätsklinik
- 24105 Kiel: Kinderherzzentrum Kiel
- 30625 Hannover, Medizinische Hochschule
- 32545 Bad Oeynhausen: Klinik für angeborene Herzfehler – Kinderherzzentrum
- 35390 Gießen: Kinder-Herzzentrum Gießen
- 37075 Göttingen: Pädiatrische Kardiologie Göttingen
- 45122 Essen: Abteilung für Pädiatrische Kardiologie
- 47137 Duisburg: Herzzentrum Duisburg
- 48129 Münster: Klinik und Poliklinik für Kinderheilkunde – Kardiologie sowie Klinik und Poliklinik für Thorax-, Herz- und Gefäßchirurgie
- 50924 Köln: Klinik und Poliklinik für Kinderkardiologie der Universität zu Köln
- 52057 Aachen: Klinik für Kinderkardiologie, Universitätsklinikum Aachen
- 53113 Bonn: Abt. Kinderkardiologie, Herzzentrum der Universität Bonn
- 55131 Mainz, Universitätsklinik
- 69120 Heidelberg, Universitätsklinik
- 70174 Stuttgart, Sana-Herzchirurgie
- 72076 Tübingen: Universitätsklinik für Kinderund Jugendmedizin Tübingen
- 79106 Freiburg: Universitäts-Herzzentrum Freiburg
- 80636 München: Deutschen Herzzentrum München
- 81377 München: Abteilung für Kinderkardiologie und pädiatrische Intensivmedizin des Klinikums Großhadern
- 91054 Erlangen: Kinder- und Jugendklinik Erlangen

EMAH-Ärzte bzw. -Abteilungen in Deutschland

Eine aktuelle Liste von EMAH-Ansprechpartnern in Deutschland gibt die Deutsche Herzstiftung heraus: ▶ http://www.kinderherzstiftung.de/emah.php

Anhang 2

Tab. 7 Ersteinsatz einzelner Therapieverfahren

Therapieverfahren	Variante	Ersteinsatz
ASD-Verschluss	chirurgisch	Mitte der 1950er Jahre
	interventionell	Mitte der 1970er Jahhre
VSD-Verschluss	chirurgisch	Mitte der 1950er Jahre
	interventionell	Anfang 2000
PDA-Verschluss	chirurgisch	Ende der 1930er Jahre
	interventionell	Ende der 1970er Jahre
AVSD – Korrektur (anatomisch)		Mitte der 1950er Jahre
TAC-Korrektur (anatomisch)		Anfang der 1960er Jahre
APSD-Korrektur	chirurgisch	Mitte der 1950er Jahre
	interventionell	Mitte der 1990er Jahre
TAPVC-Korrektur		Ende der 1950er-Anfang der 1960er Jahre
PS (Klappenstenose)	chirurgisch	Mitte der 1940er Jahre
	interventionell	Anfang der 1980er Jahre
Korrektur des DCRV		Mitte der 1970er Jahre
TOF-Korrektur	Ausflusstraktpatch	Mitte der 1950er Jahre
	Konduit, Rastelli	Ende der 1960er Jahre
PA: Klappenöffnung	chirurgisch	Ende der 1940er Jahre
	interventionell	Anfang 2000
1½ ventricle repair Operation		Anfang der 1990er Jahre
Unifokalisierung		Anfang der 1980er Jahre
Korrektur DORV ohne PS		Mitte der 1950er Jahre
Korrektur DORV mit PS		Mitte der 1960er Jahre
Intraventrikulärer Tunnel		Ende der 1960er Jahre
Kawashima-Operation		Ende der 1970er Jahre
Nikaidoh-Operation		Mitte der 1980er Jahre
Vorhofumkehroperation		Ende der 1950er Jahre
Ebstein-Anomalie: Trikuspidalklappenersatz		Anfang der 1960er Jahre
TrA- Erweiterung eines VSDs		Mitte der 1970er Jahre
AS	chirurgische Klappensprengung	Mitte der 1960er Jahre
Herzklappenersatz		Anfang der 1950er Jahre

Tab. 7 (Fortsetzung)

Therapieverfahren	Variante	Ersteinsatz
Konno-Operation		Mitte der 1970er Jahre
Ross-Operation		Ende der 1960er Jahre
Korrektur supravalvulärer Stenosen		Anfang der 1960er Jahre
HOCM-Myektomie		Anfang der 1960er Jahre
Septumplastik		Ende der 1980er Jahre
Apicoaortales Konduit		Anfang der 1970er Jahre
Korrektur der AI	Trusler	Anfang der 1970er Jahre
	Duran, Carpentier, David	1991, 1983, 1992
CoA-Korrektur	chirurgisch	Mitte der 1940er Jahre
IAA Korrektur		Mitte der 1950er Jahre
MS-Klappenrekonstruktion		Ende der 1950er Jahre
Mitralklappenersatz		Ende der 1970er Jahre
MS-Membranresektion		Mitte der 1960er Jahre
Cor triatriatum		Mitte der 1950er Jahre
HLHS	Norwood-Operation	Anfang der 1980er Jahre
	Sano-Operation	Anfang 2000
	Gießener Operation	Anfang der 1990er Jahre
Herztransplantation		Mitte der 1980er Jahre
Biventrikuläre Rekonstruktion		Anfang der 1990er Jahre
Arterielle Switch-Operation		Ende der 1970er Jahre
Damus-Kaye Stansel-Operation		Mitte der 1970er Jahre
REV-Operation		Anfang der 1980er Jahre
UVH-Septierungsoperation		Mitte der 1950er Jahre
TGA (zweizeitige ASO mit Bändelung der Pulmonalarterie)		Ende der 1970er Jahre
ccTGA, Double switch Operation		1990er Jahre
Korrektur von Gefäßringen		Mitte der 1940er Jahre
Koronarfisteln	chirurgischer Verschluss	Ende der 1940er Jahre
	interventioneller Verschluss	Anfang der 1980er Jahre
BWG-Koronararterienverschluss		Ende der 1950er Jahre
BWG-Subclaviabypass		Ende der 1960er Jahre
BWG-Tunneloperation		Anfang der 1970er Jahre

(Fortsetzung)

Anhang 2

◘ Tab. 7 (Fortsetzung)

Therapieverfahren	Variante	Ersteinsatz
Ballondilation der MS		Mitte der 1980er Jahre
Ballondilatation einer AS		Mitte der 1980er Jahre
Ballondilatation der CoA		Anfang der 1980er Jahre
-Ballondilatation des Ductus Botalli		Ende der 1990er Jahre
Ballonatrioseptostomie		Mitte der 1960er Jahre
TOF: Dilatation des Ausflusstraktes		Ende der 1990er Jahre
Ballondilatation von Pulmonalstenosen		Anfang der 1980er Jahre
Interventionelle Occlusion von MAPCAs		Anfang der 1980er Jahre
Arteriopulmonaler Shunt		Mitte der 1940er Jahre
Bändelung der Pulmonalarterie		Anfang der 1950er Jahre
BCPS		Ende der 1950er Jahre
Fontan-Operation		Ende der 1960er Jahre

Literatur

Lehrbücher

Anderson RH, Baker EJ, Macartney et al (2002) Pediatric cardiology. Churchill Livingstone, New York/Edinburgh/London

Apitz J (1998) Pädiatrische Kardiologie, Erkrankungen des Herzens bei Neugeborenen, Säuglingen, Kindern und Heranwachsenden. Steinkopff, Darmstadt

Borst HG, Klinner W, Oelert H (1991) Herzchirurgie. Springer, Berlin/Heidelberg

Borth-Bruhns T, Eichle A (2004) Pädiatrische Kardiologie. Springer, Berlin/Heidelberg

Butera G et al (2015) Cardiac Catheterization for Congenital Heart Disease. Springer, Italia

Castaneda AR, Jonas RA, Mayer JE, Hanley FL (1994) Cardiac Surgery of the Neonate and Infant. Saunders, Philadelphia

Doyle EF, Engle MA, Gersony WM, Rashkind WJ, Talner NS (1986) Pediatric cardiology. Springer, New York/Berlin/Heidelberg

Fink BW (1991) Congenital Heart Diseases. Mosby, St. Louis

Gekle M, Wischmeyer E, Gründer S et al (2010) Physiologie. Thieme, Stuttgart

Gersony WM, Rosenbaum MS (2002) Congenital Heart Disease in the Adult. McGraw Hill, USA

Haas NA, Kleideiter U (2011) Kinderkardiologie. Thieme, Stuttgart

Hallmann GL, Cooley DA, Gutgesell HP (1987) Surgical treatment of congenital heart diseases. Lea & Febiger, Philadelphia

Hausdorf G (2000) Intensivbehandlung angeborener Herzfehler. Steinkopff, Darmstadt

Hofmann GF et al (2014) Pädiatrie, Bd 2. Springer, Berlin/Heidelberg

Hombach V (2006) Kardiovaskuläre Magnetresonanztomographie. Schattauer, Stuttgart

Keck EW, Hausdorf G (2002) Pädiatrische Kardiologie. Urban & Fischer, München Jena

Kirklin JW, Barratt-Boyes BC (1993) Cardiac surgery. Churchill Livingstone, New York/Edinburgh/London

Lauterbach G (2002) Handbuch der Kardiotechnik. Urban & Fischer, München Jena

Moore KL (1990) Embryologie. Schattauer, Stuttgart

Moos AJ, Adams FH (1995) Heart Disease in Infants, Children and Adolescents. Williams & Wilkins, Baltimore

Mullins CE, Meyer DC (1988) Congenital heart diseases. A diagrammatic atlas. Wiley-Liss, New York

Park MK (1999) Kompendium Pädiatrische Kardiologie. Dt. Ärzte, Köln

Perloff JK, Marelli AJ (2012) Perloff's clinical recognition of congenital heart diseases. Elsevier, Philadelphia

Rudolph AM (2009) Congenital diseases of the heart. Wiley-Blackwell, Oxford

Schmaltz AA (2008) Erwachsene mit angeborenen Herzfehlern (EMAH). S2-Leitlinie der DGK, DGPK und DGTHG zur Diagnostik und Therapie in Klinik und Praxis. Steinkopff, Darmstadt

Schmaltz AA, Singer H (1994) Herzoperierte Kinder und Jugendliche. Wissenschaftliche, Stuttgart

Schmid C, Asfour B (2009) Leitfaden Kinderherzchirurgie. Steinkopff, Darmstadt

Schmid C, Philipp A (2011) Leitfaden extrakorporale Zirkulation. Springer, Heidelberg

Schumacher G, Sauer U (1999) Herzfehler und Genetik. Genetics of Cardiopathies Neue Erkenntnisse aus der Molekularbiologie. Wissenschaftliche Verlagsgesellschaft, Stuttgart

Schumacher G, Hess J, Bühlmeyer K (2008) Klinische Kinderkardiologie. Springer, Heidelberg

Stark J, de Leval M (1994) Surgery for congenital heart defects. Saunders, Philadelphia

Wiedemann HR, Kunze J (2001) Atlas der klinischen Syndrome. Schattauer, Stuttgart

Wollenek G (1997) Die Chirurgie des angeborenen Herzfehlers im Erwachsenenalter. Facultas, Wien

Ziemer G, Haverich A (2010) Herzchirurgie. Springer, Heidelberg

Klinische Studien, Fallberichte

Proceedings of the 2017 7th World Congress of Pediatric Cardiology & Cardiac Surgery (WCPCC2017) Barcelona, Spain July 16–21, 2017. Cardiology in the Young. 2017, Vol 27-Special Issue 10

5th World Congress of Pediatric Cardiology and Cardiac Surgery. Cairns, Australia, 21.–26.06. 2009. Cardiology in the Young. 2010, 20: Suppl 1

6th World Congress of Pediatric Cardiology and Cardiac Surgery, Cape Town, South Africa, 17–22.02.2013. Cardiovasc J Afr 213: 24/1; 24–290

Literatur

Leitlinien

Leitlinien Pädiatrische Kardiologie (2011–2020) www.awmf.org> leitlinien> aktuelleleitlinien/II-liste/deutsche—gesellschaft-fuer-paediatrische-kardiologie-ev.html

Weil J (Hrsg) (2016) Leitlinien zur Diagnostic und Therapie in der Pädiatrischen Kardiologie. Elsevier, München

Wilson, W, Taubert KA, Gewitz M et al. (2007) Prevention of infective endocarditis: guidelines from the American Heart Association: a guideline from the American Heat Association Rheumatic Feyer, Endocarditis and Kawasaki Disease Committee. Council on Cardiovascular Disease in the Young, and the the Council on Clinical Cardiology, Council on Cardiovascular Surgery and Anesthesia, an the Quality of Care and Outcomes Research Interdisciplinary Working GroupCirculation: 116/15: 1736–1754

Statistiken zum Sterberisiko bei Kinderherzoperationen

Beckmann A, Funkat A, Lewandowski J et al (2014) Cardiac surgery in Germany during 2012: a report on behalf of the German Society For Thoracic and Cardiovascular Surgery. Thorac Cardivasc Surg 62:5–17

Beckmann A, Meyer R, Lewandowski J, Frie M, Markewitz A, Harringer W (2018) German heart surgery report 2017: the annual updated registry of the German Society for thoracic and cardiovascular surgery. Thorac Cardiovasc Surg 66:608–621

Beckmann A, Meyer R, Lewandowski J, Markewitz A, Harringer W (2019) German heart surgery report 2018: the annual updated registry of the German Society for Thoracic and Cardiovascular Surgery. Thorac Cardiovasc Surg 67:331–344

Funkat A, Beckmann A, Lewandowski J et al (2014) Cardiac surgery in Germany during 2013: a report on behalf of the German Society for Thoracic and Cardiovascular Surgery. Thorac Cardiovasc Surg 62:380–392

Gummert JF, Funkat A, Beckmann A et al (2010) Cardiac surgery in Germany during 2009. A Report on behalf of the German Society for Thoracic and Cardiovascular Surgery. Thorac Cardiov Surg 58:379–386

Gummert JF, Funkat A, Beckmann A et al (2011) Cardiac surgery in Germany during 2010: a report on behalf of the German Society for Thoracic and Cardiovascular Surgery. Thorac Cardiovasc Surg 59:259–267

Stichwortverzeichnis

A

absent pulmonary valve syndrom 166
akzessorische atrioventrikuläre Leitungsbahnen 367
Alagille-Syndrom 18, 196
ALCAPA 391
A. lusoria 323
A.-mammaria-Bypass 388
anatomische Korrektur 49
Aneurysmaruptur 383
Angina pectoris 384
Antley-Bixler-Syndrom 18
Anuloplastie 300
Anulus 296
Aorta-ascendens-Ersatz 255
aortale Patch-Plastik 257
Aortenaneurysma 268
Aortenbogen
– Embryonalentwicklung 9
Aortendissektionen 308, 313
Aortenisthmusstenose 114, 208, 268, 292, 351
– kritische 273
– nicht kritische 305
Aortenklappe
– Embryonalentwicklung 11
Aortenklappenersatz 257
Aortenklappeninsuffizienz 263
Aortenklappenstenose 292
Aortenruptur 308
Aortenstenose (AS) 20, 243
aortokoronarer Venenbypass 388
aortopulmonale Fistel 121
aortopulmonale Kollateralen 186
aortopulmonaler Septumdefekt 121
aortopulmonales Fenster 121, 278
Apert-Syndrom 18, 226, 346
Apicoaortales Konduit 255
APSD 121
arterielle Switchoperation 353, 355
arterielle Switch-Operation 369
arteriopulmonaler Shunt 50, 162, 174
Arteriosklerose 248, 308, 313, 394
Arterioskleroserisiko 383
Artrioseptostomie 324
ASD-Verschluss 223
Asplenie 340
Asthma cardiale 298
asymmetrische Septumhypertrophie 243
atriale Switchoperation 353
atriale Vorhofumkehroperation 356

Atrioseptostomie 174
atrioventrikulärer Septumdefekt 95
Atrioventrikularkanal 95
Atriumseptumdefekt 20, 59
AV-Block 367
AV-Blockierungen 368
AV-Kanal 95
AV-Kanal-VSD 75
AVSD 95
AV-Überleitung 367

B

Bändelung der Pulmonalarterie 115, 117, 233, 337, 353, 369
Bändelungsoperation 102
Baller-Gerold-Syndrom 18
Ballonangioplastie 312
Ballonatrioseptektomie 174
Ballonatrioseptostomie 134, 233, 323, 336, 337, 354
Ballonvalvuloplastie 151, 289
BCPS 235
Beals-Syndrom 18, 303
Beckwith-Wiedemann-Syndrom 18
Berry-Syndrom 122, 123
Berufsberatung 54
bidirektionaler cavopulmonaler Shunt 51, 117, 233, 235, 252, 337
Bildgebung
– invasive 34
– nichtinvasive 26
biventrikuläre Korrektur 49, 324, 327
Blalock-Hanlon-OP 174
Blalock-Hanlon-Operation 221, 234
Blalock-Taussig-Shunt 162
Bland-White-Garland-Syndrom 391
Blutgerinnung
– Herz-Lungen-Maschine 49
Bocksbeutelherz 219
Bradykardie 367
Brock-Operation 152
Bronchoskopie 376
Bulbus-septal-Defekt 75

C

Caesarenhals 181
Carpenter-Syndrom 18
CATCH-22-Syndrom 379

Cat-eye-Syndrom 18, 120, 140, 240
CHARGE-Assoziation 18, 226, 315, 346
Chordae tendineae 296
Chromosomenanomalien 18
Chylothorax 53
– Fontan-Operation 52
Cleft-Verschluss 101, 300
Coarctation der Aorta 273, 305
Coffin-Lowry-Syndrom 303
Coffin-Siris-Syndrom 18
congenitally corrected transposition 365
congenitally corrected Transposition of the Great Arteries 365
Cornelia-de-Lange-Syndrom 18, 84
Cor triatriatum 283
cribriformes Septum 14, 62
Cri-du-Chat-Syndrom 18, 346
Criss-cross-Herz 7, 189, 205, 369
Crux cordis 96
Cumarine 49
cw-Doppler 27

D

Damus-Kaye-Stansel-Operation 206, 208, 211, 233, 234, 252, 255, 279, 337, 343, 353, 358
Davis-Thorax 188
Debanding 102
Dextrocardie 7
Dextrokardie 205, 369
DiGeorge-Syndrom 18, 84, 114, 117, 119, 213, 279, 282, 346, 363
discrete fibromuscular subaortic stenosis 243
discrete fixed membranous subaortic stenosis 243
Dopplerquotient 309
double chambered right ventricle 145, 148
double inlet ventricle 331
double orifice valve 287
Double Outlet Right Ventricle 197, 352
Double-switch-Operation 369
doubly committed DORV 199
Doubly committed subarterial defect 75
Down-Syndrom 18, 84, 99, 260, 315
d-TGA simplex 349
Ductus arteriosus Botalli 274, 306, 349
Ductus arteriosus Botalli apertus 85
Ductus thoracicus 53
Ductus venosus Arrantii 134
Durchblutung
– Normwerte 22
Dyspnoe 124

E

Ebstein-Anomalie 103, 174, 215
Ebstein-Skelett-Anomalie 19

Echokardiographie 26
– Methoden 26
Ehlers-Danlos-Syndrom 19, 264, 268, 303
einen offenen Ductus arteriosus Botalli 171
Ein-Patch-Technik 101
Eisenmangelanämie 158
Eisenmenger-Komplex 23
Eisenmenger-Reaktion 76, 98, 112, 123, 124, 132, 195, 203, 230, 276, 286, 297, 334, 350
– ASD 65
– PDA 87
– Pulmonalisbändelung 82
Ellis-van-Crefeld-Syndrom 18, 107
Embryonalentwicklung 5, 6
Endokardfibroelastose 173, 287
Endokardfibrose 157, 286, 395
Endokarditis 271, 308
Endokarditisrisiko 46
Endokardkissendefekt 95
Enteropathie
– Fontan-Operation 52
Erregungsleitungssystem 157, 266, 275, 286, 349, 367
extrakorporale Zirkulation 46, 47

F

Fallot-DORV 200
Fallot-Tetralogie 20, 155, 187
Farbdoppler 27
Fehlentwicklungen 5
fetale Schädigung 19
Fontan-Kreislauf 212, 231, 335, 337, 358
Fontan-Operation 51, 102, 115, 117, 171, 205, 233, 252, 338, 353
Foramen bulboventriculare 334, 336
Foramen interventriculare 14
Foramen ovale 171
Foramen primum 14
Fremdblut
– Herz-Lungen-Maschine 48
Frühgeborene
– laterale Thorakotomie 47
– PDA 90

G

Gefäße
– Embryonalentwicklung 5, 14
Gefäßringe 373
Gefäßschlingen 373
gemischter TAPVC 131
Gerbrode-Defek 84
Giessen-Prozedur 325

Gingivahyperplasie 231
Glenn-Anastomose 233
Goldenhar-Syndrom 18

H

Hämopthysen 298
Hammock-Mitralklappe 286, 288
Heparin 49
Herz
– Echokardiographie 26
– Embryonalentwicklung 5
– Funktion 22
– MRT 27
– Zugänge 46
Herzbuckel 147, 231
Herzinfarkt 383, 388, 393
Herzinsuffizienz 277, 298, 308
Herzkatheter
– Untersuchungsablauf 34
Herzkatheterablation 223
Herzklappenersatz 101, 252, 301
Herz-Lungen-Maschine 47
– Herzstillstand 48
– Technik 47
Herz-Lungen-Transplantation 189
Herzrhythmusmusstörungen 393
Herzrhythmusstörungen 218, 349, 383
– tachykarde 223
Herzschrittmacher 371
Herzschrittmacherimplantation 210, 226
Herzstillstand
– Herz-Lungen-Maschine 48
Herztransplantation 324, 327
Herzvitien 49
– Diagnostik 25
– Häufigkeit 19
Herz-Zeit-Volumen 217
– Normwerte 22
Heterografts 49, 269
Heterotaxie 8, 213, 336, 340
Heterotaxiesyndrom 103, 135, 240
Hirnblutung 308
HOCM 243, 255
Holt-Oram-Syndrom 18, 69, 140, 315
Holzschuhherz 159
Homografts 49, 269
Hybrideingriff 152
Hybridoperation 52
– VSD 81
Hypertonie
– paradoxe 53
– paradoxe arterielle 313
hypertrophische obstruktive Kardiomyopathie 243
hypoplastischer Linksherzkomplex 321

hypoplastisches Linksherzsyndrom 20, 247, 319
Hypothermie 48
hypoxämische Krise 158, 351

I

idiopathische hypertrophische subaortale Stenose 243
indifferenter Typ 333
infrakardialer TAPVC 131
infrakristaler VSD 75
infundibulärer VSD 75
infundibuläre Stenose 145
Inlet-VSD 75
Insult 308
interrupted aortic arch 273
Isoretinoin 119

J

Jodallergie
– Herzkatheter 35
juxtraductale CoA 307

K

Kabuki-Syndrom 315
kardialer TAPVC 131
Kardiochirurgie 45
– Ergebnisse 54
– postoperative Behandlung 52
– Risiko 53
Kardiomyopathie 154, 164, 368, 371
Kardioplegie 48
Kartagener-Syndrom 18
Katheterablation 256, 372
Kawasaki-Syndrom 267, 271
Kawashima-Operation 206, 209
Klinefelter-Syndrom 18, 107, 303
Komissurotomie 150, 151, 251, 289
Kommissurotomie 161
komplexer DORV 200
Koncz-Operation 254
Konduitmaterialien 114
Konno-Operation 252, 254
Koronararterien
– Durchblutung 264
Koronararterienaneurysma 383
koronare Herzkrankung 248
koronarer Rechtsversorgungstyp 394
Koronarfistel 173, 381
Koronarinsuffizienz 308
Koronarsinusdefekt 62
Koronarsklerose 308

Korrekturoperationen
- vorbereitende Eingriffe 49
Korrekturoperationenen 49
korrigierte Transposition der großen Arterien 365
kritische Aortenisthmusstenose 273
kritische Aortenstenose 246

L

Lävokardie 369
laterale Thorakotomie 46
Lecompte-Operation 357
Leopard-Syndrom 18, 260
Linksherzinsuffizienz 23, 394
- VSD 76
Links-Rechts-Shunt 23, 74, 96, 122, 123, 275, 279, 383, 393
- ASD 63
- PDA 86, 88
- TAC 111
Lissenzephalie-Syndrom 18
Low-cardiac-output-Syndrom 210, 238, 258, 371
L-TGA 365
Lunge
- Embryonalentwicklung 14
Lungenembolie 218, 388
Lungenödem 266, 286, 394
Lungenvenenfehleinmündung 129
Lutembacher-Syndrom 69
Lutenbacher-Syndrom 288, 292

M

Magnetresonanztomographie 27
major aortopulmonary collaterals arteries 186
Malalignement-VSD 75, 156, 278
Malignement-VSD 14
MAPCA 186
Marfan-Syndrom 19, 264, 268, 303, 315
Marihuana 226
McGoon-Ratio 159, 173, 189, 204, 231, 336
McGoon-Technik 138
Meckel-Gruber-Syndrom 18
Mediastinum 374
membranöser VSD 75
Mesokardie 7, 369
Mitralinsuffizienz 295, 394, 395
Mitralklappe
- Embryonalentwicklung 12
Mitralklappenersatz 399
Mitralklappeninsuffizienz 266, 295
Mitralklappenprolaps 299, 303
Mitralklappenstenose 283
Mitralstenose 20, 283
M-Mode Echokardiographie 26
Monocusp valve 114, 162

Monosomie 240
mütterlicher Diabetes 83
M. Uhl 173
multifokale Perfusion 186
muskulärer VSD 75
Mustard-Vorhofumkehroperation 356, 369, 370
Myektomie 255
Myokard 393
- Hypertrophie 22
Myokardfibroelastose 173
Myokardischämie 383
Myokardsinusoide 173, 246
Myotomie 255

N

Nager-Syndrom 18
Nakata-Index 159, 173, 189, 204, 231, 336
nekrotisierende Enterokolitis 87
Neoaorta 326
Neu-Laxova-Syndrom 18
Neurofibromatose 18
Nikaidoh-Operation 206, 209, 211
NO 218, 225
non committed DORV 199
Noonan-Syndrom 18, 107, 148, 154, 226, 260, 315
Norwood-Operation 234, 324, 355

O

Ösophagusechokardiographie 27
Ösosophagusbreischluck 376
offene Foramen ovale 349
offenes Foramen ovale 131
Osteogenesis imperfecta 19, 271
Ostium-primum-Defekt 61
Ostium-secundum-Defekt 61
Oxygenator 47

P

Pallister-Hall-Syndrom 18
Papillarmuskelspaltung 289
Parachute-Mitralklappe 286, 288, 292, 315
paradoxe arterielle Hypertonie 313
paradoxe Hypertonie 53
Patcherweiterung 152
Patch-Korrekturen 205
Patchplastik 311
Pateau-Syndrom 18, 140
PDA 85
Penta-X 18
Perikarderguss 53
- ASD 68
perimembranöser VSD 75, 84
persistierender Ductus arteriosus Botalli 85

persistierendes Foramen ovale 61
PFC-Syndrom 92
PHACE-Syndrom 315
Phenylketonurie 69, 83, 92, 315
physiologische Korrektur 51
Pleuraerguss 53
plötzlicher Herztod 218, 384, 394
Polyglobulie 158, 351
poor mixer 360
Postcoarctectomiesyndrom 313
postductale CoA 307
Potter-Syndrom 18
präductale CoA 307
Prime 48
Prinzip der kommunizierenden Röhren 306
Prostaglandin E 134
Prostaglandin-E-Infusion 174, 224, 278, 324, 353
Prostaglandinsynthesehemmer 91
Protaglandin E 218
Protamin 49
Pulmonalarterie
– Bändelung 81
– Banding 51
– Embryonalentwicklung 11
Pulmonalarteriendruck
– Echokardiographie 26
Pulmonalatresie 336, 337
– intaktes Venstrikelseptum 145
– mit intaktem Ventrikelseptum 169
– mit Ventrikelspetumdefekt 185
pulmonale Hypertonie 65, 350, 385
– Links-Rechts-Shunt 23
pulmonal hypertensive Krisen 53
Pulmonalisbändelung 81
Pulmonalklappe
– Embryonalentwicklung 11
Pulmonalkreislauf 22, 229, 277
Pulmonalstenose (PS) 20, 143, 229, 367
– DORV 199
– kritische 169
– TOF 156
pulmonary venous obstruction 132
Puttengesicht 147
pw-Doppler 27

R

Ramus circumflexus 382
Ramus interventrikularis anterior 382
Rastan-Konno-Operation 257
Rastan-Operation 254
Rastelli-Klassifikation 96
Rastelli-Operation 162, 206, 211, 354, 370
RCX 382
Rechtsherzinsuffizienz 132, 218, 286
Rechtsherzversagen 54, 145
Rechts-Links-Shunt 23, 78, 100, 124, 219

reitende Aorta 157
Reparation a létage ventriculaire 357
REV-Operation 206, 211, 354
REV-Prozedur 357
rheumatisches Fieber 271
Ring-Sling-Komplex 379
Rippenusuren 310
RIVA 382
Robinow-Syndrom 18
Röteln 92
Rötelnembryopathie 154
Rollerpumpe 47
Ross-Operation 251, 252, 257
Rubinstein-Taybi-Syndrom 18

S

Sano-Operation 325
Schinzel-Giedion-Syndrom 18
Schlaganfall 218
Schwangerschaft 56
Scimitar-Syndrom 69
Sehnenfädenkürzung 300
Senning-Vorhofumkehroperation 356, 369, 370
Septierungsoperation 338
Septum primum 13
Septum secundum 14
Shaping 251
Shone-Komplex 287, 288, 292, 315
Short-Rib-Po lydactyly-Syndrom 346
Shunt 22
singulärer Ventrikel 331
Sinuseptaldefekt 75
Sinusoide 320
Sinus-valvsalva-Aneurysma 271
Sinus-venosus-Defekt 61
Situs ambiguus 345
Situs inversus 189, 369
Smith-Lemli-Opitz-Syndrom 18, 140
SPKA 186
Sport 55
Starnes-Operation 220–222, 224
Stauungshusten 298
Steal-Syndrom 178, 393, 397
Sternotomie 46, 51
subaortaler DORV 199
Subaortenstenose 19, 278, 292, 337
Subclavian-flap-Aortoplasty 311
Subclavian-flap-Technik 279
subinfundibuläre Stenose 145
subpulmonaler DORV 199
subvalvuläre Aortenstenose 243
subvalvuläre Pulmonalstenose 145
suprakardialer TAPVC 131
suprakristaler VSD 75
supravalvuläre Aortenstenose 243
supravalvuläre Membran 283

supravalvuläre Mitralstenose 283, 284, 292
supravalvulärer Ring 283
supravalvuläre Stenose 145
Swiss-Cheese VSD 76
Switchoperation 353
– arterielle 208, 337, 355, 369
Systemkreislauf 22
– Rechts-Links-Shunt 23
– Schema 22
systempulmonale Kollateralen 186
systempulmonaler Shunt 233

T

TAPVC 129
Taussig-Bing-Herz 352
Taussig-Bing-Komplex 200, 205
TCPC 234
Teleangiektasie 219
Tetralogy of Fallot 155
TGA-DORV 200
Thromboserisiko 383
Thrombozytopenie-Radius-Aplasie-Syndrom 18
TOF 155
total anomalous pulmonary venous connection 129
totale cavopulmonale Anastomose 117, 337
totale cavopulmonale Konnektion 234
totale Lungenvenenfehleinmündung 129
Townes-Brocks-Syndrom 18, 240
Trabekeltasche 334
Tracheomalazie 375, 377
tracheoösophageale Fistel 315
Tracheoskopie 376
transanulärer Patch 161
Transposition der großen Arterien 20, 229, 347
– angeborene korrigierte 365
Trapezresektion 300
Trikuspidalatresie 20, 227
Trikuspidalklappe
– Ebstein-Anomalie 216
– Embryonalentwicklung 12
Trikuspidalklappenersatz 222
Trikuspidalklappeninsuffizienz 322, 371
Trikuspidalklappenrekonstruktion 222
Trisomie 18, 120, 140, 226, 315, 346, 389, 399
Trommelschlegelfinger 24, 158, 231
Truncus arteriosus
– Embryonalentwicklung 9
Truncus arteriosus communis 109
Truncus brachiocephalicus 375
Truncusklappe 110

Tunnelstenose 243
Turner-Syndrom 18

U

Uhrglasnägel 24, 158, 231
Ullrich-Turner-Syndrom 260
Ulrich-Turner-Syndrom 303, 313, 315
unifokale Perfusion 186
Unifokalisierung 117, 190
univentrikuläres Herz 331
unroofed coronary sinus 62
unterbrochener Aortenbogen 114, 273, 351

V

VACTERL-Assoziation 18, 315
valvuläre Aortenstenose 243
valvuläre Mitralstenose 284
valvuläre Pulmonalstenose 145, 150
V.-cava-superior-Syndrom 52, 181
1½ ventricle repair 219, 224
1½ Ventricle repair 175
Ventrikel
– Embryonalentwicklung 8
– normale Druckwerte 22
Ventrikelseptum
– Embryonalentwicklung 14
Ventrikelseptumdefekt 20, 73, 110
– Aortenklappe 264
– AVSD 96
– DORV 199
– Pulmonalatresie 185
– TOF 157
Vorhof
– Embryonalentwicklung 7
– normale Druckwerte 22
Vorhofflimmern 298
Vorhofrekonstruktion 223
Vorhofseptum
– Embryonalentwicklung 13
Vorhofseptumaneurysma 62
Vorhofseptumdefekt 59, 131, 171
– AVSD 96
Vorhofumkehroperation 208, 353, 369, 370
– atriale 356
Vorhofumkehr-Rastelli-Operation 369, 370

W

Warden-Operation 66
Watson-Miller-Alagille-Syndrom 18

Wegener-Granulomatose 19, 272
Williams-Beuren-Syndrom 18, 148, 154, 247, 260, 315
Wolf-Hirschhorn-Syndrom 18, 19
Wolf-Parkinson-White-Syndrom 219
WPW-Syndrom 368

Z

zentrale Zyanose 23, 321, 349
Z-Score 173

zweidimensionale Echokardiographie 27
Zwei-Patch-Technik 100
Zwerchfellhernie 315
Zyanose 93, 124, 131, 157, 172, 199, 217, 229, 276, 334, 349
– periphere 147
– Rechts-Links-Shunt 23
– TAC 111
– VSD 82
– zentrale 321, 349

If you have any concerns about our products,
you can contact us on
ProductSafety@springernature.com

In case Publisher is established outside the EU,
the EU authorized representative is:
**Springer Nature Customer Service Center GmbH
Europaplatz 3, 69115 Heidelberg, Germany**

Printed by Libri Plureos GmbH
in Hamburg, Germany